Mini Note 改訂第2版

医学・看護略語

月刊Nursing

編集 月刊ナーシング編集室

5,000語収録!

Gakken

■■■ まえがき ■■■

　医療の進歩と発展はめざましく，それに伴う専門用語は年々増え続けています．看護師をはじめとする医療スタッフは，このような状況のもと日常業務を正確かつ円滑に進めていく必要があります．また，看護学は，医学をはじめとするさまざまな学問領域と深く関連していますので，看護を実践するうえで，広範囲な専門用語についての知識が求められます．
　とくに臨床現場では，医療スタッフとの迅速な情報伝達が必要とされることから，たくさんの略語が用いられています．そのため略語の意味を正確に理解し，活用しなければなりません．
　初版の『医学・看護略語ミニノート』はこのような現状を踏まえて，弊社発刊の『メディカルアンカー看護・医学略語辞典』『看護学学習辞典第3版』『ビジュアルブックシリーズ』，また『月刊ナーシング』などの書籍や雑誌を参照し，臨床の場で多用される用語を重点的に選別しました．さらに今回，医療知識が倍加速度を速め，刷新されていく中で，用語の見直しと追加を経て，5000語を取りあげ改訂第2版と致しました．
　本書は臨床で働く看護師はもとより看護学生，さらにその他のメディカルスタッフの方々に活用していただき，日々の業務や学習にお役立ていただければ幸いです．

2015年8月

　　　　　　　　　　　　　　　　　月刊ナーシング編集室

凡　例

■臨床の場で実際に役立つ慣用略語を集めて，アルファベット順に配列しました．ただし，5-FU，%VCのように略語の頭に数字や%などがつく場合には，それ以後の文字を見出し語としてアルファベット順に配列しました．なお，ギリシャ文字は英語に置き換えて配列しています．

■各用語は，略語，和文（訳語），原語（フルスペル），用語の解説の順に記載しています．

■原語（フルスペル）にはルビを記載しています．また，略語についても特別な読み方がある用語にはルビを記載しています．

■略語はアルファベットの小文字，大文字の順に配列しました．同一略語で訳語が異なるものは，原則として50音順に配列しています．探している略語が何に該当するか，慎重に判断して活用するようにしてください．

■英語の略語が主体となっていますが，その他の原語も略語として採用しています．

■本辞典では以下の2種類の括弧をもうけています．
- 〈　〉は，語句を〈　〉内の語に置き換えて（同義など）用いることが可能であることを示しています．欧文の場合は（　）で示しています．
  例：人物画テスト〈グッドイナフ人物画法〉
  例：CDDP〈DDP〉
- 〔　〕は，〔　〕内の語を付け加えて用いることもあることを示しています．欧文の場合は（　）で示しています．
  冠〔状〕動脈撮影法 → ①冠動脈撮影法　②冠状動脈撮影法
  EH（T） → ①EH　②EHT

■付録「抗菌薬・抗真菌薬・抗ウイルス薬一覧」「抗悪性腫瘍薬一覧」「レジメン略語一覧」では，日常的によく表記される学術名（一般名）の略語を選び，和文，英語，薬物の種類，抗がん薬の内容，対象となるがんを掲載しています．

■付録「INDEX」を用いて，和文から略語が引けるようになっています．

医学・看護 略語ミニノート 改訂第2版 5000

A	2
B	53
C	75
D	129
E	154
F	182
G	204
H	223
I	249
J	277
K	281
L	285
M	307

N	341
O	359
P	372
Q	435
R	439
S	465
T	501
U	525
V	535
W	552
X	558
Y	561
Z	562

A

a 動脈血 arterial blood　肺でガス交換を終え,酸素含量が増加した血液.

A アセスメント assessment　患者の看護上の問題を看護の概念枠組みを基盤に情報を収集し,その情報を整理,総合,分析,統合するというプロセスをとおして判断していく過程.

A アレルギー allergy　特定の抗原に対して免疫反応が過剰に起きること.近年,食物に対するアレルギー反応が問題とされるが,それが起こる原因は明確には解明されていない.

A アンジオテンシン angiotensin　血管収縮作用(昇圧作用)をもつポリペプチド.血圧を維持し,体液の調節を行う.

A 上行結腸 ascending colon　大腸の一部位.盲腸から右結腸曲を指す.

A 動脈 artery　心臓から血液を遠心性に運ぶ血管.静脈,毛細血管とともに血管系を構成する.

AA アミノ酸 amino acid　アミノ基をもった有機酸.

AA アルコーホーリクス・アノニマス〈アルコール中毒者匿名会〉 alcoholics anonymous　匿名のアルコール依存症者の会.自分の感じたことや考えたことを順番に述べる「ミーティング」を1週間に数回行う活動が中心.

AA 再生不良性貧血 aplastic anemia　骨髄中の幹細胞の異常によって造血細胞が減少し,末梢血が汎血球減少(赤血球,白血球,血小板のすべてが減少)の状態を呈する.貧血,酸素欠乏症状,易感染,出血傾向などがみられる.

AA　人工流産　インデュースト アボーション, アーティフィシャル アボーション　induced abortion, artificial abortion　人為的に胎児とその付属物を母体外に排出すること．母体保護法で妊娠22週未満に限定され，指定産婦人科医によって行われる．

AA　大動脈弓　エイオーティック アーチ　aortic arch　上行大動脈から下行大動脈に続く水平に走る大動脈の一部で，腕頭動脈，左総頸動脈，左鎖骨下動脈の枝を出す．

AAA　急性不安発作　アキュート アングザイアティ アタック　acute anxiety attack　突然の動悸や呼吸困難を起こし，不安発作が生じる．パニック障害の症状の1つと考えられる．

AAA　腹部大動脈瘤　アブドミナル エイオーティック アニュリズム　abdominal aortic aneurysm　動脈硬化，先天性疾患，外傷などにより腹部大動脈壁が脆弱化し瘤を形成（拡張）した病態．真性，仮性に大別される．手術適応は横径6cm超．

AAA　芳香族アミノ酸　アロマティック アミノ アシッド　aromatic amino acid　タンパク質の構成成分で芳香環をもつアミノ酸．チロシン，トリプトファン，フェニルアラニンなどがあり，インドールやノルアドレナリンの原料ともなる．

AACG　急性閉塞隅角緑内障　アキュート アングル クロージャー グラウコーマ　acute angle closure glaucoma　眼科．房水の出口にあたる隅角が虹彩で塞がれることにより排出が困難になり，房水がたまり眼圧が高くなる症状．激しい眼の痛みや充血，かすみ，頭痛，吐き気などの症状が起こる．

AAD　抗生剤関連下痢症　アンティバイオティックス アソウシエイティド ダイアリーア　antibiotics-associated diarrhea　抗菌薬投与が誘引となり，腸内の常在菌（主に嫌気性菌）が減少し，消化管機能が低下することで引き起こされる下痢症状．

A cell　アクセサリー細胞　アクセサリー セル　accessory cells　補助細胞ともいわれ，T細胞，B細胞の免疫機能を補助する．

a-ADCO$_2$　肺胞気−動脈血二酸化炭素分圧較差　アルヴィオラー アーテーリアル カーボン ダイオキサイド テンション ディファレンス　alveolar-arterial carbon dioxide tension difference　肺胞気と動脈血の二酸化炭素分

圧の差のことで，通常では差はなく，ほぼ同じと考えられている．

A-aDO₂　肺胞気-動脈血酸素分圧較差　alveolar-arterial oxygen difference　肺胞気と動脈血の酸素分圧の差のことで，換気血流比不均衡分布の指標となる．$PA_{O_2} - Pa_{O_2}$で求められ，10Torr以下では正常，20Torr以上では異常である．

AAE　大動脈弁輪拡張症　annulo aortic ectasia　上行大動脈基部の拡大および弁輪の拡張がみられる疾患で，大動脈弁閉鎖不全症を続発する．動脈硬化，感染，マルファン症候群などが原因となる．

AAFB　非定型抗酸菌症　atypical acid-fast bacilli　非結核性抗酸菌（結核菌とらい菌を除外）による感染症で，結核と同様な多剤併用療法にて治療される．

AAG　アミロイドアンジオパチー　amyloid angiopathy　→CAA（脳アミロイドアンギオパチー）

AAH　異型腺腫様過形成　atypical adenomatous hyperplasia　悪性腫瘍と良性腫瘍の中庸の病変．腫瘍周囲の組織に対し，非浸潤性であり限局性のものをいう．

AAI　心房抑制型心房ペーシング　atrium atrium inhibit pacing　心臓リズムを管理する人工ペーシングの動作モードの1つで徐脈性不整脈に適応がある．心房内に電極リードを設置し，心電位が検出されると予定されている心房刺激を抑制するモード．

AAo　上行大動脈　ascending aorta　左心室の大動脈口出口から大動脈弓分枝点まで上行する大動脈．体循環における最初の血管である．

AAR　抗原抗体反応　antigen antibody reaction　身体にとって異物となるもの（抗原またはアレルゲン）が体内に侵入すると，それに対応する抗体を作り，抗原を排除しようとする反応．免疫ともいう．予防

接種は，このシステムを利用したもの．

AAS 環軸椎亜脱臼 atlantoaxial subluxation（アトラントアキシアル サブラクセイション）　環椎横靱帯の弛緩あるいは断裂により，環椎(第1頸椎)と軸椎(第2頸椎)がずれた状態．

AAS 大動脈弓症候群 aortic arch syndrome（エイオーティック アーチ シンドローム）　大動脈弓から分枝する主要血管の狭窄・閉塞を主にする症候群．

AAT 動物介在療法 animal assisted therapy（アニマル アシステッド セラピィ）　一般的にはアニマルセラピーとよばれる，動物を用いた治療法の1つ．乗馬療法，イルカセラピーなど医学的治療の補助療法が知られる．

AAU 急性前部ぶどう膜炎 acute anterior uveitis（アキュート アンテリアー ユーヴィアイティス）　片目に突然発症する炎症の強い疾患．痛み，充血，流涙，羞明，かすみが特徴．

AAV 順応性補助呼吸 adaptive assisted ventilation（アダプティヴ アシステッド ヴェンティレイション）　患者の自発呼吸を感知して補助呼吸数を変化させる換気モードの1つ．

AB 抗生物質 antibiotics（アンティバイオティックス）　微生物が産生し，ほかの微生物など生体細胞の増殖や機能を阻害する物質の総称．

Ab 抗体 antibody（アンティボディ）　抗原刺激によりB細胞が分化した形質細胞から産生されるタンパク質で，抗原と特異的に反応するもの．IgG，IgA，IgM，IgD，IgEがある．

ABB 酸塩基平衡 acid base balance（アシッド ベイス バランス）　通常，血液のpH濃度(7.35～7.45と弱アルカリ性)を一定に保つ機構をいい，血液中の重炭酸緩衝系，肺での呼吸，腎臓での調節機構の働きなどによって保たれている．

ABC アバカビル abacavir（アバカビル）　抗HIV薬．

ABC アビジン-ビオチン複合体 avidin-biotin complex（アヴィジン ビオチン コンプレックス）　アビジンとビオチンの互いの結合性をいかした免疫反応により，抗原の存在を可視化できるようになった．その結合したものが複合体．

ABC　救命処置　気道確保(airway)，人工呼吸(breathing)，胸骨圧迫(circulation)の頭文字であり，救命処置の基本技術．

ABC　穿刺吸引細胞診　aspiration biopsy cytology　画像診断で異常が疑われる場合，乳房のしこりに細い注射針を刺し，溜っている体液や細胞を吸引採取し，がん細胞の有無を調べる検査．

ABC syndrome　ABC症候群　angry backfiring C-nociceptor syndrome　逆行性C線維興奮症候群．交感神経ブロックで痛みが悪化する症候群．

ABCDE　ABCDEアプローチ　ABCDE approach　救急傷病の初期診療手順．A(気道)，B(呼吸)，C(循環)，D(意識)，E(脱衣・保温)．

abd　外転　abduction　中心より離れる方向への動きのことを指し，たとえば身体長軸から上肢，下肢が離れる方向の運動である．

abd　腹部　abdomen　横隔膜と骨盤底に囲まれた部位．内部臓器には胃，十二指腸，小腸，大腸，肝臓，胆嚢，膵臓，腎臓などがある．

abd resp　腹式呼吸〈横隔膜呼吸〉　abdominal respiration　肋間筋と横隔膜がともに働く胸腹式呼吸に対し，横隔膜の運動を主とする呼吸運動のこと．

ABE　急性細菌性心内膜炎　acute bacterial endocarditis　細菌による心内膜への感染によって起こる．弁膜疾患や先天性心疾患などの基礎疾患が発症の素地となることが多い．

ABG　動脈血ガス　arterial blood gas　動脈血に含有されるガス．

ABI　足関節・上腕血圧比　ankle brachial pressure index　足関節と上腕の収縮期血圧比．足関節/上腕<0.9で動脈閉塞の存在が疑われる．

ABI　アテローム血栓性脳梗塞　atherothrombotic brain infarction

脳を還流する主幹動脈の粥状硬化病変を原因とする脳梗塞.

ABI 聴性脳幹インプラント auditory brainstem implant 聴神経腫瘍摘出術などで聴力を失った場合の聴力回復法. 脳幹表面の蝸牛神経核に電極を設置し, 外部からの音刺激を電気刺激に変換して伝達させる.

ABK アルベカシン arbekacin アミノグリコシド系抗菌薬.

ABMT 自家骨髄移植 autologous bone marrow transplantation 悪性リンパ腫などに対する強力な化学療法や放射線療法時の骨髄抑制対策として, 治療開始前に患者自身の骨髄を採取・保存し, 必要時に輸注する方法.

ABO ABO式血液型 ABO blood group system 1900年にランド・シュタイナーによって発見された血液型の一般的な分類方式. A・B・O・ABの4つの型に分類される.

ABP 急性細菌性前立腺炎 acute bacterial prostatitis 細菌感染による短期間のうちに発症・進行する前立腺炎.

ABP 動脈圧 arterial blood pressure 動脈血管内の血液の圧力.

ABPA アレルギー性気管支肺アスペルギルス症 allergic bronchopulmonary aspergillosis アレルギー性気管支肺真菌症の一種で, 真菌のアスペルギルス感作による.

ABPC アンピシリン ampicillin ペニシリン系抗菌薬.

ABPC/MCIPC アンピシリン・クロキサシリン ampicillin/cloxacillin 複合ペニシリン系抗菌薬.

ABPC/SBT アンピシリン・スルバクタム ampicillin/sulbactam 抗菌薬. β-ラクタマーゼ阻害薬配合薬.

ABPM 24時間自動血圧測定　ambulatory blood pressure monitoring　自由行動下に携帯型24時間血圧計を用いて行う血圧測定.

ABR 聴性脳幹反応〈聴性誘発反応〉　auditory brainstem response　音刺激によって発生する脳幹の聴覚路に起源をもつ電位をコンピュータで分析し記録する検査. 聴覚障害のほか，脳幹に障害をきたす聴神経腫瘍や脳死などの診断に有用.

ABSCT 自家末梢血幹細胞移植　autologous peripheral blood stem cell transplantation　超大量化学療法前に，患者自身の末梢造血幹細胞を採取，凍結保存し，療法後に解凍，輸注を行う方法. 悪性リンパ腫再発や神経芽腫などに試みられる.

ABU 無症候性細菌尿　asymptomatic bacteriuria　尿路感染を示唆する所見はないが，尿を培養すると持続的に菌が検出される状態. 女性に多く，高齢になるほど頻度が上がる. また，糖尿病だとリスクが高くなる.

a.c. 食前　ante cibum　「食前に薬を服用する」という意味の服薬指示略語. →i.c., p.c.

AC アセチルシステイン　acetylcystein　鎮咳・去痰薬と同時に還元型解毒薬にも使われる.

AC アルコール性肝硬変　alcoholic cirrhosis　アルコールの大量連用を成因とする肝硬変症. 症状は一般の肝硬変と同様.

AC 上腕周囲長　arm circumference　上腕筋囲を算出する際に用いる上腕の周囲の測定値. 上腕筋囲(cm)は上腕周囲長 − 3.14 × 上腕三頭筋皮下脂肪厚で求められる.

AC 腺がん　adenocarcinoma　腺組織に発生する悪性腫瘍.

AC block 肺胞-毛細管ブロック症候群　alveolar-capillary block

syndrome　肺胞隔壁の肥厚や間質の炎症による拡散障害のため，ガス交換が阻害される．

AC　**腹囲**　abdominal circumference　仰臥位で四肢を伸展させ，臍の位置で腹部の周囲を計測した長さ．

AC　**副腎皮質**　adrenal cortex　腎の上部に位置する副腎の表層部．ミネラルコルチコイド（アルドステロンなど），グルココルチコイド（コルチゾールなど），アンドロゲンを分泌する腺組織．

ACA　**前大脳動脈**　anterior cerebral artery　前頭葉〜頭頂葉内側の栄養血管．内頸動脈の分枝で，前交通動脈，中大脳動脈および椎骨動脈の分枝である後大脳動脈，中大脳動脈，後交通動脈，ウイリス動脈輪を形成．

ACBG　**大動脈-冠〔状〕動脈バイパス手術**　aortocoronary bypass grafting　大動脈-冠動脈バイパス手術．虚血性心疾患の外科的治療の1つ．患者の大伏在静脈，内胸動脈などの一部を摘出し，大動脈から狭窄部より末梢の冠動脈へつなげ，末梢への血流を確保する．

ACBT　**自動周期呼吸法**　active cycle of breathing technique　深呼吸やハッフィングを組み合わせ，換気量を意識して変化させることで，痰を出しやすくする方法．

ACD　**アレルギー性接触皮膚炎**　allergic contact dermatitis　化粧品や金属，植物，薬物などといった特定の物質に接触することによりアレルギー性に生じる湿疹．

ACD（ACT-D）　**アクチノマイシンD**　actinomycin D　抗悪性腫瘍薬．

ACD-CPR　**胸骨圧迫（道具を使った）**　active compression-decompression-cardiopulmonary resuscitation　ACD（カーディオポンプ）に

よる心肺蘇生.

ACEI アンジオテンシン変換酵素阻害薬 angiotensin converting enzyme inhibitor　ACE活性を阻害しアンジオテンシンⅡの生成を抑制する降圧薬. ペリンドプリルエルブミン, カプトプリル, イミダプリル塩酸塩など.

ACG 心尖拍動図　apex cardiogram　心尖拍動をグラフに記録した心機図.

ACG 大動脈造影　angiocardiography　大動脈にカテーテルを挿入し, 必要な領域に造影剤を注入してX線撮影を行う検査. 大動脈弁閉鎖不全症, 大動脈解離, 大動脈瘤などの評価に用いられる.

ACh アセチルコリン　acetylcholine　神経伝達物質の1つ. 消化管や子宮などに対しては興奮作用, 循環器に対しては抑制作用(血圧降下や血管拡張)を示す. アセチルコリンエステラーゼによって分解され, 作用を失う.

ACH 副腎皮質ホルモン　adrenocortical hormone　副腎皮質から分泌されるホルモン. 血糖上昇作用, 抗炎症作用, 免疫抑制作用などをもつ. 人工的に合成された副腎皮質ホルモン薬はグルココルチコイドである.

AChA 前脈絡叢動脈　anterior choroidal artery　脳の深部組織に血液を供給する細い動脈. 内頸動脈の分枝. 後大脳動脈からの分枝は後脈絡叢動脈という.

AchE, AChE アセチルコリンエステラーゼ　acetylcholinesterase　神経伝達物質であるアセチルコリンをコリンと酢酸に加水分解して, 興奮伝達作用を終了させる役目をもつ.

ACI 副腎皮質機能不全　adrenocortical insufficiency　自己免疫,

感染, 腫瘍などによって副腎皮質が破壊されて, ステロイドホルモンの分泌不全をきたした状態.

ACKD　後天性嚢胞腎　acquired cystic kidney disease　腎不全が進行し, 萎縮した腎臓に嚢胞が発生した病態. 透析期間が長いほど起こりやすく, 悪性腫瘍も合併しやすい. ARCDとも.

AC-IOL　前房レンズ　anterior chamber intraocular lens　眼内レンズのうち, 虹彩の前に固定するタイプ.

ACL　前十字靱帯　anterior cruciate ligament　大腿骨と下腿骨を支持・固定する帯状の結合組織. スポーツでの損傷(靱帯断絶)頻度が高い.

ACLE　急性皮膚エリテマトーデス　acute cutaneous lupus erythematosus　光線過敏症を示す環状紅斑と丘疹鱗屑上皮疹という皮膚症状など, 特定の皮膚症状を示すエリテマトーデス.

ACLS　二次救命処置　advanced cardiac life support　医療施設で行われる, 有資格者による救命処置.

ACM(ACR)　アクラルビシン　aclarubicin　アントラサイクリン系抗生物質. 抗悪性腫瘍薬.

ACNU　ニムスチン　nimustine　アルキル化系抗悪性腫瘍薬.

Acom　前交通動脈　anterior communicating artery　左右の前大脳動脈を連絡する動脈で, 内頸動脈と脳底動脈を連絡する後交通動脈とでウイリス動脈輪を形成する.

ACP　酸ホスファターゼ　acid phosphatase　酵素の1つで, 酸性条件下でリン酸化合物を分解する. 赤血球, 肝臓など全身の組織に含まれているが, 前立腺に最も多い. 男性で高値の場合, 前立腺肥大症, 前立腺がんなどが疑われる.

ACS　急性冠動脈症候群　acute coronary syndrome　不安定狭心症，急性心筋梗塞，梗塞後狭心症など，冠動脈の壁にできた粥状硬化病変(冠動脈プラーク)が破綻して血栓が生じ，冠動脈内腔が閉塞して発症する症候群．

ACT　活性化凝固時間　activated clotting time　活性化剤と血液を混合して凝固を活性化させる検査法．測定誤差や個人差が大きいが，体外循環導入時などに行われる．

ACTH　副腎皮質刺激ホルモン〈コルチコトロピン〉　adrenocorticotropic hormone　下垂体前葉で生成され，副腎皮質に作用してコルチゾールなどの副腎皮質ホルモンの合成・分泌促進を行う．分泌過剰はクッシング症候群，分泌低下は副腎皮質機能低下症(アジソン病)をまねく．

ACV　アシクロビル　aciclovir　抗ヘルペスウイルス薬．

ACVD　アテローム硬化性心血管疾患　atherosclerotic cardiovascular disease　脂質性の物質が心血管内壁に沈着してアテローム(粥腫)を形成し，徐々に肥厚しそれを覆う皮膜が破綻して血栓が形成されることで血管が閉塞されて起こる心血管疾患．

ad　入院　admission　病気やけが，検査などのために，病院に一定期間入ること．

Ad　アドレナリン〈エピネフリン，エピレナミン〉　adrenaline　カテコールアミンの一種．副腎髄質で合成・分泌され，交感神経に作用して興奮をもたらす．人工合成カテコールアミンは，強心薬，止血薬，気管支喘息などのアレルギー性疾患やショックの際に用いられる．

AD　アトピー性皮膚炎　atopic dermatitis　本態不明の慢性瘙痒性湿疹．末梢血好酸球とIgEの増加，独特の臨床像，慢性の経過，家族歴にアレルギーがあることなどで診断される．

AD　アルツハイマー病　Alzheimer's disease　初老期および老年期に発症する器質性精神障害の一種．脳の広範な萎縮や神経細胞の脱落，神経原線維変化，老人斑などがみられる．

AD　自己免疫疾患　autoimmune disiease　本来は異物を認識し排除する免疫系が，なんらかの原因で正常細胞や組織を異物として攻撃することで生じる疾患のこという．

AD　常染色体優性遺伝　autosomal dominant　父母から受け継ぐ22対の常染色体の中で一方のどこかに原因となる遺伝子がある場合，その遺伝子が優位に働くと，もう一方は正常に働かず，原因となる遺伝子が発現して発病する遺伝形式．

Ad-ca, AD-CA　腺がん〈アデノカルチノーマ，腺細胞がん〉　adenocarcinoma　狭義には腺上皮組織に発生する腺細胞がんを指すが，一般には腺様構造をとるがん腫すべてを腺がんとよぶ．消化管，肺，胆嚢，甲状腺，生殖器など，内・外分泌腺を有する部位に発生する．

AdC　副腎皮質　adrenal cortex　副腎の表層部組織をいう．球状・索状および網状に配列された立方状または多角形の細胞からなり，生命の維持にきわめて重要な器官で，副腎皮質ホルモンを分泌する．

ADD　環椎歯突起間距離　atlantodental distance　第1頸椎の小結節後面と第2頸椎の歯突起前面との間隔．大人約3mm，小児約5mm．

add　内転　adduction　体の中心軸に近づくように内側に向かう関節の動きのこと．

ADEM　急性散在性脳脊髄炎　acute disseminated encephalomyelitis　主としてウイルス感染や予防接種後，中枢神経系に散在性に発症する炎症性脱髄疾患．

ADH　抗利尿ホルモン〈バソプレシン〉　antidiuretic hormone　下

垂体後葉から分泌されるホルモンの一種．尿濃縮作用をもつ．欠乏症は尿崩症，過剰症はADH分泌異常症候群（SIADH）と定義される．

ADHD　注意欠陥多動性障害　attention deficit/hyperactivity disorder　多動性，不注意，多動，衝動性などを症状の特徴とする発達障害もしくは行動障害．

ADL　日常生活動作　activities of daily living　食事・更衣・排泄・入浴・整容・トイレ・移動など日常生活を営むうえで必要な基本的行動．

ADLI　常染色体優性葉状魚鱗癬　autosomal dominant lamellar ichthyosis　全身の皮膚に鱗屑，魚鱗癬を生じ，皮膚が著明な赤みを伴う遺伝性角化異常症．水疱形成は認められない．

ADM　アドリアマイシン〈ドキソルビシン〉　adriamycin（doxorubicin）　アントラサイクリン系抗悪性腫瘍薬．

ADM　小指外転筋　abductor digiti minimi　人の上肢の筋肉で，小指球の外側に位置し，小指関節の屈曲と外転を行う．

Adm　入院　admission　病気治療のために病院入院への手続きをして，病室に入るという一連の動作を指す．Adとも．

AdM　副腎髄質　adrenal medulla　副腎の内部を構成している内分泌組織．アドレナリン，ノルアドレナリンを生成し，分泌する．

ADME　吸収・分布・代謝・排泄　absorption, distribution, metabolism and excretion　薬物体内動態学で表された人体に投与された薬物のたどる道．

Ado　アデノシン　adenosine　プリン塩基であるアデニンとD-リボースが結合したプリンヌクレオシド．核酸や種々のアデニンヌクレオチドの構成成分．欠損は重症複合免疫不全症を引き起こす．

ADP　**アデノシンニリン酸**　adenosine diphosphate　アデニン，リボース，2つのリン酸で構成される化学物質．

ADPKD　**常染色体優性多発性嚢胞腎**　autosomal dominant polycystic kidney disease　遺伝性腎疾患の中で最も多く，両腎に多数の嚢胞が生じ，進行性に腎機能が低下し，腎不全にいたる．

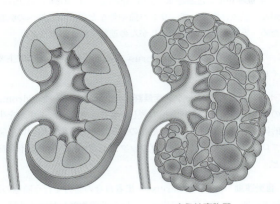

正常な腎臓　　　　　　　　　多発性嚢胞腎

●ADPKD

ADR　**裁判外訴訟(紛争)処理**　alternative dispute resolution　裁判によらず，対話と合意による解決を目指す調停(メディエーション)，専門家の判断によって解決する仲裁などが含まれる．

ADR　**薬物有害反応**　adverse drug reaction　投与量にかかわらず，投与された薬物により引き起こされた有害で意図しない反応．なお，副作用は悪い結果のみでなく，良い結果に対しても用いられる．

ADS 解剖学的死腔 anatomical dead space（アナトミカル デッド スペース）　ガス交換に関与しない鼻腔, 口腔, 咽頭・喉頭, 気管, 気管支, 細気管支の空間容積（約150mL）をいう.

ADS 抗利尿物質 antidiuretic subsutance（アンティ ダイユレティック サブスタンス）　利尿作用を弱めるホルモンを含む物質.

ADT 男性ホルモン遮断療法 androgen deprivation therapy（アンドロジェン デプリヴェイション セラピ）　前立腺がんの治療法の1つで, リンパ節や骨など前立腺以外への転移を防ぐため, 男性ホルモンを抑制しがんの進行を抑える療法.

ADV アデノウイルス adenovirus（アデノヴァイラス）　「風邪症候群」を起こす主要病原ウイルスの1つと考えられる.

Ad-St アダムス-ストークス症候群 Adams-Stokes syndrome（アダムス ストークス シンドローム）　心臓の刺激伝導障害により心拍の著しい変化をきたし, 脳虚血を生じ一時的に痙攣, 意識消失などの症状の発現をみるもの. 原因は, 完全房室ブロック, 心室細動, 洞房ブロック, 心室頻拍, 洞機能不全症候群など.

AE 自動運動 active exercise（アクティヴ エクササイズ）　患者自身の筋力で行う随意の運動. 関節可動域の維持, 筋力の増強, 四肢の循環改善などに効果的.

Ae 腹部食道 abdominal esophagus（アブドミナル エソファガス）　横隔膜の下から胃との接合部までの約2cmの食道部位. →Ce, Te

AE 腸性肢端皮膚炎 acrodermatitis enteropathica（アクロダーマタイティス エンテロパスィカ）　亜鉛の吸収障害によって起こる疾患で, 先天性と後天性がある. 亜鉛の欠乏は皮膚障害のほかに, 免疫T細胞機能不全などを起こす.

AE amp 上腕切断 above elbow amputation（アボウヴ エルボー アンピュテイション）　肘から上の上腕が骨の部分で切り離されている状態にあること.

AED 抗痙攣薬 antiepileptic drugs（アンティエピレティック ドラッグス）　てんかん, 破傷風, 薬物など

による痙攣を抑制する薬物.

AED **自動体外式除細動器** automated external defibrillator （オートメイティッド エクスターナル ディフィブリレイター） 致死的な不整脈（心室細動）により心停止が起きた際に，電気ショック（除細動）を与え，心肺蘇生を試みる医療機器.

AEDH **急性硬膜外血腫** acute epidural hematoma （アキュート エピデュラル ヘマトーマ） 硬膜動脈などの損傷によって頭蓋骨と硬膜の間に血液が貯留した状態. ほとんどが交通事故，転落・転倒などの頭部外傷による.

AEG **気脳造影** air encephalogram （エア エンセファログラム） 主に腰椎穿刺でくも膜下腔に陰性造影剤（X線吸収率が周りより小さい酸素・空気などの気体）を送って脳室やくも膜下腔を造影する方法. 現在ではCTの普及によりほとんど行われない.

AEP **急性好酸球性肺炎** acute eosinophilic pneumonia （アキュート イオシノフィリック ニューモニア） 発熱（高熱），呼吸不全を伴う急性肺炎. 原因不明だが，喫煙開始など吸入抗原への急性過敏性反応が考えられる.

AEP **聴覚誘発電位** auditory evoked potential （オーディトリー イヴォークド ポテンシャル） 音刺激を受けたときに反応して生じる脳波. 蝸牛神経と脳幹聴覚路に由来する反応のため，聴力障害の有無，脳幹部の部位診断などに利用されている. →ABR

AER **聴性誘発反応** auditory evoked response （オーディトリー イヴォークト リスパンス） →AEP（聴覚誘発電位）

AF **アマルガム充填** amalgam filling （アマルガム フィリング） 銀と錫などの合金の粉末に水銀を加えて練り，歯科の窩洞形成に用いる手法.

Af **心房細動** atrial fibrillation （アトリアル フィブリレイション） 心臓の心房が不規則に小刻みに震え，十分な収縮を行えないために，心臓から血液を送り出すことができない状態.

AF **心房粗動** atrial flutter （アトリアル フラッター） 重症の頻脈性不整脈. 異所性刺激で三

尖弁周囲を旋回する副伝導路により生じる．心電図ではP波がなく250〜350回/分の鋸歯状のF波（粗動波）の連続，比較的等間隔のQRS波が特徴．

AF　大泉門　anterior fontanelle　頭蓋骨と左右の頭頂骨の接合部にできた間隙．分娩時，この間隙によって胎児は骨がずれて産道を通り抜けることができる．

AF　腹水　ascitic fluid　腹腔内に体液が貯留した状態およびその液体．血漿膠質浸透圧低下や低タンパク血症が原因で血液成分が漏出して貯留する場合と，がん性や炎症性などで血管透過性が亢進して貯留する場合がある．

AF　羊水　amniotic fluid　羊膜から分泌され羊膜腔を満たしている液体．胎児はその中に包まれて発育する．

AFB　抗酸菌〈マイコバクテリウム〉　acid-fast bacteria　マイコバクテリア属に属する細胞内寄生細菌．培養可能な結核菌（グラム陽性桿菌），非定型好酸菌と，培養不能ならい菌に分類される．

AFB　大動脈大腿動脈バイパス　aorto-femoral bypas　正常な血行とは違う経路を通す非解剖学的血行再建術の1つ．

AFB（F）　無酢酸透析　acetate free biofiltration　酢酸を含まない透析剤を用いる透析のこと．

AFC　抗体産生細胞　antibody forming cell　抗体を生合成し，分泌する細胞．骨髄に由来するB細胞が抗原刺激を受け，分化増殖した形質細胞が抗体を産生する．

AFD〔児〕　在胎週数相当体重児　appropriate for dates infant　出生体重が在胎週数に相応した児．

AFE　羊水塞栓症　amniotic fluid embolism　羊水成分の母体血中へ

の流入によって引き起こされる急性呼吸循環不全や，播種性血管内凝固症候群（DIC）を呈する病態．致死率の高い，極めて予後不良の病態である．

AFI **羊水指数** amniotic fluid index　超音波で子宮腔を4分割して，それぞれの最大深度の総和を求めたもの．妊娠中の羊水量の推定のための尺度．

AFL **心房粗動** atrial flutter　リエントリー回路の存在により，心房収縮が250〜350回/分の頻度で規則正しく起こる不整脈．心電図ではF波（鋸歯状波）が観察される．

AFO **短下肢装具** ankle-foot orthosis　脳血管障害などによる下垂足に対する短下肢装具．

AFP **α-胎児タンパク，α-フェトプロテイン** α-fetoprotein　主に胎児の肝細胞と卵黄嚢でつくられる胎児性タンパク．わずかにしか存在しない成人においては肝がんの早期診断，スクリーニングに有用とされる．

AFTN **自律性機能性甲状腺結節** autonomously functioning thyroid nodule　プランマー病ともいう．甲状腺腫瘍が甲状腺ホルモンを過剰に分泌している状態をいう．

AFV **羊水量** amniotic fluid volume　正確に計ることはできないが，おおよその羊水量は超音波検査で調べる．

AG **陰イオンギャップ** anion gap　通常では測定されない陰イオンを合わせたもので，Na^+（あるいは総陽イオン）$^-$（$Cl^- + HCO_3^-$）で求められる．電解質バランスの指標となり，体内に酸が蓄積されるとAGは上昇する．

AG **血管撮影（造影）** angiography　造影剤を血管やリンパ管内に注

入してX線で観察する撮影法．血管の走行，臓器内の血管分布，狭窄などをみる．

ad **アルブミン・グロブリン比** albumin-globulin ratio　血清タンパク中のアルブミン分画（50〜60％）とグロブリン分画（40％）の比率．

Ag, AG **抗原** antigen　生体を刺激して特異的に反応する抗体の産生（免疫応答）や免疫寛容を引き起こす物質の総称．

Ag **銀** argentum　銀．

AGA **アレルギー性肉芽腫性血管炎** allergic granulomatous angitis　気管支喘息やアレルギー性鼻炎を有する人が，白血球の1種である好酸球の著明な増加を伴い，細い血管に血液障害（血管炎）を生じる病気．

AGA **在胎週数相当出生体格児** appropriate-for-gestational age　在胎週数に相当する標準の身長・体重の児．

AGE **急性胃腸炎** acute gastroenteritis　発熱，下痢，腹痛，悪心・嘔吐などの急性症状が現れる胃腸の炎症．原因のほとんどはウイルスや細菌などの感染によるが，食物アレルギーや薬物，虚血性などでもみられる．

AGEs **終末糖化産物** advanced glycation end products　糖尿病の血管合併症（網膜症，腎症など）の原因物質の1つ．血中のブドウ糖が非酵素的に結合したタンパク質．

αGI **α-グルコシダーゼ阻害薬** α-glucosidase inhibitor　腸管からの糖吸収過程にかかわるα-グルコシダーゼの働きを抑える経口血糖降下薬である．食前に投与される．

AGML **急性胃粘膜病変** acute gastric mucosal lesion　急性胃潰瘍を伴う急性胃炎のことで，突発する心窩部痛や出血などの胃症状があり，内視鏡検査で胃粘膜に異常所見を認めるものと定義される．

AGN **急性糸球体腎炎** acute glomerulonephritis　急性に発症する腎臓の糸球体の炎症．溶血性レンサ球菌感染が主な原因とされる．

AGS **副腎性器症候群** adrenogenital syndrome　先天性副腎過形成のこと．アンドロゲンの過剰分泌により性機能に異常をきたす疾患群．

Ah **遠視性乱視** astigmatismus hypermetropicus　遠視と乱視が混在している状態で，小児に多いとされる．弱視や斜視の原因となる．

AH **急性肝炎** acute hepatitis　突然に肝臓に炎症が起こって多量の肝細胞が破壊されるが，6か月以内に沈静化する病態をいう．原因は主に肝炎ウイルス．

AH **人工心臓** artificial heart　心ポンプ機能を代行させる器機．全置換型人工心臓と補助人工心臓があり，ポンプ設置位置により体外設置型と体内設置型に分けられる．

AHA **自己免疫性溶血性貧血** autoimmune hemolytic anemia　赤血球に反応する自己抗体が産生され，それにより赤血球が破壊されて起こる貧血．

AHA **米国心臓協会** American Heart Association　米国心臓協会．

AHC **急性出血性結膜炎** acute hemorrhagic conjunctivitis　人から人へ直接接触伝播する主にエンテロウイルス70型による結膜炎．

AHD **抗高血圧薬** antihypertensive drug　血管拡張薬，交換神経遮断薬，利尿薬，アンジオテンシン変換酵素（ACE）阻害薬およびアンジオテンシンII受容体拮抗薬など．

AHD **後天性心疾患** acquired heart disease　先天性以外の心疾患．最も多い原因は，細菌・ウイルス感染に起因するもの（リウマチ熱，感染性心内膜炎，心膜炎など）．次いで，動脈硬化による虚血性心疾患（心

筋梗塞，狭心症）.

AHF　急性心不全　acute heart failure　急性心筋梗塞などによって心臓のポンプ機能障害が生じ，末梢臓器に必要な血液量を供給できなくなる状態.

AHF　抗血友病因子　antihemophilic factor　第Ⅷ因子の異常による血友病を血友病A，第Ⅸ因子の異常による血友病を血友病Bといい，低下・欠損しているそれぞれの因子のことを抗血友病因子という.

AHI　無呼吸・低呼吸（換気）指数　apnea hypopnea index　睡眠時無呼吸症候群の診断用指標. 睡眠中の無呼吸（10秒以上の呼吸気流の停止）と低呼吸（10秒以上換気が50％以下かつSpO_2が3％以上低下）の1時間当たりの回数合計. 軽度：5～15，中等度：16～30，重症：30＜.

AHP　急性出血性膵炎　acute hemorrhagic pancreatitis　出血性の膵炎. 原因としてアルコール，胆石が多いが，不明の場合も多い.

Ai　死亡時画像病理診断　autopsy imaging　死亡時画像病理診断. CT，MRIを用いた死後画像診断. 剖検情報とを組み合わせ，死亡時患者情報（死因）の充実を図る新しい検査概念.

AI　人工授精　artificial insemination　性交によらず人工的に受精させる技術. 配偶者間人工授精（AIH）と非配偶者間人工授精（AID）がある.

AI　大動脈弁閉鎖不全症　aortic insufficiency　心室拡張期に大動脈弁が完全に閉鎖しないため左心室から駆出された血流が一部大動脈より左心室に逆流する病態. リウマチ性，梅毒性，感染性心内膜炎によるもの，先天性などがある.

AI　無呼吸指数　apnea index　無呼吸とは10秒以上の口，鼻での気流の停止と定義されているが，1時間当たりの無呼吸の数を無呼吸指数と

いう.

AI 養子免疫療法 adoptive immunotherapy（アドプティヴィミュノセラピィ） 抗体ではなく感作されたリンパ球を移入することで免疫能を付与しようという治療法.

AIA アスピリン喘息 aspirin-induced asthma（アスピリン インデュースト アズマ） 主にサリチル酸系, アリール酢酸系などの酸性解熱鎮痛薬に対する過敏症による重篤な気管支喘息発作.

AICA 前下小脳動脈 anterior inferior cerebellar artery（アンテリア インフィリア セレベラー アーテリー） 橋上部で脳底動脈から分枝し, 小脳を栄養する動脈の1つ.

AICD 植込み型自動除細動器 automatic implantable cardioverter defibrillator（オートマティック イムプランタブル カーディオヴァーター ディーフィブリレーター） →ICD（植込み型除細動器）

AID 白内障吸引灌流装置 aspiration and infusion device（アスピレイション アンド インフュージョン ディヴァイス） 白内障手術の際に使用される装置で, 水晶体に灌流液を供給し, これを除去組織とともに吸引する.

AID 非配偶者間人工授精 artificial insemination with donor's semen（アーティフィシャル インセミネイション ウィズ ドナーズ シーメン） 配偶者以外の男性から提供された精子を使って行う人工授精.

AIDP 急性炎症性脱髄性多発根神経炎 acute inflammatory demyelinating polyradicuropathy（アキュート インフラマトリィ ディミエリネイティング ポリラディキュロパシィ） ギラン-バレー症候群の一型で, 急性に多発する自己免疫性の脱髄性神経炎. 四肢に力が入らなくなる弛緩性麻痺が特徴.

AIDS 後天性免疫不全症候群 acquired immunodeficiency syndrome（アクワイアード イミュノディフィシエンシィ シンドローム）（エイズ） ヒト免疫不全ウイルス（HIV）感染による免疫機能低下のために生じるさまざまな症候群.

AIE 急性感染性心内膜炎 acute infective endocarditis（アキュート インフェクティヴ エンドカーダイティス） 心臓の内側に細菌が感染し, これによる心臓弁の穿孔等の炎症性破壊と菌血症

を起こす疾患. 亜急性は, 疲労, 軽い発熱で始まるが, 急性の場合, 突然の高熱, 心拍数の上昇などの症状となる.

AIH **自己免疫性肝炎** autoimmune hepatitis（オートイミューン ヘパティティス）　詳細は不明だが, 抗核抗体, 抗平滑筋抗体などの自己抗体の出現によって, 肝組織が障害される慢性の炎症性肝炎.

AIH **自己免疫性高脂血症** autoimmune hyperlipidemia（オートイミューン ハイパーリピデーミア）　自己抗体が出現することで生じる脂質異常症.

AIH **配偶者間人工授精** artificial insemination with husband's semen（アーティフィシャル インセミネイション ウィズ ハズバンズ シーメン）　配偶者の精子を使って行う人工授精.

AIIR **空気感染隔離室** airborne infection isolation room（エアボン インフェクション アイソレイション ルーム）　空気感染性疾患の疑いがある人や確定している人を隔離するための個室病室.

AIN **急性間質性腎炎** acute interstitial nephritis（アキュート インタースティシャル ネフリティス）　薬物などのアレルギー反応を原因として, 尿細管や間質組織に起こる急性炎症.

AION **前部虚血性視神経症** anterior ischemic optic neuropathy（アンテリア イスキミック オプティック ニューロパシー）　視神経の栄養血管の血行障害で起こる虚血性視神経症のうち, 蒼白浮腫を認めるタイプ.

AIP **急性間質性肺炎** acute interstitial pneumonia（アキュート インタースティシャル ニューモニア）　原因が特定できない間質性肺炎の中の1つで, 肺の間質に炎症・線維化病変が急性に起こったもの.

AIPD **前下膵十二指腸動脈** anterior inferior pancreaticoduodenal artery（アンテリアー インフィリアー パンクリアティコデュオデイナル アーテリー）　上腸間膜動脈（SMA）から分岐してきた動脈で, 背側膵と腹側膵の境界にあり, 上膵十二指腸動脈へ向かう.

AIPD **自己免疫性プロゲステロン皮膚炎** autoimmune progesterone dermatitis（オートイミューン プロウジェステロン ダーマタイティス）　妊娠時や月経周期黄体期時, または経口避妊薬に関連して生じる環状の皮疹. 症状には蕁麻疹, 多形紅斑からアナフィラキシー

にまで至る．

AIS　簡易式外傷スケール　abbreviated injury scale（アブリヴィエティッド インジャリー スケイル）　事故などによって受けた身体の損傷部位（頭部，腹部，四肢など6部位に分ける）に，損傷の程度によって1～6の点数を与えたもの．点数は重傷ほど高い．

AIS　上皮内腺がん　adenocarcinoma *in situ*（アデノカーシノウマ インシトゥ）　子宮頸管内および深部の頸管腺に局在することがあるが，通常の細胞診で偽陰性となることがある．一方，上皮内腺がんの24～75％に扁平上皮系の病変を伴うともいわれている．

AIT　養子免疫療法　adoptive immunotherapy（アドプティヴ イミュノセラピィ）　患者の自己リンパ球を採取し，インターロイキン2で培養と活性化を行い，再び体内へ戻すがん治療法．

AITD　自己免疫性甲状腺疾患　autoimmune thyroid disease（オートイミューン サイロイド ディシーズ）　自身の細胞やタンパク質を抗原と勘違いして抗体をつくり，攻撃してしまう反応を「自己免疫」という．甲状腺はこの自己免疫の起こりやすい内分泌腺．甲状腺の機能が亢進するバセドウ病，逆に低下する橋本病がある．

AJ　アキレス腱反射　Ankle jerk（アンクル ジャーク）　深部反射の1つで，正常であれば下腿三頭筋が収縮して足の底屈が適度に起こる．亢進がみられる場合は錐体路障害など，消失・減弱の場合は末梢神経障害などを疑う．

AK　膝関節上　above knee（アバヴ ニー）　膝関節から上部の下肢部分．

AK　乱視矯正角膜切開術　astigmatic keratotomy（アスティグマティック ケラトトミィ）　角膜切開により乱視を軽減させる屈折矯正手術．近年はレーザーによるLRI（乱視矯正角膜輪部切開）が一般的である．

AK-amp　大腿切断　above knee amputation（アバヴ ニー アンプテイション）　大腿部での切断のこと．外傷，末梢循環障害，悪性腫瘍，感染症などが原因．

AKI　急性腎障害　acute kidney injury　急速(48時間以内)な腎機能低下の状態.

AKP　膝前部痛　anterior knee pain　圧迫すると膝の膝蓋大腿関節内側に感じる痛みをいう．スポーツ選手に多くみられる．

AL　急性白血病　acute leukemia　腫瘍化した造血細胞が分化，成熟を止め，幼若な細胞が増加する疾患．

AL(T)K　自動角膜層状切開術　automated lamellar (therapeutic) keratoplasty　マイクロケラトームを使用し，角膜より薄い層を削ると同時にフラップを作成する屈折矯正の一手技．

Ala　アラニン　alanine　アミノ酸の1つ．α，β型があり，α-アラニンはピルビン酸から合成され主にタンパク質の成分として細胞壁に，β-アラニンはジペプチドとして脳・筋肉中に広く分布する．

Alb　アルブミン　albumin　体液，細胞中に含まれる可溶性タンパク質の総称．代表例は卵白中のオボアルブミン，乳中のラクトアルブミン，血清アルブミンなど．

ALC　アルコール　alcohol　水酸基(OH)をもつ有機化合物の総称の1つ．一般にはエチルアルコール(エタノール；C_2H_5OH)を意味する．中枢神経抑制作用があり，依存性を起こす．局所的に70％水溶液として消毒・滅菌薬として用いる．

ALD　アルコール性肝疾患　alcoholic liver disease(injury)　常習的な長期にわたる過剰飲酒が原因となる．アルコール性脂肪肝・肝炎・肝線維症・肝硬変などさまざまな病態がみられる．

ALD　アルドステロン　aldosterone　副腎皮質から分泌されるステロイドホルモンの1つ．腎遠位尿細管に作用してNa再吸収，K排泄を促進する．

ALD アルドラーゼ aldolase アルドール縮合反応ならびにその逆反応を触媒する酵素の総称.

ALD 副腎白質ジストロフィー adrenoleukodystrophy 極長鎖脂肪酸を含むコレステロールエステルが蓄積する遺伝性(伴性劣性)代謝異常症. 副腎機能不全と大脳白質を主体とした中枢神経系の脱髄が特徴. 特定疾患.

ALG 抗リンパ球グロブリン anti-lymphocyte globulin 生物由来の抗ヒト胸腺細胞ウサギ免疫抑制薬として用いられる. 適応は中等症以上の再生不良性貧血, 造血幹細胞移植の前治療, 造血幹細胞移植後の急性移植片対宿主病(急性GVHD)などである.

ALH 前葉ホルモン anterior lobe hormone 下垂体前葉より分泌されるホルモン. 副腎皮質刺激ホルモン, 性腺刺激ホルモン, 成長ホルモンなど.

ALHL 急性低音障害型難聴 acute low tone hearing loss 突然, 聴こえが悪くなる状態のうち, 低音を感じとる細胞や神経の不調が原因のものをいう. 急性感音難聴の1つ.

ALI アルゴンレーザー虹彩切開(術) argon laser iridotomy 閉塞隅角緑内障に行われる手技で, アルゴンレーザーで虹彩周辺部を照射して隅角を広げる.

ALI 急性肺障害 acute lung injury 肺炎や胃内容物の誤嚥, 敗血症, 外傷, 熱傷などの原因疾患の先行があり, 肺胞隔壁の透過性が亢進することで起こる肺の傷害. 急な息切れ, 呼吸困難などが出現する.

A-line 動脈ライン arterial line 持続的血圧測定や頻回な採血のために行われる橈骨動脈, 足背動脈などへのカテーテル留置.

ALL 急性リンパ性白血病 acute lymphoblastic leukemia 白血球

は骨髄内のリンパ系細胞と骨髄系細胞とでつくられるが，リンパ系細胞での分化の異常を伴った白血球の腫瘍性増殖をリンパ性白血病といい，かつそれが急激に増えるタイプをいう．

ALL　前縦靱帯　anterior longitudinal ligament　椎骨と椎骨を前面でつなぎ，支える靱帯．

ALM　肢端黒子様黒色腫　acral lentiginous melanoma　四肢の末端に発生する黒色腫の総称．増殖容態や細胞形態は問わず，日本人に多い型である．

ALP　アルカリホスファターゼ　alkaline phosphatase　腎臓，生体の細胞膜に広く分布する酵素．とくに肝・胆道系疾患，骨肉腫など骨芽細胞が増殖する疾患，妊娠などで血清中に増量する．

ALPP　腹圧性尿漏出圧　abdominal leak point pressure　膀胱充満で腹圧を加えたとき，尿が漏出する最も低い膀胱内圧をいう．尿道過可動や内因性括約筋不全の鑑別に用いられる．

ALS　筋萎縮性側索硬化〔症〕　amyotrophic lateral sclerosis　運動ニューロンだけが障害される原因不明の変性疾患．全身の筋力低下と筋萎縮，呼吸筋運動の抑制から呼吸困難に陥り死に至るが，最近は呼吸管理により延命が可能になった．

ALS　二次救命処置　advanced life support　BLS（一次救命処置）に続いて，医師または訓練を受けた日常的に蘇生を行う者が，器具や薬品を用いて行う救命処置．

ALT　アラニンアミノトランスフェラーゼ　alanine aminotransferase　肝機能の指標の1つで，以前はグルタミン酸ピルビン酸転移酵素（GPT）とよばれていた．

ALTE　乳幼児特発性危急事態　apparent life threatening event　乳

幼児が死亡に至るのではないかと観察される．無呼吸，チアノーゼ，顔面蒼白，筋緊張低下，窒息などの状態．

ALTK **自動角膜層状切開術** automated lamellar therapeutic keratoplasty マイクロケラトームなどの精密機器を使用し，角膜表層のみを切除し，角膜の部分移植を行う術．

AM **アメーバ性髄膜脳炎** amebic meningoencephalitis 汚染された淡水での遊泳で，水中のアメーバに鼻粘膜が曝露し，嗅神経を伝って脳神経に侵入して引き起こす疾患．ほとんどの患者は健常な小児または若年成人．

Am **近視性乱視** astigmatismus myopicus 近視を抱えている人が乱視を引き起こした場合をいう．遠視の人は遠視性乱視となる．

AM **副腎髄質** adrenal medulla 副腎の上部に位置する内分泌組織．コリン作用性交感神経の支配を受け，カテコラミンであるアドレナリン，ノルアドレナリンを分泌する．

AM **扁桃体** amygdala 扁桃体はアーモンド形の神経細胞の集まりで，ヒトを含む高等脊椎動物の側頭葉内側の奥に存在する．扁桃体は情動反応(不安，恐怖など)の処理と記憶に深く関わっているとされる．

AMA **抗ミトコンドリア抗体** anti mitochondrial antibody 原発性胆汁性肝硬変の診断に用いられる疾患特異性の高い自己抗体である．

AMB **アムホテリシンB** amphotericin B ポリエンマクロライド系深在性抗真菌薬．

AMC **上腕筋周囲長** arm muscle circumference 上腕周囲長−上腕三頭筋部皮下脂肪厚×π(3.14)で求める．筋タンパク量を反映する指標で，栄養状態がみられる．

AMD **アミオダロン** amiodarone ヴォーン・ウィリアムズ分類の第

Ⅲ群に属する抗不整脈薬.

AMD　加齢黄斑変性　age-related macular degeneration　加齢に伴って網膜中心部の黄斑に異常をきたす状態．網膜色素上皮が萎縮して視力が低下する萎縮型と，異常な新生血管によって網膜が傷害されて視力が低下する滲出型とに大別される．

AMH　抗ミュラー管ホルモン　anti-mullerian hormone　卵巣内にある原始卵胞や前胞状卵胞から分泌されるホルモン．血中濃度の低下と発育卵胞数の減少が相関するため，卵巣予備能の指標とされている．

AMI　急性心筋梗塞　acute myocardial infarction　急性に冠動脈が狭窄あるいは閉塞した(心筋虚血)ために起こる心筋の壊死．

AMK　アミカシン　amikacin　アミノグリコシド系抗菌薬．

AML　急性骨髄性白血病　acute myeloyd leukemia　骨髄細胞中に白血病の細胞(がん細胞)が30％以上を占める疾患．

AML　血管筋脂肪腫　angiomyolipoma　主に腎臓に生じる．血管・平滑筋・脂肪成分からなる良性の腫瘍

AMML　急性骨髄単球性白血病　acute myelomonocytic leukemia　骨髄性白血病の中で，顆粒球系と単球系の2系統の血液細胞が，がん化している疾患．

amp, Amp　切断　amputation　切断術のこと．

Amp.　アンプル　ampule　薬液や薬物を溶かす液を入れる容器．

AMPC　アモキシシリン　amoxicillin　ペニシリン系抗菌薬．

AMPH-B　アムホテリシンB　amphotericin B　ポリエンマクロライド系深在性抗真菌薬．

AMPLE AMPLEヒストリー (allergy medication past history & pregnancy last meal events & environment) 病歴聴取のための必要項目．アレルギー歴，服用中の薬，既往歴・妊娠，最終の食事，受傷機転や受傷現場状況．

AMV 補助機械換気 assisted mechanical ventilation 患者の吸気努力に対してすべて補助換気し，吸気努力がなければ強制換気は行われない人工呼吸モード．

AMY アミラーゼ〈ジアスターゼ〉 amylase デンプン，グリコーゲンをマルトース(麦芽糖)とデキストリン(糊精)に加水分解する消化酵素．ヒトの唾液，膵液に含まれる．

AN 黒色表皮腫 acanthosis nigricans 皮膚が黒く，ごわごわしてくる角化症(皮膚の最表層の部分が厚くなる疾患)．良性型，悪性型，仮性型の黒色表皮腫に大別される．

An 動脈瘤 aneurysm 動脈壁の変性により，限局性に拡張または瘤を形成した状態．動脈炎・硬化，外傷などが原因となる．真性(動脈壁そのものが局所的に拡張・突出する)と仮性(血管壁の正常構造を欠く)に分類される．

AN 神経性無食欲症 anorexia nervosa 精神疾患の一種で，思春期の女性に好発する，極端なやせ願望による摂食障害．

AN 聴神経腫 acoustic neuroma 前庭神経の神経鞘細胞から発生する良性脳腫瘍の1つ．頭蓋内と内耳道の間に発生することが多い．

ANA 抗核抗体〈抗核因子〉 antinuclear antibody 細胞核と特異的に反応する血清グロブリン．自己免疫疾患で認められる血中自己抗体の一種．全身性エリテマトーデス(SLE)など膠原病の診断に用いる．

ANA 米国看護師協会 American Nurses Association 米国の看護

師の教育や看護業務,待遇などの調査・改善を目的として,1896年に設立された職業団体.

ANCA　抗好中球細胞質抗体　anti-neutrophil cytoplasmic antibody
好中球の細胞質に対する抗体.細胞質型と核周辺型に大別し,前者はウェゲナー肉芽腫症(WG),後者はANCA関連血管炎として知られる顕微鏡的多発血管炎などの診断・治療効果判定に有用.

ANE　血管神経性浮腫　angioneurotic edema
皮下組織,皮膚の真皮深層,粘膜下組織に生ずるむくみでクインケ浮腫とも.なぜ起こるのか詳しいことは不明だが,一説には血管神経の異常が原因ともいわれる.

ANF　心房性ナトリウム利尿因子　atrial natriuretic factor
心房で合成される利尿促進,血管拡張,血圧降下の作用をもつ因子.心機能,循環血漿量の指標とされる.→ANP

ANF　大腿骨頭無腐性壊死　avascular necrosis of the femoral head
大腿骨骨頭へ血流が遮断され,その骨端部の骨が壊死すること.

ANLL　急性非リンパ性白血病　acute non-lymphocytic leukemia
急性リンパ性白血病(ALL)以外の白血病.骨髄塗抹染色により鑑別診断する.

ANM　問診　Anamnese
アナムネともいう.医師や看護師が診断の手がかりにするために患者から必要な情報を聞き出すこと.

ANOVA　分散分析　analysis of variance
2個を超える標本群の平均値の差の有意性を検討する場合などに使われる分析方法.

ANP　心房性ナトリウム利尿ペプチド　atrial natriuretic peptide
心房から分泌されるペプチド性ホルモン.主な標的器官は腎臓および血管.ANP受容体に結合し,膜結合性グアニル酸シクラーゼを活性化し,

ナトリウム利尿作用，血管拡張，血圧降下作用を起こす．

ANS **自律神経〔系〕** autonomic nervous system 内臓，血管，腺など不随意的な機能をもつ器官を支配し，呼吸・循環・消化・排泄などの調節・維持をつかさどる神経のこと．交感神経(興奮)と副交感神経(沈静)の2系統からなる．

AO(Ao) **大動脈** aorta 大循環系の基幹をなす動脈．左室の大動脈口を基点に冠動脈を出して上方に走行(上行大動脈)，心臓の上部で後方へ半円状に屈曲(大動脈弓を形成)しながら腕頭・左総頸・左鎖骨下動脈を分枝し，脊椎左側から前下方に走行(下行大動脈)し左右総腸骨動脈に分岐する．

AOD **動脈閉塞性疾患** arterial occlusive disease 動脈が閉塞することで起こる疾患．慢性閉塞と急性閉塞に大別される．

AOG **大動脈造影** aortography 大動脈領域の診断目的で大動脈に造影剤を注入して行うX線撮影．カテーテル造影法，静脈性大動脈造影法などがある．

AOM **急性中耳炎** acute otitis media 中耳の細菌感染による炎症．

AOSC **急性閉塞性化膿性胆管炎** acute obstructive suppurative cholangitis 胆管結石などで胆管が閉塞し，胆道内圧が上昇するため，閉塞の原因細菌や毒素が逆行性に血流へと流れ，敗血症へと進展した状態．

AOSC **急性閉塞性化膿性胆管炎** acute obstructive suppurative cholangitis 胆汁の逆流が血液にまで及び，レイノルドの5徴を呈したもので，再重篤な急性胆管炎．

Ap **アプガースコア** appearance-pulse-grimace-activity-respiration score →APGAR

AP	狭心症	angina pectoris（アンギナ ペクトリス） 冠動脈の硬化が進んで血管が狭くなり，心筋が虚血に陥り，胸痛や胸部圧迫感などの症状を示す疾患.

AP	虫垂切除〔術〕	appendectomy（アペンデクトミィ） 急性虫垂炎に対して虫垂を切除する外科的治療法. 腹腔鏡下手術で行うこともある.

A-P	前後撮影	antero-posterior（アンテロ ポステリア（ヴュー，プロジェクション））(view, projection) X線を腹側から背側方向に照射する撮影方法.

APA	アルドステロン産生腺腫	aldosterone-producing adenoma（アルドステロン プロデューシング アデノーマ） アルドステロンを過剰産生・分泌する良性の副腎腫瘍.

APA	抗リン脂質抗体	antiphospholipid antibody（アンティファスホリピド アンティバディ） 自己免疫疾患の1つ. リン脂質に自己抗体ができることによって，全身の血液が固まりやすくなり，動脈塞栓・静脈塞栓を繰り返す疾患. リン脂質に対する自己抗体.

APA	米国精神医学会	American Psychiatric Association（アメリカン サイキャトリック アソシエイション） 米国精神医学会.

APACHE score	アパッチスコア	acute physiology and chronic health evaluation（アキュート フィジオロジー アンド クロニック ヘルス エヴァルエイション） ICU入室後24時間以内の重症度を評価し，予後死亡率を算出するプログラム.

APB	心房性期外収縮	atrial premature beat（アトリアル プリマチュア ビート） 不整脈の1つ. 心臓の電気的刺激が，洞結節以外の心房内から洞結節の刺激よりも早期に発生することで心房が興奮し収縮するものをいう. 心電図上では基本の洞調律よりも早くP波が出現. →PAC

APB	短母指外転筋	abductor pollicis brevis（アブダクター ポリシス ブレヴィス） 親指を外転させるときに使う筋肉. 短母指屈筋とともに母指球の膨らみを形成している.

APBD	膵管胆道合流異常	anomalous arrangement of pancreatico-biliary ducts（アノマラス アレンジメント オブ パンクリアティビリアリー ダクツ） 膵管は十二指腸壁内で合流し共通管を形成するが，先

天性で膵管と胆管が十二指腸壁外で合流する．出口以外の部分で合流すると，相互に逆流し炎症を起こす．

APC　(家族性)大腸腺腫症　adenomatosis polyposis of the colon　腸に100個以上のポリープ(ポリポーシス)が発生する遺伝的な疾患．大腸がんの発生原因の1つ．

APC　アルゴンプラズマ凝固法　argon plasma coagulation　アルゴンガスをプラズマ化し，そこへ高周波電流を誘導して組織の焼灼凝固を行う方法をいう．

APC　抗原提示細胞　antigen presenting cell　マクロファージや樹状細胞のことで，体内に侵入してきた抗原を排除したり，断片を自己の細胞表面に提示することでT細胞を誘導し，活性化する細胞．

APC　心房期外収縮　atrial premature contraction　心房内で，心拍が生じると予想される時期より早期に生じる電気的な興奮のことをさす．→PAC

APD　自動腹膜透析　automated peritoneal dialysis　サイクラーとよばれる灌流装置を使用して，腹膜透析液を自動的に交換するシステム．通常，就寝中に使用するので患者のQOLが向上する．また患者カードに個人の処方を組み込むので，治療の一時中断も可能．

APDL　日常生活関連動作　activities parallel to daily living　ADLは家庭内での身の回りの動作を意味するのに対し，APDL(またはIADL)は家事動作(炊事，洗濯，掃除)および買い物，交通機関の利用などの活動動作をいう．

APE　急性肺塞栓症　acute pulmonary embolism　突発的に肺外で形成された血栓が肺に運ばれ，肺動脈を閉塞する病態．手術，心臓疾患などが原因．

APGAR score アプガースコア appearance pulse grimace activity respiration score
新生児仮死の評価法．生後1分における心拍，呼吸，筋緊張，反射，皮膚色の5項目を0点，1点，2点の3段階で評価し，点数の合計点(10点満点)を求める．8～10点は正常．7点以下は仮死．

APH 下垂体前葉ホルモン anterior pituitary hormone
下垂体前葉から分泌されるホルモンで，副腎皮質刺激ホルモン(ACTH)，成長ホルモン(GH)，甲状腺刺激ホルモン(TSH)，卵胞刺激ホルモン(FSH)，黄体形成ホルモン(LH)または間質細胞刺激ホルモン(ICSH)，黄体刺激ホルモン(LTH)の6種．

APH(aph.) 失語〔症〕 aphasia
大脳皮質言語領域の個々の中枢や連絡路に障害が起こり，言語の理解・表現が困難になる病態．舌・口唇などの筋の障害，眼・耳などの機能障害，神経・精神症状は認めない．

API 上下肢血圧比 ankle pressure index
ABIともいい，足関節収縮期血圧と上腕収縮期血圧との比．慢性動脈閉塞症の診断および重症度評価指標とされる．

APL 急性前骨髄球性白血病 acute promyelocytic leukemia
急性骨髄性白血病の一種．血小板の著しい減少による出血や播種性血管内凝固症候群(DIC)を起こしやすいのが特徴．オールトランスレチノイン酸(ATRA)による寛解導入療法を行う．

APL 長母指外転筋 abductor pollicis longus
親指の外転，手首を親指側に曲げるときに使う筋肉．

APMPPE 急性後部多発性斑状色素上皮症 acute posterior multifocal placoid pigment epitheliopathy
網膜の色素上皮部分に炎症が起こり，視力低下や視野中心部の暗点などの自覚症状を伴う疾患．急激な視力低下をもたらす炎症性の疾患．

APN 急性腎盂腎炎 acute pyelonephritis 細菌が原因で起こる腎盂腎杯の炎症．炎症は腎実質にも及ぶ．多くが大腸菌を起因菌とした上行性感染で女性にみられる．

Apo アポタンパク apoprotein 小腸や肝臓で生成されるタンパク質の一種．水に不溶性の脂質（中性脂肪など）はこのアポタンパクと結合し，リポタンパクとなって血液中を運搬される．

Apo 脳卒中（脳出血） cerebral apoplexy 血管（主に動脈）の閉塞または破綻のため，脳組織の破壊をきたし，神経症状が発作的に起きる病態．脳血管障害もほぼ同義で使われるが，血管性認知症などの慢性疾患も含むため，より広い概念となる．

APP アミロイド前駆体タンパク amyloid precursor protein アルツハイマー型認知症の原因物質とされ，神経細胞に対して毒性のあるアミロイドβタンパクの前駆体タンパク質．

Appe(app) 虫垂炎 appendicitis 虫垂内腔の閉鎖による細菌増殖が原因で，虫垂に炎症が起きた状態．急性と慢性があり，穿孔すると腹膜炎や膿瘍を形成する（穿孔性虫垂炎）．症状は右下腹部痛，悪心・嘔吐，発熱など．

APR 腹会陰式直腸切除術 abdominoperineal resection 直腸がんにおいて，腹部を切開し直腸，肛門ともに切除する方法．

APRV 気道圧内開放換気 airway pressure release ventilation 人工呼吸器の換気モードの1つ．高い圧の持続気道内陽圧（CPAP）をかけておいて，一定時間ごとに短時間，圧を開放するモード．自発呼吸のあることを前提に行う換気補助．

APS 抗リン脂質抗体症候群 anti-phospholipid antibody syndrome カルジオリピンなどのリン脂質に対する自己抗体により，動静脈血栓症，習慣性流産，血小板減少症などが起きる病態．抗リン脂質抗体に

よる血管内皮細胞障害, 凝固亢進などが原因といわれる.

APT アセチルフェネトライド acetylpheneturide 中枢神経系(脳)の過剰な神経興奮を抑制する抗てんかん薬で, けいれん発作の鎮静に対して用いられる.

APTT 活性化部分トロンボプラスチン時間 activated partial thromboplastin time 出血傾向の診断のための検査. 血漿に部分トロンボプラスチンという試薬や活性化剤などを加えて, 血液が凝固するまでの時間を計測する.

APUD アミン前駆体取込み・脱炭酸 amine precursor uptake and decarboxylation cell アプドーマと読む. アミン前駆体取込み・脱炭酸細胞(APUD細胞. アミン前駆体を取り込んで脱炭酸し, アミンに変換する一群の細胞).

APUDoma アプドーマ amine precursor uptake and decarboxylation cell tumor AUPDはアミン前駆物質取込み脱炭酸の略. 生体アミン産生能をもつ細胞から発生する腫瘍.

APVC 肺静脈還流異常 anomalous pulmonary venous connection 肺で酸素化された血液が, 本来の左心房ではなく上大静脈や下大静脈を経由し, 右心房に還流(戻る)している状態.

AR アレルギー性鼻炎 allergic rhinitis 抗原と抗体が鼻の粘膜で反応して, くしゃみ, 鼻水, 鼻づまりを起こすⅠ型アレルギー.

AR 常染色体劣性遺伝 autosomal recessive 両親が同じ特性の原因遺伝子をもつときのみに発病する遺伝形態. 一方の親からのみ受け継いだ場合は保因者となり, 発病しない.

AR 大動脈弁閉鎖不全 aortic regurgitation 大動脈弁閉鎖不全症と同じ. 大動脈弁の器質的変化, 形態異常により, 心臓の拡張期に大動

脈弁が完全に閉鎖しないことで生じる.

Ara-A　ビダラビン　vidarabine（ヴィダラビン）　抗ヘルペスウイルス薬.

Ara-C　シタラビン　cytarabine（シタラビン）　代謝拮抗薬.

ARAS　上行性網様体賦活系　ascending reticular activating system（アセンディング レティキュラー アクティヴェティング システム）　覚醒状態を維持する脳内の仕組み. 系の中心は中脳にある巨大細胞性網様体.

ARB　アンジオテンシンⅡ受容体拮抗薬　angiotensin Ⅱ receptor blocker（アンジオテンシン ツー レセプター ブロッカー）　降圧薬. アンジオテンシンⅡ受容体をブロックし, 血圧を上昇させるアンジオテンシンⅡの働きを抑える作用がある.

ARC　エイズ関連症候群　AIDS related complex（エイズ リレイティッド コンプレックス）　従来のHIV感染症の病型分類の1つ(現在は第Ⅰ群〜第Ⅳ群に分類). AIDSの基準を満たさない持続性の全身性リンパ節腫脹を呈する状態だが, AIDSに近い病態に及ぶものも含まれていた.

ARCD　後天性腎嚢胞性疾患　acquired renal cystic disease（アクワイアード リーナル システィック ディジーズ）　一般的には血液透析患者に起きる病態. 原因は不明だが, 超音波検査またはCT上で各腎に4個以上の嚢胞が認められる場合をいう. 後天性の場合, 腎がん発生率が高いといわれる.

ARDS　急性呼吸窮迫症候群, 成人呼吸促迫症候群　acute respiratory distress syndrome（アキュート レスピラトリィ ディストレス シンドローム）　急性肺損傷(acute lung injury；ALI)が重症化した状態. 診断基準は$PaO_2/FIO_2 \leq 200$.

ARF　急性リウマチ熱　acute rheumatic fever（アキュート ルーマティク フィーヴァー）　咽頭痛を伴うA群レンサ球菌に感染し, 約3週間後から発熱を伴って, 関節や心臓に起こる炎症.

ARF　急性呼吸不全　acute respiratory failure（アキュート レスピラトリィ フェイリュア）　換気やガス交換の障害によって十分な酸素を全身の臓器に送れなくなり, 生体が正常な機

能を営みえなくなった状態．短期間(多くが数時間〜数日)の経過で発症する．

ARF 急性腎不全 acute renal failure（アキュート レナル フェイリュア）　急激に腎機能が低下し，窒素代謝産物を十分に尿中排泄できなくなった状態．原因は脱水，心不全，腎炎，腫瘍など．通常，乏尿または無尿がみられるが，代償期では低張尿の利尿を認めることがある．

ARG オートラジオグラフィー autoradiography（オートレイディオグラフィ）　放射線に感度のあるイメージングプレート(デジタルＸ線撮影時の写真フィルムの代わりのもの)に試料を載せて放射性物質の分布を測定する手法．特定組織への放射性物質の滞留を確認できる．

ARI アルドース還元酵素阻害薬 aldose reductase inhibitor（アルドース リダクターゼ インヒビター）　糖尿病性末梢神経障害の治療薬．手足の先にしびれや痛みが生じるなどの神経障害の原因物質であるソルビトールの産生を阻害し，合併症の改善を図る．

ARLI 常染色体劣性葉状魚鱗癬 autosomal recessive lamellar ichthyosis（オートソマル リセッシヴ ラメラー イクシオシス）　先天性異常による全身性の皮膚病変．粗い鱗屑を形成する．難治性疾患．

ARM 人工破水(膜)〈人工破水〉 artificial rupture of membranes（アーティフィシャル ラプチャー オブ メンブレインズ）　人工的に羊膜を破って破水させること．羊水が流出し子宮内の体積が減少することによって子宮収縮を促す．分娩第１期における分娩誘発や，第２期における遅滞破水が適応．

ARMD 加齢黄斑変性(老人性黄斑変性) age-related macular degeneration（エイジ リレイティッド マキュラー デジェネレイション）　加齢により網膜にある黄斑部が変性を起こす疾患．失明の原因となる．

ARPKD 常染色体劣性多発性嚢胞腎 autosomal recessive polycystic kidney disease（オートソマル レセッシヴ ポリシスティック キドニィ ディジーズ）　遺伝性腎疾患の中で４万人に１人のまれな疾患で，

多くは生後2か月以内で死亡する.

ARN 急性網膜壊死 acute retinal necrosis 急性ブドウ膜炎などにより網膜血管が閉塞して網膜が萎縮し,突然の眼痛と視力低下が起きる.

ARP 寄与危険度割合 attributable risk percent 疫学指標の一種で,曝露群と非曝露群の疾病頻度の差の割合

ARR 絶対リスク減少 absolute risk reduction あるイベント発生について,対照群と介入群のリスクの差の値.

ART 生殖補助技術 assisted reproductive technology 精子と卵子の受精,およびその受精卵(胚)の培養を体外で行い,子宮内に戻す体外受精-胚移植を中心とした一連の医療技術.副作用として卵巣過剰刺激症候群(OHSS)や多胎妊娠などがある.

ARVC 不整脈源性右室心筋症 arrhythmogenic right ventricular cardiomyopathy 右室流出路起源の心室頻拍や心室細動といった右室機能障害をきたす原因不明の心筋症.右室の広範な脂肪変性と線維化が特徴.突然死の原因と考えられている.

ARVD 不整脈源性右室異形成 arrhythmogenic right ventricular dysplasia 不整脈源性右室心筋症(ARVC)ともいう.右室心筋の一部に脂肪変性が起こり,その部位の刺激伝導に遅延が生じて心室頻拍などの不整脈や心不全をきたす疾患.突然死の原因にもなる.

AS 自閉スペクトラム症 Asperger syndrome 社会性・コミュニケーションの障害,多動などの広義の自閉的発達障害群である広範性発達障害の一型.言語,認知能力,生活習慣技能の習得に遅滞はないが,対人関係,社会性に障害があり,社会生活に困難をきたす.反復的,常同的な行動・興味・活動パターンを示す.

AS 強直性脊椎炎 ankylosing spondylitis 血清リウマトイド因子が陰性で脊椎関節炎をきたす疾患の1つ．脊椎や仙腸関節周辺を侵し，多発性の関節強直を示す．

AS 大動脈弁狭窄〔症〕 aortic stenosis 大動脈半月弁口が狭窄し，収縮期の弁の開口が不完全な病態．先天性と後天性があり，後者はリウマチ熱によるものが多い．

AS 動脈硬化〔症〕 arteriosclerosis 脂質蓄積や血栓形成などにより，動脈壁の肥厚，弾力性低下，内腔の狭小化などが起きた病態．一般には血管内膜に限局性の脂質沈着を起こした粥状硬化症を指す．

ASA アダムス・ストークス発作 Adams-Stokes attack 洞不全症候群，房室ブロックによる心停止，もしくは不整脈などによる脳の虚血症状が突然に現れ，全身痙攣や，二次的な頭部外傷につながる発作症状．

ASC 無症候性キャリア asymptomatic carrier 病原体による感染が起こっていながら，明瞭な症状が顕れないまま，他の宿主（ヒトや動物など）にその感染症を伝染させる可能性のある宿主のこと．

Asc-A 上行大動脈 ascending aorta 左心室にある大動脈口が起始となる．上行した後，胸骨角または第2肋軟骨の高さで大動脈弓に移行する．長さは約5cmで，体循環における最初の動脈血管．

ASCO 米国臨床腫瘍学会 American Society of Clinical Oncology 米国臨床腫瘍学会．

ASCVD 動脈硬化性心血管疾患 arteriosclerotic cardiovascular disease 動脈壁の硬化や肥厚をきたす動脈硬化，とくに冠動脈硬化によって心筋虚血を生じる心疾患で，狭心症，心筋梗塞などの原因となる．

ASD 急性ストレス障害 acute stress disorder 犯罪や災害など生死にかかわるような体験後に表出される睡眠障害，いらつきや怒り，集中困難，過覚醒などの一過性のストレス症状．時間の経過とともに回復する場合と，PTSDに移行する場合がある．

ASD 自家感作性皮膚炎 autosensitization dermatitis 慢性の皮膚炎が細菌感染などによって急に増悪すると，全身の他の部位に丘疹などが出現する現象．

ASD 心房中隔欠損〔症〕 atrial septal defect 心房中隔に部分的な欠損がある状態．乳児期は無症状で幼児・学童期に発見されることが多い．心電図では右脚ブロックがみられる．

ASDH 急性硬膜下血腫 acute subdural hematoma 頭部外傷などで脳表に脳挫傷が起こると，その挫傷部位の動静脈が破綻して，短時間で硬膜とくも膜との間に血腫が形成される．受傷後3日以内に意識障害，昏睡などを発症するものを急性とする．

ASF 脊椎前方固定 anterior spinal fusion 頸椎・腰椎骨折などが原因で不安定となった脊椎に対する手術で，支持性を得るため2つ以上の脊椎を癒合・固定する．腹膜外または経腹膜的に椎間板を前方から切除したのち，腸骨骨片の移植を行う．

ASH アルコール性脂肪性肝炎 alcoholic steatohepatitis 慢性的なアルコールの過剰摂取が原因で肝臓に脂肪代謝障害が起き，肝細胞内に中性脂肪が蓄積された病態．

ASH 非対称性心室中隔肥大 asymmetric septal hypertrophy 心室中隔が著しく肥大するものの，左室後壁は肥大を伴わないタイプの肥大型心筋症．心室中隔と左室後壁の壁厚の比が1.3以上と定義されている．

ASHD 動脈硬化性心疾患 arteriosclerotic heart disease 狭心症

や心筋梗塞など，心臓の冠動脈に起こる動脈硬化の進展と血流障害に起因する心疾患の総称．

ASIS　上前腸骨棘　anterior superior iliac spine　骨盤の一部である腸骨の前の上の出っ張り（棘）をいう．

ASK　抗ストレプトキナーゼ抗体　antistreptokinase antibody　β溶連菌が産生する酵素に対する抗体．急性糸球体腎炎などの溶連菌感染の診断に用いられる．

ASO　閉塞性動脈硬化症　arteriosclerosis obliterans　動脈硬化のために血管が狭窄ないしは閉塞をきたし，主として下肢などに四肢のしびれ，間欠性跛行（はこう）などの虚血症状を起こす疾患．糖尿病，脂質異常症，高血圧などが危険因子となる．

AS　乱視　astigmatism　角膜や水晶体がゆがんでいることで起こる．焦点が合わなくなる眼球の屈折異常症状．

AS(L)O　抗ストレプトリジンO　antistreptolysin O　β溶連菌のうちのA群溶連菌が産生する溶血毒素に対する中和抗体．扁桃炎，急性咽頭炎，急性糸球体腎炎などの溶連菌感染症の診断に用いられる．

ASOT　ASO（アソ）測定，抗ストレプトリジンO価測定試験　antistreptolysin O test　溶血性レンサ球菌A群中のストレプトリジンOに対する血中抗体価を調べる検査．急性咽頭扁桃炎などの溶レン菌感染症で高値を示す．

ASP　急性化膿性耳下腺炎　acute suppurative parotitis　口中の細菌が唾液腺導管（唾液が出るところ）から耳下腺という唾液腺の中に入り込んで起こる急性の化膿症．黄色ブドウ球菌，溶連菌，肺炎球菌が原因としては多い．

Asp(D-Asp)　アスパラギン酸　aspartic acid　タンパク質を構成す

る酸性アミノ酸の1つ．アスパラギンの前駆体．

ASPD **前上膵十二指腸動脈** anterior superior pancreatico duodenal artery　胃十二指腸動脈から右胃大網動脈と前上膵十二指腸動脈に分枝し，膵頭部に分布する．

ASR **大動脈弁狭窄兼逆流症** aortic stenosis and regurgitation　心臓の弁の開きが悪いことを弁狭窄症，弁の閉じが悪いことを弁逆流症，または弁閉鎖不全症とよぶ．1つの弁でその両方が起こること（または弁狭窄兼閉鎖不全症）をいう．

AST **アスパラギン酸アミノトランスフェラーゼ** aspartate aminotransferase　アスパラギン酸のアミノ基をオキソグルタル酸に転移し，グルタル酸のアミノ基をオキサロ酢酸に転移する酵素．臨床検査ではAST値として表記される．旧名称＝GOT

AT **アトロピン〈アトロピン硫酸塩〉** atropine　抗コリン作動薬．

AT **芸術療法** art therapy　諸芸術活動を用いた心身障害者の精神・心理療法．絵画（描画）療法，箱庭療法，音楽療法などがある．

AT **嫌気性代謝閾値** anaerobic threshold　軽い運動から強い運動へ上げていく段階で，筋への酸素供給に不足が生じる移行点となる運動強度をいう．無酸素性閾値ともいう．

AT **聴神経腫瘍〈聴神経鞘腫〉** acoustic tumor　聴神経の神経鞘を構成するシュワン細胞から発生する良性の腫瘍．患側の耳鳴，難聴，眩暈の症状から始まり，やがて顔面神経麻痺，嚥下障害をきたす．

AT **動脈血栓症** arterial thrombosis　血管内の血栓が何らかの原因で剥がれ，血管が突然つまる病気．血栓が脳の動脈につまると脳梗塞，心臓の動脈につまると心筋梗塞を引き起こす．

AT **毛細血管拡張性運動失調症** ataxia telangiectasis　ルイ・バー症

候群とも呼ばれ，免疫不全症の1つ．高頻度の腫瘍発生，内分泌異常症，毛細血管拡張などを特徴とする遺伝疾患で，多臓器にわたる障害が認められる．

AT-Ⅲ　アンチトロンビンⅢ　antithrombin Ⅲ　肝臓で産生され，血液中で凝固阻害因子として，血液の凝固を抑える働きをもつ．

ATC-D, ACD　アクチノマイシンD　actinomycin D　細胞核のDNAと結合してRNAの合成を阻害することにより，悪性腫瘍の増殖を抑える抗生物質．抗悪性腫瘍薬として絨毛上皮腫，ウィルムス腫瘍などに用いられる．

ATD　アルツハイマー型認知症　Alzheimer type senile dementia　脳が萎縮して，知能，身体全体の機能も衰えていく進行性の認知障害．

ATD　抗甲状腺薬　antithyroid drug　バセドウ病などの甲状腺機能亢進症の治療薬．甲状腺ホルモンの合成，分泌を抑制・阻害する．代表的な薬剤はプロピルチオウラシルとチアマゾール．

ATFL　前距腓靱帯　anterior talofibular ligament　足関節の外くるぶしの下端についている3つの靱帯の1つ．3つの靱帯とは，前距腓靱帯，踵腓靱帯，後距腓靱帯をいう．

ATG　抗胸腺細胞グロブリン　antithymocyte globulin　胎児ヒト胸腺細胞や胸管から採取したヒトリンパ球やヒトリンパ球細胞株を，ウマあるいはウサギに免疫して得られたポリクロナール抗体．再生不良性貧血の免疫抑制療法に用いられる．抗リンパ球グロブリン（ALG）とも．

ATH　腹式子宮全摘術　abdominal total hysterectomy　開腹による子宮全摘術で，開腹は正中縦切開が標準．

ATLL, ATL　成人T細胞白血病リンパ腫　adult T-cell leukemia/

lymphoma　ヒトT細胞白血病ウイルスI型（HTLV-1）のT細胞の感染により起きる白血病. 1976年, 高月らによって発表された.

ATLS　外傷初期診療プログラム　Advanced Trauma Life Support　米国を中心に行われている外傷初期診療の教育プログラムで, 診察手順, 蘇生, 全身管理, 処置や手術の優先順位の判断など診療能力を養成するもの.

ATM　非定型抗酸菌症　atypical mycobacteriosis　結核菌とらい菌を除く非結核性抗酸菌により発症した呼吸器感染症のこと.

ATN　急性尿細管壊死　acute tubular necrosis　腎虚血（外傷後, ショック, 熱傷などによる）と腎毒性物質（重金属, 薬剤など）によって急激に尿細管が壊死する疾患.

ATP　アデノシン三リン酸　adenosine triphosphate　アデノシンに3個のリン酸基がついたもの. 生体内で食物が酸化されるときに出るエネルギーの一部がATPの形で保持され, これを使って生合成, 運動, 細胞内への物質輸送などを行う.

ATP　異型上皮　atypical epithelium　隆起を形成し異型腺管の増生を認める, 胃境界領域病変.

ATR　アキレス腱反射　Achilles tendon reflex　アキレス腱を伸展した状態（検者が被検者の足先を手で軽く背屈させる）にして叩打すると, 下腿三頭筋に収縮が起き, 足が足底側に屈曲する現象.

Atr, atr　萎縮　atrophy　正常な容積に発育している臓器や組織の容積が, 種々の原因により減少し, 機能が低下した状態をいう.

ATRA　トレチノイン　tretinoin　分子標的治療薬.

ATSD　アルツハイマー型老年認知症　Alzheimer type senile dementia　アルツハイマー型認知症のうち, 老年期（65歳以上）に発症する

タイプのもので，進行は遅い．

Au　金　aurum　金製剤には抗リウマチ薬として，金チオリンゴ酸ナトリウムとオーラノフィンがある．

Au-Ag　オーストラリア抗原　Australia antigen　HBs抗原のことで，Au抗原は旧称．陽性の場合は，HBV感染を示す．

AUC　薬物血中濃度（血中濃度）時間曲線下面積　area under the curve　体内に取り込まれた薬の血中濃度の推移を示す曲線グラフ下の面積のこと．

AUR　オーラノフィン　auranofin　抗リウマチ薬に分類されている有機金化合物．動物実験で催奇形作用が報告されているので，妊婦，産婦，授乳婦等への投与は禁忌．

AUR　急性尿閉　acute urinary retention　膀胱に尿が充満しているのに排尿できない状態．急激に発症し，膀胱痛や強い残尿感などを伴う．

Aus　子宮内容除去術，子宮内膜掻爬術　Ausraumung/Auskratzung　人工妊娠中絶や流産のときに，子宮内容物の除去や子宮内疾患の診断，治療のために行う手術．

AUS　腹部超音波　abdominal ultrasonography　超音波を出す探触子（プローブ）を腹部に押し当て，肝臓，胆嚢，膵臓，腎臓などをモニターで観察する診断法．

AV　大動脈弁　aortic valve　左室の大動脈口にある半月状の3片よりなる弁．左室から駆出された血液が心室に逆流するのを防いでいる．

A-V　奇静脈　azygos vein　腹壁，胸壁からの静脈が背側で合流して椎体の右側を走行し，上大静脈に合流する静脈．上大静脈と下大静脈を連絡する側副血行路であるため，静脈の閉塞があると拡張する．

A-V block　**房室ブロック**　atrioventricular block　心房-心室間の興奮伝導が遅れること．心電図上でⅠ～Ⅲ度に分類．Ⅲ度は房室伝道が完全に遮断され，心房と心室が別々のリズムで収縮する(完全房室ブロック)．

AV impulse　**エイヴィ インパルス**　AV impulse　長期臥床や安静による下肢の深部静脈弁洞部での還流血液のうっ滞(静脈血栓塞栓症；VTE)を予防するために，足に装着する装置．

AV shunt　**動脈・静脈シャント**　artery-vein shunt　血液透析を行う際，充分な血液量が確保できるように，動脈と静脈を体内または体外で直接つなぎ合わせた血管のこと．

AVA　**動静脈吻合**　arteriovenous anastomosis　動脈と静脈は毛細血管を通してつながるが，動脈と静脈が直結する血管をいう．眼底などにみられるが，透析治療で人工的に作るシャントもそうである．→AV shunt

---

a-VDO₂　**動静脈血酸素分圧較差**　arteriovenous oxygen difference　動脈血と静脈血に含まれる酸素量の差．筋肉に取り込まれた酸素量を表し，諸器官の活動の程度をみる指標となる．

---

aVF　**左足(増高)単極肢誘導**　augmented vector of left foot　心電図の誘導法の1つで，単極肢誘導．左足に向かってくる電圧をみる．

AVF　**動静脈瘻**　arteriovenous fistula　動脈と静脈が正常の交通部以外で短絡した状態．四肢に最も多く，脳や肺の末梢血管にもみられる．

---

avg　**平均**　average　いくつかの数や量の中間的な値のこと．

AVH　**急性ウイルス性肝炎**　acute viral hepatitis　肝炎ウイルスによる急性の肝炎で，炎症による多量の肝細胞破壊が起こる．多くは6か

月以内に沈静下するが，B型の一部，C型の半数以上に慢性化がみられる．

aVL 左手(増高)単極肢誘導 augmented vector of left arm (オーグメンティッド ヴェクター オブ レフト アーム)　心電図の誘導法の1つで，単極肢誘導．左手に向かってくる電圧をみる．

AVM 動静脈奇形 arteriovenous malformation (アーテリオヴェナス マルフォーメイション)　毛細血管を介さず動脈と静脈の間に短絡を有する血管奇形．

AVN 房室結節〈アショッフ-田原結節〉 atrioventricular node (アトリオヴェントリキュラー ノード)　右房壁と心室の境界部の心内膜下にある結節．心臓刺激伝導系の一部．自動能をもち，上位伝導系に障害があれば自ら刺激を発して補充調律の中枢となる．

AVNRT 房室結節リエントリー性頻拍 atrioventricular node reentry tachycardia (アトリオヴェントリキュラー ノード リエントリィ タキカーディア)　心臓の刺激伝導回路には2つの伝導路があり，この場合は房室結節へ侵入する遅い刺激が伝導したあと，もう1つの速い伝導路を逆行して刺激を繰り返すため頻拍となる．

AVP 大動脈弁形成術 aortic valvuloplasty (エイオーティック ヴァルヴロプラスティ)　大動脈弁閉鎖不全症の限られた症例にのみ行われる手術法．患者自身の弁を修復するために，血栓予防薬が不要という利点があるが，大部分は人工弁置換術が行われる．

AVP アルギニンバソプレシン arginine vasopressin (アルギニン ヴァソプレシン)　抗利尿ホルモンの一種．下垂体後葉から血中に分泌される．腎臓での水分の再吸収促進作用により，利尿を妨げ血圧を上昇させる．

aVR 右手(増高)単極肢誘導 augmented vector of right arm (オーグメンティッド ヴェクター オブ ライト アーム)　心電図の誘導法の1つで，単極肢誘導．右手に向かってくる電圧をみる．

AVR 大動脈弁置換術 aortic valve replacement (エイオーティック ヴァルヴ リプレイスメント)　大動脈弁狭窄症，大動脈弁閉鎖不全症の治療法．機械弁と生体弁がある．

AVRT　房室回帰性頻拍　アトリオヴェントリキュラー レシプロケイティング タキカーディア　atrioventricular reciprocating tachycardia　発作性上室頻拍にみられるWPW症候群（副伝導路症候群）に伴う頻拍発作で，ときに突然死を惹起する．

AVSD　心房中隔欠損　アトリオヴェントリキュラー セプタル ディフェクト　atrioventricular septal defect　心臓中隔欠損，心室中隔流入部の欠損と房室弁の形態異常がみられる疾患で，胎生期の心内膜床の発達障害が原因と考えられている．

AVV　房室弁　アトリオヴェントリキュラー ヴァルヴ　atrioventricular valve　心房と心室の境にある，血液の逆流を防ぐための弁．左心房と左心室の間にある僧帽弁と，右心房と右心室の間にある三尖弁の両者を指す．

AW　エアウェイ　エアウェイ　airway　本来の意味は「気道」．臨床では気道確保のための補助具を指す．経口的に挿入する口咽頭エアウェイ，経鼻的に挿入する鼻咽頭エアウェイなどがある．

AWO　気道閉塞　エアウェイ オブストラクション　airway obstruction　気道が詰まり，呼吸困難になる状態．原因として意識レベル低下による舌根沈下，異物による閉塞，重篤な気管支喘息などがある．

AZ　アザチオプリン〈イムラン〉　アザチオプリン　azathioprine　体内で6-メルカプトプリンになって作用するプリン代謝拮抗物質．免疫抑制薬として移植臓器の拒絶反応抑制に用いる．

AZA　アセタゾラミド　アセタゾラミド　acetazolamide　スルフォンアミド系薬．抗てんかん薬．

AZM　アジスロマイシン水和物　アジスロマイシン ヒドラート　azithromycin hydrate　マクロライド系抗菌薬．

AZT　アズトレオナム　アズトレオナム　aztreonam　モノバクタム系抗菌薬．

AZT　アジドチミジン（ジドブジン）　アジドチミジン　azidothymidine　抗HIV薬．

AZT/3TC ジドブジン・ラミブジン配合 azidothymidine/lamivudine 抗HIV薬.

AZTEC アズテック法 amplitude zone time epoch coding 振幅, 区画, 時間, 出来事, 符号化の頭文字.

B 血液 ブラッド blood　血管内を循環する体液．血球(赤血球，白血球，血小板)と血漿(液体成分)から成る．酸素・二酸化炭素・栄養分・ホルモン・ビタミンなどの運搬，免疫作用，白血球による食菌作用，その他重要な生理的機能をもつ．

B 好塩基球 ベイゾフィル basophile　体内に侵入した異物の排除にかかわる．即時型アレルギーに関与する．

B B細胞 ボーン マロー デライヴド セル bone marrow derived cell　Bリンパ球のこと．白血球の1つで，種々の抗原に対応して抗体を産生する細胞へ分化する．

B-I ビルロートI法 ビルロート Billroth I　幽門側胃切除後の再建法の1つ．最も生理的であり，術式が簡便．

B-II ビルロートII法 ビルロート Billroth II　幽門側胃切除後の再建法の1つ．進行がん局所再発の場合は，ビルロートI法より吻合部狭窄を起こす危険性が低い．

B1,2,3,4 ボールマン1,2,3,4型 ボールマン タイプ Borrmann type 1,2,3,4　進行性胃がんの分類法．ドイツの病理学者であるR.Borrmannが提唱した．

Ba バリウム バリウム barium　アルカリ土類金属の1つ．水に不溶性の硫酸バリウムが消化管のX線検査の造影剤として使われる．

BA 気管支喘息 ブロンキアル アズマ bronchial asthma　気道の慢性炎症と可逆性の気道狭窄，気道過敏性があり，咳，喘鳴，呼吸困難などを呈する閉塞性の呼吸器疾患である．吸入アレルゲン，大気汚染，遺伝的因子などが誘因となる．

BA 胆汁酸 バイル アシッド bile acid　肝臓で生成されたものを一次胆汁酸といい，一部が腸管で微生物による変換を受ける．その代謝物は二次胆汁酸という．消化管内で食物脂肪をより吸収しやすくする役目を果たす．

BA　胆道閉塞症　biliary atresia　肝臓と十二指腸を結ぶ胆道が一部閉塞，または完全に閉塞している疾患．肝臓で作られた胆汁が十二指腸に流れないため，黄疸を引き起こし，放置すると胆汁性肝硬変に進行する．

BA　脳底動脈　basilar artery　椎骨動脈が前脊髄動脈と後下小脳動脈に分枝した後，左右が合流して脳底動脈となる．脳の中心を走る動脈で，脳幹・小脳・側頭葉や後頭葉に血液を送る重要な動脈．

BAC　血中アルコール濃度　blood alcohol concentration　血液中のアルコール濃度．アルコール性神経障害の検査項目の1つ．高濃度では呼吸中枢を含めたすべての機能が抑制され，昏睡から死に至る．

BAE　気管支動脈塞栓術　bronchial artery embolization　気管支拡張症，肺がん，肺結核などにより起こる喀血に対する治療法の1つで，カテーテルによる気道出血の緊急止血治療法．気管支動脈内にゼラチンスポンジ，金属コイルなどを留置し動脈を塞栓する．

BAEP　脳幹聴覚誘発電位　brainstem auditory evoked potential　音刺激（クリック音）を繰り返し与え，それによる脳幹の活動電位を電極から記録する．意識状態の影響を受けないので，聴覚障害の検査や脳死判定に用いられる．

BAG　気管支動脈造影〔法〕　bronchial arteriography　左右の肺脈にカテーテルを入れ造影する．肺がんの診断，ファロー四徴症などの側副路の診断に対して行うが，近年は塞栓術や動注化学療法など治療目的の適応が増えている．

BAG　上腕動脈造影　brachial arteriography　異常血管の有無および状態の把握，手術の適応の可否および範囲の決定などのために，上腕動脈からカテーテルを挿入し，造影剤を注入してレントゲン下に撮影する方法．

BAI 気管支動脈注入術 bronchial artery infusion（ブランキアル アーテリー インフュージョン） 繰り返す結核性の喀血や原発性肺がんなどに対して，腫瘍の近くの気管支動脈までカテーテルを挿入し，薬物を直接投与する注入療法．

BAL 気管支肺胞洗浄 bronchoalveolar lavage（ブロンコアルヴェオラ ラヴェッジ） びまん性肺疾患を対象に生理食塩水を注入し回収すること．菌学的およびリンパ球表面マーカーの情報を入手できる．

BALF 気管支肺胞洗浄液 bronchoalveolar lavage fluid（ブロンコアルヴェオラ ラヴェッジ フルイド） 気管支肺胞洗浄の回収液のこと．

BALT 気管支随伴リンパ組織 bronchus associated lymphoid tissue（ブロンカス アソシエイティッド リンフォイド ティシュー） 通常，末梢細気管支分岐部近くの粘膜上皮層および粘膜固有層に集積するリンパ組織で，気道粘膜の免疫学的防御機構において重要な役割を果たしている．

band 桿状核好中球 band neutrophil 骨髄で産生され，血液中に移行したばかりのやや未熟な好中球．時間の経過とともに核がいくつかに分葉し成熟好中球となる．

BAO 基礎酸分泌量 basal acid output（ベイサル アシッド アウトプット） 胃液検査の1つ．空腹時の無刺激状態における1時間の胃酸分泌量．

BAP 骨型アルカリホスファターゼ bone-alkaline phosphatase←bone-type alkaline phosphatase?（ボーン・アルカライン フォスファターゼ） 血中の骨型アルカリホスファターゼ（ALP）濃度を測定することにより，骨芽細胞の状態や骨形成状態を知る指標になる．

BAPC バカンピシリン bacampicillin（バカンピシリン） ペニシリン系抗菌薬．

BAR-therapy バー療法 BUdR antimetabolite continuous intra-arterial infusion radiation therapy（ビーユーディーアール アンティメタボライト コンティニュアス イントラアーテリアル インフュージョン ラディエーション セラピー） BRdU（ブロモデオキシウリジン），代謝拮抗物質，継続的，動脈内注入，放射線治療．

BAS バルーン式心房中隔裂開法〈心房中隔欠損孔作成〉 balloon atrial septostomy　バルーンカテーテルによって心房中隔に裂孔をつくり，右房と右室を連絡させる手術．

BAT 褐色脂肪組織　brown adipose tissue　哺乳類の頸部，肩甲部に少量ある脂肪組織の1つ．脂肪酸を取り込み，多量の熱を産生する．脂肪分解の能力が高い．

BB β遮断薬　β-blocker　交感神経遮断薬．高血圧や不整脈治療に使用される．エピネフリンのβ受容体とエピネフリンの結合を阻害する薬物．

BB 緩衝塩基　buffer base　体内に存在する重炭酸イオン，リン酸1水素イオン，タンパク質などの塩基総量．ヘモグロビンが大きな役割をしており，ヘモグロビン濃度の変化によって緩衝塩基の量は大きく変動する．

BB 全身清拭〈ベッドバス〉　bed bath　ベッドサイドケアで実施している清拭・手浴・足浴・洗髪．

BB 乳房生検　breast biopsy　乳房X線撮影や細胞診で診断がつかない場合に行われる精密検査．細胞の塊である組織を直接とって検査する．

BBB 脚ブロック　bundle branch block　心臓の刺激伝導障害の1つ．右脚か左脚または両脚で，電気的刺激の伝導が障害されている状態．

BBB 血液脳関門　blood brain barrier　分子量の大きな物質は正常の脳毛細血管を通過できない，この特殊性のことをいう．

BBBB 両脚ブロック　bilateral bundle branch block　心臓の刺激伝導路内で右脚と左脚の前枝，後枝のいずれかにおいて伝導障害が起こった状態をいう．

BBD 良性乳房疾患 benign breast disease（ベナイン ブレスト ディジーズ）　乳がんでない良性の乳房疾患．不規則なしこりや囊胞，乳房の不快感，乳頭の敏感性，かゆみなどがある．これらの症状は月経周期を通して変化し，通常は閉経後になくなる．

BBT 基礎体温 basal body temperature（バイサル ボディ テンペラチャー）　朝覚醒後，身体を動かす前の最も安静時の体温．女性の体温は，健康時はほぼ0.3〜0.5度の間で周期的に変化している．

BC 血液培養 blood culture（ブラッド カルチャー）　患者から無菌的に採取した血液を培地入りボトルに接種して，感染を引き起こす微生物（細菌，真菌）が血流中に侵入していないかどうかを調べる臨床検査．

BC 胆石仙痛 biliary colic（ビリアリー コリック）　典型的な胆石の症状で，右季肋部に起こる激痛発作．右背や右肩に放散痛がみられたり，激痛のため前屈位となり，ショック症状を示したりする．

BC 乳がん breast cancer（ブレスト キャンサー）　乳汁を分泌する乳腺小葉上皮，あるいは乳管の上皮が悪性化したもの．女性の悪性腫瘍のなかでは頻度の高いものとなっている．

BCAA 分岐鎖アミノ酸 branched chain amino acid（ブランチド チェイン アミノ アシッド）　9種の必須アミノ酸の中で，バリン，ロイシン，イソロイシンの3種はその構造式に枝分かれがあるため，こうよばれている．

BCC 基底細胞癌 basal cell carcinoma（ベイサル セル カーシノーマ）　表皮の基底層などに原発する悪性腫瘍．顔や頭部にみられることや加齢とともに増加することから紫外線の影響が考えられている．

BCD ブレオマイシン＋シクロホスファミド＋アクチノマイシンディー bleomycin cyclophosphamide actinomycin D（ブレオマイシン＋シクロホスファミド＋アクチノマイシン ディー）　悪性骨腫瘍などに用いられる併用化学療法．

BCE　基底細胞上皮腫　basal cell epithelioma　皮膚の上皮（表皮や毛包上皮）に原発する腫瘍．皮膚がんの約1/2と最も頻度が高い．適切な切除が原則的な治療法．

B-cell　B細胞　bone marrow derived cell　免疫機能に深く関わる細胞．自分の抗体タイプに見合った病原体が出現した場合にのみ活性化して抗体産生を開始する．Bリンパ球とも．

BC・FRM　バシトラシン・フラジオマイシン硫酸塩配合　bacitracin・fradiomycin sulfate　ポリペプチド系抗菌薬．

BCG　カルメット・ゲラン桿菌　Bacille de Calmette et Guérin　いわゆるBCGのこと．ウシ型結核菌の培養を繰り返して作製した弱毒性の細菌．結核を予防するために接種するワクチンとして利用される．

BCIE　水疱型先天性魚鱗癬様紅皮症　bullous congenital ichthyosiform erythroderma　全身のびまん性潮紅，鱗屑，水疱を伴う常染色体優生遺伝性疾患．ケラチン1, 10遺伝子の異常が原因．

BCR　球海綿体筋反射　bulbocavernosus reflex　脊髄損傷部位と障害程度を神経学的に調べる身体検査．術者は指を肛門に挿入し亀頭や陰核をつまむことで肛門が収縮する程度を測る．反射が亢進していれば脳・脊髄の障害を，消失していれば末梢神経の障害を疑う．

BCR　無菌室　biological clean room　クリーンルームとも．特殊な空調設備（高性能フィルター）を使用して，きれいな空気を循環させ外界からの感染を予防する部屋．感染が起こりやすい状態の患者などに使用する．

BCRL　球海綿体筋反射潜時　bulbocavernosus reflex latency　亀頭部に電気刺激を加えると，球海綿体筋が収縮する．その反応時間を測定し，勃起神経の働きを検査する．

BCS 被虐待児症候群 battered child syndrome　親・養育者によって引き起こされた子どもの心身両面の障害.

BD 塩基欠乏 base deficit　血液の酸性・アルカリ性の指標で，pHを7.40（基準）に戻すのに必要な酸または塩基の量をいう．塩基欠乏は酸が増加した状態，塩基過剰はアルカリが増加した状態である．

BD 気管支拡張薬 bronchodilator　気管支を拡張することによって呼吸困難を改善する薬物．気管支喘息や慢性閉塞性肺疾患，急性気管支炎などに用いられる．

BD 脳死 brain death　大脳半球から脳幹までも含む全脳機能の不可逆的な停止状態．脳死判定基準に従って判定する．

BDI ベックうつ病特性尺度 Beck's depression inventory　ここ1週間の気持ちを尋ねて，抑うつ傾向を測定するスケール．

BE バリウム注腸造影 barium enema　食事制限と下剤により腸の中を空にしてバリウムを肛門から注入し，直腸，大腸の状態をX線検査すること．大腸がんやポリープの有無を調べる．

BE 塩基過剰 base excess　血液1LのpHを7.4にするために必要な酸またはアルカリの量を指す．代謝性の因子の状態を示す指標の1つ．

BE 脳浮腫 brain edema　脳の間質組織（細胞外腔）の含水量が異常に増加した状態をいう．症状として頭蓋内圧の亢進による頭痛，嘔吐，うっ血などが起こる．さらに進行すると意識障害，徐脈，呼吸異常などが起こる．

BE 肘関節下 below elbow　肘関節の下部分．

BE-amp 前腕切断 below elbow amputation　前腕を切断すること．

BEAR 聴性脳幹反応 brainstem evoked auditory response　音刺激によって10msec以内に得られる脳幹部の電位反応．蝸牛神経と脳幹の聴覚路由来の反応である．

BEE 基礎エネルギー消費量 basal energy expenditure　安静時における最低限の代謝エネルギーをいうが，成長程度，年齢，性別，身長や体組成などに影響される．

BEL 骨盤位 Beckenendlage, breech presentation, pelvic presentation　子宮の下方に胎児の骨盤端があり，子宮底に児頭がある胎位．いわゆる逆子(さかご)．

BEP 脳誘発電位 brain evoked potential　聴覚，聴性脳幹，体性感覚，視覚により誘発され，脳の各部に生じる電位．

BET 交換輸血 blood exchange transfusion　血液型不適合に基づく新生児溶血性疾患，重篤な新生児黄疸の治療，核黄疸の予防および重症感染症の治療に用いる．

BF バイオフィードバック biofeedback　通常では自覚・制御が難しい身体の変化を，センサー等により検出して，人間が感覚できる音や光などに変換し，対象者に自覚させることで，体内の状態を調節すること．

BF(S) 気管支内視鏡検査 bronchofiberscopy　経口挿入が標準だが，経鼻でも行われる．亜区域気管支までが観察可能だが，細胞・組織，分泌物などの検体を採取するほかに，治療目的で挿入される場合もある．

BFP 塩基性胎児タンパク basic fetoprotein　ヒト胎児の血清，腸および脳組織抽出液中に検出された．消化器がんや泌尿・生殖器がん，肺がんを疑うときに，腫瘍マーカーとして用いられる．

BFP **生物学的疑陽性** biological false positive　カルジオリピン抗原使用の梅毒血清反応で，技術的エラーがなく，梅毒陰性であっても陽性になってしまうこと．マラリアなど感染症罹患患者に多い現象．

BG **血糖値** blood glucose level　血液内のブドウ糖濃度．

BGA **動脈血ガス分析** blood gas analysis　動脈血を採取して，血液中に含まれる酸素や二酸化炭素の分圧，pHを測定する検査．

BGT **ベンダーゲシュタルト検査** Bender-Gestalt test　心理テストの1つ．幾何図形の模写によって，視覚・運動形態機能や，器質的脳障害の有無などを評価．

BH **出生身長** birth height　出産直後の胎児の身長．厚生労働省の2001年からの6年間の調査統計によると，男児の出生時の平均身長は49.2cm，女児は48.7cm．

BH **身長** body height　カルテに記載するときなどに用いる身長のこと．

BH-AC **エノシタビン** enocitabine　代謝拮抗薬．

BHL **両側肺門リンパ節症** bilateral hilar lymphadenopathy　胸部X線写真上でみられるサルコイドーシスの基本的所見の1つで，両側肺門部のリンパ節腫脹による腫瘤状陰影．

BI **熱傷指数** burn index　Ⅱ度熱傷（真皮に達する熱傷）の面積の半分とⅢ度熱傷（皮膚がすべて損傷された状態）の面積を加えた値で，重症度の指標．

BI **バーセルインデックス** Barthel index　基本的ADLの評価尺度．食事，移乗，整容，トイレ動作，入浴，歩行，階段昇降，着替え，排便・排尿コントロールの10項目を評価．

BI ブリンクマン指数 Brinkman index 1日の喫煙本数×喫煙年数で表される数値．喫煙によるがん発生の危険度の目安．

big 二段脈 bigeminy 心臓のある部位に形成された異常刺激により，心臓の正常な収縮と異常な収縮(期外収縮)が交互に起こり，それが規則的に反復するもの．

BIL 基礎インスリンレベル basal insulin level 人には2つのインスリン分泌のパターンがあり，24時間続けて分泌しているのを基礎インスリンという．毎食後に分泌されるのは追加インスリン．

BIL, Bil ビリルビン bilirubinn 赤血球中のヘモグロビンから生成される黄色の色素．肝障害が起きていると体表や白目部分が黄色くなる．

BIP ブレオマイシン＋イホスファミド＋シスプラチン bleomycin + ifosfamide + cisplatin 悪性腫瘍に対する併用化学療法で，子宮頸がんなどに使用される．

BIPAP 二相性陽圧換気 bi-levels positive airway pressure 人工呼吸器における自発呼吸を温存する換気モードの1つで，吸気相と呼気相で気道内の陽圧の強さが切り替わる様式．

BIPM ビアペネム biapenem カルバペネム系抗菌薬．

BJP ベンスジョーンズ蛋白 Bence Jones protein 免疫に関与する γ-グロブリンという蛋白の破片．多発性骨髄腫(血液がん)で上昇する．尿中に排泄される．

BK ブラジキニン bradykinin 血圧降下作用をもつ生理活性物質の1種だが，同時に発痛物質として炎症発現に関与するペプチド．

BK 膝関節下 below knee 膝関節の下の部分．

BK-amp **下腿切断** below knee amputation（ビローニーアンプテイション）　膝から下の脛骨と腓骨を切断する手術法.

BLM **ブレオマイシン**（ブレオマイシン）　bleomycin　抗生物質.

BLNAR **β-ラクタマーゼ陰性アンピシリン耐性**　β-lactamase-negative ampicillin resistant（ベータラクタマーゼ　ネガティブ　アンピシリン　レジスタント　ヘモフィルス　インフルエンザ）（*Haemophilus influenzae*）　ヘモフィルスインフルエンザ菌の一種だが，β-ラクタマーゼは産生せず，β-ラクタム系抗菌薬の作用するペニシリン結合タンパク質の変異により，アンピシリン（ABPC）に耐性を示す菌.

BLS **一次救命処置**（ベイシックライフサポート）　basic life support　心・呼吸停止の際に行う基本的な救命措置としての心肺蘇生法（A，B，C）．蘇生器具がなくても行える．

BM **基底膜**（ベイスメントメンブレン）　basement membrane　細胞外マトリックスの特殊なシートで実質細胞と支持細胞の間の境界として働いている．

BM **骨髄**（ボーンマロウ）　bone marrow　骨の中にある細胞と血管に富んだ軟らかな組織．赤血球・白血球・血小板などの血液成分を作り出す造血組織．年齢とともに機能は減退する．

BM **排便**（バウエルムーブメント）　bowel movement　大便の排泄．

BM **母乳〈人乳〉**（ブレストミルク）　breast milk　初乳（出産後10日前後）は，分泌量が少ないが，感染抑制作用のあるIgA，リゾチームなどを多量に含む．

BMC **骨ミネラル含有量**（ボーンミネラルコンテンツ）　bone mineral content　骨が貯蔵しているミネラル量．不足すると骨粗しょう症，副甲状腺肥大，腸内細菌叢の異常，神経過敏，筋肉の痙攣，肩こり，腰痛などの要因となる．

BMD **ベッカー型筋ジストロフィー症**（ベッカーマスキュラーディストロフィ）　Becker muscular dystrophy　筋力低下が，筋ジストロフィーのデュシェンヌ型ほど重度ではなく，最初に症状が現れる時期もおよそ12歳と遅い．筋力低下のパターンは

デュシェンヌ型に似ているが，青年期で車いす生活となるのはごくまれ．

BMD 骨密度 bone mineral density 骨中にあるカルシウムやマグネシウムなどのミネラル成分の量．単位体積あたりの骨量のことで，g/cm^2 あるいは割合値（％）で示す．

BME 医用生体工学 biomedical engineering 医学と工学の領域を融合した学問分野．工学全般で発達した理論，技術，素材，機器・システムを医学に導入して，医療の科学技術化を促進する学問．

BMI 体格指数 body mass index 現在の体重（kg）を身長（m）の2乗で割った値．標準の値は22とされている．

BMP 骨形成因子 bone morphogenetic protein 骨形成を誘導する一群のタンパクだが，単独では異所性骨化にかかわるとされるサイトカインでもある．

BMR 基礎代謝率 basal metabolic rate 空腹安静時に測定した呼吸・循環，体温維持など生命維持に必要な最小エネルギー代謝（基礎代謝）が，標準値の何％に当たるかを計算したもの．主に甲状腺疾患の診断に使われる．

BMR 両内直筋後転術 bilateral medial rectus recession 内斜視の手術方法．眼球を動かしている筋肉（内直筋）を眼の寄り具合に合わせて数ミリ動かす手術．眼球に付着した筋肉の位置を少し動かすことによって眼位を矯正する．

BMT 骨髄移植 bone marrow transplantation レシピエントの骨髄細胞を死滅させたあと，新たな健康な骨髄細胞を静脈内に輸注して，造血機能を再生させる治療法．

BMZ 基底膜帯 basement membrane zone 皮膚の一番外側が表

皮．その中でも最も深層にあたり，皮膚細胞の供給を行うのが基底層，さらにその下の表皮と真皮が接している部位が基底膜．

BN　神経性過食症　bulimia nervosa（ブリミア ネルヴォサ）　ブリミア，または神経性大食症ともいわれ，一気にものを食べ，食べた物を何らかの方法で排出する浄化行動を伴う．激しい飲食後，嘔吐・下剤・利尿薬・薬物・過度の運動・絶食による代償行為を行う．

BNBAS　ブラゼルトン新生児行動評価尺度　Brazelton neonatal behavioral assessment scale（ブラゼルトン ネオネイタル ビヘイヴィオラル アセスメント スケール）　新生児の発達を，自律神経，運動系，状態系，注意/相互作用系の4つの行動系の組織化と，中枢神経系の発達，外環境との相互作用によって獲得されるという考えに基づく評価法．

BNC　膀胱頸部拘縮　bladder neck contracture（ブラダー ネック コントラクチュア）　膀胱頸部が狭くなった（拘縮した）状態．前立腺肥大による尿路障害やその手術後の後遺症などにより，残尿や排尿困難をきたす．

BNP　脳性ナトリウム利尿ペプチド　brain natriuretic peptide（ブレイン ネイトリユレクチッド ペプタイド）　主に心臓から分泌されるホルモン．利尿・血管拡張作用をもち，体液量や血圧の調節に重要な役割を果たす．心臓に負担がかかると分泌量が増加するため，心不全の診断，治療薬として利用される．

BNT　脳神経伝達物質　brain neurotransmitter（ブレイン ニューロトランスミッター）　シナプス（神経細胞間の伝達にかかわる部分）において興奮性または抑制性の情報を伝える化学物質．

BO　腸閉塞　bowel obstruction（バウエル オブストラクション）　腸管を閉塞する腫瘤や狭窄によって，あるいは蠕動運動の障害によって腸内容物の通過障害を起こした状態．イレウスともいう．

BO　閉塞性細気管支炎　bronchiolitis obliterans（ブロンケオリティス オブリテランス）　細気管支の炎症が治るときに，新粘膜の組織が何らかの原因で線維化し，気道が閉塞す

る疾患．細気管支領域の不可逆的閉塞をきたし呼吸不全を呈する．

BOA　聴性行動反応聴力検査 behavioral observation audiometry　乳児の聴性反応（突然の音や人声に振り向く，目を動かす，大きな音に泣き出すなど）を利用して，聴力をみる検査．

BOAI　バルン閉塞動注法 balloon-occluded arterial infusion　腫瘍箇所の動脈内にバルンカテーテルを入れ，塞栓物質や抗がん薬を注入して，腫瘍の栄養血管を遮断し腫瘍細胞を死滅させる治療法．

BOF　吹き抜け骨折 blow out fracture　眼球周辺の骨が骨折した状態．いわゆる眼窩骨折．骨折部位周辺の腫脹，疼痛，皮下出血，複視，知覚障害，視力障害などが発生する．

BOHA　バルン閉塞式肝動脈造影 balloon-occluded hepatic arteriography　肝動脈の血流をバルンカテーテルで一時的に遮断して行う肝動脈造影法．

BOMP　ブレオマイシン＋ビンクリスチン＋マイトマイシンC＋シスプラチン bleomycin + vincristine + mitomycinC + cisplatin　Ⅰ期かⅡ期の子宮頸がんで腫瘍が大きい場合の手術前に，腫瘍を小さくする試みとして用いられる併用化学療法．

BOO　膀胱出口部閉塞 bladder outlet obstruction　前立腺肥大症による閉塞．肥大した前立腺腫による膀胱の出口や尿道が圧迫される機械的閉塞と，a_1受容体にノルアドレナリンが結合して前立腺平滑筋を収縮させ，膀胱出口や尿道を締め付ける機能的閉塞がある．

BOOP　閉塞性細気管支炎性器質化肺炎 bronchiolitis obliterans with organizing pneumonia　末梢気道（終末細気管支腔から呼吸細気管支腔）に未熟な肉芽形成による器質化を伴い，肺胞管から肺胞囊にかけて滲出物がみられる肺の炎症（非結核性）．

BP 血圧 blood pressure（ブラッド プレッシャー）　血管内壁にかかる血流の圧力．一般的には動脈の血圧を指し，心臓の収縮期（最高血圧）と拡張期（最低血圧）の血圧をいう．

BP ベル麻痺 Bell palsy（ベル ポルジー）　顔面神経麻痺のことで，顔面神経によって支配されている顔面筋の運動麻痺．原因疾患が明らかな症候性顔面麻痺と，原因が不明な特発性顔面神経麻痺（ベル麻痺）とに分けられる．原因は，ヘルペスウイルス感染といわれる．

BP 双極性感情障害 bipolar disorder（バイポーラー ディスオーダー）　躁状態とうつ状態を繰り返す精神疾患．かつては躁うつ病とよばれた．

BPD 気管支肺異形成症 bronchopulmonary dysplasia（ブロンコパルモナリー ディスプラジア）　人工呼吸や酸素投与が行われた早産児に発生する肺や気管支の異常形成．陽圧換気や酸素，炎症などによって，未熟な肺胞や気管支の組織が障害されるためとされる．

BPD 〔児頭〕大横径 biparietal diameter（バイパリエタル ダイアミター）　胎児の頭の左右の最も長い部分の直径．超音波検査で測定され，その数値から妊娠週数や出産予定日，胎児の発育状況の判定に用いる．

BPH 良性前立腺肥大症 benign prostatic hyperplasia（ビナイン プロスタティック ハイパープラジア）　前立腺組織の過剰増殖によって，尿道と膀胱が圧迫されて尿の流れが妨げられる良性の病態．膀胱頸部閉塞頻尿，排尿躊躇，残尿感，終末時滴下，完全尿閉などがある．

bpm 心拍数/分 beats per minute（ビーツ パー ミニッツ）　1分間当たりの心臓の拍動回数．

BPO 良性前立腺閉塞 benign prostatic obstruction（ビナイン プラスタティック オブストラクション）　尿道周囲の前立腺の非悪性腺腫性過剰成長で尿道が閉塞する疾患．症状として膀胱頸部閉塞頻尿，尿意切迫感，夜間頻尿，残尿感，溢流性尿失禁または完全尿閉などがある．

BPPV 良性発作性頭位めまい benign paroxysmal positional vertigo 特定の体位をとったときのみに誘導される回転性めまいで，前庭にある耳石の浮遊顆粒が半規管に移動するために起こるとされている．

BPRS 簡易精神医学的評価尺度 brief phychiatric rating scale 統合失調症をはじめとする精神病に使用される簡易評価尺度．短時間（20分程度）で評価ができるように，18項目で構成された精神症状評価尺度である．

BPSD 認知症随伴心理行動異常 behavioral and psychological symptoms of dementia 認知症の行動障害全般を指す言葉．中核症状から二次的に出現する精神障害や行動異常の総称．

Bq ベクレル becquerel 放射性物質が放射線を出す能力を表す単位．1秒間に原子核が1個崩壊して放射線を出した場合，1ベクレルとなる．

Br 臭素 bromine 原子番号35の元素．原子量79.904．融点−7.3℃，沸点は58.8℃．常温では赤褐色の液体で，刺激臭があり，猛毒である．ハロゲン原子の1つ．

BR 気管支拡張症 bronchiectasis 気管支と細気管支が，反復的な気道感染と炎症で不可逆に拡張した病態．

bra, brady 徐脈 bradycardia 心臓が血液を送り出すリズム（脈拍数）が1分間60以下に減少した状態．病気や薬物によるもののほかに，スポーツマンにみられることがある．

BRAO 網膜動脈分枝閉塞症 branch retinal artery occlusion 網膜動脈の枝の部分が梗塞を起こし，閉塞する眼疾患．閉塞した箇所から先の網膜には血液が流れないが，それ以外の網膜が機能する．しかし，すべての網膜細胞が壊死すると光を感知できなくなり，視覚が失われ

BRM **生体応答調節物質** biological response modifiers（バイオロジカル リスパンス マディファイアーズ）　主に樹状細胞やマクロファージ，T細胞，NK細胞などをいうが，これら免疫細胞の機能を増強させ，免疫を回復させ，治療効果を得ようとする．

BRO **気管支鏡検査** bronchoscopy（ブロンコスコピー）　局所麻酔後，気管支鏡を口から肺（気管支）へ挿入し，気管支の状態を検査する方法．

BRTO **バルン閉塞下逆行性経静脈的閉塞術** balloon occluded retrograde transvenous obliteration（バルーン オクルーディッド レトログレイド トランスヴェヌス オブリテレイション）　門脈亢進症の側副血行路（静脈瘤）の排血路を，バルン閉塞下で硬化剤を注入して逆行性に側副血行路の内腔を充満して塞栓する方法．

BRVO **網膜静脈分枝閉塞症** branch retinal vein occlusion（ブランチ レティナル ヴィェン オクルージョン）　網膜静脈が，何らかの原因で閉塞することで詰まり，血流が途絶えてしまう眼疾患．病状は静脈閉塞の起きた場所によって異なる．

B's **バビンスキー反射** Babinski's reflex（バビンスキーズ リフレックス）　足裏を小指側に沿ってかかとからこすると，足の親指は背屈し，他の指は扇状に広がる現象．この反射がみられる場合，脊髄と脳を結ぶ神経伝導路（錐体路）に障害が生じている可能性がある．

BS **血糖** blood sugar（ブラッド シュガー）　血液中に含まれているブドウ糖（グルコース）をいう．高血糖の代表的な疾患が糖尿病．血糖検査はその治療や管理の指標として欠かせない．

BS **呼吸音** breath sound（ブレス サウンド）　呼吸運動によって発生する肺部音．肺部音（呼吸音）の聴診は肺の換気状態や気道の状態（痰の貯留や閉塞等）の確認に有効．

BS(T) **腸雑音** bowel sound（バウエル サウンド）　消化管内を内容物やガスが移動する際に発生する腸蠕動音．蠕動音の亢進や消失，水がはねるような振水音

がある場合にはイレウスを疑う．

BSA　体表面積　body surface area　皮膚の全表面積．ヒトの体表面積の算出法には，デュボア式，新谷式，藤本式などが知られる．

BSE　ウシ海綿状脳症　bovine spongiform encephalopathy　狂牛病．変異型プリオンタンパクが中枢神経に蓄積し，神経細胞死を引き起こす感染性疾患．ヒトではクロイツフェルト・ヤコブ病．

BSE　乳房自己検査法　breast self examination　自己による乳がんの検査法．乳房の皮膚の引きつれ・へこみ，乳輪のただれ，乳頭からの分泌物，乳房や脇の下のしこりの有無や，左右乳房差などを検査する．

BSEP　脳幹誘発電位BAEP　brainstem evoked potential　手首または足首の神経に微弱な電流を与え，それにより誘発される感覚神経の反応を調べる．脳死判定に用いられることもある．体性感覚誘発電位検査とも．

BSG　赤血球沈降速度〈赤沈〉　Blutkörperchen-Senkungs Geschwindigkeit　血液に抗凝固薬を加えてガラス管に入れ，下層の赤血球の時間当たりの沈降度をmmで表したもので，主に血漿成分の増減を反映した検査．フィブリノゲン，グロブリンが増加すると亢進し，アルブミン，胆汁酸，水分が増加すると遅延する．

BSI　血流感染　blood stream infection　血液経路からの感染．血管内留置カテーテルに関連した血流感染が院内感染の重大な問題．侵入経路にはカテーテル挿入部と挿入時，ハブからの汚染，汚染された薬物，他からの血行性の汚染がある．

BSI　生体物質隔離　body substance isolation　湿性の生体物質（血液，体液，粘膜，創傷皮膚など）への接触と空気媒介感染症に対する隔離予防策．のちに，スタンダードプリコーションの概念につながった．

BSI 脳幹部損傷 brainstem injury 呼吸機能や循環機能など生命維持に不可欠な機能を有する脳幹部が損傷をうけた状態.

BSN 看護学学士 bachelor of science in nursing 大学の学士課程（学部）で看護学を専攻し，所定の単位を修得して卒業した者に対して授与される学位.

BSO 両側卵管卵巣摘除術 bilateral salpingo-oophorectomy 両側付属器摘出術ともいう．卵巣・卵管がんの治療法の1つで，両側の卵管・卵巣の摘出手術.

BSP test ブロムサルファレイン排泄試験 bromsulphalein excretion test 肝臓の異物排泄機能検査．BSPを静脈投与すると，血中アルブミンと結合し肝細胞に取り込まれ，最終的に胆汁に排泄される．それをBSP停滞率として測定する.

BSR 赤血球沈降速度 blood sedimentation rate 血液に抗凝固薬を加えてガラス管に入れ，赤血球が沈む速度を計る検査．スクリーニング検査として用いられる.

BSS 平衡塩類溶液 balanced salt solution 細胞に不可欠な無機塩を含み，血清や組織液と等張になるように調合され，培養に伴うpHの変化ができるだけ小さくなるように，緩衝機能をもたせた生理的塩類溶液.

BST ウベニメクス ubenimex 非特異的免疫賦活薬．抗悪性腫瘍薬.

BT 血液型 blood type 血液型.

BT 出血時間 bleeding time 皮膚から出血したとき，自然に止血するまでの時間を測る検査をいう．血小板と毛細血管の機能を反映する．一般にはデューク法が知られる.

BT 体温 body temperature 動物の身体の温度のこと．37℃以下

を平熱というが，正常体温には個人差がある.

BT 脳腫瘍 brain tumor 脳にできた腫瘍.

BT 膀胱腫瘍 bladder tumor 膀胱にできた腫瘍.

BTB ブロモチモールブルー bromothymol blue pH測定に用いられる成分で淡黄色または淡紅色の粉末. 色の変化で，黄色：強い酸性，黄緑色：弱い酸性，緑色：中性，緑青色：弱いアルカリ性，青色：強いアルカリ性を示す.

BTF 輸血 blood transfusion 血液成分の不足を他人や自己の血液で補う治療法.

BTPS 体温大気圧水蒸気飽和状態 body temperature and ambient pressure saturated with water vapor 体温測定時の大気圧で，体温（37℃），37℃で水蒸気飽和した状態を示す.

BTR 上腕二頭筋反射 biceps tendon reflex 橈骨につく腱を叩くと，上腕二頭筋の収縮により肘関節が不随意に屈曲する反射. 体性反射の1つ.

B-T shunt ブラロック-タウジッヒ短絡術 Blalock-Taussig shunt 体肺動脈短絡術. チアノーゼ性心疾患の小児に行われる心臓手術. 血液の一部を肺に流してチアノーゼを改善させる.

BTS 徐脈頻脈症候群 bradycardia-tachycardia syndrome 心房細動などによる洞結節の機能低下（洞機能不全）に加え，発作性上室性頻脈が合併し，その頻脈が停止したのちに高度の洞停止が生じる病態.

BUC ブシラミン bucillamine 日本で最も使用頻度の高い抗リウマチ薬.

BUN 血中尿素窒素 blood urea nitrogen 腎機能の指標. 血液中に

含まれる尿素窒素量を測定して，腎臓のタンパク代謝を調べる．

BUS　ブスルファン　busulfan　アルキル化系抗悪性腫瘍薬．

BUT　涙膜破壊時間　break-up time of tear film　まばたきしてから涙がはじけるまでの時間のことで，涙液の安定性を診断する方法．検査は点眼薬点滴後，角膜表面の涙液層が破壊されるまでの時間を測定する．ドライアイの診断基準の1つ．

BV　血液量　blood volume　血液の総量．体重の約13分の1．

BV　両心室　biventricular　心臓の右心室と左心室．

BV　細菌性腟炎　bacterial vaginosis　魚臭帯下と呼ばれる，悪臭の強いオリモノが特徴．腟の自浄作用の低下により，一般細菌によって引き起こされる女性器の症状．性感染症ではなく，腟内環境が損なわれている状態．

BVAS　両心室補助人工心臓　biventricular assist system　左心，右心の両方の心室の補助を行う人工心臓．補助人工心臓を左室，右室のそれぞれに装着して補助する．

BVH　両心室肥大　biventricular hypertrophy　心臓の右室と左室が肥大した状態．拡張型心筋症，僧帽弁狭窄症・閉鎖不全症，肺高血圧を伴う心室中隔欠損症などで生じる．

BVM　バッグバルブマスク　bag valve mask　口腔よりマスクにて他動的に換気を行うための医療機器．傷病者が十分な換気ができないときに補助換気を，そして傷病者が呼吸停止の状態の時には人工呼吸に用いられる．

BW　出生時体重　birth weight　出産直後の胎児の体重．厚生労働省の2001年からの6年間の調査統計によると，男児の出生時の平均体重は3,076g，女児は2,990g．

BW 体重 body weight 体重.

BWG ブランド-ホワイト-ガーランド症候群 Bland-White-Garland syndrome 左冠動脈肺動脈起始症．左冠動脈が大動脈ではなく，肺動脈から起始する先天的心疾患．

BWS 臍ヘルニア・巨舌・巨人症候群 Beckwith-Wiedemann syndrome ベックウィズ-ビーデマン症候群ともいわれ，先天的な過成長を示し，臍ヘルニアなどの腹壁欠損，巨舌症，巨人症の三つを主徴とする．

Bx 生検，生体組織検査 biopsy 生体の組織や臓器の一部を切除して，病理組織学的に検査すること．診断の確定や疾病の経過予後の判定に用いられる．

BZD ベンゾジアゼピン benzodiazepine 抗不安作用(不安の軽減)，睡眠作用(睡眠の促進)，筋弛緩作用(筋緊張の緩和)，抗痙攣作用(ひきつけ，痙攣発作の抑制)，健忘作用(外科手術前の鎮静)などに使用される．

BZS ホウ酸亜鉛華軟膏 Bor Zink Salbe この軟膏はホウ酸による中毒例が報告され，またホウ酸が経皮吸収されることが明らかになり製造中止となった．現在日本では亜鉛華軟膏が処方される．

- c **サイクル** cycle 物質の状態が一定の変化をしたのち，元とまったく同じ状態に戻ることをいう．循環や周期などを意味する．

- c **毛細管** capillary 動脈から静脈への移行部を成すきわめて細い管．心臓から送り出された血液は，最後に細動脈から毛細血管に流れ，再び細静脈に集められ，静脈を経て心臓に戻る．

- C **カリエス** Caries 歯科領域の虫歯等に用いられる記号．骨質のう蝕深度を示す記号で，C1からC4まである．

- C **頸神経** cervical nerve 第1頸神経から第8頸神経（C1〜C8）まで8対あり，それぞれが前枝と後枝に分かれる．前枝のC1〜C4は頸神経叢をつくり，頭部の一部と頸部に分布，C5以降は腕神経叢をつくり，深頸筋や背部の皮膚に分布する．

- C **クリアランス** clearance 血液中のある物質が腎で単位時間に排泄される量．糸球体の濾過機能を測定する方法としてクレアチニンがよく用いられる．

- C **コンプライアンス** compliance 本来の意味は「指示や要求に応じる」．医療上では，医療専門職側が示した薬物治療や活動制限，治療食などの健康に関連した指示に従って患者が行動すること．

- C **皮質** cortex 大脳・小脳・副腎・腎臓など実質臓器の外層をなす部分．内部の髄質とは異なる作用を営むことが多い．臓器の外層を形成する部分．

- C **補体** complement 抗体の作用を補う新鮮血清中のタンパク成分．炎症や感染に対する生体防御の反応系として食作用，血管透過性の亢進，免疫応答，細胞溶解などに関与する．

- C **むし歯，う歯** caries dentium むし歯は進行度によってC1〜C4

に分類される.

C 盲腸 <ruby>cecum<rt>シーカム</rt></ruby> 上行結腸の下部で，右腸骨窩に袋状を呈する長さ5〜8cmの臓器．内腔は上端部に回盲弁（回腸よりの開口部），下端には虫垂口があり，虫垂が連なる．

C section 帝王切開 <ruby>cesarean section<rt>セサレアン セクション</rt></ruby> 妊娠子宮を切開して胎児を娩出させる方法．

Ca カルシウム <ruby>calcium<rt>カルシウム</rt></ruby> アルカリ土類金属の1つ．骨の主成分．血液凝固や，神経刺激伝達・細胞内情報伝達のセカンドメッセンジャーとして細胞機能の発現に不可欠．

Ca がん（癌） <ruby>cancer, carcinoma<rt>キャンサー カーシノーマ</rt></ruby> 悪性新生物．ひらがなの「がん」およびcancerは，上皮性腫瘍，非上皮性腫瘍を問わず悪性腫瘍の総称，漢字の「癌（癌腫）」およびcarcinomaは上皮性悪性腫瘍のみに狭義に用いられることが多い．

CA カテコールアミン <ruby>catecholamine<rt>カテコールアミン</rt></ruby> カテコール核をもつ生体アミンの総称．ドパミン，ノルアドレナリン，アドレナリンなどがあり，生体内でチロシンからDOPA（ドーパ）を経て生合成され，神経伝達物質として作用する．

CA カルシウム拮抗薬 <ruby>calcium antagonist<rt>キャルシウム アンタゴニスト</rt></ruby> 筋肉細胞にカルシウムイオンが流入するのを抑える働きがあるので，血管が拡張し，降圧作用がある．高血圧症や狭心症の治療薬．

CA 冠動脈 <ruby>coronary artery<rt>コロナリィ アーテリー</rt></ruby> 心筋に酸素と栄養分を送る血管で，右冠動脈と左冠動脈があり，それぞれがバルサルバ洞から派生している．

CA 頸動脈 <ruby>carotid artery<rt>カロティド アーテリー</rt></ruby> 大動脈から分かれ，頸部を通って頭部に血液を送る太い動脈．総頸動脈から内頸動脈，外頸動脈に分かれる．

CA 心停止 <ruby>cardiac arrest<rt>カーディアック アレスト</rt></ruby> 心臓のポンプ作用が停止した状態．心

電図上では心室細動，極度の徐脈や不整脈が現れたのち，やがて平低化する．

CA 腹腔動脈 celiac artery 第12胸椎または第1腰椎の高さで腹大動脈より起こる長さ1～2cmの短い動脈．左胃動脈，総肝動脈，脾動脈の3枝に分かれる．

CA 腹腔動脈造影 celiac angiography 経皮的に大腿動脈または左腋窩動脈からカテーテルを挿入して腹腔動脈に進め，造影剤を注入して撮影するX線検査法．肝，膵，胃十二指腸などの検査の対象となる．

CA 不整脈 cardiac arrhythmia 心臓の鼓動のリズムが乱れて一定でない状態をいう．正常な脈は，生活上の環境(睡眠時，運動時，日常生活など)に合わせて脈をうつが，何の誘因もなく，頻脈や徐脈となる(期外収縮)のを不整脈という．

CA19-9 糖鎖抗原19-9 carbohydrate antigen 19-9 腫瘍マーカーの1つ．

CA125 糖鎖抗原125 carbohydrate antigen 125 腫瘍マーカーの1つ．

CAA 脳アミロイドアンギオパチー cerebral amyloid angiopathy 脳血管へのアミロイド沈着が病態．脳血管障害(脳出血，白質脳症，中枢神経限局性血管炎など)の原因となり，アルツハイマー病では80～90％の高率で検出．

CAB 混合(完全)男性ホルモン遮断療法 combined (complete) androgen blockade 前立腺がんなどで用いられる療法．精巣や副腎で産生されるアンドロゲンを抑制する療法で，抗アンドロゲン薬と化学的・外科的除去を組み合わせて行う．

CABG 冠動脈バイパス術 coronary artery bypass grafting 狭窄

冠動脈に対し，大動脈起始部から狭窄部の末梢へ剝離切除した血管をバイパスする術式．バイパス用グラフトには下肢静脈，内胸動脈，右胃大網動脈（RGEA）が用いられる．

CaBP　カルシウム結合タンパク calcium-binding protein　カルシウムと結合するタンパク質を指すが，通常，小腸粘膜や腎臓に存在するものをいう．

CABSI　カテーテル関連血流感染 catheter-associated bloodstream infections　腹膜透析などでのカテーテルを長期留置するため，合併症としてみられる出口部感染や皮下トンネル感染のこと．

CACG　慢性閉塞性隅角緑内障 chronic angle-closure glaucoma　眼の房水の出口である隅角が虹彩によって塞がれ，排出が困難になる状態をいうが，自覚症状のないまま徐々に閉塞が広範囲に進んだ状態を慢性閉塞性隅角緑内障．房水がたまるため眼圧が高くなる．

CaCO₂　動脈血二酸化炭素含量 arterial carbon dioxide content　動脈血に含まれる二酸化炭素の量．血液中のCO_2は溶解，炭酸水素イオン，タンパクとの結合の3つの形態で輸送される．

CAD　冠動脈疾患 coronary artery disease　心筋への血液供給を担う冠動脈が動脈硬化によって狭窄が生じ，血流が不足した場合に起こる心疾患．虚血性心疾患ともいう．狭心症，心筋梗塞が代表的疾患．

CAG　冠〔状〕動脈撮影法 coronary angiography　血流に逆行してカテーテルを進める（逆行性）カニュレーションを行い，左右の冠動脈に造影剤を注入して行う血管撮影．虚血性心疾患の診断に用いる．

CAG　頸動脈造影 carotid angiography　頸動脈に造影剤を注入してX線撮影する撮影法．

CAG　心血管造影法 cardioangiography　心臓カテーテルを用いて

心臓内に造影剤を注入し，血流に沿って流れる造影剤の状態を連続的に撮影する検査．冠動脈を選択的に造影可能．冠動脈狭窄の程度，心筋の運動能などの評価に用いる．

CAG　脳血管造影〔法〕　cerebral angiography（セレブラル アンギオグラフィ）　内頸動脈あるいは椎骨動脈に造影剤を注入し，脳血管を描出する画像検査法．脳疾患，脳血管病変，頭部外傷の診断に有用．

CAG　慢性萎縮性胃炎　chronic atrophic gastritis（クロニック アトロフィック ガストライティス）　びらんと再生を繰り返した胃粘膜が不可逆性の萎縮を起こした病態．ヘリコバクター・ピロリ感染が原因ともいわれる．

CAH　慢性活動性肝炎　chronic active hepatitis（クロニック アクティヴ ヘパタイティス）　慢性肝炎のなかで器質的異常の程度が高度で持続，進行しているもの．

Cal　カロリー〈熱量〉　calorie（カロリー）　体内で熱量素が燃焼するときの熱量を表す単位．

CAL　冠動脈病変　coronary arterial lesion（コロナリー アーテアリアル リージョン）　心筋に酸素や栄養を送る動脈で，左冠状動脈と右冠状動脈とがあるが，その動脈に狭窄や閉塞がみられる病変の総称．狭心症や心筋梗塞が代表的疾患．

CAI　炭酸脱水酵素阻害薬　carbonic anhydrase inhibitor（カーボニック アンヒドラーゼ インヒビター）　体内に存在する水分と炭酸ガスの反応にかかわる酵素の働きを阻害する薬物．塩分とともに水分を尿に排出させる．

CaM　カルモジュリン　calmodulin（カルモデュリン）　情報伝達機能に関与するカルシウム結合タンパク質．148個のアミノ酸から成る．

CAM　クラリスロマイシン　clarithromycin（クラリスロマイシン）　マクロライド系抗菌薬．

CAM　絨毛膜羊膜炎　chorioamniotis（コリオアムニティス）　妊娠中に腟の常在菌が，絨毛膜に上行性感染を起こすことで生じる炎症性の疾患．前期破水，子宮収縮などを引き起こし，早産の原因となる．

CAM 補完代替医療 complementary and alternative medicine 現代西洋医学領域を補完・代替するという意味で，科学的未検証および臨床未応用の医学・医療体系のこと．鍼灸，指圧，気功，アロマセラピー，温泉療法など．

cAMP サイクリックAMP〈環状アデノシン一リン酸〉 cyclic adenosine monophos-phate 細胞膜表面にある受容体に，ホルモンや神経伝達物質が結合することでアデニレートシクラーゼが活性化し，ATPを基質として産生される．

C-ANCA 細胞質型抗好中球細胞質抗体 cytoplasmic-antineutrophil cytoplasmic antibody ウェゲナー肉芽腫症で高率に陽性になる病勢マーカーで，診断と重症度判定に使われる．

CaO$_2$ 動脈血酸素含量 arterial oxygen concentration 血液100mL中に存在する酸素量で，血漿中に溶解した酸素量とヘモグロビンに結合した酸素量の和で求める．ヘモグロビン濃度に大きく依存するため，貧血になると低下する．

Cap カプセル剤 capsule 胃・腸管内で容易に崩壊するゼラチンでつくられたカプセルに薬物を充填した内服用製剤．

CAP 頸動脈波形 carotid artery pulse 頸動脈の波形の触診は循環器疾患の重要な診察である．

CAP シクロホスファミド＋アドリアマイシン＋シスプラチン cyclophosphamide + adriamycin + cisplatin 卵巣がんに対して用いられる多剤併用療法．

CAP 市中肺炎 community-acquired pneumonia 病院外で日常生活を送るなかで発症する肺炎．原因菌の多くは肺炎球菌やインフルエンザ桿菌によるウイルス性の肺炎など．

CAP RAST 抗原特異的IgE測定法 capsulated hydrophillic carrier polymer radioallergosorbent test 抗原特異的にIgEを測定する方法で，セルロースのスポンジにアレルゲンを吸着させる．

CAPD 〔連続〕携帯式腹膜透析 continuous ambulatory peritoneal dialysis 自分自身の腹膜を透析膜にして，自身で透析液も交換しながら持続して腹膜透析を行い，血液を浄化する方法．

CAR シトシン アラビノシド cytosine arabinoside 抗悪性腫瘍薬．代謝拮抗薬．

CARS 代償性抗炎症反応症候群 compensatory anti-inflammatory response syndrome 侵襲時のサイトカインを中心とした免疫炎症反応のうち，抗炎症性サイトカイン優位の状態をいう．強度の免疫抑制状態となり，感染防御機能が低下し感染症が難治化，重症化する．

CAT カタラーゼ catalase 生体内で酸化反応に伴って生じる過酸化水素を水と酸素に分解し，その毒性から細胞を保護する役割を務める酵素．

CAT コンピュータ断層撮影法 computerized axial tomography X線を使って身体の断面を撮影する検査で，身体の周囲を360度方向から連続的にX線を当てるようにして身体を"輪切り"にした断面像をコンピュータで構成する．→CT

CAT(Cat) 白内障 cataract 水晶体の混濁によって起こる．加齢によるもの（老人性白内障）が多いが，先天性のものや糖尿病，ブドウ膜炎などが原因で生じる（続発性白内障）ものもある．視力障害が高度な場合は手術適応となる．

CAUTI カテーテル関連尿路感染症 catheter-associated urinary tract infection カテーテル留置に関連した尿路感染症で，留置期間が長いほど尿路感染のリスクは高くなるので，カテーテルの適正使用・

管理が必要.

CAV シクロホスファミド＋アドリアマイシン＋ビンクリスチン cyclophosphamide + adriamycin + vincristine　悪性腫瘍である肺がんに用いる併用化学療法.

CAVB 完全房室ブロック〈第3度房室ブロック〉 complete atrioventricular block　房室伝導路の障害のため，心房から心室への刺激伝導が完全に途絶し，心房と心室の収縮が互いに無関係に起きている病態．虚血性心疾患，ジギタリス中毒，動脈硬化などでみられる．

CAVC 共通房室弁孔 common atrioventricular canal　房室中隔欠損症．房室結合部（房室弁，心房中隔・心室中隔）のすべてが欠損している形態異常．

CAVH 持続的動静脈血液濾過 continuous arteriovenous hemofiltration　送返血ルートによる療法分類の表記法で，血液を動脈から体外に取り出し静脈に返血する方法（A-V方式）．現在では多くが静脈から取り出し静脈に戻す方法（V-V方式）であるため，A-V方式を行うときのみこの表記法を用いる．→CHF

CAVHD 持続的動静脈血液透析 continuous arteriovenous hemodialysis　CAVHと同じ．

CAVHDF 持続的動静脈血液濾過透析 continuous arteriovenous hemodiafiltration　CAVHと同じ．

CAZ セフタジジム ceftazidime　第3世代セフェム系抗菌薬．

CB 慢性気管支炎 chronic bronchitis　気管支壁の慢性炎症で，痰を伴う咳が2年連続，1年に3か月以上ほぼ毎日続く場合と定義されている．中年以上の男性に多く，喫煙，大気汚染などが原因と考えられている．

CBA 先天性胆道閉鎖症 congenital biliary atresia 胆汁が通過する胆道が閉鎖している病態．閉鎖部位によってⅠ〜Ⅲ型に分類される．

CBC 全血球算定(値) complete blood count 採取した血液に含まれている赤血球，白血球，血小板，ヘモグロビン値を自動的に測定すること．

CBD 先天性胆道拡張症 congenital biliary dilatation 胆道膵管合流異常，胆汁流出障害などによって，先天的に胆道(総胆管が最も多い)が拡張している疾患．

CBD 総胆管 common bile duct 肝から出る左右肝管の合流してできる総肝管と，胆嚢から出る胆嚢管が合流してできる管で，胆嚢管合流部より十二指腸までの部分を指す．

CBD 大脳皮質基底核変性症 corticobasal degeneration 大脳皮質と皮質下神経核(とくに黒質と淡蒼球)の神経細胞が脱落し，神経細胞およびグリア細胞内に異常リン酸化タウが蓄積する疾患．

CBDCA カルボプラチン carboplatin 白金製剤．抗悪性腫瘍薬．

CBF 冠血流量 coronary blood flow 心筋に養分を供給する冠動脈の血流量．血流異常を伴う疾患は大動脈弁閉鎖不全，冠動脈硬化症など．診断には超音波ドップラーを用いる．

CBF 脳血流量 cerebral blood flow 脳に流れ込む血液の量．15〜20mL/100g/分以下に低下すると神経細胞の電気的活動が停止し(脳波が平坦化)，細胞死が始まる．

CBG 副腎皮質ホルモン結合グロブリン corticosteroid-binding globulin コルチコステロイド結合タンパク質ともいう．血漿中に存在するグルココルチコイドを結合する性質をもつタンパク質で，その輸送を担うとされる．

CBR　絶対床上安静　complete bed rest　安静度の最も高いもので，排尿・排便，洗面なども看護師の援助によって行う．

CBSCT　臍帯血幹細胞移植　cord blood stem cell transplantation　白血病などの患者に多くの造血幹細胞を含む臍帯血を移植する治療法．凍結保存された臍帯血を使用するため，移植時間の選択が自由，移植片対宿主病（GVHD）の頻度が少ないなどの利点がある．

CBT　認知行動療法　cognitive behavioral therapy　うつ病，不安障害，摂食障害などの精神疾患に用いられる精神療法の1つ．日常生活のなかで患者の認知（ものの受け取り方や考え方）に働きかけて思考のバランスをとり，問題解決を助けるようにして気持ちを楽にさせる治療法．

CBV　循環血液量　circulating blood volume　循環赤血球量と循環血漿量を合計した全身の血管内の血液量．通常体重の約6～8%．循環血液量＝血漿量100－ヘマトクリット（%）×100

CBZ　カルバマゼピン　carbamazepine　イミノスチルベン系抗てんかん薬．

CC　主訴　chief complaint　患者が現在，最も苦痛，あるいは最も不快と強く訴えること．

CC　絨毛がん　choriocarcinoma　子宮に発生する悪性腫瘍．多くは胞状奇胎に続発．絨毛性ゴナドトロピン（HCG）が主要マーカーとして有用．

CC　頭尾方向撮影　cranio-caudal view　マンモグラフィーにて，水平方向に乳房を圧迫して頭側から撮影する方法．

CCA　総頸動脈　common carotid artery　脳を栄養する動脈の1つで，左右両側にある．右は無名（腕頭）動脈から，左は大動脈弓から分

枝し，ともに甲状軟骨上縁付近で内頸動脈と外頸動脈に2分枝する．

CCB　カルシウムチャネル遮断薬　calcium channel blocker　細胞内へのカルシウムイオン流入を阻害する薬物．血管拡張作用を示す．高血圧，狭心症に用いる．

CCC　胆管細胞がん　cholangiocellular carcinoma　胆汁の通り道である胆管上皮細胞ががん化したもの．肝臓内にできたものを胆管細胞がんといい，肝臓外の胆管にできた胆管がんと区別している．

CCC　連続円形破囊術　continuous curvilinear capsulorhexis　白内障手術の1技法．前囊の中心を，水晶体切開刀を用い，同軸で円形に開口する術．

CCF　頸動脈海綿静脈洞瘻　carotid-cavernous fistula　海綿静脈洞部の内頸動脈に，特発性あるいは外傷性に瘻孔が形成され，流れ出た動脈血が直接海綿静脈洞内に流入し，海綿静脈洞内の圧が上昇する疾患．三主徴として，拍動性眼球突出，眼窩部の拍動性雑音，眼結膜の充血が生じる．

CCH　慢性胆汁性肝炎　chronic cholestatic hepatitis　慢性肝炎のなかで胆汁うっ滞により起こるもの．

CCHD　チアノーゼ性先天性心疾患　cyanotic congenital heart disease　心臓の先天的な異常のため，チアノーゼを生ずる心疾患．ファロー四徴症，総肺静脈還流異常，三尖弁閉鎖などがある．

CCHF　クリミア・コンゴ出血熱　Crimean-Congo hemorrhagic fever　ナイロウイルス属（Nairovirus）のクリミア・コンゴ出血熱ウイルスによる重症のウイルス性出血熱（VHF）．ヒトへの感染はダニ（Hyalomma属）が媒介する．感染症新法の一類感染症．

CCI　外傷性脳障害　craniocerebral injuries　頭部に物理的な衝撃が

加わり起こった脳損傷で，脳の働きが障害され，半身の麻痺や感覚障害，失語症，半側空間無視などの高次脳機能障害が起こる．

CCK コレシストキニン cholecystokinin 消化管ホルモンの1つで，十二指腸や空腸から分泌される．胆嚢を収縮させ胆汁の分泌を促し，膵液の分泌を促し，食欲を抑制する．

CCK-PZ コレシストキニン パンクレオザイミン cholecystokinin-pancreozymin 十二指腸の粘膜細胞から分泌されるホルモン．膵液の分泌を促し，胆嚢を収縮させるので，胆汁の排出が促進される．胆嚢の機能検査に利用される．

CCL セファクロル cefaclor 第1世代セフェム系抗菌薬．

CCLE 慢性皮膚エリテマトーデス chronic cutaneous lupus erythematosus 全身症状を欠くのを皮膚限局性エリテマトーデスというが，この特異的な皮膚症状には慢性皮膚エリテマトーデス(CCLE)，亜急性皮膚エリテマトーデス(SCLE)，急性皮膚エリテマトーデス(ACLE)がある．

CCM うっ血型心筋症 congestive cardiomyopathy 両心室の収縮機能低下と心室内腔が拡張する拡張型心筋症．原因は未解明な部分が多いが，遺伝的因子とウイルス感染などが関与していると指摘されている．

CCM 救命医療 critical care medicine 救急現場での処置，救急車による搬送，心肺蘇生などの救命救急処置．緊急手術，集中治療などの医療，その提供システムを含む，救命のためのあらゆる医療システム．

CCM 非開胸心マッサージ closed chest cardiac massage 心停止患者に行う救急処置の1つ．いわゆる心臓マッサージのことで，胸骨下部を1分間60回程度押して心臓圧迫を行い，人工的な血液循環の維

持を図る．人工呼吸を併行して行う．

CCP 慢性複雑性腎盂腎炎 chronic complicated pyelonephritis 慢性的な腎盂炎のなかで，他の泌尿器疾患が原因となるのを複雑性腎盂腎炎という．原因となっている疾患の治療を並行して行わないと治らない性質の腎盂腎炎である．

CCr クレアチニンクリアランス creatinine clearance 1分間に尿中に排泄されるクレアチニンの量を血漿中の濃度で除し，体表面積で補正して表す．

CCRT 同時化学療法 concurrent chemoradiotherapy 同時化学放射線療法．

CCU 冠疾患集中治療室 coronary care unit 急性心筋梗塞，不安定狭心症，重症不整脈などの急性心機能不全で生命に危険があると判断された患者を収容し，強力かつ集中的に治療を行うための部門．

CCZ クロコナゾール croconazole イミダゾール系の抗真菌薬．この系統は効果が高いので，白癬やカンジダ症の治療に多く使われる．

cd カンデラ candela 光度の単位．

CD クローン病 Crohn's disease 慢性の非特異性肉芽腫性の炎症性腸疾患で，全消化管に非連続性，区域性に病変が現れる（回腸末端に多い）．食餌抗原や腸内細菌などの腸管内の抗原に対する免疫異常に，感染やストレスなどの環境因子が絡み合って病変が形成される．

CD 接触〔性〕皮膚炎 contact dermatitis 毒物，薬物などの化学的接触刺激による皮膚の炎症．酸・アルカリその他毒性の強いものに接触して起こる一次刺激性と，アレルギー性がある．

CD 治療線量 curative dose 放射線治療において，効果がでる線量．病巣に吸収された放射線の量を示すGyで表示される．

CD 脈絡膜剥離 choroidal detachment　網膜の外側の中間層にある脈絡膜と強膜(白目)が剥離する疾患.

CD4 cluster of differentiation 4　cluster of differentiation 4　ヘルパーT細胞表面上に発現する糖タンパクでできた抗原(マーカー分子).

CD8 cluster of differentiation8　cluster of differentiation 8　キラーT細胞表面に発現する糖タンパクでできた抗原(マーカー分子).

CDC 米国疾病管理予防センター　Centers for Disease Control and Prevention　WHOとともに世界の感染症に対応している専門機関.

CDCA ケノデオキシコール酸 chenodeoxycholic acid　胆道疾患治療薬.

CDDP(DDP) シスプラチン cisplatin　白金製剤. 抗悪性腫瘍薬.

CDE 糖尿病療養指導士 certified diabetes educator　日本ではCDEJ(Certified Diabetes Educator of Japan：日本糖尿病療養指導士)と呼称され, 糖尿病治療に最も大切な自己管理(療養)を患者に指導する専門医療スタッフ.

CDEJ 日本糖尿病療養指導士 certified diabetes educator of Japan　糖尿病とその療養指導全般に関する正しい知識を有し, 医師の指示の下で患者に熟練した療養指導を行うことのできる医療従事者.

CDEUS カラードプラ超音波内視鏡検査 color doppler endoscopic ultrasonography　超音波内視鏡検査法の1つで, 血流測定を断層像上にカラーで表示できる検査.

CDH 先天性股関節脱臼〈先天股脱〉 congenital dislocation of the hip joint　一側または両側の大腿骨頭が先天的に脱臼している状態. 脱臼が分娩後に起こることもあり, 発達性股関節脱臼ともいわれる. 乳

児期に股関節の開排制限があり，股関節運動時雑音が聴かれる．

CDLE　慢性円板状エリテマトーデス　chronic discoid lupus erythematosus　発疹が円板の形をとる，皮膚限局性の紅斑性狼瘡の病型．

CD toxin　クロストリジウム・ディフィシル毒素　clostridium difficile toxin　健常者の腸内に定着するグラム陽性偏性嫌気性細菌のディフィシル菌が産生する毒素．抗菌薬治療が行われた場合，ディフィシル菌関連下痢症が発症する．

CDTR-PI　セフジトレン ピボキシル　cefditoren-pivoxil　第3世代セフェム系抗菌薬．

CDR　臨床認知症評価スケール　clinical dementia rating　認知症の程度を全般的にとらえ，重症度を評価するためのスケール．記憶，見当識，判断力と問題解決，社会適応，家庭状況および趣味，関心，介護状況の6項目について評価する．

CDS　(がん患者)呼吸困難スケール　cancer dyspnea scale　がん患者の呼吸困難をアセスメントする指標．呼吸困難の種類・程度を，要因ごとに分けて把握．呼吸の努力感・不快感・不安感の3つの側面から評価し，ケアに役立てる．

Cdyn　動肺コンプライアンス　dynamic compliance of lung　肺に換気がある状態で測定したコンプライアンス(肺や胸郭の伸びやすさを表す指標)のこと．呼吸数が増加したときに低下した場合は，肺気腫など末梢気道病変の存在が示唆される．

CDZM　セフォジジム　cefodizime　第3世代セフェム系抗菌薬．

Ce　頸部食道　cervical esophagus　首の部分にある約5cmの食道部位のこと．→Ae，Te

CE	カーペンター・エドワーズ弁	Carpenter-Edwards valve（カーペンター エドワーズ ヴァルヴ） ウシの心囊膜で作ったステント付き異種生体弁．僧帽弁用と大動脈弁用がある．
CE	臨床工学技士	clinical engineer（クリニカル エンジニア） 医師の指示のもとに生命維持管理装置（人工心肺装置，補助人工心臓，人工透析装置，人工呼吸器など）の操作および保守点検を行う者．国家資格．
CEA	がん胎児性抗原	carcinoembryonic antigen（カーシノエンブリオニック アンティゲン） 腫瘍マーカーの1つ．大腸がんと胎児大腸粘膜に共通して共存する抗原成分として発見された．本体は糖タンパク質．消化器がん，大腸がん，胃がんなどの診断・進行度や予後の判定に用いる．
CEA	頸動脈内膜切除術	carotid endarterectomy（カロティド エンダーテレクトミー） 頸動脈内膜剥離術ともいう．頸動脈狭窄症に対する標準的な治療法で，頸動脈を切開して狭窄の原因となるプラークを取り除く手術法．
CECT	濃淡強調CT	contrast enhanced computed tomography（コントラスト エンハンスト コンピューティッド トモグラフィ） 四肢の静脈内から，X線吸収率の高いヨード造影剤を血管内に注入して行う断層撮影．
CEN	認定看護師	certified expert nurse（サーティファイド エクスパート ナース） 特定の看護分野において熟練した看護技術と知識を有すると認められた看護師．日本看護協会によって認定する．
CEP	先天性骨髄性ポルフィリ症	congenital erythropoietic porphyria（コンジェニタル エリスロポイエティック ポルフィリア） ヘム鉄合成経路の酵素異常のため，ポルフィリン中間体が過剰に臓器に蓄積し，臓器障害を起こす疾患のうちで，遺伝的に酵素異常をきたすもの．
CEP	慢性好酸球性肺炎	chronic eosinophilic pneumonia（クロニック イオシノフィリック ニューモニア） 肺の組織に白血球の一種の好酸球が増加し障害を起こす慢性肺炎．咳，発熱，呼吸困難，体重の減少，だるさなどの症状が数か月間続く．

CEPs セファロスポリン系抗菌薬 cephalosporins セフェム系抗菌薬．セファロスポリンCの抗菌力を強め，抗菌スペクトルを拡大する目的でつくられた．

CET セファロチン cefalotin 第1世代セフェム系抗菌薬．

CETB セフチブテン ceftibuten 第3世代セフェム系抗菌薬．

CETP コレステロールエステル転送タンパク cholesterol ester transfer protein 肝臓や小腸で合成され血清中に存在するタンパクで，善玉コレステロー(HDL)や悪玉コレステロール(LDL)の量，質を調整する．これが欠損すると，LDLが過剰となり動脈硬化の発症，進行が早まる．

CEX セファレキシン cefalexin 第1世代セフェム系抗菌薬．

CEZ セファゾリン cefazolin 第1世代セフェム系抗菌薬．

CF 心不全 cardiac failure 心臓のポンプ機能の低下により，十分な血液循環量が保てなくなった状態．CI(cardiac insufficiency)とも．

CF 大腸内視鏡検査(大腸ファイバースコープ) colonfiberscopy 内視鏡によって腸内の異常の有無を観察する検査．

CF 嚢胞性線維症 cystic fibrosis 遺伝性疾患の一種で白人に高頻度でみられる．消化器や呼吸器など全身の臓器の分泌線が侵される．小嚢胞の出現，線維化を起こす．

CF, C.F. 指数弁 counting fingers 視力0.01以下のとき，被検者の眼前で指を広げその本数を正答できる最大の距離を記録する．50cm/CFなどと記する．

CFAM カルガリー家族アセスメントモデル Calgary family assessment model　家族を統合的に多面的にアセスメントすることで家族内の問題を明確にし，支援方法を考えるためのモデル．

CFDN　セフジニル　cefdinir（セフジニル）　第3世代セフェム系抗菌薬．

CFF　限界フリッカー値　critical flicker frequency（クリティカル フリッカー フリークエンシィ）　高頻度で点滅する光（フリッカー光）を見せ，点滅が断続して見えるか，連続して線のように見えるかの境界点（限界）の値．

CFIX　セフィキシム　cefixime（セフィキシム）　第3世代セフェム系抗菌薬．

CFPM　セフェピム　cefepime（セフェピム）　第4世代セフェム系抗菌薬．

CFPN-PI　セフカペン ピボキシル　cefcapene pivoxil（セフカペン ピボキシル）　第3世代セフェム系抗菌薬．

CFR　冠血流予備能　coronary flow reserve（コロナリー フロウ リザーヴ）　冠動脈狭窄の機能的重症度を示す指標．この視標は，狭窄度の視標ではなく心筋虚血の視標である．

CFR　補体結合反応　complement fixation reaction（コンプルメント フィクセイション リアクション）　抗原または抗体の検出法．抗原-抗血清（抗体）-補体の結合を起こさせ，抗血清（溶血素）で感作した赤血球を加え反応させて溶血の有無をみる．

CFS　大腸内視鏡検査　colonofiberscope（コロノファイバースコウプ）　→CF

CFS　慢性疲労症候群　chronic fatigue syndrome（クロニック ファティーグ シンドローム）　「従来行ってきた職業生活や日常生活が困難となるほどの極端な慢性の全身倦怠感・疲労を主訴とする症候群」と定義されている．

CFTM-PI　セフテラム ピボキシル　cefteram pivoxil（セフテラム ピボキシル）　第3世代セフェム系抗菌薬．

CFU　コロニー形成単位　colony forming unit（コロニィ フォーミング ユニット）　適当な環境条件下で培養した菌体の，集合体である菌塊の単位．

CG　膀胱造影　cystography（シストグラフィ）　尿道から膀胱にカテーテルを挿入して造影剤を注入し，X線で膀胱を撮影する方法．膀胱腫瘍の診断に用いるが，最近は画像診断法の発展により減少している．

CG，CGT　絨毛性性腺刺激ホルモン　chorionic gonadotropin（コーリアニック ゴウナドトロウピン）　性腺の分化成熟や，生殖過程の調節を行うホルモンの1つで，子宮絨毛から分泌されるホルモン．妊娠検査の指標の1つ．

CGD　慢性肉芽腫症　chronic granulomatous disease（クロニック グラニュロマタス ディジーズ）　食細胞（好中球，好酸球，単球，マクロファージ）が機能しない遺伝性の免疫不全疾患．感染にかかりやすいほかに，リンパ節腫大や肝脾腫を示す．

CGN　慢性糸球体腎炎　chronic glomerulonephritis（クロニック グロメルロネフリティス）　IgA腎症，膜性腎症などいくつかの病型をもつ症候群（慢性腎炎症候群）で，タンパク尿，血尿，高血圧を呈しながら数年から数十年の経過で徐々に腎機能障害が進行し，腎不全に至るもの．

CGP　循環顆粒球プール　circulating granulocyte pool（サーキュレイティング グラニュロサイト プール）　ウイルス，細菌などの外敵から身体を守る白血球の3種類ある顆粒球の1つ．血流に乗り全身を循環する循環プールと，血管壁に沿ってゆっくりと移動する辺縁プールがある．

CGS，CS　心原性ショック　cardiogenic shock（カーディオジェニック ショック）　心筋の壊死・虚血などによるポンプ機能の低下によって，心拍出量や血圧が低下し，主要臓器への灌流が障害された状態．

CGTT　コルチゾン-ブドウ糖負荷試験　cortisone-glucose tolerance test（コーティゾン グルコース トレランス テスト）　前糖尿病状態を診断する目的で，標準ブドウ糖負荷試験の前に副腎皮質ホルモンであるコルチゾンを与えて血糖値を調べる検査．

Ch　コレステロール〈コレステリン〉　cholesterol（コレストロール）　動物界に広く分布する脂質成分．体内では生体膜の構成物質，性腺ホルモン，副腎皮質ホルモン，ビタミンD，胆汁酸などの前駆体として重要．

CH　先天性甲状腺機能低下症　congenital hypothyroidism　甲状腺ホルモンの分泌量が先天的に，あるいは幼少時において不十分な疾患．代謝内分泌疾患の1つ．発達上の障害が大きな問題となるためクレチン症ともいう．

CH　脳出血　cerebral hemorrhage　脳内血管が破綻して脳実質内に出血する疾患．高血圧症に起因するものが大半を占める．

CH　病歴　clinical history　患者が受診した直接の動機を聞くのが現病歴，本人の過去の病的状態を調べる既往歴，家族や近親者の病的状態を調べる家族歴などがある．医療行為を提供するのに役立つ情報を得るためである．

CH　慢性肝炎　chronic hepatitis　B型・C型肝炎ウイルスによるウイルス性肝炎と自己免疫性肝炎が含まれるが，6か月以上の肝機能検査値の異常，ウイルスの増殖が持続している病態をいう．

CH50　補体50％溶血単位　50% hemolytic unit of complement　感作赤血球を50％溶血させる補体の量．補体の異常は主に補体成分の欠損により起こり，CH50は極端な低値をとる．自己免疫疾患などのスクリーニングに用いる．

CHA　寒冷凝集素価　cold hemagglutinin　寒冷凝集反応血液検査で得られる測定価．原発性非定型肺炎(マイコプラズマ肺炎など)の鑑別に用いる．

CHA　総肝動脈　common hepatic artery　腹腔動脈から3つに分枝した1つ(左胃動脈，脾動脈，総肝動脈)．固有肝動脈となって肝臓に入り，左右に分かれて肝臓を栄養する．

CHAI　肝動脈持続動注療法　continuous hepatic arterial infusion　カテーテルを肝動脈に留置して，リザーバーに接続し，そのリザーバーに皮膚上から継続的に抗がん薬を注入する方法．

ChAT　コリンアセチルトランスフェラーゼ　choline acetyltransferase
　神経伝達物質であるアセチルコリンを合成する際に働く酵素．神経細胞内で合成され，神経終末に運ばれ，さまざまな神経活動に関与する．

CHB　完全心ブロック　complete heart block　完全房室ブロックのこと．心房からの刺激が心室へ全く伝わらない状態で，心房と心室はそれぞれ何の相関もなく収縮する．著明な徐脈を呈するため，人工ペースメーカーの適応となる．

CHB　B型慢性肝炎　chronic hepatitis B　肝臓の炎症が6か月以上続く病気で，多くはウイルス（A型，B型，C型，D型，E型の5種類）が原因となる．B型慢性感染は，HBVキャリアによる母子感染（垂直感染），成長後の感染（水平感染）が持続することで起きる．

CHC　C型慢性肝炎　chronic hepatitis C　C型肝炎ウイルスの感染によるウイルス性慢性肝炎．感染者の約半分が慢性化する．血液を介して感染するため，輸液歴，手術歴のある患者に多い．

CHD　冠動脈性心疾患　coronary heart disease　心臓に血液を供給する冠動脈で血流が悪くなり，心臓に障害が起こる病気の総称．

CHD　持続的血液濾過透析　continuous hemodialysis　一般的には，24時間以上持続的に血液濾過透析を行う血液浄化法を指す．

CHD　先天性心疾患　congenital heart disease　遺伝的要因や母体異常，胎生期の発達障害などによる心疾患．心房・心室中隔欠損症，動脈管開存症，ファロー四徴症，大動脈縮窄症などがある．

CHD　チアノーゼ性心疾患　cyanotic heart disease　心疾患においてチアノーゼを示す群を指す．疾患としては，ファロー四徴症，完全大血管転位，総肺静脈還流異常，三尖弁閉鎖，右胸心などがある．

CHDF 持続的血液ろ過透析 continuous hemodiafiltration 血液透析と血液ろ過を同時に行う方法で，長時間持続的(原則24時間)に血液ろ過器内に透析液を流して，限外ろ過と拡散による透析を行う方法．主に小分子量から中分子量物質の除去を行う．

ChE コリンエステラーゼ cholinesterase コリンエステルをコリンと有機酸に加水分解する酵素．アセチルコリンを特異的に作用する真性コリンエステラーゼと，アセチルコリン以外の種々のコリンエステルに作用する偽性コリンエステラーゼがある．

CHE 慢性肝性脳症 chronic hepatitis encephalopathy 慢性肝炎や肝硬変，劇症肝炎などによって引き起こされた脳障害．アンモニアやアミノ酸などの物質が肝臓で十分に解毒されないために血液中に増すことによって起こる．

CHF うっ血性心不全 congestive heart failure 心機能不全の結果，肺循環系，体循環系の血流うっ滞が起きている状態．動悸，息ぎれ，静脈怒張，肝腫大，浮腫，胸水，腹水などを認める．

CHF 持続的血液ろ過法 continuous hemofiltration 動静脈圧差を利用して体外循環させた血液を，長時間持続的(原則24時間)に透過性の膜を介して限外ろ過(水と一緒に溶質をろ過する方法)し，同時に置換液を輸液して血液浄化を行う方法．血液透析と比較して中分子量から高分子量物質の除去能は高いが，小分子量物質の除去能は劣る．

CHF 慢性心不全 chronic heart failure 心筋の収縮・拡張機能障害などの心不全徴候や運動耐容能低下が慢性的に持続するもの．重症度評価にNYHAの心機能分類やSASがある．

CHG クロルヘキシジングルコン酸塩 chlorhexidine gluconate 手指・皮膚の消毒薬．医療器具，病室などの消毒にも使われる．

chol コレステロール cholesterol 脂質の一種．細胞膜を維持する

うえで欠かせない栄養.

chole 胆石症〈胆管結石症〉 cholelithiasis <small>コリリサイアシス</small> 胆道内にできた胆石が原因で胆石仙痛発作とよばれる激しい発作性の上腹部痛などを起こす病態. 胆石は構成成分によってコレステロール胆石と色素胆石(ビリルビン胆石)の2つに分けられる.

CHPP 持続温熱腹膜灌流 continuous hyperthermic peritoneal perfusion <small>コンティニュアス ハイパーサーミック ペリトニアル パーフュージョン</small> 抗がん薬を含有する液体を, 体温よりも温かい状態で腹腔内に灌流させる治療法. 正常な細胞に害を及ぼすことなく治療効果を高められると考えられている.

chpx 水痘 chickenpox <small>チキンポックス</small> 水痘帯状疱疹ウイルス(varicella zoster virus;VZV)によって起こる急性の伝染性疾患. 小児期によくみられる急性熱性発疹症の1つ.

Ci キュリー curie <small>キュリー</small> 放射線量の単位. 1キュリー(Ci)は1秒間に3.7×10^{10}回の割合で崩壊する放射性同位元素量. 現在SI単位はベクレル(Bq)で, $1Ci = 3.7 \times 10^{10}Bq$.

CI 冠不全 coronary insufficiency <small>コロナリィ インサフィシエンシィ</small> 心臓の冠動脈の循環が不十分なため, 心筋組織が必要とする酸素供給が不足している病態. 狭心症, 心筋梗塞の誘因となる. 原因は冠動脈硬化症, 心筋の肥大や代謝障害など.

CI 持続注入法 continuous infusion <small>コンティニュアス インフュージョン</small> 注射針やカテーテル, チューブなどを血管内や髄腔内, 管腔内, 皮下に留置し, 薬液や栄養物を持続的に生体に送る投与法.

CI 心係数 cardiac index <small>カーディアック インデックス</small> 分時拍出量を体表面積で割った数値. L/分/m²で表し, 基本的な心機能評価に用いる.

CI 心不全 cardiac insufficienncy <small>カーディアック インサフィシエンシィ</small> さまざまな原因が作用して, 心

臓のポンプ機能が低下し全身に十分な酸素が送れず，また全身の血流が滞るために起こる症状．

CI　信頼区間　confidence interval　標本から母集団の性質を推定しようとするとき，それが95％や99％といった確率でとりうる区間．

CI　脳梗塞　cerebral infarction　脳の動脈の閉塞（ときに狭窄）が原因で環流域が壊死した疾患．以前は血栓性と塞栓性に大別されたが，最近はアテローム血栓性，心塞栓性，ラクナ（穿通枝領域の小梗塞）およびその他に分類する．

CI　臨床指標　clinical indicator　診療の質を評価する指標．

CIA　総腸骨動脈　common iliac artery　腹部大動脈が分岐した動脈．

CIC　間欠的自己導尿法　clean intermittent catheterization　カテーテル留置や蓄尿袋を使用せず，膀胱にたまった尿を一定の時間ごとに尿道口からカテーテル（管）を挿入して尿を排出する方法．

CIDP　慢性炎症性脱髄性多発神経炎　chronic inflammatory demyelinating polyneuropathy　進行性または再燃性の左右対称性の四肢の運動・感覚障害を示す末梢神経の難病疾患．手足の脱力や筋力低下，手足のしびれ，ピリピリする痛みなどの感覚障害を認める．

CIDS　先天性免疫不全症候群　congenital immunodeficiency syndrome　T細胞，B細胞に先天性の異常があり，重症感染症を繰り返すこと．

CIE　先天性魚鱗癬様紅皮症　congenital ichthyosiform erythroderma　出生時から，全身皮膚にさまざまな厚さのうろこ状ないし鮫肌状の皮膚（鱗屑，魚鱗癬症状）を生じ，全身皮膚の赤み（紅皮症）を伴う遺伝性角化異常症．

CIH　慢性非活動性肝炎　chronic inactive hepatitis　慢性肝炎の中

で器質的異常の程度が軽度で，進行も止まっているもの．

CIII　持続静脈内インスリン注入療法　continuous intravenous insulin infusion　シリンジポンプを使用して静脈内に持続的にインスリンを投与する方法．糖尿病ケトアシドーシス，重症感染症，高カロリー輸液管理などに適用される．

CIIP　慢性特発性偽性腸閉塞症　chronic idiopathic intestinal pseudo-obstruction　腸閉塞症状を慢性的に呈するものの，物理的な腸管の閉塞原因のない難治性の疾患．

CIJ　コレステロール指数　cholesterol index of Japan　食事成分が血清コレステロール濃度に及ぼす影響を示した指数．食品中の脂肪酸含有量と脂肪酸の種類，コレステロール含有量によって計算する．

CIN　子宮頸部上皮内腫瘍　cervical intraepithelial neoplasia　腟鏡診下で子宮頸部の扁平円柱上皮境界付近および頸管内細胞を採取した検査所見における異形成から上皮内がんの分類で，1〜3にわけられている．

CINAHL　シナール　Cumulative Index to Nursing & Allied Health Literature　看護および健康に関する文献を収録したデータベース．

CIS　上皮内がん　carcinoma in situ　がん細胞が上皮内にとどまっているもの．非上皮との境である基底膜を破っていないため，非浸潤がんともいう．

CISC　無菌的間欠自己導尿　clean intermittent self catheterization　排尿障害に対して，膀胱にたまった尿を自分で一定の時間ごとに尿道口からカテーテル（管）を挿入し，体外に排出する方法．

CISCA　シスプラチン＋シクロホスファミド＋アドリアマイシン　cisplatin＋cyclophosphamide＋adriamycin　膀胱がんなどに用い

CIWI　融合性内分水界梗塞　confluent internal watershed infarction　脳梗塞の特異な病型．全身血圧の急速な下降によって，前・中大脳動脈，中〜後大脳動脈の間の，虚血に弱い境界域で起こる．

CJ　シクロホスファミド＋カルボプラチン　cyclophosphamide + carboplatin　卵巣がんに対して用いられる多剤併用療法の1つ．

CJD　クロイツフェルト-ヤコブ病　Creutzfeldt-Jakob disease　中年以降に発症し，視覚異常，失調症状，急速進行性の認知症，ミオクローヌス（短時間の不随意な筋収縮）などを呈する疾患．病原体はプリオンとよばれるタンパク質の一種が変異したもの．

C-J stomy　総胆管空腸吻合術　choledocho-jejunostomy　十二指腸がんなどに適応される術式．総胆管と空腸をつなぎ，新たな胆汁の通り道を造る．

CK　クレアチンキナーゼ　creatine kinase　心筋，骨格筋，平滑筋，脳細胞などに含まれている酵素．M型（筋型）とB型（脳型）のサブユニットがあり，3種のアイソザイム（CK-MM，CK-BB，CK-MB）で構成されている．

CKD　慢性腎臓病〈慢性腎不全〉　chronic kidney disease　2002（平成14）年に米国腎臓財団（NKF）により概念が提唱された．腎障害が3か月以上継続などの定義に沿って，原疾患にかかわらず広範に腎臓病の存在を診断する．

Cl　塩素　chloride　生体の電解質のなかの細胞外液の主な陰イオン．水分平衡，浸透圧の調節，酸塩基平衡の維持などの働きをする．

CL　コリスチン・フラジオマイシン配合　colistin sulfate・fradiomycin sulfate　抗菌薬．皮膚の腫れ物や化膿止めに有効．コリスチンはグラ

ム陰性菌に，フラジオマイシンはグラム陽性菌のほか，グラム陰性菌にも抗菌力を発揮．

CL **コンタクトレンズ** contact lens 近視や乱視などの屈折異常の視力の矯正を目的に，眼鏡に代わって角膜上に装着するレンズ．

CL, hare lip **口唇裂〈兎唇，みつくち〉** cleft lip 上口唇にみられる片側性あるいは両側性の先天性奇形．

CLA **共役リノール酸** conjugated linoleic acid 化学構造上，共役二重結合をもつリノール酸の異性体の総称．

CLB **クロバザム** clobazam 抗てんかん薬．

CLBBB **完全左脚ブロック** complete left bundle branch block 心臓の刺激伝導系の左脚に障害があるために，心室内伝導障害が生じるもので，右室が収縮から遅れて左室が収縮する．心電図上では幅広いQRS波（3mm，0.12秒以上）などの特徴がある．

CLD **慢性肝疾患** chronic liver disease B型・C型の肝炎ウイルスの持続感染などによって，肝細胞が10～30余年にわたって破壊・再生が繰り返され，組織の線維化が進行して肝硬変や肝細胞がんへと進行する疾患．

CLD **慢性肺疾患** chronic lung disease 先天性奇形を除く肺の異常により酸素投与を必要とするような呼吸窮迫症状が新生児期に始まり日齢28を越えて続くもの，と定義されている．

CLDM **クリンダマイシン** clindamycin リンコマイシン系抗菌薬．

CLL **慢性リンパ性白血病** chronic lymphocytic leukemia 成熟型のリンパ球が骨髄，リンパ組織で増殖する白血病．

CLP **口唇口蓋裂** cleft lip and palate 軟口蓋あるいは硬口蓋または

その両方が閉鎖しない口蓋裂と，口唇の一部に裂け目が現れる口唇裂（唇裂）の総称．先天性異常．

CLSH 黄体刺激ホルモン corpus luteum-stimulating hormone 脳下垂体前葉の好酸性細胞から生合成される生殖腺刺激ホルモンの1つ．乳汁分泌促進，卵巣黄体細胞の肥大化などの作用がある．

CM カイロミクロン〈キロミクロン〉 chylomicron 直径75〜800nmの血漿リポタンパク粒子．腸で吸収された中性脂肪はカイロミクロンを形成．血中でリポタンパクリパーゼにより分解されながらVLDL（超低比重リポタンパク質），LDL（低比重リポタンパク質）となる．

CM 細胞膜 cell membrane 細胞内外の環境を境界し，内部環境を恒常的に維持する機能をもつ膜状構造物．フィルター機能を有して必要な物質を取り込み，老廃物を排出する．

CM 心筋症 cardiomyopathy 心筋の変性や壊死によって心筋の機能低下が起きる疾患．原因不明のものは特発性心筋症という．病態により拡張型心筋症，肥大型心筋症，拘束型心筋症に分類する．

CM 先天奇形 congenital malformation 出生以前，あるいは出生時に胎児に何らかの形態異常を認めること．遺伝子や染色体の異常，感染症，薬物などさまざまな原因が挙げられている．

CM 造影剤 contrast medium 画像診断用の画像をより明確にし，診断能を高めるための薬物．

CM 膀胱内圧測定 cystometry 膀胱に水あるいは気体（二酸化炭素）を注入し，経時的に膀胱内圧の変化を測定する検査法．膀胱神経支配，容量の異常の有無について診断する．

CM joint 手根中手関節 carpometacarpal joint 手根骨の遠位手根列（大菱形骨，小菱形骨，有頭骨，有鉤骨）と中手骨をつなぐ関節．

Cmax 最高血中濃度　マキシマム カンセントレイション maximum concentration　静脈投与以外の方法で与えられた薬物が一定時間後に血中で最大濃度に達したときの数値．最大濃度に達するまでの時間は最高血中濃度到達時間（Tmax）という．

CMC 手根中手関節　カーポメタカーパル carpometacarpal　→CM joint

CMD 先天性筋ジストロフィー　コンジニタル マスキュラー ディストロフィ congenital muscular dystrophy　出生後から乳児期にかけて発症する先天性の筋萎縮症．福山型，メロシン欠損型，メロシン陽性型，ウールリッヒ型などが知られる．

CME 黄斑浮腫　シストイド マキュラー エデマ cystoid macular edema　網膜の中心となる黄斑部に，網膜の血管から水分が漏出して黄斑網膜の膨化，囊胞形成，非裂孔性の網膜剥離などをきたす疾患．

CMG 膀胱内圧測定（曲線）　シストメトログラム cystometrogram　膀胱機能（蓄尿機能，排尿機能）を調べるための精密検査．膀胱内に生理食塩水を注入しながら連続的に膀胱内の圧力を測定し，変化を記録する．

CMI コーネル・メディカル・インデックス　コーネル メディカル インデックス Cornell medical index　ブロードマン（米国）らによって考案された．身体的自覚症状144項目，精神的自覚症状51項目，および既往歴，家族歴の項目からなり，神経症のスクリーニングとして使用される．

CMJ 手根中手骨関節　カーポメタカーパル ジョイント carpometacarpal joint　→CM joint

CMK 先天性多囊胞性腎　コンジニタル マルティシスティック キドニィ congenital multicystic kidney　先天的に，両腎にブドウ状に多数の囊胞ができた遺伝性疾患．

CML 慢性骨髄性白血病　クロニック ミエロゲナス リューケミア chronic myelogenous leukemia　主な増殖細胞が骨髄球系細胞の成熟型である白血病．

CMNX セフミノクス　セフミノクス cefminox　第2世代セフェム系抗菌薬．

CMP　膝蓋軟骨軟化症　chondromalacia patellae　膝蓋骨の関節軟骨が軟化して変形する疾患．膝の使いすぎで起きるともいわれる．長距離ランナーに多くみられる症状から，ランナー膝ともいう．

CMPD　慢性骨髄増殖性疾患　chronic myeloproliferative disease　骨髄の造血幹細胞の異常によって血球系（赤血球，白血球，血小板）の増殖を特徴とする疾患群で，慢性の経過をとるもの．

CMR　脳代謝率　cerebral metabolic rate　脳100 gが1分間に消費する脳酸素量で，脳全体で40〜70 mL/min程度の酸素を消費するといわれる．

CMRO₂　脳酸素消費量，脳酸素代謝率　cerebral metabolic rate for oxygen　血液中で酸素を運ぶヘモグロビンの，酸化型と還元型のバランスの割合のことをいう．

CMT　頸管粘液検査　cervical mucus test　子宮頸管の増加粘液の量，透明度，粘調度，細胞数などを肉眼や顕微鏡で見る検査．

CMT　シャルコー・マリー・トゥース病　Charcot-Marie-Tooth disease　下腿・足に始まる四肢遠位筋の萎縮・筋力の低下を主徴とする神経原性筋萎縮疾患．進行すると上肢や手にも障害を生じる．

CMV　持続強制換気　continuous mandatory ventilation　人工呼吸器の換気モード．器械による強制換気，という意味で用いられていることが多いが，本来はassist/control ventilation（患者の吸気努力に対してすべて補助換気し，設定間隔に呼気努力がない場合は強制換気を行う）とほぼ同義．

CMV　サイトメガロウイルス　cytomegalovirus　ヘルペスウイルス科に属するDNAウイルス．唾液腺や腎に潜伏感染する．通常の初感染は不顕性感染だが，妊婦が初感染すると胎内感染により胎児に先天性巨細胞封入体病を認める．

CMX セフメノキシム cefmenoxime 第3世代セフェム系抗菌薬.

CMZ セフメタゾール cefmetazole 第2世代セフェム系抗菌薬.

CN 心臓神経症 cardiac neurosis 心臓に器質的な疾患を認めないが，心臓部痛，動悸，呼吸困難，めまい，胸部圧迫感，空気飢餓感など死の不安を訴える器官神経症.

CN 認定看護師 certified nurse 「ある特定の看護分野において，熟練した看護技術と知識を有することが認められた者(日本看護協会認定看護師規則第3条)」であり，より質の高い看護を提供するために，1996年より日本看護協会が認定審査を始めた.

CN 脳神経 cranial nerve 脳から出入りする12対の末梢神経を指すが，第Ⅰ(嗅神経)と第Ⅱ(視神経)以外は脳幹から出入りしている.

CNB 針生検 core needle biopsy 病理診断をするために，針で病理組織を採取する方法.

CND 保存的頸部郭清術 conservative neck dissection 口腔がん等において，頸部郭清術の根治性を損なうことなく，血管や神経，筋肉をできるだけ残す，より低侵襲の手術方式.

CNL 慢性好中球性白血病 chronic neutrophilic leukemia 血中に過剰な好中球がみられることと，それによる肝脾腫大が特徴的所見である．急性白血病に進展することがあるので注意する．→CMPD

CNPA 慢性壊死性肺アスペルギローマ chronic necrotizing pulmonary aspergillosis 肺の空洞壁からアスペルギルスが周辺組織に侵入し，慢性の経過をへて肺を破壊する.

CNS クリニカルナーススペシャリスト clinical nurse specialist 米国における専門看護師.

CNS　コアグラーゼ陰性ブドウ球菌　coagulase negative *Staphylococcus*　健常人の鼻腔内や皮膚に常在するブドウ球菌．コアグラーゼ陽性を示す黄色ブドウ球菌に比べ病原性は低いが，尿路感染症や呼吸器感染症を日和見感染的に起こす．

CNS　専門看護師　certified nurse specialist　「ある特定の専門看護分野において卓越した看護実践能力を有することが認められた者（日本看護協会専門看護師規則第3条）」で「複雑で困難な問題をもつ個人・家族や集団に対して，水準の高い看護ケアを効率よく提供する（日本看護協会専門看護師規則第1条）」ために日本看護協会で認定する制度である．

CNS　中枢神経系　central nerve system　脳と脊髄からなり，12対の脳神経と31対の脊髄神経によって末梢神経と連絡し，身体各部の機能をつかさどる．

CNSDC　慢性非化膿性破壊性胆管炎　chronic non-suppurative destructive cholangitis　肝内に胆汁うっ滞をきたして，うっ血性肝障害を起こす疾患．

CNV　脈絡膜新生血管　choroidal neovascularization　眼球壁を構成する3膜の1つである脈絡膜から発生した病的血管．脆弱で破綻しやすいために血液成分の血管外への漏出や出血によって網膜を傷害し，加齢黄斑症や増殖性網膜症などを引き起こす．

CO　一酸化炭素　carbon monoxide　炭素含有物質の不完全燃焼で生じる無色，無臭，非刺激性の気体．生体内ではヘムの分解に伴って酵素的に生じ，ガス状情報伝達物質として働く．

CO　心拍出量　cardiac output　1分間に左室から送り出される血液量．心機能の指標となる．1回の拍動の流量に1分間の心拍数をかける方法と，1分間での総拍出量を測定する方法がある．成人男性の安静時

基準値：5～6L.

CO₂ 二酸化炭素 carbon dioxide（カーボン ダイオキサイド）　炭酸ガス．常温では無臭無色の気体．吸入されたもの，または酸素と結合した糖や脂肪（エネルギー源）が酸化・分解して生成されたものは呼気として排出される．

CoA 補酵素A coenzyme A（コエンザイム エー）　生体内の代謝において重要な役割を果たす補酵素の1つ．アセチル基が結合したアセチルCoAは，ピルビン酸から多くのエネルギーを引き出す反応過程であるクエン酸回路に入る過程の中間体を担う．

COA 大動脈縮窄症 coarctation of aorta（コアークテイション オブ エイオータ）　大動脈弓に限局的な狭窄を有する先天性心疾患．心室中隔欠損や心内奇形を合併することが多い．

CODE シスプラチン＋ビンクリスチン＋ドキソルビシン＋エトポシド cisplatin + vincristine + doxorubicin + etoposide（シスプラチン＋ビンクリスチン＋ドキソルビシン＋エトポシド）　胸腺がんや肺小細胞がんに対して用いられる併用化学療法の1つ．

COLD 慢性閉塞性肺疾患 chronic obstructive lung disease（クロニック オブストラクティヴ ラング ディジーズ）　→COPD

COM 慢性中耳炎 chronic otitis media（クロニック オティティス メディア）　中耳炎が慢性化して鼓膜に穿孔が生じ，膿性耳漏と難聴が現れる疾患．急性中耳炎や滲出性中耳炎が原因となる．

COML ささえあい医療人権センター consumer organization for medicine & law（コンシュマー オーガニゼイション フォー メディシン アンド ロー）　NPO法人「ささえあい医療人権センター」の英文表記の略称．

COP 膠質浸透圧 colloid osmotic pressure（コロイド オスモティック プレッシャー）　タンパク質などの高分子溶質による浸透圧．毛細血管領域における濾過・再吸収，ならびに管内細胞外液（血漿）と管外細胞外液（間質液）間の平衡に重要な意味をも

っ.

COP 特発性器質化肺炎 cryptogenic organizing pneumonia 原因が特定できない間質性肺炎の特発性間質性肺炎の7つの病型診断の1つである.

COPA カフ付き口咽頭エアウェイ cuffed oropharyngeal airway 経口エアウェイの先端に装着されたカフが膨らむことで気道が開く気管チューブ.

COPD 慢性閉塞性肺疾患 chronic obstructive pulmonary disease 進行性の気流制限を特徴とする疾患. 有害な粒子やガスの吸入によって引き起こされる肺の異常な炎症反応に関連している.

COR 条件詮索反応聴力検査 conditioned orientation response audiometry 生後5〜6か月の乳幼児から1〜2歳代の幼児を対象とした, 音に対する探索反応をみる検査. 音と玩具で条件づけを行い, 聴力を測定する.

Cosm 浸透圧クリアランス osmolar clearance 尿の希釈の指標. 溶質を含まない水の排出機能を調べる.

cost resp 胸式呼吸 thoracic respiration 呼吸運動に際して主として外肋間筋を動かす呼吸法. 妊娠時, 腹部膨満, 腹水, 腹部腫瘍の患者, 臥床時など, 横隔膜の呼吸運動が阻害された場合にみられる.

COX シクロオキシゲナーゼ cyclooxygenase アラキドン酸からプロスタグランジン(PG)G_2の合成やプロスタグランジン(PG)H_2への変換の触媒酵素. 生体の諸組織に存在する.

cP センチポワズ centipoise ミリパスカル秒(mPa秒).

CP 共同問題 collaborative problem 看護師による管理が必要な特定の生理的合併症のこと.

CP クリティカルパス〈クリニカルパス,ケアガイド,ケアガイドライン,ケアパス,ケアマップ〉 critical path 良質な医療を効率的,かつ安全,適正に提供するための手段として開発された診療計画表.入院から退院までの日々の検査,治療内容が一覧できる.

CP クロラムフェニコール chloramphenicol クロラムフェニコール系抗菌薬.

CP 偶発性タンパク尿 chance proteinuria 腎臓の機能異常に伴って認められる真性または腎性タンパク尿に対して,尿路または生殖器に起因してタンパク尿がみられる場合,偶発性タンパク尿という.

CP 口蓋裂〈口蓋破裂〉 cleft palate 胎生期における上顎突起と口蓋突起との融合に異常が生じて起こる先天奇形.開鼻声,言語障害,摂食障害などが起き,発育不全や呼吸器疾患の合併が多い.2歳前後に口蓋形成術を行う.

CP 脳性麻痺 cerebral palsy 出生前から生後4週くらいに脳に非進行性で不可逆的の病変を受けて起きる運動・言語・知的障害.多くは分娩時の頭蓋内出血,低出生体重児,低酸素性脳障害,新生児重症黄疸などにより発生する.

CP 肺性心 cor pulmonale 肺疾患の影響により肺動脈圧が亢進し,右室に障害をきたした状態.多くは慢性肺性心で主な原因疾患は肺結核,肺気腫,慢性気管支炎など.

CPA(CPM) シクロホスファミド cyclophosphamide アルキル化薬.抗悪性腫瘍薬.

CPA 心肺停止状態 cardiopulmonary arrest 心臓のポンプ機能と肺の呼吸機能が一時的に停止した状態.

CPAAA 来院直後心肺停止 cardiopulmonary arrest immediately

after arrival 医療機関に来院した直後に心，肺機能のいずれか，または両方が停止した状態．

CPAOA 来院時心肺機能停止 cardiopulmonary arrest on arrival 心肺蘇生法の有無にかかわらず医療機関に来院時，心機能，肺機能のいずれか，もしくはともに停止の状態．

CPAP 持続式気道内陽圧呼吸 constant positive airway pressure 患者の自発呼吸下で，気道内圧を陽圧に保つように空気を送気する人工呼吸器の換気方式．

CPB 人工心肺 cardiopulmonary bypass 心臓外科における手術などの際，一時的に心臓と肺の機能を代行する医療機器

CPC 臨床病理カンファレンス〈臨床病理検討会〉 clinicopathological conference 死亡後に病理解剖を行った症例について，患者の生前の診断・治療内容・解剖結果などを統合して討議し，これからの診療に活かすことを目的とする会．

CPCR 心肺脳蘇生法 cardiopulmonary cerebral resuscitation 肺蘇生法(CPR)に脳(cerebral)を加えた言葉．

CPD クエン酸・リン酸・ブドウ糖液 citrate phosphate dextrose solution ヒト全血液に血液保存液(CPD液)を規定量混合して保存した製剤(全血液CPD)．

CPD 児頭骨盤不均衡〈児頭骨盤不適合〉 cephalopelvic disproportion 胎児の頭が母体の骨盤よりも大きく，そのため母体の骨盤を通過できず，経腟分娩できない，分娩停止や母児に障害をきたす，あるいはきたすことが予測される状態．帝王切開により分娩．

CPD 伝染性膿疱性皮膚炎 contagious pustular dermatitis 羊，山羊の感染症．ニホンカモシカ，ヒトにも感染する人畜共通感染症．家

畜伝染病予防法において届出伝染病に指定されている.

CPD **慢性腹膜透析** chronic peritoneal dialysis 腎不全患者の治療法の1つで，腹腔内に透析液を出し入れすることによって，腹膜を介して水分や尿毒素を取り除く治療法.

CPDX-PR **セフポドキシムプロキセチル** cefpodoxime proxetil 第3世代セフェム系抗菌薬.

CPE **持続的血漿交換** continuous plasma exchange 血漿分離膜で血球成分と血漿とに分離し，病因物質が含まれる血症を破棄し，破棄した血漿量と同等の新鮮凍結血漿（FFP）を8時間以上かけて持続的に血漿交換する.

CPE **慢性肺気腫** chronic pulmonary emphysema 非可逆的な進行性の肺の慢性疾患．肺胞がたばこなどの有害物質で炎症を起こし，機能が低下する.

CPFG **カスポファンギン** caspofungin キャンディン系深在性抗真菌薬.

CPFX **シプロフロキサシン** ciprofloxacin ニューキノロン系抗菌薬.

CPH **慢性遷延性肝炎** chronic persistent hepatitis 慢性に持続する慢性肝炎の中で，6か月から1年間続くものを遷延性肝炎という.

CPIP **低出生体重児慢性肺機能不全** chronic pulmonary insuffciency of prematurity 低出生体重新生児に多くみられる慢性肺疾患の1つ．肺の機能が未熟なため長期間の酸素投与や管理が必要となる.

CPK **クレアチンホスホキナーゼ** creatine phosphokinase クレアチンキナーゼ（CK）のこと.

CPK クレアチンリン酸分解酵素　creatine phosphokinase　骨格筋や心筋，脳細胞などに多く含まれる酵素．

CPL 頭蓋形成術　cranioplasty　外傷や腫瘍，また脳浮腫への外減圧術などにより開頭術を行い，頭蓋骨に変形や欠損が生じた場合に，手術によって外見上正常な頭蓋骨をもつように形成術を施すこと．

CPLS syndrome 口蓋裂側方癒着症候群　cleft palate lateral synechia syndrome　口蓋裂と口腔底などに多発性の索状癒着がみられることをいう．

CPA（CPM） シクロホスファミド　cyclophosphamide　抗悪性腫瘍薬（抗がん薬），免疫抑制剤．小細胞肺がんに対するCAV療法や悪性リンパ腫に対するCHOP療法などの中心的薬物として使われるほか，単独でも用いられる．

CPM 持続的他動運動装置　continuous passive motion apparatus　関節可動域障害へのアプローチ法の1つで，関節を外部から連続的に動かして回復を促進させる装置．

CPM 橋中心髄鞘崩壊症　central pontine myelinolysis　低ナトリウム血症の急速な補正により起こる不可逆的な中枢神経系障害．意識低下，嚥下障害，運動障害，痙攣などを起こす．

CPP 冠灌流圧〈冠動脈灌流圧〉　coronary perfusion pressure　冠血管抵抗と並ぶ冠循環を構成する1つの要因とされ，大動脈拡張期圧と右心房の拡張期圧の差によって示される．

CPP 脳灌流圧　cerebral perfusion pressure　脳に血液を流そうとする圧．脳灌流圧＝動脈血圧－頭蓋内圧で求められる．

CPPD 偽性痛風および軟骨石灰化症　calcium pyrophosphate dihydrate deposition disease　カルシウム結晶で引き起こされる関節炎．

痛風と同じような症状をきたす.

CPPD　ピロリン酸カルシウム二水和物結晶沈着症　calcium pyrophosphate dihydrate deposition disease　偽痛風. 関節内・外のCPPD結晶の沈着. 関節炎の間欠的な発作や変性関節障害を示すことがある. 一部は家族性であるが, 加齢によりよくみられる.

CPPV　持続的陽圧換気法　continuous positive pressure ventilation　呼気終末に5〜15cm H₂Oの陽圧を加え, 末梢気道肺胞領域の虚脱を防ぐ人工呼吸法. 換気を増やしシャントを減少させることで, 動脈血酸素分圧(PaO_2)が上昇し, 低酸素血症が改善される.

CPR　心肺蘇生　cardiopulmonary resuscitation　心停止, 呼吸停止などに対して, 胸骨圧迫(心臓マッサージ)と人工呼吸の組み合わせを行う救急蘇生法の1つ.

CPT　寒冷昇圧試験　cold pressor test　自律神経機能検査法. 片手を手関節上部まで冷水に浸し, 対側の上腕で15秒ごとに血圧を測定. 1分後に冷水から手を出し, その後は血圧が安静時のレベルに戻るまで2分ごとに測定する.

CPT-11　イリノテカン　irinotecan　トポイソメラーゼⅠ阻害薬. 抗悪性腫瘍薬.

CPX　心肺運動負荷試験　cardiopulmonary exercise　トレッドミルなどによる運動中の心肺機能を同時に測定する検査法. 心疾患や息切れなどの有無・程度のほかに運動耐容能を評価する.

CPTE　慢性肺血栓塞栓症　chronic pulmonary thromboembolism　血栓により肺動脈が閉塞し, 肺血流分布ならびに肺循環動態の異常が6か月以上にわたって固定している病態.

CPVT　カテコラミン誘発性多形性心室頻拍　catecholaminergic

polymorphic ventricular tachycardia　遺伝性疾患である．明らかな質的心疾患を伴わず，運動や精神的興奮あるいはカテコラミンによるアドレナリンβ-受容体刺激により，心室頻拍や心室細動が誘発される病態をいい，幼児期以降の小児期に多くみられる．

CPZ　クロルプロマジン〈クロルプロマジン塩酸塩〉　chlorpromazine　フェノチアジン系抗精神病薬．

CPZ　セフォペラゾン　cefoperazone　第3世代セフェム系抗菌薬．

Cr　クレアチニン　creatinine　クレアチン代謝の最終産物で，筋肉内でクレアチンから生成される非タンパク質性の窒素化合物．体重(kg)当たりの1日のクレアチニン排泄量(mg)をクレアチニン係数といい，約25とほぼ一定している．

CR　咳嗽反射　cough reflex　咳ともいう．肺や気道から空気を強制的に排出させるため，繰り返し起こる，気管・喉頭・呼吸筋の反射的な収縮運動．

CR　完全寛解　complete remission　白血病などの治療に反応して，がんの徴候がすべて消失したことをいうが，必ずしも完治を意味しない．

CR　完全奏効　complete response　抗がん薬や放射線治療による腫瘍縮小効果の判定に使用する用語．完全奏効(すべての標的病変の消失)，部分奏効，安定，進行の4段階がある．

CR　条件反射　conditioned reflex　生体の生理学的反射の様式．特定の反射をもたらす一定の刺激と，まったく無関係な刺激(条件刺激)を組み合わせ，繰り返すことで次第に条件刺激のみによって特定の反射が起きることをいう．

CRAI　膵局所動注療法　continuous regional arterial infusion　重

症急性膵炎に対する治療法．タンパク質分解酵素阻害薬，抗菌薬を投与し，炎症の早期鎮静化，壊死への進展抑制などを図る．

CRAO　網膜中心動脈閉塞症　central retinal artery occlusion　網膜中心動脈が血栓あるいは塞栓によって閉塞し，血流が途絶えることで起こる疾患．急激な視力障害や視野障害が起こる．

CRBBB　完全右脚ブロック　complete right bundle branch block　心臓の刺激伝導系の右脚に障害があるために，心室内伝導障害が生じるもので，右室の興奮に遅れが生じる．病的な意義はあまりない．心電図上では幅広いQRS波（3mm［0.12秒］以上）などの特徴がある．

CRBSI　カテーテル関連血流感染　catheter-related blood stream infection　血管内に挿入されたカテーテルに関連して発生した血流感染．とくに中心静脈カテーテルでの感染に注意する．→BSI（血流感染）

CRC　治験コーディネーター　clinical research coordinator　治験責任医師と被験者とその家族との調整を図り，専門的に治験実施過程に関することを支援する役割と責務をもつ治験協力者．

CRD　慢性呼吸器疾患　chronic respiratory disease　気道およびその他の肺組織の非感染性慢性疾患の総称．

CREST syndrome　クレスト症候群　calcinosis, Raynaud phenomenon, esophageal involvement, sclerodactyly, and telangiectasia syndrome　限局性強皮症．皮下石灰沈着，レイノー現象，食道蠕動運動異常，強指症，毛細血管の拡張を主症状とする全身性強皮症の良性型．

CRF　副腎皮質刺激ホルモン放出因子　corticotropin releasing factor　副腎皮質刺激ホルモン放出ホルモン（CRH）ともいう．視床下部から分泌されるペプチドホルモンで，下垂体に働きかけて副腎皮質刺激ホルモン（ACTH）の分泌を促進させるホルモン．

CRF 慢性呼吸不全　chronic respiratory failure　室内気吸入時の動脈血酸素分圧が60Torr以下の状態が1か月以上続くもの．基礎疾患には慢性閉塞性肺疾患，肺結核後遺症，間質性肺炎，肺がんなどがある．

CRF 慢性腎不全　chronic renal failure　進行性の腎疾患によって腎機能が徐々に低下する病態をいい，一般的には糸球体ろ過値(GFR)が正常の50％以下になった状態．慢性糸球体腎炎，糖尿病腎症などが原因となる．

CRH 副腎皮質刺激ホルモン放出ホルモン　corticotropin-releasing hormone→CRF(副腎皮質刺激ホルモン放出因子)

CRL 胎児頭殿長　crown-rump length　超音波検査で計測した胎児の頭部から殿部までの距離．経腟法は妊娠6週ころ，経腹法は妊娠7週ころから計測可能．

CRP C反応性タンパク　C-reactive protein　炎症や組織破壊の病気があると，血中濃度が増加するタンパク質．急激な組織の破壊や病気の重症度，経過，治療成績などの判定に有用．

CRPS 複合性局所疼痛症候群　complex regional pain syndrome　神経損傷によって引き起こされる慢性疼痛症候群．疼痛を中心に感覚異常，運動異常，交感神経異常，炎症，精神的変調をきたす．反射性交感神経性ジストロフィー(RSD)，カウザルギーなどが代表．

CRRT 持続的腎機能代替療法　continuous renal replacement therapy　体外血液浄化療法の一種で，低下した腎機能を長時間にわたって代替することを意図し，1日24時間使用されることを目的とした治療法．

CRS カテーテル由来敗血症　catheter-related sepsis　血管内カテーテルを留置している場所の汚染から体内に細菌が侵入して起きる敗血症．

CRS　先天性風疹症候群　congenital rubella syndrome　妊娠初期，母親の風疹ウイルス感染により，胎盤をとおして胎児にも感染し，出生後に心奇形，白内障，聴力障害などの障害がみられる症候群．

CRT　化学放射線療法　chemoradiotherapy　化学療法と放射線照射療法を併用するがんの治療．肺がんの放射線療法の第1選択．胸部の進行がんに対して行われることが多い．

CRT　心臓再同期療法　cardiac resynchronization therapy　右室と左室を同時にペーシングすることにより同期不全を改善させる治療法．

CRT　毛細血管再充満時間　capillary refilling time　指の爪を白くなるまで圧迫して血流を制限したあと，血流が戻って色調が回復するまでに要する時間．循環状態を調べる簡易評価法として用いる．

CRVO　網膜中心静脈閉塞症　central retinal vein occlusion　網膜中心静脈が閉塞して，その先に血液が流れなくなり，網膜血管がうっ血する循環障害．

CS　冠静脈洞　coronary sinus　心臓の後壁面の冠状溝の中にあり，心筋からの静脈血を集める静脈の主幹部分．

CS　クラッシュ症候群（圧挫症候群）　crush syndrome　長時間，四肢や殿部が圧迫を受けて発生する一連の症候群で，広範な筋組織の破壊を伴う．圧迫開放後，壊死筋肉から毒性物質が一気に全身に運ばれ，腎不全や心停止など致命的な損害を及ぼす．クラッシュシンドロームともよばれる．

CS　頸動脈洞　carotid sinus　総頸動脈が内頸動脈と外頸動脈に分岐する直前に位置し，舌咽神経の支配を受ける圧受容器．刺激されると徐脈，血圧下降，血管拡張，意識消失発作などをきたす．

CS 頸部脊椎症 cervical spondylosis 頸椎の退行性変化により現れる，椎体や椎間関節の骨棘形成，椎間板変性などの症状．初期は頸部の重圧感，緊張感など，次いで疼痛，運動障害が出現．進行すると神経根症状を示す．

CS サイクロセリン cycloserine 抗結核薬．

CS 挫滅症候群 crush syndrome 身体の一部が長時間挟まれるなどして圧迫され，その圧迫から解放された後に起こるさまざまな症候をいう．

CS 帝王切開術 cesarean section 妊娠子宮を切開して胎児を娩出させる手術．

CS 膀胱鏡 cystoscope 膀胱内，尿管口，前立腺部を観察する内視鏡．

CSAS 中枢型睡眠時無呼吸症候群 central sleep apnea syndrome 睡眠時無呼吸症候群のなかの無呼吸(10秒以上の呼吸気流の停止で，その間に呼吸努力がみられるもの)にみられる1パターン．呼吸中枢に障害が起き，呼吸筋への応答がないために胸郭および腹壁に動きがないもので，脳疾患，うっ血性心不全などに合併する．

CSR チェーン-ストークス呼吸 Cheyne-Stokes respiration 無呼吸状態から徐々に呼吸が増えたあと，次第に呼吸が小さくなって無呼吸状態に移行する呼吸を繰り返す状態．中枢神経系の異常，瀕死時などに認められる．

CSC 中心性漿液性網脈絡膜症 central serous chorioretinopathy 黄斑部に網膜浮腫あるいは網膜剥離を認める疾患．症状は片眼もしくは両眼の視力低下，ものが歪んで見える(変視症)，中心暗点など．

CSD 心臓突然死 cardiac sudden death 「急性症状が出現してから

24時間以内の予期しない内因死」と定義される．急性心臓死あるいは心臓発作の大半が虚血性心疾患といわれる．

CSD 猫ひっかき病 cat scratch disease 猫にひっかかれたり，咬まれたりすることで人に感染するBartonella henselaeによる人獣共通感染症．感染した猫は無症状である．

CSDH 慢性硬膜下血腫 chronic subdural hematoma 頭部外傷後慢性期（通常1〜2か月後）に，硬膜と脳との隙間に血腫がたまる疾患．血腫が脳を圧迫してさまざまな症状がみられる．

CSEA 脊髄くも膜下硬膜外併用麻酔 combined spinal-epidural anesthesia 硬膜外腔に穿刺し，硬膜外針を通して細い針を髄液の中に入れ麻酔薬を投与する．無痛分娩や泌尿器など下腹部以下の手術に用いられることが多い．

CSF コロニー刺激因子 colony stimulating factor 造血因子の1つで，白血球をつくり出すタンパクである．顆粒球の産生を促進するG-CSF（顆粒球コロニー刺激因子），M-CSF（マクロファージコロニー刺激因子）製剤がある．

CSF 脳脊髄液〈髄液〉 cerebrospinal fluid 脳室の脈絡叢で生成・分泌された脳室・くも膜下腔に貯留している無色透明な液．中枢神経系（脳，脊髄）を保護する役割がある．成人で約120〜150mL．

CSH 慢性硬膜下血腫 chronic subdural hematoma 硬膜とくも膜の間に新生被膜がつくられ，その中に血液や髄液が貯留した状態．軽微な外傷による急性硬膜下血腫から始まるものがほとんどである．血腫の量が限界を超えると症状が出現する．

CSI 持続皮下注入療法 continuous subcutaneous infusion →CSII

CSII 持続皮下インスリン注入療法 continuous subcutaneous insulin infusion　インスリンポンプを用いて，皮下に留置したカテーテルからインスリンを24時間持続的に自動投与する治療法．

CSM　**瓦礫の下の医療**　confined space medicine　災害現場で建物や車体に挟まれて動けない生存者を対象に行う医療処置．クラッシュ症候群に対する輸液などが主となる．

CSM　**頸椎症性脊髄症**　cervical spondylotic myelopathy　脊椎の加齢現象によって頸椎の変性や骨棘の形成などにより，脊柱管の狭小化が進み，内部の脊髄組織が圧迫される疾患．

CSM　**頸動脈洞マッサージ**　carotid sinus massage　頻脈発作の際に頸動脈洞を5～10秒圧迫しては解除するマッサージ法．数回繰り返すと頻脈がおさまる．

CSM　**脳脊髄膜炎**　cerebrospinal meningitis　髄膜炎ともいう．脳を保護する軟膜，くも膜，硬膜の中で軟膜とくも膜に炎症が起きた場合をいう．発熱，嘔吐などで発症し，意識障害や痙攣を起こすこともある．

CSR　**頸椎症性神経根症**　cervical spondylotic radiculopathy　脊椎の加齢現象によって頸椎の変性や骨棘の形成などにより，脊柱管の狭小化が進み，内部の神経根が圧迫される疾患．

CSR　**頸動脈洞反射**　carotid sinus reflex　血圧が上昇，下降した際，これを安定させようとして働く神経系による反射作用．

CSR　**中央材料室**　central supply room　医療機器，器具，材料などを洗浄・滅菌して保管し，供給する．院内感染予防・防止も担当する．

CSS　**頸動脈洞症候群**　carotid sinus syndrome　迷走神経の過剰な反応により，循環障害から失神などをきたす症候群．頸動脈洞を刺激することで起こる舌咽神経-迷走神経反射である．

CSS **チャーグ・ストラウス症候群** Churg-Strauss syndrome 全身の小血管の動脈に炎症が生じる病気．喘息か鼻アレルギーまたはその両方の病歴のある人に起こりやすい．

Cst **静肺コンプライアンス** static lung compliance 肺の伸展性（軟らかさ）を示す指標．肺機能の検査で用いられる．

CST **コントラクションストレステスト** contraction stress test 陣痛発来前に人工的に子宮収縮を起こし，胎児心拍数パターンの変化をみるテスト．潜在性胎児仮死の診断方法の1つ．自然発来の子宮収縮に対する反応を観察する場合にも用いる．

CT **化学療法** chemotherapy 悪性腫瘍に対する抗腫瘍薬による治療．

CT **クームス試験** Coombs test 赤血球不規則抗体の検出法．直接法（DCT）と間接法（IDAT）がある．

CT **結合〔組〕織** connective tissue 細胞や組織の間隙を埋める支持組織．

CT **コンピュータ断層撮影** computed tomography X線を体の周りを回転させながら照射することで輪切りの断面写真を撮ること．

CT **手根管** carpal tunnel 腱と神経が通っている手首内の管をいう．その中を走る正中神経が何らかの原因で手根管内圧が上がり，圧迫されて引き起こされる疾患群を手根管症候群という．

CT **循環時間** circulation time 循環器系の身体局所間を血液が流れる時間．

CT **心タンポナーデ** cardiac tamponade 心嚢内に血液がたまったため，心臓が拡張期に十分拡張できなくなり，全身から心臓への血液還流が障害され，ショック状態から死に至る極めて重篤な病態．

CT[C/T] 心胸郭比 cardiothoracic(ratio) →CTR

C/T ratio 心胸郭比(CTRと同意) cardiothoracic ratio 胸部X線像から心臓肥大の程度を簡単に知る便宜的な方法．心胸郭比は，胸郭横径に対する心横径の比率を百分率で表した指標．通常，健者は40%程度だが，50%以上で心拡大と判定される．

CTA CTアンギオグラフィー CT angiography 造影剤を静注して血管内を流れる様子を画像にしたものである．

CTAP 経動脈性門脈造影下コンピュータ断層 CT during arterial portography カテーテルを使って経動脈的に門脈を造影しながら撮影する検査．肝腫瘍の検出に有用．

CTCAE 有害事象共通用語規準 common terminology criteria for adverse events 米国国立がん研究所(NCI)が策定した，薬物の副作用や治療や処置に際してみられる好ましくない症状・徴候・疾患(有害事象，AE)を表す記述用語の統一規準．

CTCL 皮膚T細胞リンパ腫 cutaneous T cell lymphoma 皮膚に生じる悪性リンパ腫の一群．複数あるリンパ球のうち腫瘍の由来となる細胞がT細胞であるものをいう．日本では皮膚に生じる悪性リンパ腫の約90%がこれに相当する．

CTD 結合織病 connective tissue disease 膠原病．非感染性・非腫瘍性の多臓器を障害する全身性炎症性疾患の総称．全身性エリテマトーデス(SLE)，関節リウマチ(RA)，多発性筋炎(PM)，シェーグレン症候群(SJS)，ベーチェット病などがある．

CTG 胎児心拍陣痛図 cardiotocogram 胎児の心拍数と子宮の収縮圧を連続記録した陣痛曲線とを同時に記録した図．

CTGA 完全大血管転位[症] complete transposition of the great

arteries　大動脈と肺動脈幹の心室から出る位置が逆転している状態．右室から大動脈が左室から肺動脈が起始しており，心室中隔欠損の有無で3型に分類される．

CTL　細胞傷害性T細胞　cytotoxic T lymphocyte　細胞表面にCD8分子陽性細胞から分化し，感染細胞への攻撃を行う．遅延型アレルギーに関与する．

CTM　セフォチアム　cefotiam　第2世代セフェム系抗菌薬．

CTM-HE　セフォチアム ヘキセチル　cefotiam hexetil　第2世代セフェム系抗菌薬．

CTO　慢性完全閉塞病変　chronic total occlusion　冠動脈のプラークや狭窄が進行し完全に閉塞した結果，慢性的に心筋への血行動態が悪くなり血行そのものが遮断される病態を指す．

CTR　心胸郭比　cardiothoracic ratio　胸部X線写真正面像で心臓の最大横径(d)と胸郭内側の最大横径(D)の比．50%以上(間接撮影は53%以上)を心拡大と判定．

CTRX　セフトリアキソン　ceftriaxone　第3世代セフェム系抗菌薬．

CTS　手根管症候群　carpal tunnel syndrome　手関節部掌側の手根管部に狭窄を生じ，正中神経が圧迫を受けて麻痺をきたす症候群．中年以降の女性に起こりやすく，感覚・運動障害を訴える．

CTX　セフォタキシム　cefotaxime　第3世代セフェム系抗菌薬．

CTX　脳腱黄色腫　cerebrotendinous xanthomatosis　全身の腱黄色腫，神経症状，知能低下，早発性の動脈硬化，白内障を主徴とする常染色体劣性遺伝の代謝異常症．胆汁酸生成過程にかかわるミトコンドリアの27(または26)-水酸化酵素の欠損による．

CTZ 化学受容器引き金帯 chemoreceptor trigger zone 第4脳室底にあり，血行を介して薬物などの化学刺激を感受して嘔吐を生じさせるところ．

CUG 膀胱尿道造影 cystourethrography 外尿道口から造影剤を注入して尿道・膀胱を撮影する検査．逆行性尿道膀胱造影，チェーン尿道膀胱造影，排尿時膀胱尿道造影がある．

CuTS 肘部管症候群 cubital tunnel syndrome 肘の内側の関節部分を通過し，前腕の小指側まで走行する尺骨神経が圧迫されて生じる，絞扼性神経障害．小児期の骨折後の変形や変形性関節症，スポーツ外傷などが原因．

CV 中心静脈 central vein 肝小葉の中心を走る静脈．

CV 変動係数 coefficient of variation 統計用語．平均に対する相対誤差を示す量として用いられる．格差（データのばらつき）を表す係数．2つの変動係数の比較により，格差を判断する．

CVA クラブラン酸 clavulanic acid βラクタマーゼ阻害薬．

CVA 脳血管障害 cerebrovascular accident 脳を栄養する血管に異常が生じた状態．一過性脳虚血発作と脳卒中に大別される．

CVA 肋骨脊柱角 costovertebral angle 第12肋骨と脊椎の間の三角部の部分．腎盂腎炎，水腎症などで叩打痛が現れる．

C-VAMP シクロホスファミド＋ビンクリスチン＋ドキソルビシン＋メチルプレドニゾロン cyclophosphamide + vincristine + doxorubicin + methylpredonisolone 多発性骨髄腫に対する多剤併用化学療法．

CVC 中心静脈カテーテル central venous port 点滴や静脈注射などのために，カテーテルを挿入し，先端を中心静脈に位置させ留置し

CvCO₂　**混合静脈血二酸化炭素含量**　mixed venous carbon dioxide content　肺動脈の血液に含まれるCO_2濃度.

CVD　**色覚異常**　color vision deficiency　網膜錐体(赤錐体,緑錐体,青錐体)から大脳皮質の視覚中枢に至る経路の障害による色感覚の異常.一色型色覚(全色盲),二色型色覚(色盲),異常三色型色覚(色弱)がある.

CVD　**持続脳室ドレナージ**　continuous ventricular drainage　脳室内(ほとんどが側脳室)にドレーンを留置し,持続的に貯留した髄液を排出する方法.頭蓋内圧のコントロールとモニタリングなどを目的として行われる.

CVD　**脳血管疾患**　cerebrovascular disease　脳血管(主に動脈)の閉塞または破裂による疾患の総称.一過性脳虚血発作,脳出血,くも膜下出血,脳梗塞などがある.

CVH　**中心静脈栄養**　central venous hyperalimentation　経静脈栄養法の1つで,完全静脈栄養法,経中心静脈高カロリー輸液ともいう.生命維持に必要な高濃度のブドウ糖,アミノ酸,脂質,電解質,水分などを中心静脈に留置されたカテーテルから注入する方法.

CVO₂　**混合静脈血酸素含量**　mixed venous O_2 content　混合静脈血(一般的には肺動脈を指す)に含まれる酸素濃度.酸素消費量を知る1つの要素で,酸素消費量は心拍出量(CO：L/分)×($CaO_2 - CvO_2$)で求められる(CaO_2は動脈血酸素含量).

CVP　**中心静脈圧**　central venous pressure　大静脈の圧.右房圧とほぼ等しい.カテーテルを経静脈的に上・下大静脈口付近まで挿入して測定する.基準値は5〜10cmH₂Oである.

CVPPP 包括的暴力防止プログラム comprehensive violence prevention and protection programme 攻撃的な入院患者へのリスクアセスメント，興奮状態への介入，身体への介入技法，心理的サポートなど，そのかかわり方を治療的な視点から構成したプログラム．

CVR 脳血管抵抗 cerebralvascular resistance 脳の血流を妨げる因子で，動脈口径が大きな役割を果たす．

CVRR 心電図R-R間隔変動係数 coefficient of variation of R-R interval 心臓への副交感神経の活動を反映して，R-R間隔を調べる際に，心電図の変動を大きさを表す係数．

CVVH 持続的血液限外ろ過法 continuous veno-venous hemofiltration 送返血ルートによる療法分類の表記法．現在では多くがこの静脈から血液を取り出し静脈に戻す方式である．持続的に長時間，限外濾過によって水と溶質を除去し，同時に置換液を輸液して血液を浄化する方法．→CHF（持続的血液ろ過）

CVVHD 持続的静脈-静脈血液濾過 continuous veno-venous hemodiafiltration 24時間持続的に静脈から血液を取り出し，透析器で物質除去を行って静脈へ戻す血液浄化法．

Cw 白色静脈瘤 color white 食道静脈瘤の内視鏡的評価項目の1つで基本色調（color）はCw：白色静脈瘤（white），Cb：青色静脈瘤（blue）があり，Cbが破裂リスクが高いといわれる．

CWAP 災害弱者 children, women, aged people, patients 大災害において，優先的に治療を受けるべき被災弱者の頭文字をとったもの．子ども（C），女性（W），老人（A），患者・病人（P）であるが，Pには障害者も含まれる．トリアージ原則の1つ．

CX 回旋枝 circumflex branch 左冠動脈の後枝．左心室と左心房の境界にある左房室間溝に沿って走行し，心臓の後面に分布して血液

を供給する．

CXD セフロキサジン cefroxadine 第1世代セフェム系抗菌薬．

CXM-AX セフロキシム アキセチル cefuroxime axetil 第2世代セフェム系抗菌薬．

CyA シクロスポリン ciclosporin カルシニューリン阻害薬．

CYFRA サイトケラチン19フラグメント cytokeratin 19 fragment 肺扁平上皮がん，腺がんなどの指標になる腫瘍マーカーの1つ．

CYP チトクロムP450 cytochrome P450 ステロイドなどの内因性物質のほかに薬物の代謝，解毒などに関与している．とくに肝臓のミクロゾームに高濃度に存在する．

Cys, C システイン cysteine タンパク質を構成する含硫アミノ酸．ケラチン中に豊富に含まれる．システインが酸化されて二分子結合したものがシスチン．

Cyt, C シトシン cytosine ピリミジン塩基の1つで，核酸の構成成分である．脱アミノ反応を受けて，ウラシルとなり代謝される．

CZ 前立腺中心領域 central zone 前立腺は男性の膀胱の出口，尿道の始まりの部分を取り囲んでいるクルミ大の臓器で，精液の一部を造っているが，辺縁領域，中心領域，移行領域の3分野に分類される．

CZL フェノール・亜鉛華リニメント carbolic acid zinc liniment, phenol and zinc oxide liniment 防腐，鎮痒作用のあるフェノールと患部保護用の酸化亜鉛の混合外用薬．

CZOP セフォゾプラン cefozopran 第4世代セフェム系抗菌薬．

CZP クロナゼパム clonazepam 抗てんかん薬．

CZX　セフチゾキシム　ceftizoxime（セフティゾキシム）　外用セフェム系抗菌薬.

D

d 下行結腸 descending colon　結腸のうちの左結腸曲から左腸骨窩を指す.

d 用量 dose　服用量，一服の意.

D うつ病 depression　抑うつ気分，悲観的，不眠，食欲不振(過食)などを症状とする情動性精神障害.その人のもつ性格，環境の変化，生化学的要因(神経伝達物質の異常)などが相互に作用して起こると考えられている.

D ジオプトリー diopter　レンズの焦点距離をメートルで表した値の逆数.眼鏡の度などを表す単位として用いる.

d4A アンドロステンジオン androstenedione　副腎，精巣・卵巣，末梢で生成・分泌されるステロイドホルモン.女性ホルモンと男性ホルモンの前駆体.

DA ドパミン dopamine　カテコールアミンに属する神経伝達物質で，ドパミン受容体に作用する.ノルアドレナリンの前駆体.腹部臓器の血流を減少させることなく昇圧作用があるため，ショックの治療に用いられる.

DA 変形性関節炎 degenerative arthritis　筋力低下，加齢，肥満などにより関節の機能が低下して，軟骨組織と周囲の組織に変形や断裂を起こし，多くが炎症による関節液の過剰滞留が認められ，痛みを伴う病気.

DAA 解離性大動脈瘤 dissecting aortic aneurysm　大動脈壁の内膜に亀裂が入り，血液が裂隙から壁層間に圧出，中膜が層状に剥離し，大動脈壁が瘤状になった状態.血管が瘤状に膨隆していない場合は，大動脈解離という.

DAD　びまん性肺胞障害　diffuse alveolar damage　急性肺損傷，急性呼吸窮迫症候群などの障害によってみられる肺の病理組織像．滲出期（間質性・肺胞性浮腫など），増殖期（間質・気腔内の筋線維芽細胞増殖など），線維化期（膠原線維の沈着など）に分類される．

DAH　びまん性肺胞出血　diffuse alveolar hemorrhage　肺胞出血が肺全体に生じる肺疾患．

DAI　びまん性軸索損傷　diffuse axonal injury　外傷によって脳の神経細胞の線維（軸索）が広範囲に断裂し，機能を失う状態．

DAM　人物画テスト〈グッドイナフ人物画法〉　Goodenough draw-a-man test　人物画を描かせて絵に投影された被験者の精神状態を推測する．知的水準（精神年齢）を知るグッドイナフ法，発達や情緒的な面，脳損傷をみるコピッツ法がある．

DAP　人物描写テスト　draw a person test　「家・木・人物」の3種類を1枚の紙に，あるいはそれぞれ別の紙に描かせて，主に被検者の行動の主体である人格を検査する方法．

DAP　ダプトマイシン　daptomycin　リポペプチド系抗菌薬．

DAR　蘇生後死亡　death after resuscitation　心肺停止後蘇生した患者が，その後循環動態の不安定さや多臓器不全により死亡すること．

DAT　アルツハイマー型認知症　dementia of Alzheimer type　アルツハイマー病とほぼ同義．緩徐進行性の記憶障害を呈し，老年期の認知症性疾患のなかでは最も多い．原因はアミロイド仮説（アミロイドタンパクの沈着→神経原線維の変性→アセチルコリン作動性神経細胞の脱落→脳の萎縮→知能低下，人格崩壊）が有力．

dB　デシベル　decibel　音などの強さを比較するのに用いる単位．聴覚検査では正常者の聴力を基準（0dB）として，難聴者の聴力を測定す

DB Ⅲ度熱傷　deep burn　熱傷深度が皮膚全層の損傷．ケロイド状になったり機能障害が残る重度の熱傷．

DB 直接〔型〕ビリルビン〈抱合型ビリルビン〉　direct bilirubin　肝臓でグルクロン酸抱合を受け(抱合型)，胆汁中に排泄される抱合型のビリルビン．肝・胆道疾患で上昇，黄疸の原因となる．

DC 子宮頸管拡張および掻爬術　dilatation and curettage　子宮頸管を広げ，子宮内に残存している組織を摘出する手術法(流産手術あるいは人工妊娠中絶手術)．流産手術は絨毛組織を取り除き，排卵再開を促して次の妊娠に備えることを目的に行われる．

DBA ダイアモンドブラックファン貧血　Diamond-Blackfan anemia　先天的に赤血球系細胞のみの産生低下を特徴とし，他の血球系には異常を認めない再生不良性貧血．

DBE ダブルバルーン小腸内視鏡　double ballon endoscope　長い内視鏡とその外側に取り付けるチューブの両方にバルンをつけ，バルンを交互に膨らませたり，しぼませたりしながら，小腸をたぐりよせて観察する内視鏡．

DBECPCG ベンジルペニシリン ベンザチン　benzylpenicillin benzathine hydrate　ペニシリン系抗菌薬．

DBI びまん性脳損傷　diffuse brain injury　外傷後，大脳表面に大きな異常が認められなくても，意識障害がある状態．大脳皮質と脳底部を連絡する神経軸索が，広い範囲に断線したり損傷を受けている．

D-Bil 直接ビリルビン　direct bilirubin　ビリルビンは崩壊したヘモグロビンから生成され，水に不溶性で，血中ではアルブミンと結合して肝臓に運ばれる(この状態が間接ビリルビン)．肝臓に運ばれた間接

ビリルビンは，グルクロン酸抱合を受けて水溶性となる（この状態が直接ビリルビン）．

DBP　拡張期血圧 diastolic blood pressure（ダイアストリック ブラッド プレッシャー）　心筋が弛緩したときの血圧．最低血圧．

DBS　深脳部刺激 deep brain stimulation（ディープ ブレイン スティミュレイション）　定位脳手術で脳の深部に設置した刺激電極から特定部位に電気刺激を行う治療法．

DBT　深部体温 deep body temperaure（ディープ ボディ テンプレチャー）　体の中心部の体温（深部）をいい，表面の皮膚体温とは区別される．日本人の深部体温の平均は36.9度といわれるが，皮膚温度はこれより低い．

DBT　二重盲検法 double blind test（ダブル ブラインド テスト）　薬効評価法の1つ．新薬などの被験薬とそれとまったく外見が同じの既存薬あるいは偽薬を用意し，どちらの薬を服用しているか被験者と験者に知らせずに行う治験方法．

DC　下行結腸 descending colon（ディセンディング コロン）　結腸の一部で，右腸骨窩から仙骨上端までの部分．

DC　樹状細胞 dendritic cell（デンドリティック セル）　免疫細胞の一種で，抗原提示細胞として機能する．外界に触れる鼻腔，肺，胃，腸管に存在し，その名の通り周囲に突起を伸ばしている．

DC　直流除細動 direct current shock（ダイレクト カレント ショック）　心臓に高圧の電気刺激を与えて異常調律を除去する方法．体外式と体内式がある．

DC　包帯交換 dressing change（ドレッシング チェンジ）　単なる包帯の交換だけでなく，患部の状態の観察も行う意味を併せ持つ．

DC, D/C　退院，退院した discharge, discharged（ディスチャージ，ディスチャージド）　医療機関と患者の法律関係でいえば，患者の診療，治療が終わり，入院診療契約が終了し病院を出ること．

DCCT 糖尿病合併症対照試験　The Diabetes Control and Complications Trial　米国とカナダの13歳〜39歳の1型糖尿病の患者を対照に行った試験．血糖値を良い状態にコントロールし続けることが，合併症の発症・進行の防止に役立つのかを明らかにするために行われた．

DCF ペントスタチン　pentostatin　代謝拮抗薬．抗悪性腫瘍薬．

3D-CT 三次元CT　3-dimensional CT　X線を当て，その部位から得られた信号を三次元画像として合成するCT．

DCA 方向性冠動脈粥腫切除術　directional coronary atherectomy　冠動脈にできた粥腫（アテローム）をデバイス（モーター駆動の回転刃とバルーンを内蔵している器具）用いて削り取る治療法．デバイスはカテーテルを使用して挿入する．

DCH 遅延型皮膚過敏症　delayed cutaneous hypersensitivity　T細胞が抗原に反応することによって起こるアレルギー反応．代表的なものとして，ツベルクリン反応や接触性皮膚炎がある．

DCI 脱炭酸酵素抑制薬　decarboxylase inhibitor　カルボン酸から二酸化炭素を取り除く反応を触媒する酵素の反応を抑制する薬物．

DCIS 乳管上皮内がん　ductal carcinoma *in situ*　乳管上皮に発生したがん細胞が基底膜（表皮と真皮の間にある厚さ0.1μmの薄い膜）を破壊・浸潤せず，上皮内に留まっている状態のがん．完全に切除すれば完治する．

DCM 拡張型心筋症　dilated cardiomyopathy　左室または左室右室両者の拡張と収縮低下を特徴とする心筋疾患．病因不明の特発性が最も多い．著しい心拡大，うっ血性心不全を伴って発症し，進行性に増悪することが多い．

DCR　涙嚢鼻腔吻合術　dacryocystorhinostomy　閉塞した涙道から直接鼻腔に通ずる吻合孔をつくる手術法．

DCS　ダメージコントロールサージェリー　damage control surgery　救命を目的とした外傷治療戦略を指す．蘇生目的の初回手術，全身の安定化を図る集中治療，修復・再建手術の3要素からなる．

DCT　直接クームス試験　direct Coombs' test　血球などの有形抗原に結合している抗体の検出法で，生理食塩水で洗浄した被験者赤血球に抗グロブリン血清を加えて凝集の有無をみる検査．

DCV　徐放性製剤技術　diffusion controlled vesicle　通常の速放性製剤に比べ，徐放性製剤は投与回数の減少，薬効の持続化，副作用や毒性の発現を低減させるなどの有効性，安全性上の利点が多い．

DDAVP　デスモプレシン　desmopressin　ホルモン製剤．

DDB　深達性Ⅱ度熱傷　deep dermal burn　熱傷深度が表皮から真皮までに至った損傷．色素沈着や軽度の瘢痕が残る熱傷．

DDD　ユニバーサルペーシング　double double double　心臓ペーシングのモードの1つ．心房と心室両方(D)で感知し，心房の自己波がなければ心房と心室の両方(D)を刺激し，抑制と同期の両方(D)を行う．

DDEB　優性栄養障害性表皮水疱症　dominant dystrophic epidermolysis bullosa　常染色体優性遺伝による7型コラーゲンの異常により，基底膜と心脾の結合が弱まり水疱を形成する．

DDH　発育性股関節形成不全　developmental dysplasia of the hip　出生前後に股関節が外れる疾患とされたため「先天性」といわれたが，実際は新生児に発症することから，現在は「発育性，あるいは発達性」と呼ばれる股関節脱臼のこと．→CDH

ddI ジダノシン didanosine 抗HIV薬.

DDS ジアフェニルスルホン diaphenylsulfone 皮膚組織を破壊する活性酸素や炎症にかかわる体内物質,"炎症性サイトカイン"の産生を抑制する作用がある.皮膚障害の治療に用いられる.

DDS 薬物送達システム drug delivery system 体内の薬物分布を量的・空間的・時間的に制御し,コントロールする薬物伝達システム.

DDST デンバー式発達スクリーニング検査 Denver Developmental screening Test 乳幼児の発達を評価する検査.個人−社会,微細運動−適応,言語,粗大運動の4つの領域からとらえる.

DDx 鑑別診断 differential diagnosis 患者への問診,視診,聴打診,触診,検査などを参考に,類似したほかの疾患と比べて,疾患を識別するために行う診断.

DE 指診 digital examination 直腸診などにおいて指を使っての指診をいう.→DRE

Deg Pig 網膜色素変性症 pigmentary degeneration of the retina 網膜に異常な色素沈着が起こり,夜盲,視野狭窄,視力低下,羞明などの症状をみる.厚生労働省の「特定疾患治療研究事業」の対象疾患でもある.

Derm 皮膚炎 dermatitis 皮膚に起こる炎症の総称.紅斑やかゆみを伴う.

Derma 皮膚科 Dermatology 皮膚科.

DESIGN-R DESIGN-R褥瘡状態評価法 depth, exudate, size, inflammation/infection, granulation tissue, necrotic tissue, pocket-rating 褥瘡の状態を評価するスケール.深さ,滲出液,大きさ,炎症/感染,肉芽組織,壊死組織,ポケットの7項目から評価する.

Dex デキサメタゾン dexamethasone 合成副腎皮質ステロイド薬.

DEXA 二重エネルギーX線吸収法 dual-energy X-ray absorptiometry エネルギーの異なる2種のX腺を透過させることにより,骨密度や体脂肪を測定する.

DF 陥没骨折〈陥凹骨折〉 depressed fracture 骨の表層が内腔に落ち込むような骨折.頭蓋骨に多く(山高帽骨折),脛骨上端や踵骨にもみられる.

DF 食物繊維 dietary fiber 食物に含まれている難消化性成分の総称.ヒトの消化酵素では消化されない.

DF 除細動器 defibrillator→AED

DF デジタル透視法 digital fluorography 血管造影や消化管造影,その他の透視検査したものをデジタル情報として得る方法.

DF 糖尿病性足病変 diabetic foot 糖尿病の合併症の1つ.糖尿病末梢神経障害と血流障害,細菌への抵抗力減弱が原因で起こる足の病変.

DF, df 除細動 defibrillation 心室・心房の細動・粗動,あるいは心室性頻拍症に対して電流によるカウンターショックを加えたり(電気的除細動),抗不整脈薬を投与したりして,正常調律に回復させること.

DFD 限定栄養食 defined formula diet 経腸栄養剤の1つ.消化中間物などを混合して調整している.

DFNa ジクロフェナクナトリウム diclofenac sodium 非ステロイド系抗炎症薬.

DFPE 二重ろ過血漿交換 double filtration plasma exchange 2種類のフィルターを用いて,病因物質を除去する血漿交換療法の1つ.血漿分離器の一次膜で血漿に分離し,二次膜で病因物質をろ過し,アル

ブミン製剤などを補充して体内に戻す．

DFPP 二重濾過血漿分離 double filtration plasma pheresis 血液をまず血漿に分離し，血漿成分に存在する病因物質を血漿成分分離器でふるい分けし，病因物質は廃棄すること．

DFSP 隆起性皮膚線維肉腫 dermatofibrosarcoma protuberance 皮膚に原発する悪性腫瘍．成人の体幹に好発する．

5'-DFUR ドキシフルリジン doxifluridine 代謝拮抗薬．抗悪性腫瘍薬．

DG 椎間板造影 discography 椎間板内に針で造影剤を注入して椎間板の変性の度合いやヘルニアの部位などを診断する検査．

DGN びまん性糸球体腎炎 diffuse glomerulonephritis 慢性糸球体腎炎の組織別分類の1つで，糸球体の広範囲に炎症がみられる腎炎．

DGS 糖尿病性糸球体硬化症 diabetic glomerulosclerosis 糖尿病により微小血管の血行障害が起こり，腎臓の糸球体が硬化してしまう疾患．

DH 歯科衛生士 dental hygienist 1948年に制定された歯科衛生士法に基づき，歯科医師を補助し，歯牙および口腔疾患の予防措置を専門に行う者．国家資格．

DH 疱疹状皮膚炎 dermatitis herpetiformis 自己免疫疾患の1つ．小麦，ライ麦，大麦やそれらを原料とする食品に含まれるグルテンによって体内の免疫システムが活性化され，発疹やかゆみが生じる．

DHA ドコサヘキサエン酸 docosahexaenoic acid 多価不飽和脂肪酸の1つ．マグロやサンマなどの青魚に多く含まれる．

DHEA デヒドロエピアンドロステロン dehydroepiandrosterone

副腎から分泌されるステロイド．男性ホルモン作用をもつ．

- **DHF　デング出血熱**　dengue hemorrhagic fever　デングウイルスに感染して発症する感染症．点状出血や斑状出血，粘膜からの出血などの症状が現れる．

DHTR　遅発性溶血性輸血副作用　delayed hemolytic transfusion reaction　輸血による抗原刺激により，抗体が輸血赤血球と反応して，血管内外で溶血反応を起こす現象．輸血後数日から十数日以内に症状が現れることが多い．

DI　医薬品情報　drug information　薬剤師（医師）が目的に合わせて検索・収集し，必要とされる人に対して評価・選択して提供する医薬品に関する情報．通常は医薬品の効能・効果，用法・用量，相互作用，禁忌，副作用などが掲載されている添付文書を指す．

DI　点滴　drip infusion　静脈内に留置した注射針から，薬物を一滴ずつ投与する注射法．

DI　ドワイヤー法　Dwyer instrumentation　脊椎側湾症の変形を矯正するための手術法．

DI　尿崩症　diabetes insipidus　尿の濃縮障害による多尿，口渇，二次性多飲を主徴とする病態．

DI　不快指数　discomfort index　人間がむし暑く感じる不快さを表す指数．不快指数（DI）＝ 0.72 ×（乾球温度°C ＋ 湿球温度°C）＋ 40.6 ＝ 0.4 ×（乾球温度°F ＋ 湿球温度°F）＋ 15.75 で約 10％，85 で 95％が不快を感じる．

diast.　拡張期　diastolic　心房の血液が空となり，心室に血液が満たされていくときで，血圧が最も低くなる．

DIC　点滴静注胆道造影法　drip infusion cholangiography　胆囊・胆

管造影剤イオトロクス酸メグルミン（ビリスコピン）を 30 〜 60 分かけて点滴静注し，胆道を造影する方法．急性胆嚢炎の診断，胆嚢摘出後や胆石症の胆管の検索など用いる．

DIC **播種性血管内凝固症候群** disseminated intravascular coagulation　さまざまな重症基礎疾患を背景に，血液凝固反応の過剰な活性化のため，全身の細小血管内に微小血栓が形成され，臓器不全や出血傾向が現れる予後不良の病態．

DIC **薬剤性大腸炎** drug-induced colitis　薬物の副作用として発生する大腸の病変．薬物の投与によって腸管にびらんや潰瘍などの炎症が起き，腹痛，下痢や下血などの症状が生じる．

DICOM **ダイコム** Digital Imaging and Communication in Medicine　北米電子機器工業会と米国放射線学会により開発された医用デジタル画像と通信に関する標準規格．装置やメーカーが異なってもデータ保存が可能．

DIHS **薬剤性過敏症候群** drug-induced hypersensitivity syndrome　重症薬疹の1つで発熱，臓器障害を伴って急速に拡大する紅斑を症状とする．

DIL **薬剤誘発性ループス** drug-induced lupus　薬物の服用が原因で全身性エリテマトーデス（SLE）に類似した症状を呈するものをいう．症状は疑わしい薬物の使用を中止すれば，通常は数週間で回復する．

DIND **遅発性虚血性神経脱落** delayed ischemic neurological deficit　くも膜下出血後の回復期に起こる，脳血管のびまん性狭窄．意識障害や片麻痺などの症状が発現する．

DIP **遠位指節間関節** distal interphalangeal joint　指の最も遠位にある末節骨と中節骨の間にある関節．

DIP 点滴静注腎盂造影法　drip infusion pyelography　経静脈性に水溶性ヨード造影剤を点滴投与し，腎実質(ネフログラム)，腎杯，腎盂を描出して腎排泄機能と形態を検査する撮影法．

DIP 剥離型間質性肺炎　desquamative interstitial pneumonia　肺胞隔壁，気管支血管周囲，小葉間隔壁などの間質に炎症や線維化病変が起こる間質性肺炎の，しかも原因が特定できない特発性間質性肺炎の病理組織パターンの1つ．

DIS 診断学的面接基準　diagnostic interview schedule　精神医学診断の基準となるICD-10あるいはDSM-Ⅳに基づいた症状を同定していく面接(簡単な質問など)による診断法．

Disc(dis) 退院　discharge　入院していた患者の病状が回復して病院から出ること．

DISH びまん性特発性骨肥厚症　diffuse idiopathic skeletal hyperostosis　全身の靱帯が変性して骨化する疾患．

disl, dislo 脱臼　dislocation　関節を構成する骨同士の関節面が正しい位置関係を失っている状態．程度により完全脱臼と不完全脱臼(亜脱臼)に分類される．

DIV 点滴静脈注射　drip intravenous injection　静脈内に一定の速度で水分，薬液，栄養用輸液製剤などを入れていく方法．点滴ともいう．

DIVP 点滴静注腎盂造影法　drip-intravenous pyelography　→DIP

DJD 変形性関節症　degenerative joint disease　→OA

DJS デュビン-ジョンソン症候群　Dubin-Johnson syndrome　慢性非溶血性黄疸．遺伝性抱合型高ビリルビン血症の1つだが，常染色体劣性遺伝で発症頻度はきわめて低い．胆汁うっ滞を伴わない抱合型高

ビリルビン血症を呈す．ポリフィリン代謝異常を伴う．

DKA 糖尿病性ケトアシドーシス diabetic ketoacidosis インスリン作用不足による高血糖，高ケトン血症，アシドーシスを特徴とする糖尿病の急性合併症．感染，インスリン注射の中断などで引き起こされる頻度が高い．

DKB ジベカシン dibekacin アミノグリコシド系抗菌薬．

DL 肺拡散能力 diffusing capacity of lung 肺胞と毛細血管の間で行われるガス交換において，酸素や二酸化炭素が肺胞上皮・間質・毛細血管内皮を通り抜け，移動する能力のこと．

DLB レビー小体型認知症 dementia with Lewy bodies 初期ないし老年期に発症し，進行性の認知機能障害に加えて，パーキンソニズムと特有の精神症状を示す認知症疾患．

DLBCL びまん性大細胞型B細胞性リンパ腫 diffuse large B-cell lymphoma 腫瘍細胞がびまん性に小型リンパ球の2倍あるいは組織球より大きい腫瘍細胞が増殖する．

DLBD レビー小体型認知症 diffuse Lewy body disease →DLB

DLC ダブルルーメンカテーテル double lumen catheter 内腔が2つあるカテーテル．

DLco 一酸化炭素に対する肺拡散能力 diffusing capacity of the lung for carbon monoxide 肺胞から肺毛細血管内へ移動するガスの量を測る検査．測定が容易な一酸化炭素を用いて行う．

DLE 円板状エリテマトーデス discoid lupus erythematosus 円板状紅斑性狼瘡ともいう．皮膚疾患の1つ．円板状皮疹が顔面や指背などの日光露出部に好発する．日光照射が増悪因子ともなる．病変が全身に広がる場合は全身性エリテマトーデスに移行することがある．

DLI　ドナーリンパ球輸注療法　donor lymphocyte infusion　EBウイルス感染症などに対し，ドナーからリンパ球を投与する治療法．リンパ球が感染症の原因細菌やウイルスを攻撃する性質を利用している．

DLKP　深部表層角膜移植　deep lamellar keratoplasty　表層角膜移植の1つ．角膜は表層角膜，深部表層角膜，内層角膜に分けられるが，深部表層角膜部分の移植をいう．

DLST　リンパ球刺激試験　drug lymphocyte stimulation test　リンパ球幼若化試験ともいう．末梢血からリンパ球を分離して薬剤と培養し，リンパ球の幼若化を調べる検査．

DLT　ドナーリンパ球輸注　donor lymphocyte transfusion　ドナーから提供されたリンパ球をホストに輸注する治療法．

DLV　分離肺換気　differential lung ventilation　肺分離専用のチューブを用いて左右どちらかの肺を換気したり，別々の換気様式にしたりする換気法．

DM　拡張期雑音　diastolic murmur　心音の聴診で第Ⅱ音と次の第Ⅰ音との間に聴かれる可聴心音(雑音)．多くは僧帽弁狭窄症，大動脈弁閉鎖不全症，肺動脈弁閉鎖不全症，三尖弁狭窄症などの弁膜疾患の存在により出現する．

DM　筋強直性ジストロフィー　dystrophia myotonica　筋強直症(骨格筋が収縮したあと，すぐに弛緩できない現象)と骨格筋以外の多臓器障害が特徴の難病．

DM　糖尿病　diabetes mellitus　インスリン作用不足に起因する慢性の高血糖を主な特徴とする代謝疾患群．小児から思春期に多く発症する1型と，肥満など環境要因によって中高年に多く発症する2型がある．

DM　皮膚筋炎　dermatomyositis　皮膚および筋肉が同時に侵される膠原病の一疾患．皮膚症状は光線過敏症，紅斑，皮膚の萎縮，色素沈着など，自発痛・圧痛，心筋障害，消化管潰瘍など．筋肉のみの病態は多発筋炎という．

DMARDs　疾患修飾性抗リウマチ薬　disease modifying anti-rheumatic drugs　関節リウマチが進行している場合に用いられる薬で，抗リウマチ効果やリウマチ因子減少作用があるとされている．抗炎症作用はないために，ステロイド薬(少量)か非ステロイド抗炎症薬との併用が必要．

DMAT　災害派遣医療チーム　disaster medical assistance team　「災害の発生直後の急性期(おおむね48時間以内)に活動が開始できる機動性をもった，専門的な研修・訓練を受けた災害派遣医療チーム」と定義され，医師，看護師，業務調整員により構成される．

DMCTC　デメチルクロルテトラサイクリン　demethylchlortetracycline hydrochloride　テトラサイクリン系抗菌薬．

DMD　デュシェンヌ型筋ジストロフィー　Duchenne muscular dystrophy　骨格筋の変性・壊死が起こり，進行性の筋萎縮と筋力低下を呈する進行性筋ジストロフィーの1つ．主に3歳前後の男児に発病．ジストロフィンの異常(欠失, 重複, 遺伝子変異)が病因とされる．

DMP　進行性筋ジストロフィー　dystrophia musculorum progressiva　進行性に身体や顔面などの筋力が低下や萎縮をしていく遺伝性疾患．

DN　糖尿病神経障害　diabetic neuropathy　糖尿病を主な原因として引き起こされる神経障害．遠位優位の対称性多発ニューロパシーが最も頻度が高く，手袋・靴下型感覚障害として現れる．

DNA　デオキシリボ核酸　deoxyribonucleic acid　デオキシリボース

を含む核酸．染色体の主要成分として遺伝子の本体を構成し，個々の遺伝情報を担う．

DNAR 心肺停止の蘇生を行わない「蘇生不要の事前指示」 do not attempt resuscitation 本人もしくは家族による「心肺蘇生は行わない」との意思表示により，心肺蘇生の処置を行わないこと．

DNR 心肺停止の蘇生の不要指示 do not resuscitate order 100%死亡予測が可能な症例に対し，事前の患者の延命拒否の意思がある程度信頼性をもって確認できており，かつ家族の了解のもと，心肺停止時に蘇生術を施行しない指示のこと．

DNR(DM) ダウノルビシン daunorubicin アントラサイクリン系抗悪性腫瘍薬．

DNS 異形成母斑症候群 dysplastic nevus syndrome ほくろの一種．比較的大きく，非定型的な母斑が特徴．これらは不均質な色素沈着および非対称的な多環状の境界を示す．

DOA 到着時死亡 dead on arrival 救急隊が到着した時点ですでに意識，心拍，呼吸がすべて停止している状態．

DoA ドパミン dopamine 中枢神経系の神経伝達物質カテコールアミンの1つで，薬物は昇圧効果があり，心不全の治療に用いられる．

DOB ドブタミン〈ドブタミン塩酸塩〉 dobutamine hydrochloride 心不全の循環管理に用いられる強心カテコールアミンの一種．薬効はドパミン同様，心収縮力の増強による心拍出量の増加と血圧上昇．

DOC デオキシコルチコステロン deoxycorticosterone 副腎の網状帯と束状帯から分泌される鉱質コルチコイド．ナトリウムの再吸収を促進する．

DOC/TXT ドセタキセル docetaxel 微小管阻害薬．抗悪性腫瘍薬．

DOE 運動時呼吸困難　dyspnea on exertion（ディスプニア オン イグゼイション）　安静時にはみられないが，運動時に呼吸困難を起こす現象．労作性呼吸困難ともいう．

DOLV 両大血管左室起始症　double outlet left ventricle（ダブル アウトレット レフト ヴェントリクル）　大動脈と肺動脈が左室から出ている先天性心疾患．きわめてまれ．

DOMP 医原病　disease of medical practice（ディジーズ オブ メディカル プラクティス）　医療行為によって引き起こされた病的状態．

DORV 両大血管右室起始症　double outlet right ventricle（ダブル アウトレット ライト ヴェントリクル）　大動脈と肺動脈の両大血管の半分以上が右室から出ている先天性心疾患．大きな心室中隔欠損を伴っているため左室の血液は駆出されるが，静脈血が体循環に流れ込むためにチアノーゼがみられる．

DOS 手術日　day of surgery（デイ オブ サージェリー）　医師がメスなどを用い，患部を切開したり切断・摘出したりして回復させるために行う手術を行う日をいう．オペともいう．

dos. 用量　dose, dosage（ドーズ，ドーシジ）　薬物の用いるべき使用分量．

DOT 直接監視化治療　directly observed treatment（ダイレクトリィ オブザーブド トリートメント）　治療中の結核患者の服薬（嚥下）を直接確認すること．治療脱落防止，治療成功率の上昇，耐性化防止などを目的としている．

DOTS 直接監視化短期化学療法　directly observed treatment short course（ダイレクトリィ オブザーブド トリートメント ショート コース）　WHOが提唱する服薬確認を軸とした結核対策戦略．日本では対面指導の外来DOTS，家庭訪問により服薬指導を行う訪問DOTS，訪問や電話などでの服薬状況確認の連絡確認DOTSの3つの方法で推進している．

DOXY ドキシサイクリン　doxycycline（ドキシサイクリン）　テトラサイクリン系抗菌薬．

DP flap 胸三角筋部皮弁　deltopectral flap（デルトペクトラル フラップ）　胸部の三角筋部の皮膚を移植用に弁状に栄養血管などとともに切り離した組織のこと．頭頸

部がんの再建手術などで用いられる．大きな皮膚欠損があり，血流が悪い創を被覆する際に用いられる．

DPA　ドパミン部分アゴニスト　dopamine partial agonist　統合失調症治療薬の1つとして期待される新薬で，ドパミンが過剰なときは拮抗薬として作用，減少すると部分アゴニストとして作用する．

DPB　びまん性汎細気管支炎　diffuse panbronchiolitis　慢性副鼻腔炎と慢性炎症性下気道疾患を有する副鼻腔気管支症候群の1つ．症状は慢性の膿性痰，咳，副鼻腔炎など．

DPC　診断群分類　diagnosis-procedure combination　医療費の定額支払いのための評価基準．

DPG　幽門側部分胃切除術　distal partial gastrectomy　幽門側の胃を約2/3～3/4程度切除する手術．

DPH　ジフェニルヒダントイン　diphenylhydantoin　てんかん治療に用いられている抗けいれん薬．

DPI　食事性タンパク質摂取　dietary protein intake　1日に食事から摂取するタンパク質をいう．

DPLN　びまん性増殖性ループス腎炎　diffuse proliferative lupus nephritis　SLE（全身性エリテマトーデス）に合併するループス腎炎（Ⅰ型からⅥ型まである）の1つ．

DPN　糖尿病性多発神経障害　diabetic polyneuropathy　糖尿病性ニューロパチーの中で最も高頻度にみられる基本病型．感覚神経，運動神経，小径線維のいずれか，あるいは複数が障害される．

DPP-4阻害薬　ジペプチジルペプチダーゼ4　dipeptidyl peptidase-4　インスリン分泌促進薬．

DPPHR 十二指腸温存膵頭切除術 duodenum preserving pancreas head resection 膵・胆管系悪性腫瘍の切除術において，十二指腸を温存して膵頭を切除する術式．

DPPHR 十二指腸温存膵頭切除術 duodenum preserving pancreas head resection 悪性度の低い膵腫瘍，郭清の必要がないと判断されるような腫瘍に，十二指腸を温存，膵頭を切除する術式．

DPT ジフテリア，百日咳，破傷風 diphtheria, pertussis, tetanus ジフテリア，百日咳，破傷風の病原菌に対する三種混合ワクチン．→DTP

DQ 発達指数 developmental quotient 乳幼児の発達の遅速を表す指標．発達年齢と生活年齢(暦年齢)との比で算出する．発達年齢(DA)/生活年齢(CA)×100＝発達指数(DQ)指数100は年齢相応の発達を示す．

DR 糖尿病網膜症 diabetic retinopathy 高血糖に起因した代謝異常により生じる網膜の微小血管異常．血管透過性亢進，微小血管閉塞，血管新生などがみられる．

Dr. 医師 doctor 大学またはそれに準ずる機関で6年間の医学教育を履修したのち，医師国家試験に合格し，厚生労働大臣の免許を受けた者．

DRA 透析アミロイドーシス dialysis-related amyloidosis 長期透析患者の骨関節組織にアミロイド線維が沈着することで生じる，骨・関節障害の総称．

DRE 直腸(指)診 digital rectal examination 肛門から直腸へと指を入れて触診する方法．

DRG 診断群分類 diagnosis related groups 米国で開発された診

断群分類.さまざまな疾病を国際疾病分類に基づいて,臨床的(臓器別,診断名,手術の有無,術式など)および経済的(人件費,医薬品,在院日数など)に似通ったものをグループ分けする方法.

DRG-PPS 診断群別定額支払方式 diagnosis related groups-prospective payment system 米国におけるDRGに基づく公的病院の入院医療費の支払方法(診断群別定額支払方式).

DRPLA 歯状核赤核淡蒼球ルイ体萎縮症 dentatorubral-pallidoluysian atrophy 常染色体性優性遺伝形式をとる遺伝性脊髄小脳変性症.

DRPM ドリペネム doripenem カルバペネム系抗菌薬.

DS 死腔 dead space ガス交換に寄与しない気道の腔.肺胞以外の解剖学的な構造上からもガス交換できない導入気道を解剖学的死腔,病的にガス交換に寄与しない肺胞は肺胞死腔といい,併せて生理学的死腔という.

DS ダウン症候群〈21-トリソミー症候群〉 Down's syndrome 21番の染色体が3個存在する染色体異常.染色体異常のなかで最も多く,出生約1,000人中1人の割合で発症.特徴的な顔貌がみられ,心奇形の合併,精神発達遅滞を伴うことが多い.

DS ダンピング症候群 dumping syndrome 胃切除術後の患者の食後に起こる悪心・嘔吐・脱力感・動悸・発汗などの一連の症状.食物が急速に小腸に移動することによる機能障害である.

DS ドライシロップ dry syrup 白糖などの糖類または甘味料で甘味をつけた顆粒状の薬物.使用時は溶解または懸濁して用いる.

DS, D/S ブドウ糖食塩液 dextrose in saline 0.9%生理食塩水に5%ブドウ糖液を,用途別の比率で混合した点滴溶液.これは血漿と同じ浸透圧なので体内での影響はない.

ds-DNA　二本鎖DNA　double-stranded DNA　互いに相補的な塩基配列をもつ1本鎖DNAが，互いに逆向きの方向性で塩基間に水素結合を形成し，二重らせんを形成したDNA.

DSA　デジタルサブトラクション血管造影　digital subtraction angiography　通常の方法に比べ，低濃度の造影剤でも血管影を描出でき，静注法による動脈造影も可能な血管撮影法．骨などの背景の陰影を消去して血管影のみを抽出したX線像も得られる．

DSA　破壊性脊椎関節症　destructive spondyloarthropathy　長期透析患者に生じる合併症で，透析アミロイドーシスの部分症である．骨を破壊するアミロイドの沈着による骨関節症で，上下肢のしびれ，手指動作緩慢，歩行のふらつきなどの症状が出現する．

DSCG　クロモグリク酸ナトリウム　disodium cromoglycate　抗アレルギー薬．アトピー型の気管支喘息の発作予防や，食物アレルギーによるアトピー性皮膚炎に有用である．

DSD　災害神経症　disaster stress disorder　災害後にみられる精神障害で，①災害によるショックからくる不安，不眠など，②肉親や家などの喪失による適応障害や抑うつ状態，③幻覚や悪夢などで繰り返し恐怖体験を味わう心的外傷ストレス症候群の3種がある．

DSD　排尿筋括約筋協調不全　detrusor sphincter dyssynergia　膀胱収縮と尿道括約筋が正常に機能しないために起こる症状のこと．排尿は膀胱排尿筋と尿道括約筋の協調運動に基づくために，協調不全は蓄尿・排尿障害の原因となる．

DSM　精神疾患の診断・統計マニュアル　Diagnostic and Statistical Manual of Mental Disorders　米国精神医学会による精神疾患の診断と統計の手引き．

DSN　鼻中隔彎曲症　devatio septi nasi　鼻中隔の左右どちらかへの

彎曲が強く，鼻閉塞や鼻炎などの原因になっている病態．症状は頭重感，記憶力の減退や注意力散漫など．治療はキリアン粘膜下有窓手術を行う．

DSPN 遠位対称性多発神経炎 distal symmetric polyneuropathy
遠位・感覚障害優位の対称性症状を呈する多発性神経炎の一種．

DSS ジオクチルソジウムスルホサクシネート dioctyl sodium sulfosuccinate 便を軟化させ排泄を促進する湿潤性下剤．

DST デキサメタゾン抑制試験 dexamethazone suppression test
デキサメタゾンを投与して，クッシング症候群の鑑別を行う試験．副腎皮質刺激ホルモンの分泌を抑制した状態で，血中コルチゾール濃度を調べる．

d4T サニルブジン sanilvudine 抗HIV薬．

DTT ジフテリア，破傷風 diphtheria-tetanus toxid ジフテリア，破傷風の病原菌に対する混合ワクチン．

DT 振戦せん(譫)妄 delirium tremens アルコール使用障害の禁断時に発現する特有な精神病状態．振戦とせん妄は数日間持続するが，深い睡眠ののちに回復する．

DTAA 解離性胸部大動脈瘤 dissecting thoracic aortic aneurysm
大動脈壁に内膜亀裂が生じ，層状に解離した動脈瘤．

DTH 遅延型過敏症 delayed type hypersensitivity 抗原によって活性化したヘルパーT細胞からさまざまなサイトカインが産生され，マクロファージやキラーT細胞が活性化して組織障害をもたらすことで起こるアレルギー．

DTI 深部組織損傷 deep tissue injury 熱傷，褥瘡などにおいて，外見では組織損傷が皮膚にとどまる浅い損傷のみに見えるが，実際は皮

下組織や筋層など深部組織が損傷されている創.

DTIC ダカルバジン dacarbazine（ダカルバジン） アルキル化薬. 抗悪性腫瘍薬.

DTICH 遅発性外傷性脳内血腫 delayed traumatic intracerebral hematoma（ディレイド トラウマティック イントラセンブラル ヘマトーマ） 頭部外傷により，頭蓋内で発生した出血が，受傷直後のCTでは認められないが，その後のCTで遅発性に血腫が出現するのをいう.

DTP ジフテリア，破傷風，百日咳 diphtheria, tetanus, pertussis（ジフテリア テタヌス パータシス） ジフテリア，破傷風，百日咳の病原菌に対する三種混合ワクチン. →DPT

DTR 深部腱反射 deep tendon reflex（ディープ テンドン リフレックス） アキレス腱や膝蓋腱などの叩打により起こる伸張反射.

DU 十二指腸潰瘍 duodenal ulcer（デュオーディナル アルサー） 胃酸と粘液との不均衡が生じて十二指腸壁に起こる潰瘍.

DUB 機能性子宮出血 dysfunctional uterine bleeding（ディスファンクショナル ユテリン ブリーディング） 腫瘍や外傷などの器質的変化を認めない子宮内膜からの不正出血. 初経後や更年期など正常なホルモン分泌パターンが乱れたときに起きる.

DUD 排尿筋・尿道協調不全 detrusor urethral dyssynergia（ディトルーサー ユレスラル ディシナジア） 仙髄より上位の脊髄疾患などにより，排尿筋と尿道括約筋の協調がうまくいかなくなる症状. 排尿障害や尿失禁，尿路感染などが起こる.

DV ドメスティックバイオレンス domestic violence（ドメスティック ヴァイオレンス） 狭義には家庭内暴力のことであるが，広義には親密な関係にある強者から弱者へ加えられる暴力を指す. 身体的に限らず，精神的，性的，経済的，社会的なものを含む.

DV 複視 double vision（ダブル ヴィジョン） 単一物体が2つに重なって見える状態. 両眼で見たときに起こる複視を両眼複視，片眼で見たときに起こる単眼

複視がある．前者は眼筋麻痺，後者は水晶体脱臼や角膜瘢痕などに起因することが多い．

DVI 心室抑制型房室順次ペーシング double ventricle inhibit 心房と一定時間後に心室の2腔(double)をペーシング(刺激)し，検知部位を心室(ventricle)のみにして，自己の心室収縮があればペースメーカーは抑制(inhibit)される人工ペースメーカーのモードの1つ．

DVP ダウノマイシン＋ビンクリスチン＋プレドニゾロン daunomycin + vincristine + prednisolone 慢性骨髄性白血病に対する併用化学療法．

DVR 二弁置換術 double valve replacement 人工弁置換術で2つの弁を同時に置換する手術法．

DVT 深部静脈血栓症〈血栓性静脈炎〉 deep venous thrombosis 身体の深部に位置する静脈に血栓ができ，血栓部より先端に発赤・疼痛・色素沈着・腫脹などを認める疾患．手術後や骨盤外傷による長期臥床で発生し，歩行を開始すると肺塞栓を起こす．

DW 乾燥体重 dry weight 人工透析を受ける患者の適正体重．

DW 至適体重〈ドライウェイト〉 dry weight 透析時に設定される体重のことで，適正体液量に近いときの体重を指す．皮膚の乾燥度や浮腫の有無，血圧などから設定される．

D/W ブドウ糖液 dextrose in water ブドウ糖の溶液．

DWI 拡散強調画像 diffusion-weighted image 核磁気共鳴画像法の1つ．水分子の拡散の動きを画像化したもの．

Dx 診断 diagnosis 診察して病状を判断すること．

DX デキストラン dextran 乳酸菌の一種で蔗糖からつくらせた高分

子多糖体を加水分解したもの．溶液として血漿に近い粘稠度と浸透圧に調整されたものが，血漿増量薬として輸液に用いられる．

DXA 二重エネルギーX線吸収法 dual energy X-ray absorptiometry　DEXAともいい，骨密度測定法の1つ．強度の異なる2種類のエネルギーのX線を測定部位に当て，それぞれの透過した量から骨密度を測定する方法．

DXR（ADM） ドキソルビシン（アドリアマイシン） doxorubicin　アントラサイクリン系抗悪性腫瘍薬．

dz ダース dozen　数量の単位．12個を1ダースという．

DZP ジアゼパム diazepam　ベンゾジアゼピン系抗不安薬．

E　エストロゲン　estrogen　女性ホルモンの1つで子宮発育や子宮内膜の増殖，乳腺の発達，女性の二次性徴を促進する．エストロゲンにはE1〜E4の種類がある．

E　酵素　enzyme　生体内で合成されるタンパク質．体内における種々の化学反応を促進する触媒として働く．

E　内視鏡　endoscope　体腔あるいは中空臓器に挿入して当該部位を直接観察し，診断・処置を行う器具．消化管ファイバースコープ，気管支ファイバースコープ，膀胱鏡，腹腔鏡，関節鏡，脳室鏡などがある．

E1　エストロン　estrone　エストロゲンの1つで，妊婦の尿中に多量に含まれる．

E2　エストラジオール　estradiol　エストラジオールの血清中濃度は妊娠検査や卵巣機能評価の主な指標となる．

E3　エストリオール　estriol　妊婦の尿中に多量に含まれ，胎児胎盤機能の指標となる．ホルモン補充療法（HRT）にも用いられる．

EA　労作性狭心症　effort angina　安定狭心症ともいう．冠動脈の一部が動脈硬化性狭窄によって血流が障害され，労作時に血液需要の増加に対応できずに心筋虚血から狭心症を起こすもの．

EAA　必須アミノ酸〈不可欠アミノ酸〉　essential amino acid　成長や健康維持に必要だが体内で合成できないため，食物からの摂取が必要なアミノ酸．成人はバリン，イソロイシン，ロイシン，リジン，フェニルアラニン，トレオニン，メチオニン，トリプトファンの8種．小児はヒスチジンが加わる．

EAC　外耳道　external auditory canal　いわゆる耳の穴の入り口側の約半分が外耳道軟骨部，鼓膜に近い奥側の約半分が外耳道骨部．

EAD　硬膜外アミロイド沈着　extradural amyloid deposit　長期透析患者の体内に蓄積したアミロイドが脊椎周囲に沈着して生じた透析脊椎症の病態の1つ．靱帯肥厚を生じる．

EAEC　腸管付着性大腸菌　enteroadherent *Escherichia coli*　病原性大腸菌（下痢原性大腸菌）は5つのタイプに分けられるが，その1つが腸管付着性大腸菌．血清型O44，O127などが分離される．

EAM　内視鏡的吸引粘膜切除法　endoscopic aspiration mucosectomy　内視鏡先端に装着したフード内に粘膜を吸引して病巣を持ち上げ，スネアで絞扼，通電切除しフード内に回収する手技．

EAP　労作性狭心症　effort angina pectoris　→EA

EB　Ⅰ度熱傷　epidermal burn　熱傷の深達度分類で，表皮までの熱傷．疼痛の強い紅斑を呈する．

EB　イー・ビー・ウイルス　Epstein-Barr virus　ヘルペスウイルスの一種で，発熱，扁桃炎，リンパ節腫脹を主な症状とするさまざまな病気の原因になっているウイルス．

EB　エタンブトール　ethambutol　抗結核薬．

EB　表皮水疱症　epidermolysis bullosa　皮膚の外表に近い部分（表皮，真皮上層）や粘膜に水疱やびらんを生じる疾患．

EBA　肝外胆道閉鎖症　extrahepatic biliary atresia　肝臓の外にある胆管が詰まり，閉塞性の黄疸症状を呈する．新生児・乳児期によくみられる疾患．

EBA　後天性表皮水疱症　epidermolysis bullosa acquisita　自己免疫性の水疱症で，中高年に多いとされる．表皮下に水疱ができる．

EBD　内視鏡的胆道ドレナージ　endoscopic biliary drainage　内視

鏡を十二指腸まで挿入し，胆管内に胆汁排出用のチューブを留置すること．経鼻胆道ドレナージ（経鼻的に排出）と逆行性胆道ドレナージ（腸内に排出）の方法がある．

EBM　根拠に基づく医療（臨床実践，看護）　evidence-based medicine
目の前の患者に適切な医療を行うために，科学的なエビデンスに基づいた治療を選択し実践するための方法論．エビデンスのレベルは1～5段階に分類される．

EBN　根拠にもとづく看護　evidence-based nursing
科学的な根拠に基づいた医療をEBMというが，同じく経験や習慣に頼ることなく科学的根拠に基づく看護を提供することをいう．

EBNA　EBウイルス関連核抗原　Epstein-Barr virus associated nuclear antigen
EBウイルスの抗原で細胞の核成分（VCA＝外核抗原，EA-DR＝早期抗原，EBNA＝核内抗原）に由来するものをいう．

EBRT　体外照射放射線治療　external beam radiation therapy
放射線治療の1つ．体外から放射線を照射することで，腫瘍などを治療・制御する．治療部位に放射線をどの程度照射するかは専用のコンピュータを用いて計算する．

EBS　胆管内内視鏡的胆道ステント留置術　endoscopic biliary stenting
胆管狭窄で胆汁の流れが阻害されるとき，狭窄部に金属性もしくは樹脂製のステントを留置し，胆汁の通過を改善させる手術．

EBV　EBウイルス　Epstein-Barr virus
中部アフリカでみられる咽頭リンパ腫（バーキットリンパ腫）の細胞中から分離された，ヘルペスウイルス科に属するウイルス．伝染性単核〔球〕症，上咽頭がん，胃がんなどとの関連も注目されている．

EC　心内膜炎　endocarditis
感染による心内膜の炎症．急性心内膜炎の多くは心弁膜を覆う心内膜への感染．

EC, ECa **食道がん** esophageal carcinoma　食道粘膜に発生する悪性腫瘍．ほとんどは原発性の扁平上皮がん．X線造影，内視鏡，生検により診断するが，他臓器への浸潤・転移の進んだ段階で発見されることが多く予後不良．

ECA **外頸動脈** external carotid artery　脳と眼球以外の頭部，顔面，前頸部を栄養する動脈．総頸動脈より分岐し，上甲状腺動脈，舌動脈，顔面動脈，上行咽頭動脈，胸鎖乳突筋枝，後頭動脈，後耳介動脈を分枝，浅側頭動脈，顎動脈となる．

ECC **興奮-収縮連関** excitation-contraction coupling　心筋細胞の収縮・弛緩活動には，電気的な制御と統制が不可欠．筋細胞膜の興奮から筋収縮に至るまでの一連の過程をいう．

ECC **体外循環** extracorporeal circulation　心臓手術の補助手段の1つ．生体内の循環系と体外循環回路とを連絡し，人工心肺で血液に酸素を付加し，改めてポンプにより生体内の動脈に血液を送り込む．

ECCE **水晶体嚢外摘出術** extracapsular cataract extraction　前嚢切開術を行い，水晶体嚢を残し核と皮質を除去する術式．

ECCO$_2$R **体外式二酸化炭素除去** extra corporeal CO_2 removal　血液の体外循環で酸素の供給と炭酸ガスの除去を行って，呼吸を補助する方法の中で，とくに炭酸ガス除去を主目的とする．

ECD **心内膜床欠損[症]** endocardial cushion defect　顕著な房室弁異常を伴う心房および心室中隔の先天性欠損．完全型は心房中隔下部と心室中隔上部の欠損，僧帽弁と三尖弁の分離不全を，不完全型は心房中隔下部の欠損と僧帽弁閉鎖不全を伴う．

ECF **細胞外液** extracellular fluid　血管内の液性成分である血漿と血管外の組織細胞間にある間質液を合わせたもの．体液の1/3を占める．

ECG 心電図 electrocardiogram（エレクトロカーディオグラム）　心筋の電気的変化を，体表面の2点の電位差の経時的変動としてとらえ，グラフとして記録する検査法．P波(心房筋の興奮)，QRS波(心室筋の興奮)，T波(心室筋興奮の回復過程)から構成される．

Echo 超音波検査 echography（エコーグラフィ）　100万〜2,000万Hzの音波(超音波)を用いて，そのエコー(反射波)を利用して行う検査法．生体の内部を観察するパルス反射法と，血液など生体内を移動している物体を観察するドプラー法がある．

ECLA 体外式肺補助 extracorporeal lung assist（エクストラコーポリアル ラング アシスト）　肺機能である酸素と炭酸ガスのガス交換を，膜型人工肺装置(ECMO)により体外循環で補助する方法．

ECLHA 体外式心肺補助 extracorporeal lung and heart assist（エクストラコーポリアル ラング アンド ハート アシスト）　体外循環装置で一時的に心臓と肺の機能を代行する．

ECMO 体外膜型人工肺〈膜型人工肺〉（エクモ）extracorporeal membrane oxygenator（エクストラコーポリアル メンブレン オキシゲネイター）　人工肺を用いた機械的人工呼吸により障害肺組織への負担を軽減し，肺病変の自然治癒の促進を図る装置．膜型人工肺と部分体外循環からなる．

E.coli 大腸菌 *Escherichia coli*（エシェリケア コリ）　腸内細菌科*Escherichia*属の標準種．グラム陰性の嫌気性桿菌．ヒトおよび動物の腸管内に常在し，通常は病原性がないが，下痢や胃腸炎を起こす〔腸管〕病原性大腸菌(下痢原性大腸菌)もある．

ECSWL 体外衝撃波(結石)破砕術 extracorporeal shock wave lithotripsy（エクストラコーポリアル ショック ウェイヴ リソトリプシー）　衝撃波発生装置を使い，身体の外から結石を破壊する治療法．身体への負担が少ない．

ECT, EST 電撃療法 electroconvulsive therapy, electroshock therapy（エレクトロコンヴァルシヴ セラピィ，エレクトロショック セラピィ）　統合失調症，うつ病(とくに内因性うつ病)，心因性精神病

に対して行われる痙攣療法．現在では薬物療法が主体．

ECTR **内視鏡手根管開放術** endoscopic carpal tunnel release 手根管症候群による手の平の骨と靱帯の間にある腱と正中神経が圧迫を解除する術式を内視鏡で行うこと．

ECU **尺側手根伸筋** extensor carpi ulnaris muscle 外側上顆から斜めに走行して第5中手骨に付着する筋．

ECUM **体外式限外ろ過法** extracorporeal ultrafiltration method 体外循環によって水と一緒に溶質をろ過する方法．

ECV **骨盤位外回転術** external cephalic version 妊娠末期に骨盤位が治らない場合に，医師が腹の上から押さえて胎児の体を骨盤の凹みから外し，外回転（反背中回りに回転）させていく処置．

EC法 **EC法** EC method バッグバルブマスクによる人工呼吸の際，中指・環指・小指の3本指で患者の下顎を引き上げ（Eの字），母指・示指でマスクを押さえて患者の口と鼻を覆い（Cの字），患者の顔面に密着させる方法．

ED **点眼** eye drop 点眼薬，目薬のこと．あるいは薬を眼に滴下すること．

ED **有効量** effective dose 薬物などの物質を投与して，効果が現れる用量のこと．

ED **成分栄養剤** elemental diet 経腸栄養剤の一種．消化態栄養剤ともよばれる．すべての成分が上部消化管で吸収されるため，消化管機能障害やクローン病に用いる場合が多い．

ED **勃起障害** erectile dysfunction 性的刺激を受けても十分な勃起がえられず，満足な性交が行えない状態．

ED50 50％有効量 50％effective dose 多くの個体に薬物を投与したときに50％に薬物効果が発現すると推定される量．LD50/ED50を治療係数といい，大きいほど安全性が高いといえる．

ED tube 成分栄養チューブ elemental diet tube 経口摂取が不可能または困難な患者に対して水分や栄養補給目的で口腔，鼻孔などから胃や腸へ留置するチューブ．

EDAS 脳硬膜血管吻合術 encephalo-duro arterio synangiosis 硬膜や浅側頭動脈などから中大脳動脈の脳表の枝に直接吻合して血行再建を図る方法．

EDCS 内分泌攪乱化学物質 endocrine disrupting chemicals 生体内ホルモンの合成，分泌，作用などに介入し，生体のホメオスターシスの維持，生殖，発達，行動などに影響を与える外来物質．フタル酸ジエチルヘキシサン，ビスフェノールA，ダイオキシンなど．

EDD 分娩予定日 expected date of delivery 最終月経の初日を0週0日とし，40週0日目を指す．

EDH 硬膜外（上）血腫 epidural hematoma 頭蓋骨内面と脳硬膜との間に出血し，血液が貯留した状態．出血源は中硬膜動脈，前硬膜動脈，板間静脈，上矢状洞など．

EDP 拡張終期圧 end-diastolic pressure 心室が収縮する直前，拡張末期の内圧のことで，心機能の評価には重要である．

EDRF 内皮由来血管弛緩因子 endothelium-derived relaxing factor 血管内皮細胞から産生されるもので，血管を拡張弛緩させる物質．

EDS エーラース・ダンロス症候群 Ehlers-Danlos syndrome コラーゲン線維の先天性異常で結合組織の脆弱性を特徴とし，関節，皮膚が過伸展する疾患．

EDSP　内視鏡的二重係蹄ポリープ切除術　endoscopic double snare polypectomy　内視鏡的粘膜切除術の方法の1つ．

EDTA　エチレンジアミン四酢酸　ethylenediamine tetra acetic acid　難水溶性の白色結晶状粉末．臨床的には抗凝血薬および高カルシウム血症や重金属中毒の治療薬として用いる．

EDTA　エデト酸カルシウムニナトリウム　ethylenediamine-N, N, N', N'-tetraacetic acid　キレート剤の1つで，鉛中毒の解毒薬．

EDV　拡張末期容量　end-diastolic volume　最も心臓が拡張したときの心室容積．心室容積は心臓に入ってくる血液の量によって決定される．

EDX　エンドキサン　endoxan　商品名．一般名はシクロフォスファミド．抗悪性腫瘍薬．

EEA　自動吻合器　end to end anastomosis　食道離断術などに用いられる．

EEG　脳波　brain wave　頭皮上に電極を設置し，大脳に生じる電位微変動を電極間の電位差として誘導し増幅記録したもの．周波数によってβ波(速波)・α波，θ波・δ波(徐波)に分けられる．

EELV　呼気終末肺気量　end expiratory lung volume　自然に息を吸い込んだ安静吸気量から，呼吸筋を使用しないでリラックスした安静呼気終末時に残った容量を引いた空気量．

EEM　多形滲出性紅斑　erythema exsudativum multiforme　四肢の伸側や手背足背などに多発する米粒大ないしエンドウマメ大の紅斑．原因は細菌・ウイルス感染や薬物によるアレルギー．副腎皮質ステロイド薬が著効を示す．

EEMG　誘発筋電図　evoked electromyogram　経皮的に末梢神経に

電気刺激を与え，その伝導速度を測定する検査．神経筋疾患の補助診断法の1つ．

EER　実験群イベント発生率 experimental event rate（エクスペリメンタル イヴェント レイト）　実験群においてあるイベントが発生する割合．

EF　駆出率 ejection fraction（イジェクション フラクション）　駆出分画ともいう．心機能の指標となる．一回駆出量（心臓が1回に拍出する血液量）を左室の拡張末期容積で割った数値．正常ではこの数値が0.5以上あるが，収縮不全では低下する．

EFBW　胎児推定体重 estimated fetal body weight（エスティメイティッド フェータル ボディ ウェイト）　子宮底長または超音波計算で胎児の発育を測定する．

EFM　胎児心拍モニタリング electronic fetal heart rate monitoring（エレクトロニック フィータル ハート レイト モニタリング）　母親の腹部に陣痛計を装着し，一定時間測定し胎児の状態を評価監視すること．

EFV　エファビレンツ efavirenz（エファヴィレンツ）　抗HIV薬．

EFW　推定胎児体重 estimated fetal weight（エスティメイティッド フィートル ウェイト）　→EFBW

EG　腸管グルカゴン enteroglucagon（エンテログルカゴン）　食物を摂取後血糖値を上昇させるホルモン様物質．小腸上部から分泌され，膵臓分泌のグルカゴンとは構造が異なる．

EGC　早期胃がん early gastric cancer（アーリー ガストリック キャンサー）　胃がんのなかで浸潤が粘膜層から粘膜下層にとどまるもの．

EGD　上部消化管内視鏡検査 esophago-gastro-duodenoscopy（エソファーゴ ガストロ デュオデノスコピィ）　上部消化管（食道，胃，十二指腸）の内視鏡検査．

EGF　上皮成長因子 epidermal growth factor（エピダルマル グロース ファクター）　皮膚・粘膜などの上皮系細胞に働いて，細胞増殖を促すタンパク．

EGFR　上皮成長因子受容体 epidermal growth factor receptor　分子標的薬．がん細胞の増殖，浸潤，転移にかかわる特異分子を標的に作成され，非小細胞肺がんの治療などに用いられる．

EGG　胃電図 electrogastrogram　腹部に装着した表面電極から胃の筋電活動を記録する非侵襲的な検査法．

EGJ　食道胃接合部 esophagogastric junction　食道の扁平上皮から胃の円柱上皮という粘膜に移行する部分で，食道と胃（噴門部）の境界部であり，がんの好発部位でもある．

EH(T)　本態性高血圧症 essential hypertension　原因が明らかでない高血圧症．遺伝の背景と環境因子（加齢，肥満，塩分過剰摂取，運動不足など）が関連すると考えられている．

EHBD　肝外胆管 extrahepatic bile duct　総肝管のうち肝臓の外部にある管．この肝外胆管は胆嚢からの管と合流して総胆管を形成する．

EHC　流行性出血性結膜炎 epidemic hemorrhagic conjunctivitis　アデノウイルス，エンテロウイルス，コクサッキーウイルス，ヘルペスウイルスなどのウイルス感染で起こる急性の結膜炎．白目に出血が認められ，ほとんど両眼に罹患する．

EHEC　腸管出血性大腸菌 enterohemorrhagic *Escherichia coli*　O-157：H7に代表されるO157抗原をもつきわめて感染力が強い大腸菌．ベロ毒素を産生して鮮血便と激しい腹痛を主症状とする出血性大腸炎を起こす．三類感染症．

EHF　エボラ出血熱 Ebola hemorrhagic fever　エボラウイルス（Ebola virus）感染に起因する急性熱性疾患．ウイルス性出血熱（VHF）の一疾患．感染は血液を介する医原性の伝播および体液との接触による直接伝播による．一類感染症．

EHG　子宮筋電図検査　electrohysterography（イレクトロヒステログラフィー）　子宮筋の活動電位を測定する検査.

EHL　電気水圧衝撃波砕石術　electrohydraulic lithotripsy（エレクトロハイドローリック リソトリプシィ）　拡張したドレナージ孔より胆道内視鏡を挿入し，内視鏡下でプローブ先端から強い衝撃波を出して結石を破砕する.

EHO　肝外門脈閉塞症　extrahepatic portal obstruction（エクストラヘパティック ポータル オブストラクション）　肝硬変，特発性門脈圧亢進症（IPH），腫瘍，血液疾患などにより，肝門部を含めた肝外門脈に閉塞が生じ，門脈圧亢進を示す疾患.

EI　伝染性紅斑〈リンゴ病，第五病，スティッカー病〉　erythema infectiosum（エリシーマ インフェクショサム）　主に幼児，学童に流行するパルボウイルスB-19による伝染性疾患. 感冒様症状ののち，左右の頬を中心にした蝶形のびまん性紅斑，四肢，体幹の紅斑（網状，レース状）が現れる.

EIA　エンザイムイムノアッセイ〈酵素免疫測定法〉　enzyme immunoassay（エンザイム イムノアッセイ）　酵素を結合させた抗体を用いて，抗体の高い抗原特異性により結合した酵素活性を測定し，抗原を定量する方法. 固相法による方法は，エライザ（ELISA）とよばれる.

EIP　吸気終末プラトー　end-inspiratory pause（エンド インスピラトリー ポーズ）　人工呼吸器の調節換気において，吸気が終了してもすぐに呼気を開始しないで，そのまま高い気道内圧を保つこと. これによって肺内の吸気ガス分布が改善し，酸素化が改善する.

EIS　内視鏡的硬化療法　endoscopic injection sclerotherapy（エンドスコーピック インジェクション スクレロセラピィ）　胃・食道静脈瘤に対し，内視鏡下に硬化薬を静脈瘤内部または静脈瘤周辺に注入し，線維化を起こして止血および出血予防を図る治療法.

EIT, EITR　赤血球鉄交代率　erythrocyte iron turnover rate（エリスロサイト アイアン ターンオヴァー レイト）　→RIT

EKC　流行性角結膜炎　epidemic keratoconjunctivitis（エピデミック ケラトコンジュクティヴィティス）　アデノウイ

ルス感染による結膜の炎症.症状は結膜充血,眼瞼腫脹,流涙など.感染力が強いので,流水と石けんによる手洗いを基本とする感染予防法を実行する.

EKG **心電図** Elektrokardiogramm（エレクトロカルディオグラム） 心臓の筋肉が鼓動を打つために発生する微弱な電気信号を,体表面につけた電極から検出し波形として記録したもの. →ECG

ELBW **超低出生体重児** extremely low birth weight infant（エクストリームリー ロー バース ウエイト インファント） 出生体重1,000g未満の児.従来,超未熟児とよばれていた.

ELCA **エキシマレーザー冠動脈形成術** excimer laser coronary angioplasty（エキシマー レイザー コロナリー アンジオプラスティー） バルーンによる治療が困難な冠動脈狭窄・閉鎖病変部を,エキシマレーザー照射により焼灼,除去し血管内腔を拡大する方法.

ELISA **酵素免疫測定法** enzyme-linked immunosorbent assay（エンザイム リンクト イミュノソルベント アッセイ） 抗原と抗体間に起こる結合を利用した抗原（タンパク質など）の濃度測定法

Elix **エリキシル** elixir（イリクサー） エレクサーとも呼ばれ,甘味・芳香をもち,エタノールを含む透明な内用液剤.主薬を溶解させ飲みやすくするために用いる.

ELST **救急救命士** emergency life saving technician（エマージェンシー ライフ セイヴィング テクニシャン） 病院への搬送途上にかぎり,医師の指示の下,傷病者に救急救命処置を施す役割を持つ.国家資格.

EM **エリスロマイシン** erythromycin（エリスロマイシン） マクロライド系抗菌薬.

EM **駆出性雑音** ejection murmur（イジェクション マーマー） 駆出性雑音は心臓から血液が流出するときの音.肺動脈弁狭窄症・大動脈弁狭窄症などで聴かれる.

Em **正視** emmetropia（エメトロウピア） 目に屈折異常がない状態をいう.視力がよくても正視というわけではなく,軽い遠視の場合もある.

EMB　子宮内膜組織診　endometrial biopsy（エンドメトリアル バイオプシー）　子宮がんの早期発見で，子宮膣部の細胞を綿棒で擦り取り，ガラス板に塗布，染色を行って顕微鏡観察を行う．

EMB　心内膜心筋生検　endomyocardial biopsy（エンドマイオカーディアル バイオプシー）　心臓の筋肉の変性が疑われる場合，心臓の筋肉の一部を採取し病理学的な検査（顕微鏡，免疫染色など）を行うこと．

EMF　心内膜心筋線維症　endomyocardial fibrosis（エンドマイオカーディアル フィブロシス）　原因不明の心筋疾患で，アフリカのウガンダ地方の原住民に多くみられる．剖検で心内膜の肥厚と線維化が特徴的で，左室の心尖部に好発する．

EMG　エマジコール　emergency call（エマージェンシー コール）　災害・事故・トラブルといった緊急時に行われる緊急呼び出しのこと．

EMG　筋電図　electromyography（エレクトロマイオグラフィ）　骨格筋の活動時に生じる筋線維の微細な活動電位を誘導・増幅して記録する検査法．細い電極を組み入れた針（針電極）を筋肉に刺入し，活動電位を記録する．

EMM　黄斑上膜　epimacular membrane（エピマキュラー メンブレン）　網膜の上にある後部硝子体皮質が，半透明の膜状の組織になったもの．

EMMV　拡大分時強制換気　extended mandatory minute ventilation（イクステンディド マンダトリー ミニット ヴェンチレイション）　分時換気量が一定値を下回ったときに，設定された強制換気を開始する人工呼吸器の換気モード．

Empy　副鼻腔炎（蓄膿症）　empyema paranasalis（エンピーマ パラナサリス）　感染やアレルギー性炎症で膿，粘液が排出されず，副鼻腔にたまる慢性の副鼻腔炎をいう．

EMR　内視鏡的粘膜切除術　endoscopic mucosal resection（エンドスコーピック ミュコーサル リセクション）　内視鏡の先端に装着した透明キャップに病変を含む粘膜を吸い込みスネアを用いて高周波で切除する内視鏡の粘膜切除術．

EMR-C 透明キャップを用いた内視鏡的粘膜切除術 _{エンドスコーピック} endoscopic
_{ミュコサル リセクション ユージング ア キャップ フィティッド エンドスコープ}
mucosal resection using a cap-fitted endoscope 　内視鏡的粘膜切除術の一方法．内視鏡の先端に透明キャップを取り付け，それを病変部に押し当てて吸引することで，把持鉗子を用いずに病変部を挙上することができる．その後，キャップ内の内側にセットされた高周波スネアで病変部を絞扼し，切除する．

EMRC 透明キャップを用いた内視鏡的粘膜切除術 _{エンドスコーピック ミュコサル} endoscopic mucosal
_{リセクション ユージング ア キャップ フィティッド パネンドスコウプ}
resection using a cap-fitted panendoscope 　消化管の腫瘍性病変に用いる．内視鏡鉗子を使い薬剤を注入し，病変部を隆起させ粘膜を切除する方法．キャップ法はストリップバイオプシー法の一種．

EMS 救急医療 _{エマージェンシー メディカル サーヴィス} emergency medical service 　救急医学（emergency medicine）を媒体としたプレホスピタルケアと救急患者の搬送，救急医療施設，救急医療情報システムを総称する概念．

EMT 救急隊 _{エマージェンシー メディカル ティーム} emergency medical team 　救急患者に適切な処置を行い，病院搬送を行う救急医療チーム．

EMU 早朝尿 _{アーリー モーニング ユーリン} early morning urine 　就寝前に排尿し，朝起きた直後の尿．睡眠中の安静時の濃縮尿を調べることができるため，腎臓疾患の診断に非常に有効な方法．

EN 経腸栄養法 _{エンテラル ニュートリション} enteral nutrition 　経口摂取が十分できないとき，腸を通して栄養や水分を補給する方法．経鼻，または腹部外側に造った開口部（胃瘻，腸瘻など）を通して胃や腸管に栄養補給する．

EN 結節性紅斑 _{エリテマノドスム} erythema nodosum 　感染によるアレルギーが原因と考えられる多発する紅斑で，皮下に硬いしこりを触れる．

ENBD 内視鏡的経鼻胆管ドレナージ _{エンドスコーピック ナソ ビリアリー ドレナージ} endoscopic naso-biliary drainage 　胆管が塞がれ胆汁の流れが悪い部分に，鼻から胆道にかけてチューブを通し，胆汁を十二指腸や体外へ誘導する治療．

ENCD　内視鏡的経鼻外瘻ドレナージ　endoscopic naso-cystic drainage　胆管炎や胆道閉塞時に，胆管内にたまった胆汁を体外排出するため，内視鏡を用いて細い管を食道〜胃〜胆管と通し，鼻から一時的にドレナージする．

Endo　心内膜　endocardium　心臓壁の内膜をいう．心臓壁の外側は心外膜．

enem　浣腸　enema　肛門および直腸を経由して腸内に液体を注入する医療行為．便秘治療，検査・手術前や出産時の腸管内排泄物除去のために行われる．

ENG　電気眼振図　electronystagmography　電気眼振計を用いて眼球運動を記録したもの．electrooculography (EOG) と同義．眼振の有無やめまいの診断などに用いる．

ENGBD　内視鏡的経鼻胆嚢ドレナージ　endoscopic naso-gallbladder drainage　内視鏡を使って，チューブ先端を胆嚢の流れの悪い所に留置し，もう一方を経鼻的に外に出しドレナージする方法．造影検査や細胞を調べる検査も行える．

Enk　エンケファリン　enkephalin　モルヒネ様作用をもつ2種類のペプチド(オピオイドペプチドopioid peptides)．中枢神経系ばかりでなく末梢にも存在し，神経伝達のトランスミッターとしてオピオイド受容体に作用する．

ENPD　内視鏡的経鼻膵管ドレナージ　endoscopic naso-pancreatic drainage　内視鏡下，経鼻的に膵管にカテーテルを留置し，膵液をドレナージする．

ENRD　内視鏡所見を伴わない胃食道逆流症状　endoscopy negative gastro-esophageal reflux disease　胃内容物の逆流によって起こる不快な症状に対し，内視鏡による所見を認めないもの．

ENT 耳鼻咽喉科 ear nose throat 顔面から頸部までにある耳，鼻，口腔，咽頭，喉頭，気管，甲状腺，頭頸部などを主に診療，治療，研究領域とする医学の一分野．

ENT 退院 Entlassen 一般的には，入院していた患者が病状が回復して病院から出ること．

ENT 内分泌腫瘍 endocrine tumor 内分泌系(下垂体，甲状腺，副甲状腺，副腎，膵臓など)内の器官にできる腫瘍．

Eo 好酸球 eosinophil 白血球の顆粒球系の1つで，血液中に1〜5%存在する．細胞質内に橙赤色に染まる顆粒がみられる．

EOA 食道閉鎖式エアウェイ esophageal obturator airway バルンを膨らませて食道からの逆流を防ぎつつ，側孔を通して換気を行う気道確保用の救急器材．

EOD (前立腺がん骨転移)病変の広がり extent of disease 前立腺がんの骨転移の広がり程度を4段階で表したシンチグラフィ．

EOG 酸化エチレンガス滅菌 ethylene oxide gas sterilization 滅菌器内の空気を減圧して加温加湿させ，エチレンオキサイドガスを供給し，手術器械・資材，カテーテル類などを殺菌する方法．

EOG 眼電位図 electrooculogram 眼窩周辺に電極を貼付することで，眼球変移による電位変化を検出記録し，眼球の検査機能に利用する．

EOM 外眼筋運動 external ocular movement 眼球の向きを変える筋肉で6つの筋肉で構成され，その眼球運動は1つの筋肉が単独で収縮するのではなく，ほとんどの場合6つの協調によってなされる．

EOM 外眼筋 external ocular muscles 眼球を動かす横紋筋．上直筋，下直筋，内側直筋，外側直筋，上斜筋，下斜筋からなる．

Ep 硬膜外麻酔〈脊髄硬膜外麻酔〉 epidural anesthesia 硬膜外腔に局所麻酔薬を注入し脊髄神経を遮断する麻酔法．薬液が延髄に達する可能性がなく，脊椎麻酔に比べて合併症の危険が少ない．

EP エトポシド＋シスプラチン etoposide + cisplatin 小細胞肺がんに対する併用化学療法の1つ．

EP 内斜位 esophoria 潜伏斜視ともいい，通常は両眼視にて視線はぴたりと合っているが，片目を塞いだときに塞いだほうの目の位置が内側に向く状態．

EP, Epo エリスロポ［イ］エチン〈赤血球生成促進因子〉 erythropoietin 骨髄の赤血球系の細胞に作用して，赤血球の生成を促進する因子．主に腎傍糸球体細胞で産生される．

EPA エイコサペンタエン酸〈イコサペンタエン酸〉 eicosapentaenoic acid イワシやサバなどの油脂に含まれる不飽和脂肪酸．医薬品として閉塞性動脈硬化症に伴う潰瘍，疼痛および冷感の改善，脂質異常症に用いる．

EPAP 呼気気道陽圧 expiratory positive airway pressure 呼気時に気道に供給される陽圧のこと（呼気時に気道内圧がゼロにならないように一定の圧をかけること）．鼻マスクなどを用いて気管挿管をしない人工呼吸管理などで行われる．

EPBD 内視鏡的乳頭バルン拡張術 endoscopic papillary balloon dilatation 内視鏡を十二指腸まで進め，胆管，膵管の開口部であるファーター乳頭にバルンを挿入して内腔を拡張する治療法．主に胆石の治療として行われる．

EPCG 内視鏡的膵管胆管造影法 endoscopic pancreatocholangiography 十二指腸ファイバースコープを用いて十二指腸ファーター乳頭開口部から造影剤を注入し，膵管，胆管を逆行性に造影する撮影法．が

EPG 電気瞳孔計 electronic pupillography 近赤外線の点光源を眼球に照射し，観察された瞳孔中心および角膜表面における反射像（プルキンエ像）から視線（瞳孔運動）を検出する手法．

EPH 浮腫・タンパク尿・高血圧 edema-proteinuria-hypertension 腎臓病の主な症状であるが，妊娠末期になり発症する妊娠高血圧症候群を指すことが多い．以前は妊娠中毒症とよばれていた．

Epi てんかん epilepsy 脳の反復性異常興奮による意識消失や，身体の異常運動などの発作症状，精神症状が出現する中枢神経系の慢性疾患．

EPI エコープラナーイメージング echo planar imaging 超高速核磁気共鳴画像法（MRI）の1つで，シングルショット法とマルチショット法がある．

EPI エピルビシン epirubicin アントラサイクリン系抗悪性腫瘍薬．

EPI, Epi 心外膜 epicardium 心膜ともいわれ，心臓を包む強靭な結合組織性の囊．漿膜性心膜と線維性心膜より構成される．

Epid 硬膜外麻酔 epidural anesthesia 硬膜外腔に局所麻酔薬を注入する手法．脊椎麻酔と違って感染（髄膜炎など）や硬膜穿刺後頭痛（PDPH）の心配がない．

EPInet™ エピネット exposure prevention information network 針刺し事故などによる血液・体液の経皮的曝露および粘膜曝露を予防するサーベイランスシステムとして，米国のJanine Jagger博士らによって開発された国際的な報告書式．

EPL 内視鏡的膵石破砕術 endoscopic pancreatolithotripsy 内視鏡下で行う膵臓結石の体外衝撃波結石破砕術のこと．

EPMR 内視鏡的分割的粘膜切除術 endoscopic piecemeal mucosal resection．EMRでは一括切除できない病変に対し，分割切除する方法．→EMR

EPO エリスロポエチン erythropoietin 主に腎臓で産生される造血ホルモン．赤血球の産生を促進するホルモン．

EPP 骨髄性プロトポルフィリン症 erythropoietic protoporphyria ポルフィリン症の一種．フェロケラターゼ酵素異常．常染色体優性遺伝である．

EPS 心窩部痛症候群 epigastric pain syndrome 機能性消化管障害（FGID）の診断基準であるRomeⅢでは，「週に数回以上発生する」などの5項目を満たし，診断時の6か月前より発症，3か月間，症状の基準を満たしているものと定義される．

EPS 錐体外路〔系〕 extrapyramidal system 錐体外路の伝導路を主体とする神経系の総称．骨格筋の反射の，不随意的，随伴的な運動をつかさどる．

EPS 錐体外路徴候〈錐体外路症候群〉 extrapyramidal syndrome 錐体外路系の諸神経核や伝導路が障害された結果生じる症候群．機能欠損部位により，筋緊張亢進運動減少症候群（パーキンソン症候群など）と，筋緊張減退運動亢進症候群（舞踏病など）に大別する．

EPS 前立腺分泌液 expressed prostatic secretion 前立腺を肛門より挿入した指先でマッサージしたあとに，外尿道口に排出される分泌物．慢性前立腺炎，慢性細菌性前立腺炎の診断に用いられる．

EPS 電気生理学的検査 electrophysiological study 不整脈の原因を特定するための検査法．心腔内に挿入したペーシング用電極カテーテルで心内電位を記録しつつ，電気的刺激を加え，体表面心電図からは得られない心臓内の電気現象を観察する．

EPS 被嚢性腹膜硬化症 encapsulating peritoneal sclerosis 長期の腹膜透析の影響で肥厚した腹膜に広範囲な癒着が起き，イレウス状態（悪心・嘔吐，腹痛）を呈する疾患．

EPT 内視鏡的乳頭切開術 endoscopic papillotomy 内視鏡を十二指腸まで挿入し，胆管・膵管の出口にあたる乳頭部を高周波（電気メス）を用いて切開する手術．結石の除去や胆道閉塞による黄疸を軽減させるために行う．

Eq 当量 equivalent 化学領域における化学当量を表す．代表的なものとして質量の比を表すグラム当量と，物質量の比を表すモル当量とがある．

EQ 教育指数 educational quotient 学力指数ともいわれる．標準検査で測定された教育年齢を暦年齢で割り，100を掛けたものをいう．学力の発達度を示す．

Er びらん（糜爛） erosion 皮膚や粘膜の表面が剥離して，下の層が露出した状態．細胞液が染み出て，表面が湿潤しているのが特徴．損傷が浅く上皮部分でとどまっている．

ER エストロゲン受容体 estrogen receptor 女性の生殖組織の細胞に認められるタンパク．エストロゲン（卵胞ホルモン）はこの受容体と結合し細胞を増殖させる．乳がんの60〜70％が，エストロゲンの影響を受けて分裂・増殖する．

ER 救急外来室 emergency room 救急患者の診断と初期治療のみに特化した救急部門．

ER 外旋 external rotation 長管骨を軸として遠位端が外方へねじれる動き．主に肩関節や股関節にみられる運動．

ERA 誘発反応聴力検査 evoked response audiometry 音に対す

る生理的反応を客観的に検出する他覚的聴力検査で，音刺激によって脳に至る聴覚伝導路で起こる電気的興奮を調べる検査．代表的な検査に聴性脳幹反応（ABR）がある．

ERB 特発性腎出血〈特発性血尿〉 essential renal bleeding 病的原因を認めない腎性血尿．無症候性の血尿が突然現れ，数日でとまる．間欠的に反復することもある．

ERBD 内視鏡的逆行性胆管ドレナージ endoscopic retrograde biliary drainage 胆管内に短チューブを留置し，胆汁を十二指腸内に流出させる方法．→EBD．

ERC 内視鏡的逆行性胆管造影 endoscopic retrograde cholangiography 内視鏡をファーター乳頭部近くまで進め，乳頭部から逆行性に胆管内にチューブを挿入し造影剤を注入してX線撮影を行う検査．胆石症などが疑われたときに行われる．

ERCC 内視鏡的逆行性胆嚢造影 endoscopic retrograde cholecystgraphy →ERC．造影剤を胆管，胆嚢内に注入してX線撮影を行う検査．

ERCP 内視鏡的逆行性膵胆管造影〈内視鏡的逆行性胆管〔道〕膵管造影〉 endoscopic retrograde cholangiopancreatography ファーター乳頭から総胆管に内視鏡先端の細いチューブを挿入し，造影剤を投与後，X線透視下に膵管および胆管を造影する検査．

ERG 網膜電図 electroretinogram 網膜の静止電位に光を当てると電位が変化する．この変動を記録，グラフ化したもの．

ERGBD 内視鏡的逆行性胆嚢胆管ドレナージ endoscopic retrograde gallbladder and biliary drainage →ERBD

ERHSE 高張エピネフリン局注法 endoscopic resection with local

インジェクション オブ ハイパーセーライン エピネフリン
injection of hypersaline-epinephrine　内視鏡的粘膜切除術の方法の1つ.

ERM　黄斑上膜　epiretinal membrane　網膜の中心部に膜が張って,物が歪んだり,かすんで見える疾患.

EROM　早期破水　early rupture of membranes　出産に際し,子宮口が全開大しないうちに破水すること.ちなみに陣痛前の破水は前期破水という.

ERP　内視鏡的逆行性膵管造影　endoscopic retrograde pancreatography　内視鏡をファーター乳頭部近くまで進め,乳頭部から逆行性に膵管内にチューブを挿入し造影剤を注入してX線撮影を行う検査.膵がん,膵囊胞などが疑われたときに行われる.

ERPF　有効腎血漿流量　effective renal plasma flow　単位時間当たりの腎臓を流れる血漿量をいう.腎機能を調べるうえで,糸球体濾過量(GFR)とともに重要な指標となる.

ERS　内視鏡的逆行性乳頭括約筋切開〔術〕　endoscopic retrograde sphincterotomy　内視鏡的逆行性膵胆管造影法(ERCP)の技術を応用した手技.十二指腸乳頭には括約筋があるので,出口を広げるために高周波(電気メス)で乳頭を切り広げる術.

ERT　エストロゲン補充療法　estrogen replacement therapy　更年期症状や更年期障害の治療のために,閉経前後に体内で不足してきた女性ホルモン(エストロゲン)を,飲み薬や貼り薬として補充する療法.ホルモン補充療法(HRT)とも.

ERT　緊急開胸　emergengy room thoracotomy　外傷,胸腔内出血等により心肺停止状態の切迫患者に対して,蘇生のための処置を目的として行われる開胸手術.

ERV 予備呼気量　expiratory reserve volume　安静呼気位より呼出しうる最大ガス量. スパイロメトリーでは残気量以外の肺気量分画が求められるが, 予備吸気量とともにその一部を構成する.

Es 期外収縮　extrasystole　心臓本来の規則正しいリズムから外れた心拍が出現する不整脈の1つ.

ES 弾性ストッキング　elastic stockings　医療用ストッキング. 下肢静脈の血液還流が促進されるように, 圧迫力が足首から心臓方向へ段階的に弱くなる構造となっている. 静脈瘤やリンパ浮腫の治療に利用される.

ESB 単純型表皮水疱症　epidermolysis bullosa simplex　全身性のびらん, 水疱, 手足など限局性の水疱症状を呈する表皮水疱症. 遺伝子の変異が原因とされる. 常染色体優生遺伝だが, 見通しは通常, 良性で成長に伴って改善される.

ESBL 基質特異性拡張型βラクタマーゼ　extended-spectrum β lactamase　βラクタム環をもつ抗菌薬を加水分解する酵素で, クレブシエラなどの細菌のプラスミド遺伝子上にコードされている.

ES cell ES細胞〈胚性幹細胞〉　embryonic stem cell　受精卵内部に形成される内部細胞塊を取り出し, 特殊条件下で培養・増殖した細胞. ヒトES細胞は最も初期の段階で抽出したもので, 理論上はあらゆる組織の細胞になる可能性を秘めている.

ESD 内視鏡的粘膜下層剥離術　endoscopic submucosal dissection　内視鏡下で専用の高周波ナイフを使用して, EMRより広範囲の粘膜病変を一括で切開・剥離する方法. →EMR

ESKD 末期腎臓病　end-stage kidny disease　慢性腎不全の進行により, 腎臓の機能がほとんどまたは完全に失われた状態.

ESM エトスクシミド ethosuximide 抗てんかん薬.

ESR 赤血球沈降速度〈血沈，沈〉 erythrocyte sedimentation rate 血液に抗凝固薬を加えた管を垂直に静置した際，下層に分離した赤血球が沈む速度をmmで表す検査.

ESR 皮膚電気抵抗 electric skin resistance 皮膚面の電気抵抗は，電圧の大きさ，接触面の濡れ具合などで変化する．交感神経系は緊張すると精神的発汗作用が強くなり，この発汗による電気抵抗の変化を利用したのがポリグラフ検査.

ESRD 終末期腎不全 end-stage renal disease 腎の老廃物排出，尿濃縮，電解質調節の機能が完全またはほぼ完全に失われた状態.

ESRF 終末期腎不全 end-stage renal failure →ESRD

ESS 内視鏡下副鼻腔手術 endoscopic sinus surgery 鼻の穴に内視鏡を挿入し，TVモニタ画面を見ながら行う副鼻腔の病変切除術.

EST 電気ショック療法 electric shock therapy 脳に通電して痙攣を引き起こす治療法．電気痙攣療法ともいう．難治性のうつ病や統合失調症などに用いられる.

EST 内視鏡的乳頭括約筋切開術 endoscopic sphincterotomy 内視鏡下で乳頭括約筋を切開してファーター乳頭部を開大する手術．総胆管結石などで行われる.

ESV 収縮終末期容量 end-systolic volume 心筋が最大収縮したときの心臓の容量．拡張終末期容量と併せて心臓の心筋収縮力を測る.

ESWL 体外衝撃波結石破砕術 extracorporeal shock wave lithotripsy 衝撃波を使用し結石を破砕する治療方法．衝撃波ヘッド（衝撃波を発生する部分）を体外的に結石部位に押し当て，衝撃波を撃ち結石を破砕する.

ET 駆出時間 ejection time　心室から血液が送り出される時間をいうが，大動脈弁開放から大動脈弁閉鎖までの時間が重要.

ET ストーマ療法士 enterostomal therapist　ストーマ造設時からその後のスキンケアなどのほか，失禁ケア，創傷ケアなどを専門とし，WCET (world council of enterostomal therapist) 認定のスペシャリスト.

ET 内斜視 esotropia　両目の視線がずれるのを斜視というが，正面を見据えたとき一方の目が鼻側に寄るのを内斜視という. 物を立体的に見ることができなかったり, 距離感の把握が困難となる.

ET 内毒素, 菌体内毒素 endotoxin　病原細菌がもっている病原因子の1つ. グラム陰性菌の細胞壁の成分であり積極的には分泌されない毒素. エンドトキシンとも.

ET 本態性血小板血症 essential thrombocythemia　造血幹細胞が腫瘍化して発症する血液腫瘍疾患. 血小板のもとになる巨核球の腫瘍性増殖が特徴的で, 結果として末梢血における血小板数が著しく増加する.

ET 本態性振戦 essential tremor　カップを持ち上げるときなどに小刻みに震える動作時振戦, または姿勢保持するときに生じる周期的な震えなどの症状. 小脳, 視床, 脳幹などの伝達異常といわれるが, その原因は不明.

et al. およびその他の者 et alii　論文などの最後にみかける言葉. 英語に置き換えると「and others」(およびその他)の意.「〇〇氏 およびその他の著者」ぐらいの意味. ラテン語「et alii」の略.

E$_T$CO$_2$ 呼気終末二酸化炭素濃度 end-tidal carbon dioxide　カプノメータで測定した呼気終末の二酸化炭素濃度. 呼気終末二酸化炭素濃度は血液中の二酸化炭素濃度とほぼ同じであることから, 人工呼吸管

ETEC **毒素原性大腸菌** enterotoxigenic *Escherichia coli* 小腸にたどり着いた菌が増殖して，毒素を産生．この毒素の作用で下痢や腹痛を起こす．毒素には，易熱性毒素（LT）と耐熱性毒素（ST）の2種類がある．

ETGBD **内視鏡的経乳頭胆囊ドレナージ** endoscopic transpapillary gallbladder drainage 内視鏡下に経十二指腸乳頭から胆囊までカテーテルを挿入し，胆汁をドレナージする術式．

ETH **エチオナミド** ethionamide 抗結核薬．

E$_T$O **エチレンオキサイドガス** ethylene oxide gas →EOG

ETO **エトポシド** etoposide 小細胞がん，悪性リンパ腫，子宮頸がんなど，さまざまながんに対する抗悪性腫瘍薬．

ETS **環境タバコ煙** environmental tobacco smoke 非喫煙者が間接的に，自分の意思とは関係なく，喫煙者から吐き出される煙やたばこから立ち昇る副流煙を吸うこと．

ETT **運動負荷試験** exercise tolerance test 一定の運動を負荷して，心肺機能を評価する検査法．トレッドミルや自転車エルゴメーターを用いる検査や，マスター負荷試験（階段状の台を上下する簡便な運動負荷）による検査が汎用されている．

ETT **気管内チューブ〈気管チューブ，気管カニューレ〉** endotracheal tube 気道確保のために気管内に挿入する管．先端の近くのカフを空気で膨らませてチューブと気管壁の間の隙間をなくし，空気漏れや口腔内の唾液や吐物の誤嚥を防ぐ構造．

ETV **神経内視鏡下第3脳室底開窓術** endoscopic third ventriculostomy 水頭症治療において，非交通性水頭症の診断が明らかな場合に

行われるチューブを用いない手術法.

EUA 尿中尿酸排泄量 uric acid excretion 高尿酸血症の病型分類をする際に尿酸クリアランスとともに測定される.

EUP 子宮外妊娠 extrauterine pregnancy 子宮以外の部位に着床した妊娠. 卵管妊娠が多い. 急性腹症で想定される疾患の1つ(妊娠可能年齢の女性).

EUS 超音波内視鏡 endoscopic ultrasonography 先端に超音波検査用プローブをつけたスコープを用いて行う検査法. 粘膜下腫瘍まで観察でき, 粘膜下腫瘍の針生検(超音波内視鏡下生検法, EUS-FNA)も可能.

EUS-FNA 超音波内視鏡ガイド下穿刺吸引術 EUS-guided fine needle aspiration 先端部に超音波プローブと生検針を付けた内視鏡を, 胃や十二指腸などの消化管に挿入, モニタに映し出した画像を参考に生検針で組織を採取し, 組織学的診断も行う.

EV 食道静脈瘤 esophageal varices 肝硬変や慢性肝炎で門脈の血管の圧力が高くなり, 食道粘膜下層の静脈が拡張・蛇行し, 瘤状に隆起して, 静脈瘤を形成したもの.

EV 疣贅状表皮発育異常症 epidermodysplasia verruciformis ウイルス(皮膚型, 粘膜・性器型)感染によるいぼ. 徐々に全身に広がり, 青年期以降になると悪性の腫瘍になることも多い.

EVC 呼気肺活量 expiratory vital capacity できるだけ深く空気を吸い込んだ状態から吐き出しうる最大の呼気量をいう. 肺活量計で計る.

EVD 脳室ドレナージ exterventricular drainage 頭蓋内圧の低下, 有害な血性髄液の排液などを目的に, 脳室を穿刺しカテーテルを

挿入して脳室内の髄液を体外に導くドレナージをいう．

EVE　内視鏡的静脈瘤電気凝固術　endoscopic variceal electrocoagulation　静脈瘤の内視鏡的手術を行った後ヒートプローブなどを使用して高周波凝固子をあて高周波電流を流して止血すること．

EVL　内視鏡的静脈瘤結紮術　endoscopic variceal ligation　胃・食道静脈瘤に対し，内視鏡下で金属製ループやゴム製リングをかけて結紮する治療法．

EVM　エンビオマイシン　enviomycin　抗結核薬．

ex　運動，訓練　exercise　身体活動の強度（メッツ＝安静時の何倍に相当するかで表す単位）に身体活動の実施時間をかけたもので，身体活動の量を示す単位．

Ex　エキス剤　extract　生薬の有効成分を抽出したもの．

ex-lap　試験的開腹術　exploratory laparotomy　画像診断などの体外検査では正確な診断ができない場合，試験的に開腹手術を行って直接確認したり，以後の治療方針を決定すること．

ext　伸展　extension　関節を伸ばすこと．反対に曲げることは屈曲という．

Ext　エキス剤　extract　→Ex

EXT　抜歯，摘出　extraction　歯を抜いて摘出すること．抜歯の適応は，高度なう蝕歯，治療を行っても保存不能な歯，高度な歯周疾患，二次病変につながる可能性のある歯などであるが，抜歯は最終手段となる．

Ez　湿疹　eczema　皮膚上部層の炎症で，かゆみを伴う発疹．

F

F 因子 factor（ファクター） ある現象において，その結果を成り立たせる原因とみられる要素．ファクターをいう．

F 応急手当 first aid（ファースト エイド） 専門の医師が到着するまで，または十分な治療ができる施設に収容するまでの間に，負傷などに対してのさしあたっての手当てをいう．

F フレンチ French size（フレンチ サイズ） →FR

FA 蛍光眼底造影 fluorescent angiography（フルオレスント アンギオグラフィー） →FAG

FA 脂肪酸 fatty acid（ファッティ アシッド） 脂肪の加水分解によって生じる有機酸．二重結合を含まないものを飽和脂肪酸，二重結合を含むものを不飽和脂肪酸という．

FA 大腿動脈 femoral artery（フェモラル アーテリー） 大腿部に分布する主動脈．中枢側は外腸骨動脈，末梢側は膝窩動脈に連なる．

FA フルオレセイン蛍光眼底造影 fluorescein angiography（フルオレセイン アンギオグラフィ） フルオレセイン色素を静注して行う眼底の血管造影検査．色素漏出の有無や血管走行を観察する．

FA 葉酸 folic acid（フォウリック アシッド） 水溶性のビタミンB群の一種で人体に欠かせない栄養素．1日の所要量は微量だが，不足すると体にさまざまな不調が現れる．

Fab 抗原結合部位 antigen binding fragment（アンティジェン バインディング フラグメント） 抗体が抗原に結合する部位をいう．抗体は抗原に結合しない部位（定常部位）と，抗原に結合するための部位（可変部位：抗原結合部位）からなる．

FABERE ファーベルテスト flexion, abduction, external rotation and extension test（フレクション，アブダクション，エクスターナル ローテイション アンド イクステイション テスト） 股関節障害の検査法．患者を仰臥位にし，股関

節を他動的に屈曲，外転，外旋させ，仙腸関節，腸腰筋，股関節の病変を検査する．＝パトリックテスト．

FAB分類 FAB分類 French-American-British classification 白血病，悪性リンパ腫など血液腫瘍の代表的な分類法．

FAC フルオロウラシル＋アドリアマイシン＋シクロフォスファミド fluorouracil＋adriamycin＋cyclophosphamide 乳がんに対する多剤併用化学療法．

FACO$_2$ 肺胞気二酸化炭素濃度 fraction of alveolar CO_2 concentration 肺胞での二酸化炭素と酸素の交換（ガス交換）が行われる際の二酸化炭素濃度．

FACS 蛍光活性化細胞解析分離装置 fluorescence activated cell sorter 蛍光抗体で染色した細胞を液流に乗せて流し，レーザー光で個々の細胞が発する蛍光を測定することによって，細胞表面にある抗原量を定量的に測定することのできる機器

FAD 家族性アルツハイマー病 familial Alzheimer disease 遺伝子変異が原因となって発症する認知症で，遺伝性アルツハイマー病ともいわれる．

FAD フラビン・アデニン・ジヌクレオチド flavin adenine dinucleotide 酸化還元反応に関与する補酵素．リボフラビン（ビタミンB_2）はFADの構成成分として重要．

FAG 蛍光眼底造影 fluorescent fundus angiography 蛍光色素を用いた眼底の血管造影検査．フルオレセインナトリウムあるいはインドシアニングリーンが造影剤として用いられる．

FALS 家族性筋萎縮性側索硬化症 familial amyotrophic lateral sclerosis 筋萎縮性側索硬化症のうち，遺伝性のものを指す．常染色

体性優性遺伝性といわれる．

FAM **フルオロウラシル＋アドリアマイシン＋マイトマイシンC** fluorouracil + adriamycin + mitomycin C　胃がんに対する多剤併用化学療法．

FAMTX **フルオロウラシル＋アドリアマイシン＋メトトレキサート** fluorouracil + adriamycin + methotrexate　胃がんに対する多剤併用化学療法．

FAO$_2$ **肺胞気酸素濃度** fraction of alveolar O$_2$ concentration　肺胞中の酸素濃度．

FAP **フルオロウラシル＋アドリアマイシン＋シスプラチン** fluorouracil + adriamycin + cisplatin　食道がんに対する多剤併用化学療法．

FAP **家族性アミロイド多発ニューロパチー** familial amyloid polyneuropathy　タンパク質（アミロイド）が全身の臓器に蓄積され，四肢の感覚障害や筋力低下などの多発性神経炎が起こるとされる遺伝性の疾患．

FAP **家族性大腸腺腫症** familial adenomatous polyposis　大腸に多数のポリープができる疾患．ポリープは大腸以外にもできることがある．本症は悪性化傾向が高い．常染色体優性遺伝と劣性遺伝の2種があり，大多数は優性遺伝となる．

FAS **胎児性アルコール症候群** fetal alcohol syndrome　慢性アルコール使用障害妊婦より生まれた新生児にみられる症候群．妊婦が飲酒すると血中に入ったアルコールは胎盤を通過し，短時間で母体の血中濃度と変わらない胎児血中濃度となる．

FAST **FASテスト** fetal acoustic stimulation test　妊娠中の女性

が飲酒した結果，胎児に知能の障害，精神発達の遅れ，発育障害などを起こす「胎児性アルコール症候群」(FAS)を調べる検査.

FAST　緊急超音波検査　focused assessment with sonography for trauma　外傷の初期診療における迅速簡易超音波検査法．循環の異常（Cの異常）を認める傷病者に対して，心嚢腔，腹腔および胸腔の出血の有無の検索を目的として行う．

FAT　蛍光抗体法〈免疫蛍光法〉　fluorescent antibody technique　蛍光標識剤を用いて抗体を標識して抗原を特異的に結合させ，蛍光顕微鏡下で観察する検査法．

Fb　フィブリン〈線維素〉　fibrin　血漿中のフィブリノゲンがトロンビンにより特異的に加水分解されて生じる難溶性の分画．第Ⅷ因子（フィブリン安定化因子）が作用すると分子間架橋が形成されて不溶性のタンパク線維塊となる．

FB　フットバス〈足浴〉　foot bath　専用のものも市販されている．

Fbg　フィブリノゲン〈線維素原，第Ⅰ因子〉　fibrinogen　血漿中に存在するグロブリンの一種で，血液凝固にかかわる凝固第Ⅰ因子の線状タンパク質．トロンビンの作用で不溶性のフィブリンに変わる．肝で生成され，0.1g/dL以下になると血液凝固能は低下する．

FBM　胎児呼吸様運動　fetal breathing movement　呼吸運動は肺で酸素を吸い込んで吐き出す「空気の循環運動」であるが，胎児が肺で羊水を吸い込み吐き出す運動が似ていることから「呼吸様運動」とよばれる．胎児肺成熟の指標となる．

FBS　空腹時血糖　fasting blood sugar　空腹時の血中ブドウ糖濃度．通常では，検査前日の夕食後から絶食し，翌日の朝食前の空腹時の血中濃度をいう．

FBS　ファイバー気管支鏡検査　fiberoptic bronchoscopy　気管支鏡には軟性と硬性の2種がある．多くの呼吸器疾患に適応があるが，観察可能な気管支は亜区域気管支までで，細気管支や肺胞は観察できない．

Fc　定常領域　constant region　体内に存在する抗体分子の成り立ちをいう．抗体分子の構造が共通な部分を定常(定まった構造をもつ)領域という．形状の異なる先端部分は「可変領域」という．

FC　顔貌所見　facial condition　見た目の顔つきの特徴から，特定の疾患の存在を疑われる場合があるため，身体の観察とは区別して行う．

FC　熱性痙攣　febrile convulsion　高熱時に数分間続く強直性，間代性の痙攣．生後6か月から4歳ころに好発．一般的には学齢期に入ると痙攣を起こさなくなる．

5-FC　フルシトシン　flucytosine　フルオロピリミジン系深在性抗真菌薬．

FCH　家族性複合型高脂血症(脂質異常症)　familial combined hyperlipidemia　合併症発症の頻度が高い遺伝性脂質異常症．虚血性心疾患の危険性が高いが，食事や運動で改善可能である．

FCHL　家族性複合型高脂血症(脂質異常症)　familial combined hyperlipidemia　→FCH

FCM　フローサイトメトリ　flow cytometry　短時間(数秒から数分)に多量(数千個から数百万個)の細胞を1個ずつ定量測定する細胞測定法の1つ．光や光センサーなどを用いる．

FCR　橈側手根屈筋　flexor carpi radialis muscle　前腕部前面にある屈筋の1つで，手首の屈曲，前腕の回内などの際に機能する．

FCU　尺側手根屈筋　flexor carpi ulnaris muscle　小指側にあり，手

首の屈曲筋のなかでは最内側にある．とくに前腕を屈曲して尺屈する動作において，力を発揮する．

FCV ファムシクロビル famciclovir（ファムシクロビル）抗ヘルペスウイルス薬．

FD 陰影欠損 filling defect（ファイリング ディフェクト）消化管X線造影検査の所見．造影剤が排除されて辺縁が局所で欠損する状態．がんなどの隆起性病変でみられる像．

FD 顔面ジスキネジア facial dyskinesia（フェイシャル ディスキネジア）不随意運動によって顔や口，舌などの筋肉が無意識にねじれたり，あるいは繰り返し運動が生じる病態．抗精神病薬，パーキンソン病治療薬の副作用としても知られる．

FD 機能性胃腸症〈機能性ディスペプシア〉 functional dyspepsia（ファンクショナル ディスペプシア）胃もたれ，心窩部痛，心窩部灼熱感などの症状があるが，胃炎や胃潰瘍など症状の原因となる器質的疾患が除外された病態．

FD 総義歯，全部床義歯 full denture（complete denture）（フル デンチャー（コンプリート デンチャー））総入れ歯．歯がすべて抜けてしまった場合に使用される義歯．種類としては全部床義歯，金属床義歯，シリコン義歯，アタッチメント義歯，インプラント義歯などがある．

FD 胎児仮死 fetal distress（フィータル ディストレス）諸種原因による胎児・胎盤系の呼吸・循環不全に基づく症候群．分娩中に発症するものが多い．現在は，胎児胎盤機能低下に言い換えられている．

FD 致死量 fatal dose（フェイタル ドウズ）生命を奪うのに必要な薬用量．薬物の生体に対する作用の強さを示す尺度の1つとなるが，個体差，性差，投与条件によって異なる．

FDE 固定薬疹 fixed drug eruption（フィックスド ドラッグ エルプション）同一薬剤摂取のたび，同じ箇所に皮疹が出現する特殊な薬疹．

FDEIA　食物依存性運動誘発アナフィラキシー　food-dependent exercise-induced anaphylaxis　特定の食物を摂取し2時間以内に運動をした場合，蕁麻疹から呼吸困難，ショックにいたる即時型アレルギーの特殊型をいう．

FDG　^{18}Fフルオロデオキシグルコース　fluorodeoxyglucose　PET検査（陽電子放射断層撮影）の診断薬として用いられる．微量の放射性物質を含む薬物．

FDG PET-CT　フルオロデオキシグルコース・ポジトロン　fluorodeoxyglucose positron emission tomography-CT　^{18}F（フッ素）標識デオキシグルコースを用い，その集積を同一条件でPETとCTの融合画像として得ることができる検査．

FDH　巣状皮膚形成不全症　focal dermal hypoplasia　皮膚の形成不全による萎縮で，遺伝子変異が引き起こす神経皮膚症候群である．皮膚以外に，内分泌系，神経系，目，骨にも症状が現れる．

FDL　軟性ダブルルーメンカテーテル　flexible double-lumen catheter　中心静脈カテーテルのルーメン（ルート）が2つあるカテーテル．2ルートを同時に使える．

FDP　フィブリノゲン分解産物　fibrinogen degradation products　血管内のフィブリンおよび血中のフィブリノゲンがプラスミンによって分解された産物の総称．DICの診断に重要な指標となる．

FDS　十二指腸ファイバースコープ　fiberduodenoscope　先端に小型カメラまたはレンズを内蔵した，太さ1cm程の細長い管を経口または経鼻で挿入し，十二指腸を観察し，ときには治療を行う．

FDS　浅指屈筋　flexor digitorum sublimis muscle　指の第2関節を曲げる前腕の筋肉．

FDV 初発尿意　first desire to void　尿がある程度膀胱内にたまり，最初に感じる尿意をいう．

Fe 鉄　ferrum　金属元素の1つ．体内ではほとんどがヘモグロビン内に存在している．

FE 胎児エコー　fetal echo　胎児の超音波検査．

FECG 胎児心電図　fetal electrocardiogram　妊娠中に，母体の腹壁に電極を装着して胎児の心電図を計測すること（腹壁誘導胎児心電図）．

FEF 前頭眼野　frontal eye field　前頭葉の下部に位置し，眼球運動をつかさどる重要な領域．

FFI 致死性家族性不眠症　fatal familial insomnia　プリオンタンパク遺伝子の変異に伴う家族性プリオン病の1つ．

FFFx 最大呼気中間流量　forced expiratory flow between 25 and 75% maximum midexpiratory flow　努力肺活量（FVC）の時間・フローボリューム記録から算出する．FVC曲線の25％と75％の点を直線で結んだ傾きがMMF25-75L/分．成人の正常値は250L/分以上．

FEK 尿中カリウム部分排泄率　fractional excretion rate of K　腎臓の機能評価指標の1つで，ある電解質のクリアランスをクレアチニンクリアランスで割った値．高カリウム血症，低カリウム血症の血中濃度が腎臓に関係しているかどうかの鑑別に用いる．

FEM フルオロウラシル＋エピルビシン＋マイトマイシンC　fluorouracil＋epirubicin＋mitomycin C　胃がんの肝転移に対して行われている代表的な治療計画．

FENa 尿中ナトリウム部分排泄率　franctional excretion rate of sodium　糸球体で濾過されたナトリウムに対する尿中に排泄された

ナトリウムの割合．急性腎不全における腎前性と腎性の鑑別などに用いられる．

FES **機能的電気刺激** functional electrical stimulation 神経筋へ電気的な刺激を送り，複数の筋運道を賦活し，連続的な動作を可能にする方法．失われた機能の獲得を目標とする．

FESS **機能的内視鏡下副鼻腔手術** functional endoscopic sinus surgery 慢性副鼻腔炎治療の最も一般的な外科的治療法．鼻内から副鼻腔を開放するので，侵襲が少ない．

FEV **努力性呼気肺活量** forced expiratory volume 最大吸気位から最大努力で呼出させた気量．FVCと同じ．

FEV1.0 **1秒量** forced expiratory volume in one second 最大吸気位から1秒間に最大努力で呼出させた呼気量．閉塞性障害や呼気筋力低下の程度をみるのに用いる．

FEV1.0% **1秒率** percentage of forced expiratory volume in one second 通常はゲンスラーの1秒率のこと．努力性肺活量（FVC：最大吸気位から最大努力で呼出させた気量）に占める1秒量の割合．FEV1/FVCで求める．

FEVR **家族性滲出性硝子体網膜症** familial exudative vitreoretinopathy ものを見るのに重要な役割を果たす網膜に栄養を与える血管の発育異常によって滲出が起こる網膜症．常染色体優性遺伝の疾患である．

FFA **遊離脂肪酸** free fatty acid 人のエネルギー源となる血中に溶け出した脂肪のことで，ほとんどがアルブミンと結合して存在する．したがって，この測定は糖尿病などの代謝性疾患の病態把握に役立つ．

FFB **大腿大腿動脈バイパス** femoro-femoral bypass 閉塞性動脈硬

化症など，動脈硬化で下肢血行不全があるとき，人工血管で反対側の大腿動脈から，閉塞部より先の血管に橋渡しをする手術．両側が詰まっていれば腹部大動脈からバイパスする．

FFI 致死性家族性不眠症 fetal familial insomnia プリオンタンパク遺伝子の変異によるきわめてまれな疾患．睡眠・覚醒サイクルの混乱を引き起こし，数か月の軽度睡眠困難ののち，不眠，運動失調，認知症へ進行する．

FFM 除脂肪体重 fat-free mass 通常の体重から脂肪の重さを引いた体重．除脂肪体重は「体重×(100－体脂肪率)÷100」で求める．

F-FLCZ ホスフルコナゾール fosfluconazole トリアゾール系深在性抗真菌薬．

FFP 新鮮凍結血漿 fresh frozen plasma ヒトの血液を採血後，分離した血漿をプラスチック袋の中に入れ，すみやかに凍結した血液製剤．200mLの献血で約80mLの血漿が得られ，これを1単位とする．

FGF 線維芽細胞増殖因子 fibroblast growth factor 細胞増殖に必要な成長因子の1つ．真皮にある線維芽細胞に作用して，創傷治癒や血管新生を促す．

FGI フォーカス・グループ・インタビュー focus group interview ある与えられたテーマに関連して，質問に答えたり議論するために召集された人々の集団に対して行われるインタビュー．質的研究の際のデータ収集の方法の1つ．

FGID 機能性消化管障害 functional gastro intestinal disorder 腹痛などの消化器症状を訴えるが，画像診断や生化学的検査によっても器質的疾患や異常を認められない病態の総称．

FGN 巣状糸球体腎炎 focal glomerulonephritis 腎の病理上の病

変分布からみて，一部の糸球体の係蹄に炎症が起こるものをいう．

FGS　胃ファイバースコープ　fiber gastroscope（ファイバー ガストロスコープ）　光ファイバーを用いた胃内視鏡検査用の器具．胃粘膜を観察しながら同時に撮影，生検材料の採取，異物の摘出，患部をモニタに表示しながらの手術も可能．

FGS　巣状糸球体硬化症　focal glomerular sclerosis（フォーカル グロメルラー スクレロシス）　糸球体の一部（巣状，分節状）が硬化する疾患．原因が特定できない特発性と，原因が特定できる続発性がある．この疾患では腎機能が次第に失われていく過程をたどる．

FH　家族性高コレステロール　familial hypercholesterolemia（ファミリアル ハイパーコレステロリーミア）　血中のコレステロールやトリグリセリド(中性脂肪)が増加する，体質性遺伝性の脂質異常症．

FH　家族歴　family history（ファミリー ヒストリー）　患者の家族・血縁者の健康情報．

FH　劇症肝炎　fulminant hepatitis（フルミナント ヘパティティス）　急性肝炎のなかで，肝細胞の破壊がとくに急激で，8週以内に肝機能不全に陥るもの．

F-Hb　血漿遊離ヘモグロビン　free hemoglobin（フリー ヘモグロビン）　血管内でなんらかの要因(例：異型輸血)で溶血が起こると，赤血球からヘモグロビンは遊離し，尿中に排出される．これら溶血をきたす疾患のスクリーニング，診断に利用される．

FHB　胎児心拍　fetal heart beat（フィータル ハート ビート）　胎児の心臓の拍動で，超音波検査などで確認できる．妊娠6週ころから確認できる．

FHF　劇症肝炎　fulminant hepatic failure（フルミナント ヘパティック フェイリャー）　肝炎のうち，発病当初から症状が急激に進み，意識障害(肝性脳症，肝性昏睡)などの肝機能不全症状が出るきわめて予後の悪いタイプの疾患．

FHM　胎児心拍　fetal heart movement（フィータル ハート ムーヴメント）　→FHB

FHR　胎児心拍数　fetal heart rate　子宮内の胎児の心拍数．妊娠5週後半から確認できる．ピークは妊娠8～9週の140～160回/分．その後徐々に減少し，妊娠末期の標準値は120～160回/分．

FHR　家族性低リン血症性くる病　familial hypophosphatemic rickets　遺伝子の変異により，腎臓からのリン排泄亢進により血中のリンが欠乏する疾患．リン欠乏により低リン血性くる病・骨軟化症が発症する．

FHS　胎児心音　fetal heart sound　母体腹壁上で聴取される胎児の心音．トラウベ桿状聴診器を用いた聴診は妊娠20～22週ころから可能．超音波ドップラー法を用いれば早期(妊娠8～10週)から聴取可能．基準値は110～160回/分．

FIGO　国際産科婦人科連合　International Federation of Gynecology and Obstetrics　国際産科婦人科連合．

FIM　機能的自立度評価法　functional independence measure　リハビリテーションのためのADL(日常生活活動)評価方法．実際に「している」状況を記録し，「介助者を要するか/要するとすれば，どれくらいの介助を要するか」を運動・認知の18項目から評価する．

F$_I$O$_2$　吸入気酸素濃度　fractional concentration of oxygen in inspired gas　吸入される酸素濃度．空気吸入は0.21(21%)，純酸素は1.0(100%)だが，酸素毒性を考慮して0.6以下に設定することが推奨される．

FIRI　空腹時血中インスリン値　fasting immunoreactive insulin　インスリン抵抗性評価検査の1つ．15μU/mL以上の場合は抵抗性あり．

FIS　小腸ファイバースコープ　fiberintestinoscope　小腸を観察する内視鏡．小腸内視鏡にはカプセル内視鏡や，小腸をたぐり寄せて観察するダブルバルーン内視鏡などがある．

FISH　蛍光 in situ ハイブリダイゼーション　fluorescent in situ hybridization　調べたいDNA断片が染色体のどの位置にあるのかを蛍光性の試薬で標識された核酸プローブを用いて検出する方法.

FIV　努力吸気肺活量　forced inspiratory volume　思い切り息を吸い込んだあと，できるだけ早く息を吐き出して得られる肺活量.

FK506　タクロリムス　tacrolimus　カルシニューリン阻害薬．免疫抑制薬.

FL　脂肪肝　fatty liver　肝内に中性脂肪が極度に増加した状態.

FL　前頭葉　frontal lobe　大脳半球の中心溝と外側溝の前上方に位置する部分．高等な精神作用を営む重要な部位.

FL　大腿骨長　femur length　超音波検査で測定した胎児の大腿骨の長さ．胎児発育のパラメータとして利用．妊娠11週当たりから測定可能．児頭大横径(BPD)も測定することで，胎児の大きさを予測し出産予定日を割り出す.

FL　濾胞性リンパ腫　follicular lymphoma　胚中心の主要構成細胞である胚中心細胞に由来する．進行度が遅い(低悪性度)タイプで，年単位の経過をたどる．腫れていたリンパ節が小さくなったり，別のリンパ節が腫れてくるなど「波」がある.

Flair　反転回復撮影法　fluid attenuated inversion recovery　MRI撮影法の1つ．低信号のT_2強調像が得られるため，脳溝や脳室に接する病変の診断に有効.

FLCZ　フルコナゾール　fluconazole　トリアゾール系深在性抗真菌薬.

FLD　線維化性肺疾患　fibrosing lung disease　肺の間質組織が炎症を起こし線維化したもので，肺線維症ともよばれ，呼吸困難を起こす

FLM　内側縦束 fasciculus longitudinalis medialis　medial longitudinal fasciculus　眼球運動にかかわる神経線維束．中脳前端から脊髄下端にわたり，正中線の両側に位置（中心管を含む）する．

flu　インフルエンザ〈流行性感冒〉 influenza　インフルエンザウイルス（多くはA型あるいはB型）の感染による流行性の急性呼吸器疾患．

FM　胎動 fetal movement　早くて妊娠17週ごろから，遅くても妊娠22週ごろに妊婦が感じる胎児の動き．

FMD　線維筋異形成 fibromuscular dysplasia　動脈の発育不全で狭窄や拡張がみられる．好発部位は右側腎動脈．組織学的には，動脈中膜の過形成，形成異常，線維形成肥厚，内膜の線維形成肥厚などがある．

FMEA　故障モード影響解析 failure mode effect analysis　事故原因の究明ではなく，事故の未然予防を目的とした分析手法．プロセスに潜む「故障モード」を系統的かつ網羅的に抽出し，それぞれの優先順位をつけて対策を講じる．

FMN　フラビンモノヌクレオチド flavin mononucleotide　体内の代謝系に広く分布する補酵素で，ビタミンB_2がその前駆体である．

FMOX　フロモキセフ flomoxef　第2世代セフェム系抗菌薬．

f-MRI　機能的磁気共鳴撮影 functional magnetic resonance imaging　脳血管内を流れる血液のヘモグロビンが酸素と結合しているときと，脳神経細胞の活動で結合しなくなったときの信号の強さの違いを測定し，脳のどこが活発化しているかを調べる．

FMS　線維筋痛症 fibromyalgia syndrome　背部を中心に慢性的な疼痛，不眠，疲労感を主徴とする疾患概念．触診による複数個所の圧

痛の出現など，ガイドラインの基準にそって診断する．治療は薬物療法，認知行動療法，神経ブロック法など．

FN　フィブロネクチン　fibronectin　細胞接着性糖タンパクの一種．細胞と細胞とを接着する作用や細胞形態調節作用，細胞構築，細胞分化調節など多様な働きをする．

FNAB　穿刺吸引生検　fine-needle aspiration biopsy　細い針を使用して異常組織や体液の挿入部位に刺し，標本を針で採取し，顕微鏡下で標本を診断すること．

FNAC　穿刺吸引細胞診　fine needle aspiration cytology　細針で穿刺して細胞検体を採取し，検鏡して良性か悪性かを判定する検査．

FND　機能的頸部郭清術　functional neck dissection　頸部リンパ節郭清術において，副神経と胸鎖乳突筋や内頸静脈など周辺組織を残存させる術式．

FNF　大腿骨頸部骨折　femoral neck fracture　大腿骨頭から転子部にかけての骨折．高齢者に多発．足を引っかけ下肢が急激に外旋すると関節包内骨折である内側骨折，転倒して大転子部を強打すると関節包外骨折である外側骨折を起こしやすい．

FNH　限局性結節性過形成　focal nodular hyperplasia　血管奇形．内分泌異常による肝原発性の腫瘤性病変．肝皮膜下に好発する．若い女性（乳幼小児を含む）に高頻度に発現する．

FNHTR　発熱性非溶血性輸血副作用　febrile nonhemolytic transfusion reaction　輸血中または輸血後数時間以内の溶血を伴わない発熱をいう．抗原抗体反応や細菌汚染などが原因となる．発熱性非溶血性輸血反応ともいう．

FNS　大腿神経伸展テスト　femoral nerve stretch test　大腿神経の

疼痛誘発テスト．腹臥位で片足の膝を曲げ，90°以下で大腿前面に疼痛がある場合を陽性とし，L3〜4のヘルニアが疑われる．

FO **眼底** fundus oculi（ファンダス アキュリ）　眼の網膜のこと．眼底は直接的に血管を観察できる場所であるため，眼科領域だけでなく，高血圧症，糖尿病という血管に影響の出る内科疾患にも重要な情報を与える．

FOB **気管支ファイバースコープ〈気管支鏡，気管支電子スコープ〉** fiberoptic bronchoscope（ファイバーロプティック ブロンコスコープ）　鼻または口から気管支内に軟性の管を挿入し，気道内の観察や，肺生検・擦過，気管支肺胞洗浄，気道内異物・分泌物の除去，レーザーによる腫瘍の焼灼などを行う機器．

FOBT **便潜血検査** fecal occult blood test（フィーカル オカルト ブラッド テスト）　消化管から出血すると，便中に血液が混入(血便)，ヒトヘモグロビン抗体を利用してその血液反応を調べる検査．大腸がん早期発見に役立つ．

FOM **ホスホマイシン** fosfomycin（ホスホマイシン）　ホスホマイシン抗菌薬．

FOP **進行性骨化性線維異形成症** fibrodysplasia ossificans progressiva（フィブロディスプラシア オシフィカンス プログレッシヴァ）　全身の筋肉やその周囲の腱，靭帯などが徐々に硬くなって骨に変わり，このため手足の関節の動く範囲が狭くなったり，背中が変形していく疾患．

FP **顔面神経麻痺〈ベル麻痺〉** facial palsy（フェーシャル ポールジー）　顔面筋肉の麻痺．脳血管障害などによる中枢性麻痺，リウマチ性や耳疾患，外傷，寒冷などが原因の末梢麻痺がある．

FP **食中毒** food poisoning（フード ポイゾニング）　有害・有毒な微生物や化学物質を含む飲食物を食べた結果生じる健康障害．多くは，急性の胃腸障害(嘔吐，腹痛，下痢などの症状)を起こす．

FP **新鮮液状血漿** fresh plasma（フレッシュ プラズマ）　採血後6時間以内に血漿分離し，冷蔵保存した健康人の原血漿．膠質浸透圧はもとより，血漿中の各種血

液凝固因子を含んでいる．

F-P bypass　**大腿膝窩動脈バイパス**　femoro-popliteal bypass　動脈硬化により下肢血行不全となった動脈に，人工血管もしくは自己血管を使用して，新たな血液の通り道（バイパス）をつくる手術．膝上，あるいは膝下の膝窩動脈と大腿動脈の経路をつくる．

FPC　**家族性大腸ポリポーシス**　familial polyposis of colon　常染色体優性遺伝を示す多発性大腸ポリープ．自覚症状に乏しく多くは青年期を過ぎて悪化する．できるだけ早期に外科的切除を行う．

FPD　**胎児骨盤不均衡**　fetal pelvic disproportion　→CPD

FPV　**ホスアンプレナビル**　fosamprenavir　抗HIV薬．

Fr-R　**フリードマン反応**　Friedman's reaction　雌のウサギの耳の静脈にヒトの妊娠尿を注入すると，ウサギの卵巣に排卵が起こる現象をいう．この反応を利用して妊娠診断を行う．

FR（Fr）　**フレンチ**　French　カテーテルの太さ（外径）の単位．3 Fr＝1mm．使う目的や挿入場所によって形状や太さを変えてある．

Frac.　**骨折**　fracture　骨の解剖学的な連続性が破綻した状態．

FRC　**機能的残気量**　functional residual capacity　安静呼気後に肺内に残る気体量．呼気予備量（ERV）と残気量（RV）との和．総肺気量（TLC）の約45％．呼気終末陽圧（PEEP；ピープ）により増加する．

FRDA　**フリードライヒ失調症**　Friedreich ataxia　常染色体劣性遺伝の脊髄小脳変性症の1つ．眼球運動失調に伴う早発性小脳失調などが知られている．

---

frem　**音声振盪**　fremitus vocalis　肺実績から胸腔，胸壁への音声の伝導．亢進すると肺炎，肺結核，胸膜癒着，減弱すると気胸，胸水，無

気肺，肺気腫が疑われる．

FRH 卵胞刺激ホルモン放出ホルモン follicle stimulating hormone-releasing hormone 卵胞刺激ホルモン（性腺刺激ホルモン）の分泌を刺激するホルモン．

FRM フラジオマイシン fradiomycin アミノグリコシド系抗菌薬．グラム陽性・陰性菌，結核菌，緑膿菌などに抗菌作用を示す．毒性が強いため外用薬として用いる．

FRP 機能的不応期 functional refractory period 心筋組織の活動電位で，ある組織を伝導する2つの興奮の最短の間隔．

FRPM ファロペネム faropenem ペネム系抗菌薬．

FRT 固視反射テスト fixation reflex test 物体の像を中心窩で固視する反射性の眼球運動．その動作ができるかどうかの検査．

Fru 果糖 fructose ブドウ糖と同じ仲間の単糖類．体内へ取り込まれやすいためにスポーツ飲料水などに用いられている．

FS フェイス・スケール face scale 痛みの強さやつらさの程度を顔の表情で表したもの．いくつかのスケールが考案されている．

FSE 高速スピンエコー fast spin echo MRIの撮像法の1つ．

FSGS 巣状分節性糸球体硬化症 focal segmental glomerulosclerosis →NS ネフローゼ症候群の1つ．糸球体が部分的に硬化し，濾過機能が損なわれた病態．

FSH 卵胞刺激ホルモン follicle-stimulating hormone 下垂体前葉から分泌される性腺刺激ホルモン（ゴナドトロピン）．卵巣を刺激して卵巣内の卵胞を成熟させる．

FSHD 顔面肩甲上腕筋ジストロフィー facioscapulohumeral

muscular dystrophy　常染色体優性遺伝で，顔面，肩甲，上腕筋を中心に筋萎縮・筋力低下を起こす筋ジストロフィー．外眼筋，咽頭筋，舌筋，心筋などの障害はない．

FSS　**家族性低身長**　familial short stature　遺伝的要因に起因する低身長．医学的ではないので，ホルモン治療の対象外．

FT　**卵管鏡下卵管形成術**　falloposcopic tuboplasty　卵管狭窄や閉塞に対し，卵管鏡を子宮内腔から卵管内腔に挿入し，バルンにて卵管を拡張する治療法．

FT（TGF）　**テガフール**　tegafur　ピリミジン系代謝拮抗薬．抗悪性腫瘍薬．

fT$_3$　**遊離トリヨードサイロニン**　free triiodothyronine　甲状腺から分泌されるホルモンの1つであるトリヨードサイロニンのなかで，タンパクと結合していないごく微量のもの．甲状腺機能を調べる際のよい指標となる．

FT$_4$　**遊離サイロキシン**　free thyroxine　FT$_3$と同様に，サイロキシンのなかでタンパクと結合していないごく微量のものをいい，生物活性をもち（ホルモンとして働き），かつ結合するタンパクの影響を受けないため，甲状腺機能を調べる際のよい指標となる．

FTA　**胎児躯幹横断面積**　fetal trunk area　胎児の腹部の大きさ．超音波検査で測定する．

FTA　**大腿脛骨外側角**　femoro-tibial angle　膝外側角．大腿骨長軸と脛骨長軸の交点の外側の角度．立位のX線正面像にて計測する．O脚，変形性膝関節症などの診断に用いられる．

FTA　**トレポネーマ蛍光抗体法**　fluorescent treponemal antibody test　梅毒トレポネーマを抗原として用いて，梅毒トレポネーマに対

する特異抗体を検出する検査.

FTA　フォルトツリー解析　fault tree analysis（フォルトトゥリーアナリシス）　信頼性工学・安全性工学の分野で多く用いられる故障や事故の分析法. 想定される事故などの潜在的要因の検出に優れており, 医療におけるヒューマンエラー防止の手段として注目されている.

FTA-ABS　梅毒トレポネーマ蛍光抗体吸収試験　fluorescent treponemal antibody absorption test（フルオレセントトレポネマルアンティボディアブソープションテスト）　スライドに梅毒の病原体を吸着させ, 抗体を間接蛍光抗体法で検出する血清学的診断法の1つ. 一度抗体を獲得すると, ほぼ生涯にわたり陽性となるため, 梅毒の既往を知るのに有用.

FTD　前頭側頭葉型認知症　frontotemporal dementia（フロントテンポラルディメンティア）　前頭葉機能障害による人格, 行動変化が主体の認知症.

FTDP-17　家族性前頭側頭型認知症　frontotemporal dementia and parkinsonism linked to chromosome 17（フラントテムポラルディメンシャアンドパーキンソニズムリンクトゥクロウモソウム）　17番染色体上のタウ遺伝子の変異がある遺伝性の神経変性疾患. 前頭葉側頭葉の萎縮が認められ, 性格の変化や行動異常を伴う認知症である.

FTLD　前頭側頭葉変性症　frontotemporal lobar degeneration（フロントテンポラルロバーデジェネレイション）　非アルツハイマー型の変性認知症疾患群を包括的にとらえた疾患概念で, ピック病もこの範疇に含まれる.

FTND　満期正常分娩　full term nomal delivery（フルタームノーマルデリヴァリィ）　妊娠継続期間が少なくとも37週を経た自然分娩.

FTND　ニコチン依存度質問票　fagerstrome test for nicotine dependence（ファーガストロームテストフォーニコチンディペンデンス）　喫煙者本人ににニコチン依存の強さを回答させ禁煙治療の参考にする質問票. 0～3点は軽度依存, 7～10点は高度依存.

FTND　満期正常自然分娩　full term, normal, delivery（フルタームノーマルスポンテイニアスデリヴァリィ）　妊娠37週か

ら41週ころにおいて，自然に陣痛が始まり，正常な経過をたどって分娩が行われること．正常分娩の所要時間は一般的に経産婦が短く，初産婦が長いが，個体差が著しい．

FTNSD full term, normal, spontaneous delivery →FTND

FTNVD 満期正常経腟分娩 full term normal vaginal delivery 妊娠37〜42週で，自然な陣痛をもち正常な経過をたどって経腟分娩を行うこと．

FTRC 解凍赤血球濃厚液 frozen thawed red cells 凍害保護液を加えて凍結保存した赤血球濃厚液を，解凍後に凍害保護液を除去した血液製剤．

FTSG 全層植皮術 full thickness skin graft 表皮と真皮までを含んだ植皮術．生着すれば外見も自然だが，移植皮膚が取れる場所や面積がかぎられる．毛根も含む植皮のため発毛もする．

FTT 脂肪負荷テスト fat tolerance test 早朝空腹時血清での脂質検査ではなく，生クリームなどの高脂肪食摂取後あるいは脂肪注射液の静注後に，負荷された脂肪の増減を経時的に測定する検査．食後高脂血症の遷延状態は，動脈硬化の危険因子の指標となる．

5-FU フルオロウラシル 5-fluorouracil ピリミジン系代謝拮抗剤．抗悪性腫瘍薬．

F/U 経過観察 follow up 健康状態を注意深く観察していくこと．臨床研究や臨床試験に参加している被験者の，研究中および研究後における健康状態の一定期間にわたる追跡も含まれる．

FUO 不明熱 fever of unknown origin 原因不明の発熱が続く「発熱性症候群」の総称であるが，不明熱の原因は，未知の病気から既存の病気まで多岐にわたるので，いち早く認知することが重要．

FUS　集束超音波治療　focused ultrasound surgery　MRガイド下で1MHz前後の超音波を一点に集めて患部に照射し，熱エネルギーに変換して患部を焼灼する低侵襲の治療法．乳がん，子宮筋腫に適用．

FV curve　フローボリューム曲線　flow-volume curve　最大吸気位から最大呼気位に，最大努力で呼出させたときの呼気流速(L/秒)と呼気量の関係を示した曲線．気道狭窄の部位や疾患によって特徴ある曲線が描かれる．

FVC　努力肺活量〈努力呼気肺活量, 肺活量〉　forced vital capacity　呼吸機能検査の際，ゆっくりと最大吸気をし，その後，急速に最大努力で呼出することで得られる肺活量．

FWB　全荷重　full-weight-bearing　整形外科で使われる用語としては，どのくらい体重をかけられるかの意．立位で1/2荷重は体重を半分かけてもよい，全荷重は全体重をかけて立ってもよいという意味．

Fx　骨折　fraction　骨が壊れることを骨折といい，ヒビや骨の一部が欠けるのも含まれる．骨折には事故による骨折(転倒など)，病的な骨折(骨粗鬆症など)，疲労骨折などがある．

G

G **ガウス** gauss（ガウス）　磁場の単位．1G = 0.0001T

G **グアニン** guanine（グアニン）　DNAなど核酸を構成する成分であるプリン塩基の一つ．魚類の鱗が光反射するのは，鱗の色素細胞が生成するグアニン結晶によるもの．グアニンの類似物質として，痛風で関節で形成される結晶(尿酸)がある．

G **グルコース〈ブドウ糖〉** glucose（グルコース）　食物として摂取されたデンプンやスクロース(蔗糖)が分解され生成した単糖．生物体の最も重要なエネルギー源．腸管壁から吸収され，肝に運ばれ，グリコーゲンとして蓄えられる．また血中に入り(血糖)，筋その他の組織に運ばれる．

G **ゲージ** gauge（ゲイジ）　注射針の太さの単位．

G-_ **妊娠歴__回** Gravida_（グラヴィダ）　妊娠歴(回)を表す．

Ga **ガリウム** gallium（ガリウム）　核医学検査の1つ．クエン酸ガリウムが腫瘍や炎症に集まる性質を利用して，悪性腫瘍や炎症性病変の診断に用いられる．

GA **グリコアルブミン，糖化アルブミン** glycated albumin（グリケイティッド アルブミン）　アルブミンにブドウ糖が結合したアルブミンの糖化産物．血液中では2〜4週間の平均血糖値を示す．

GA **妊娠週数** gestational age（ジェステイショナル エイジ）　(1)正常妊娠持続日数は280日，(2)28日を妊娠歴1か月，妊娠持続を10か月，(3)7日を一週と定め，妊娠持続を40週とする，(4)妊娠満週数で数える(満期正常分娩：WHO)．これに従うと最終月経開始日が妊娠0週0日となり，妊娠40週0日が分娩予定日となる．

GA1 **グルタル酸血症I型** glutaric acidemia type I（グルタリック アシデミア タイプ ワン）　有機酸代謝異常症の1つ．グルタリルCoA脱水素酵素の遺伝子変異により，アミノ酸

の代謝経路に異常が生じ，グルタル酸などが蓄積する．出現する症状には頭囲拡大，ジストニア，ジスキネジア，筋緊張低下，アテトーゼなどの神経症状がある．

GA2　グルタル酸血症Ⅱ型　glutaric acidemia type Ⅱ　脂肪酸酸化異常症の1つ．ミトコンドリアの電子伝達フラビンタンパク(ETF)あるいはETF脱水素酵素の遺伝子変異により，タンパクと脂肪の代謝に異常が生じ，アシルカルニチン，エチルマロン酸やグルタル酸などの有機酸が蓄積される．そのため，低血糖や筋力低下，発達遅延などの症状が現れる．

GABA　γ-アミノ酪酸〈ガバ，ギャバ〉　γ-aminobutyric acid　中枢神経系に高濃度に存在する抑制性の神経伝達物質．脳代謝促進薬として使用される．

GAD　グルタミン酸脱炭酸酵素　glutamic acid decarboxylase　グルタミン酸から抑制性神経伝達であるγ-アミノ酪酸(GABA)を合成する酵素．主に脳内に存在しているが，膵ランゲルハンス島細胞にも含まれる．

GAD　全般性不安障害　Generalized anxiety disorder　不安障害の1つ．日常生活のさまざまな事象や活動に対して，過剰な不安や予期配慮が続く神経症．不安神経症ともいう．

GAG　グリコサミノグリカン〈ムコ多糖類〉　glycosaminoglycan　ヘキソサミンとウロン酸(またはガラクトース)の二糖構造の繰り返しを含む長鎖多糖類の総称．酸性ムコ多糖類ともいう．結合組織に存在し，組織の強度，柔軟さの維持，細胞間液量の調節に関与する．

GalNAc　N-アセチルガラクトサミン　N-acetylgalactosamine　ガラクトースから誘導された単糖．ヒトと動物両方の感覚神経構造に集約されており，細胞間伝達に必要である．A型の抗原を形成するため，

他の単糖とともにABO式血液型の判別に用いられている．N-アセチルコンドロサミンともいう．

GALT 腸管関連リンパ組織 gut-associated lymphoid tissue 腸管粘膜防御機構を担うリンパ組織の総称．

GAPDH グリセルアルデヒドリン酸デヒドロゲナーゼ glyceraldehyde phosphate dehydrogenase 解糖系を構成する主要な酵素．

GARG（garg.） 含嗽〈うがい〉 gargling 水や薬液を口腔内に含み，よくすすいで吐き出す行為．歯牙，口腔・咽頭粘膜の清浄，消毒，除臭，消炎，鎮痛，乾燥予防などを目的に行う．

GAS A群レンサ球菌 group A *streptococcus* 溶血性レンサ球菌感染症の原因菌で，溶血性レンサ球菌には，A群の他にB，C，D，G群がある．急性咽頭炎，猩紅熱，丹毒，蜂窩織炎，劇症型溶血性レンサ球菌感染症（STSS）などの化膿性疾患を引き起こす．STSSとA群溶血性レンサ球菌咽頭炎は5類感染症．

GAS 汎適応症候群 General Adaptation Syndrome ストレッサーが引き起こす身体における非特異的反応．ハンス・セリエが提唱した．警告期，抵抗期，疲はい期の3つの段階がある．

Gaw 気道コンダクタンス airway conductance 気管，気管支を空気が出入りする際，気道壁の粘性によって空気抵抗が起きる．この抵抗の逆数（流れやすさ）を表す指標をコンダクタンスという．

GB 胆嚢 gallbladder 胆汁の貯蔵，濃縮を行う器官．肝の解剖学的右葉の左葉分界線上で肝床に接する．胆嚢の収縮と同時にファーター乳頭部のオッディ括約筋が弛緩し，胆汁の排泄が行われる．

GBD 胆嚢疾患 gallbladder disease 通常，胆管と併せて胆嚢・胆管疾患として扱われる．胆石症，総胆管結石，胆嚢炎，胆管炎，胆嚢が

ん，胆管がんなどがある．

GBM　糸球体基底膜　glomerular basement membrane　糸球体内皮に位置し，限外濾過を行う．基底膜が主な病変部位の疾患に膜性腎症がある．

GBMF　多形〔性〕〔神経〕膠芽腫　glioblastoma multiforme　脳腫瘍の中でも最も悪性度の高い腫瘍．

GBS　ギラン-バレー症候群　Guillain-Barré syndrome　急性の運動麻痺を主徴としたアレルギー性多発神経炎．60〜70％でサイトメガロウイルス，インフルエンザなどのウイルスやマイコプラズマの先行感染を認める．発症後第3〜4週に極期に達し，多くは治癒するが，運動麻痺の後遺症が残る例や死亡例もある．

GC　ガスクロマトグラフィ　gas chromatography　物質を分離・精製する技法であるクロマトグラフィの一種．揮発性物質（気体・液体）の分離・同定に適する．

GC　胚中心　germinal center　リンパ小節にある微小構造でB細胞が集まる．抗原に対し高親和性をもつ抗体を産生する．

GCA　巨細胞性動脈炎　giant cell arteritis　原因不明の血管炎で，頭蓋内動脈，特に側頭動脈に炎症を認めることが多い．発症年齢：50歳以上．症状は，頭痛，眼症状，発熱，関節・筋症状など．旧名：側頭動脈炎．

GBS　B群溶血性連鎖球菌　group B *Streptococcus*　病原性は低いが指や皮膚，膣などに常在する菌．妊婦の10％程度が保有しているという統計もある．出産時産道を通る胎児が感染して細菌性髄膜炎や敗血症，肺炎など起こすことがある．

GCAP　顆粒球吸着療法　granulocytapheresis　顆粒球と単球を，酢

酸セルロースビーズを充填したカラムを灌流させて選択的に除去する方法.

GCLS リンパ球浸潤胃がん gastric carcinoma with lymphoid stroma　EBウイルス(ヘルペスウイルス)に感染した上皮細胞が増殖した腫瘍で,リンパ球浸潤を伴う症例が多い.噴門部から身体上部の胃底腺領域に多い.転移の頻度は低いとされる.

GCP 医薬品臨床試験実施基準 good clinical practice　人を対象とする治験の計画,実施,記録および報告に関して,被験者の権利,安全が保護され,その倫理的,科学的な質を確保するための国際的な基準.

GCS グラスゴー・コーマ・スケール Glasgow coma scale　意識障害の重症度を区分するために考案されたスケールの1つ.ジャパン・コーマ・スケール(JCS)と並んで常用される.JCSが開閉眼(目を開けるか否か)を中心に判定するのに対し,GCSは開閉眼,言葉による応答,運動による応答の3要素に対してそれぞれ点数をつけ,合計点で総合的に意識レベルを評価する.

G-CSF 顆粒球コロニー刺激因子 granulocyte colony-stimulating factor　骨髄で産生される造血因子.遺伝子組換え型G-CSF製剤は抗がん薬や放射線治療による骨髄機能抑制の回復や骨髄移植時に皮下,静注で投与する.

GCT ゲートコントロール理論 gate control theory　脊髄にある痛み刺激の伝達を調節するゲートによって痛みの感覚が異なるというもの.

GCT 骨巨細胞腫 giant cell tumor of bone　原因不明の多数の核をもつ巨細胞が出現する良性の骨腫瘍.大腿骨,脛骨,上腕骨などに発生しやすく,肺転移を起こすことがある.

GCT ブドウ糖チャレンジ試験 glucose challenge test 妊娠初期もしくは妊娠24週前後に行う，妊娠糖尿病の診断のためのスクリーニング．50g糖負荷を行い，1時間後の血糖値が140mg/dL以上の場合を陽性とし，再度75g糖負荷試験を行う．

GCU 新生児回復期治療室 growing care unit NICUで急性期の治療を終え，回復期にある新生児を治療，管理する病院内の施設．

GCV ガンシクロビル ganciclovir 抗サイトメガロウイルス薬．

GDA 胃十二指腸動脈 gastroduodenal artery 微小血管の1つ．胃の幽門部・十二指腸上部の後方を下行し，上膵十二指腸動脈と右胃大網動脈に分岐する．

Gd-DTPA ガドリニウムDTPA gadolinium-DTPA 急性心筋梗塞などで，ガドリニウムが梗塞巣に停滞することを利用して，撮像する検査．

GDM 妊娠糖尿病 gestational diabetes mellitus 妊娠中に初めて発見または発症した糖尿病に至っていない糖代謝異常．妊娠時に診断された明らかな糖尿病(overt diabetes in pregnancy)は含めない．

GDS 高齢者用うつ尺度短縮版 geriatric depression scale 高齢者を対象とした，自記式のうつ病スクリーニング質問紙．30項目からなる．15項目または5項目の短縮版もある．

GE 胃腸炎 Gastroenteritis 胃や腸の炎症．悪心・嘔吐，腹痛，下痢を伴う．

GE 胃腸吻合〔術〕 gastroenterostomy 幽門からトライツ靱帯までの内腔または外部からの圧迫による狭窄に対し，狭窄よりも口側の胃と空腸とを吻合して新しい通路(バイパス)をつくる術式．

GE グリセリン浣腸 glycerin enema 排便を促すグリセリン溶液．

40℃前後に温めた50%溶液を左側臥位で浣腸する．肛門，直腸の粘膜を刺激し，速効性の排便効果が得られる．

GEA 胃大網動脈 gstro-epiploic artery (ガストロ エピブロイック アーテリー) 胃の大弯を沿うように走行する胃の栄養動脈．左胃大網動脈と右胃大網動脈がある．

GEM ゲムシタビン gemcitabine (ゲムシタビン) 代謝拮抗薬．抗悪性腫瘍薬．

GERD 胃食道逆流症 (ガード) gastroesophageal reflux disease (ガストロエソファジール リフラックス ディジーズ) 通常は食道下端の下部食道括約帯(LES)で胃内容の逆流を防止しているが，胃内容や胃酸が食道に逆流する症状．酸によって食道が炎症を起こすようになる(逆流性食道炎)．

GFAP 膠線維性酸性タンパク glial fibrillary acidic protein (グリアル ファイブリラリー アシディック プロテイン) 特殊染色で神経膠腫では陽性となる．

GFAT 酵母グルコサミン-6-リン酸合成酵素 glucosamine fructose-6-phosphate dehydrogenase (グルコサミン フルクトース6 フォスフェイト デヒドロゲナーゼ) ブドウ糖からの細胞内代謝異常をつかさどる酵素の1つ．

GFLX ガチフロキサシン gatifloxacin (ガチフロキサシン) 眼科用薬物．ニューキノロン系抗菌薬．

GFR 糸球体ろ過値 glomerular filtration rate (グロメルラー フィルトレイション レイト) 腎に流入した血漿が糸球体で単位時間当たりにろ過され，ボーマン囊に流入する量．糸球体でろ過されるが尿細管で吸収や分泌されない物質(イヌリンやクレアチニン)を使って測定する．基準値は110mL/分．

GFS 胃ファイバースコープ gastrofiberscope (ガストロファイヴァースコープ) 直径1cmほどの管(細くて柔らかいグラスファイバーを3万本ほど束にしたもの)を口から挿入，医師が内部を直接覗き込んで診察．近年は，内視鏡の先端にCCDカメラをつけ，モニタに映し出す電子内視鏡が主流．

GFX ブドウ糖，フルクトース，キシリトール液 glucose, fructose, (グルコース フラクトース キシリトール)

xilitol　高カロリー輸液に用いる基本輸液で電解質と糖を含んでいる．糖質には通常，グルコースが用いられる．トリパレン（商品名）はグルコース，フルクトース，キシリトールが4：2：1の割合で配合されている．

GGO　すりガラス陰影　ground glass opacity　胸部レントゲン・CTによる胸部画像所見の1つ．曇ったすりガラスのような淡い陰影．肺がんや肺炎などでみられる．

GH　成長ホルモン〈ソマトトロピン，ソマトトロピックホルモン〉　growth hormone　下垂体前葉から分泌されるホルモンの一種．タンパク合成，軟骨形成，新陳代謝などに働き，成長を促進する．

GHD　成長ホルモン分泌不全症　growth hormone deficiency　成長ホルモンの分泌障害によって低身長をきたすものを成長ホルモン分泌不全性低身長症（下垂体性小人症）という．

GH-IH　成長ホルモン抑制ホルモン　growth hormone inhibiting hormone　別名ソマトスタチン．視床下部などから分泌されるペプチドホルモンで，成長ホルモンの放出抑制，膵臓ランゲルハンス島のインスリン分泌や消化管ホルモンなどの分泌も抑制する．

GHRH　成長ホルモン放出ホルモン　growth hormone releasing hormone　代謝の調節や体組成のバランス維持などの働きをする成長ホルモンの分泌を促すホルモンで，視床下部ホルモンの1つ．

GI　胃腸の　gastrointestinal　胃腸の．

GI　グルコース・インスリン療法　glucose-insulin therapy　高カリウム血症の治療法．血中のグルコース（ブドウ糖）とカリウムを細胞内へ取り込むインスリンの作用を利用する．インスリンのみでは低血糖になる．

GIA 胃腸吻合術 <small>ガストロインテスティナル アナストモシス</small> gastrointestinal anastomosis 胃と小腸(主に空腸)の間に新しい交通路を造設する手術. 十二指腸が閉塞し根治的手術が望めないとき, 胃と空腸を吻合する手術.

GIF 上部消化管ファイバースコープ <small>ガストロインテスティナル ファイバースコープ</small> gastrointestinal fiberscope 食道, 胃, 十二指腸を観察するための内視鏡.

GIFT 配偶子卵管内移植 <small>ガミート イントラファロピアン トランスファー</small> gamete intrafallopian transfer 体外で精子と卵子を混ぜ合わせ, 受精する前の状態で卵管の先に戻す方法. 体外受精・胚移植より自然な環境での受精が期待されるが卵管が正常であることが必要.

GIH 消化管出血 <small>ガストロインテスティナル ヘモリッジ</small> gastrointestinal hemorrhage 食道, 胃, 十二指腸の上部消化管病変からの出血. 吐血, 下血などの症状として現れる.

GIK ブドウ糖・インスリン・カリウム療法 <small>グルコース インスリン カリウム セラピー</small> glucose-insulin-kalium therapy グルコース, インスリン, カリウムの輸液製剤. カリウムはグルコースとカップリングして細胞内に移動するのを促進するので心機能を改善する目的で使われる.

GIMT 消化管間葉系腫瘍 <small>ガストロインテスティナル メセンキマル テューマー</small> gastrointestinal mesenchymal tumor 消化管に発生する紡錘形細胞や類上皮細胞からなる腫瘍. 粘膜下腫瘍の形態をとることが多い. 平滑筋由来, 神経由来, GISTの3種類がある. GISTはKIT(c-kit遺伝子産物)に対する免疫染色に陽性. いずれも一般にがんに比べて予後がよい.

GIO 一般目標 <small>ジェネラル インストラクショナル オブジェクティヴ</small> general instructional objective 取り上げた教育プログラムにおいて修得すべき知識や技能など.

GIP 胃酸分泌抑制ポリペプチド <small>ガストリック インヒビトリー ポリペプタイド</small> gastric inhibitory polypeptide 上部小腸の特殊な細胞から分泌される消化管ホルモンで, 胃酸分泌や胃・腸管運動を抑制し, インスリン分泌を促進させる.

GIP 巨細胞性間質性肺炎 giant cell interstitial pneumonia 特発性間質性肺炎において病理学的に分類された診断名の一つ(Liebowの分類). 肺胞腔内に多数のマクロファージと多核巨細胞がみられる. 原因は超硬合金の吸入曝露だと考えられている.

GIST 胃腸管間質腫瘍 gastrointestinal stromal tumor 食道, 胃, 小腸, 大腸などの消化管壁にできる粘膜下腫瘍. 腫瘍の大きさと腫瘍内の細胞核の分裂数により治療法を選択する.

GIT 消化管 gastrointestinal tract 食道に始まり大腸に至る諸臓器の総称.

GITT ブドウ糖・インスリン負荷試験 glucose insulin tolerance test ブドウ糖負荷試験中に血中インスリン値も測定する検査. 血糖値とインスリン値の変動から2型糖尿病の原因を判断する.

GL 緑内障 glaucoma 眼圧上昇などによって視神経が障害され, 視力低下, 視野狭窄などが起こる疾患. 眼圧が高くなる原因によって主に原発緑内障, 先天緑内障, 続発緑内障に分類される.

GLC ガス液体クロマトグラフィー gas-liquid chromatography 物質を分離・精製する技法であるクロマトグラフィの一種. 揮発性物質(気体・液体)の分離・同定に適する.

Glc ブドウ糖 glucose 自然界に最も多く存在する単糖類で, 果物や穀物などに含まれている. 血液中にも, 血糖(ブドウ糖)として約0.1g/dL含まれ, インスリンによってコントロールされている. 全身のエネルギー源となる.

GlcNA N-アセチルグルコサミン N-acetylglucosamine 糖の一種であるグルコサミンから合成されるアミノ糖. プロテオグリカン(ムコ多糖), キチン, 糖タンパク質, 糖脂質の構成成分.

Gln グルタミン ^{グルタミン} glutamine　L-グルタミン酸のγ-カルボキシル基がアミド化されたタンパク質構成アミノ酸．生体内では多くのアミド基転移反応においてアミド基供与体として働く．

Glob グロブリン ^{グロブリン} globulin　血漿タンパク質のうち，水に不溶性で薄い塩溶液に溶け，硫酸アンモニウム半飽和で沈澱する一群のタンパク質．電気泳動法によりα1，α2，β，γグロブリンの4つに分けられる．

GLP-1 グルカゴン様ペプチド-1 ^{グルカゴン ライク ペプチド 1} glucagon like peptide-1　小腸壁L細胞から分泌され，膵β細胞に作用して，インスリン分泌を促す．

Glu グルタミン酸 ^{グルタミック アシッド} glutamic acid　酸性アミノ酸の1つでタンパク質の構成成分．グルタミン酸デヒドロゲナーゼあるいはシンターゼの作用により2-オキソグルタル酸（α-ケトグルタル酸）のアミノ化により生成される．

Glu, dextrose ブドウ糖 ^{グルコース} glucose　人間が活動するためのエネルギーとなる物質．

GLUT ブドウ糖輸送担体 ^{グルコース トランスポーター} glucose transporter　現在までに9つのサブタイプが知られているインスリン分泌にかかわる担体．

Gly, G グリシン〈アミノ酢酸，グリココール〉 ^{グリシン} glycine　炭素2原子からなる最も簡単なアミノ酸．タンパク質の構成成分であり，ヘム，プリン，クレアチン合成の材料．

GM ゲンタマイシン ^{ゲンタマイシン} gentamicin　アミノ配糖体系抗菌薬．細菌のタンパク合成を阻害し殺菌的に作用する．緑膿菌，セラチア，変形菌などのグラム陰性桿菌による敗血症，髄膜炎など重症感染症治療の第1選択薬．

GM 大発作 ^{グラン マール} grand mal（^{ジェネラライズド シーザー}generalized seizure：全身痙攣）　てんかん

の発作. 突然意識を失って倒れ全身の筋肉が強直する強直痙攣の後, 筋肉の収縮・弛緩を反復する間代痙攣に移行する. 強直間代発作.

GM-CSF 顆粒球・マクロファージコロニー刺激因子 granulocyte/macrophage colony- stimulating factor 主に活性化T細胞より分泌されるサイトカインで, 顆粒球およびマクロファージ系前駆細胞に作用し, 好中球の産生を特異的に促進する造血因子.

GMP グアノシン-リン酸 guanosine monophosphate 分子量363.22でグアニル酸ともいう. 2′, 3′, 5′位にリン酸が結合した異性体が存在する. 一般的にGMPは5′-GMPを指し, イノシン〔一リン〕酸(IMP)を経てキサンチル酸の酵素的アミノ化により合成される.

Gn ゴナドトロピン〈性腺刺激ホルモン〉 gonadotropin 性腺に作用し, 発達, 機能発現を促進するホルモン. 下垂体から分泌されるものと胎盤から分泌されるものがある.

GN 糸球体腎炎 Glomerulonephritis 糸球体に炎症がみられる病態をいう. 免疫異常あるいは感染などから免疫異常が生じて糸球体病変を起こすことが多い.

GNB, GNR グラム陰性桿菌 gram negative bacillus, gram negative rod グラム染色で赤色に染色される桿菌(棒状または桿状の細菌). 大腸菌, 緑膿菌など.

GNC グラム陰性球菌 gram negative coccus グラム染色で赤色に染色される球菌(球状の細菌). 髄膜炎菌など.

GNF-GNR ブドウ糖非発酵グラム陰性桿菌 glucose non-fermenting gram-negative rod(s) 嫌気状態でブドウ糖を発酵しないグラム陰性桿菌の総称. 耐性が強く, 院内日和見感染症の原因となる. 5類感染症の対象となっている. 緑膿菌, アシネトバクターなど.

GnRH ゴナドトロピン放出ホルモン〈LH-RH, LRF, ゴナドリベリン〉 gonadotropin releasing hormone 視床下部ホルモンの1つ．下垂体に作用し，黄体形成ホルモン（LH）と卵胞刺激ホルモン（FSH）の分泌を促進する．

GNT 巨大陰性T［波］ giant negative T［wave］ 心電図の異常所見の1つ．通常よりも先鋭で大きな下向きのT波．肥大型心筋症，心筋虚血などでみられる．

GOA 全身性〔変形性〕関節症 generalized osteoarthritis 変形性関節症の一種．ヘバーデン結節（DIP関節の変形）とともに近位指節間関節，母指中手指節間関節，あるいは他の部位の変形性関節症が存在するものをいう．

GOD ブドウ糖酸化酵素 glucose oxidase β-D-グルコピラノースと結合し，代謝産物に分解する酵素．この酵素を使った血糖の測定法に，ブドウ糖酸化酵素法，ブドウ糖酸化酵素電極法（GOD法）がある．

GOF 笑気ハロセン麻酔 gas oxygen fluothane 全身麻酔薬の一種．ハロセンは揮発性で吸入麻酔薬として用いられる．

GOI 笑気イソフルラン麻酔 gas oxygen isoflurane 麻酔薬のイソフルランと酸素・（笑気ガスの）亜酸化窒素の混合ガスを併用する吸入麻酔法．

GOLD 慢性閉塞性肺疾患に対するグローバルイニシアチブ Global Initiative for Chronic Obstructive Lung Disease 罹患率や死亡率が高い慢性閉塞性肺疾患（COPD）に対し，予防・診断・治療の向上を目指して発足した国際機関．国際的指針である診療ガイドラインそのものを指して用いられることが多い．

GOS 笑気セボフルラン麻酔 gas oxygen sevoflurane 吸入麻酔薬の一種で，常温下で気体として存在する笑気ガスと，液体のセボフル

ランを気化器で気体に変えて使用する．

GOT グルタミン酸オキサロ酢酸トランスアミナーゼ glutamic oxaloacetic transaminase AST（アスパラギン酸アミノトランスフェラーゼ）ともよばれる．グルタミン酸，アスパラギン酸をオキサロ酢酸と α-ケトグルタル酸に相互変換する酵素．

GOTS 大後頭三叉神経症候群 great occipital trigeminal syndrome 後頭神経のうちの大後頭神経（第2頸神経の後枝）．後頭部から頭頂部にかけて分布．この大後頭神経に起こる一側性・あるいは両側性の神経痛．

gp 糖タンパク〔質〕 glycoprotein すべての細胞に含まれる，糖とタンパク質が共有結合した複合タンパク質の総称．

GP 一般医，家庭医 general practitioner 各専門診療科別の専門医（スペシャリスト）と区別して，家庭医療，総合診療，総合内科などに携わる専門医で，こちらは総合医（ジェネラリスト）とよばれる．プライマリケアを担う．

GP 進行麻痺〈麻痺性認知症〉 general paresis 梅毒スピロヘータの感染から10余年を経て発症する第4期梅毒性髄膜脳炎．認知症を中心とした精神症状，瞳孔異常，言語障害などの神経症状を認める．ペニシリン療法が有効．

GP 淡蒼球 globus pallidus 大脳基底核を構成する神経核の1つで青白い外見を呈し（淡蒼球），外節と内節とに区別される．

GPB グラム陽性桿菌 gram positive bacillus グラム染色で紫色に染色される桿菌（棒状または棹状の細菌）．結核菌，破傷風菌など．

GPC グラム陽性球菌 gram positive coccus グラム染色で紫色に染色される球菌（球状の細菌）．ブドウ球菌，肺炎球菌など．

GPT グルタミン酸ピルビン酸トランスアミナーゼ glutamic pyruvic transaminase 肝臓の細胞にだけある酵素．GOTは肝臓以外に心臓や手足の筋肉，血液の赤血球などにもある．両方とも肝機能検査時の指標．GPTの高値は慢性肝炎，肝硬変，脂肪肝などが疑われる．

GPx グルタチオンペルオキシダーゼ glutathione peroxidase 抗酸化酵素の一種で，酸化ストレス測定用バイオマーカーとして使用されている．

GR 胃切除術 gastrectomy 主に胃がんなどの治療で行われる．部分的胃切除術と胃全摘出術がある．

GRA 糖質（グルコ）コルチコイド反応性アルドステロン症 glucocorticoid-remediable aldosteronism 原発性アルドステロン症（primary aldosteronism：PA）の病型の1つ．糖質コルチコイドは，肝臓での糖新生を促進させるステロイドホルモン．→PA

GRASS GRASS法 gradient recalled acquisition in the steady state MRIの高速撮像法の一種．血流の評価，動きのある部位での息止め撮影，MRアンギオグラフィー，3D撮影などへの応用が可能．

GRBAS尺度 嗄声の聴覚心理的評価 grade, rough, breathy, asthenic, strained 声帯ポリープや声帯結節などの検査で行われる，声質の聴覚印象による評価尺度．

GRE 勾配エコー（法） gradient echo MRIにおいて磁気共鳴信号を得るための代表的な方法の1つ．

GRE グルココルチコイド応答配列 glucocorticoid responsive element 応答配列は，遺伝子の調節領域で，転写を調節するタンパク質が結合する部分のこと．

GRNX ガレノキサシン garenoxacin ニューキノロン系抗菌薬．

GRPR ガストリン放出ペプチド受容体 gastrin-releasing peptide receptor マウスの実験で脊髄でかゆみを特異的に伝達していることが証明され，ヒスタミンの経路と違い，かゆみの伝達には痛みと異なる経路がある可能性が示唆された．

GS 胃炎 gastritis 胃壁に生じる炎症性疾患．ピロリ菌感染との関連が重要視されている．

GS グリソンスコア Gleason score 前立腺がんの病理組織学的分類として活用されるスコア表．悪性度の低い2（1＋1）から悪性度の高い10（5＋5）まで9段階で表示される．

GS 胎嚢 gestational sac 妊娠成立後に超音波検査で検出可能な絨毛膜で囲まれた囊胞．妊娠4週後半からリング状の画像として描写され，子宮内に確認できれば正常妊娠の確定診断となる．

GS 胆石 gallstone 胆嚢内でビリルビン色素やコレステロールが固形化でできた結石．胆嚢管に嵌頓すると仙痛発作を起こす．

GSB 皮膚電気反応 galvanic skin response 精神状態に伴う神経や発汗の作用のため，皮膚の電気抵抗が変化する現象．交感神経外科領域での診断法として用いられ，また嘘発見器にも応用されている．皮膚伝導，電気皮膚反応ともいう．

GSD 糖原病〈糖原蓄積病〉 glycogenosis, glycogen storage disease ブドウ糖の代謝系先天性異常（酵素欠損）が原因で組織グリコーゲンの量的・質的異常をきたす病態の総称．

GSH 糖質コルチコイド反応性アルドステロン症 glucocorticoid suppressive hyperaldosteronism 原発性アルドステロン症（primary aldosteronism：PA）の病型の1つ．糖質コルチコイドは，肝臓での糖新生を促進させるステロイドホルモン．→PA

GSL 隅角癒着解離術 goniosynechialysis 隅角が狭くなり，房水の流れ出る線維柱帯に虹彩が癒着して房水が流れにくくなった眼（閉塞隅角緑内障）に対して，その癒着部分を剥がす手術．

GSS ゲルストマン-ストロイスラー-シェインカー症候群 Gerstmann-Sträussler-Scheinker syndrome 四肢の麻痺や進行性の小脳失調，認知症を徴候とする中枢神経の変性疾患．日本ではプリオン病に分類されている．

GST 金チオリンゴ酸ナトリウム sodium aurothiomalate 薬理作用は不明であるが，関節炎を生じさせる免疫系の細胞の機能を抑制する作用がある．

GSTP1 グルタチオンS-トランスフェラーゼP1（GSTP1） glutathione S-transferase P1 代謝酵素の一種．

GT 胃瘻造設術 gastrostomy 食物の通過障害や中枢神経系障害による摂食困難・不能に対し，腹壁を通して手術・内視鏡的に胃にカテーテルを挿入すること．

GTCS 全身性強直性間代性発作 generalized tonic-clonic seizure てんかんの大発作．突然に全身性に体幹・四肢がギュッと硬くなる発作（強直性発作）が起き，続いてガクガクと四肢がリズミカルにふるえる発作（間代性発作）が起こる．

GTH 性腺刺激ホルモン gonadotropin, gonadotropic hormones 生殖腺の働きを調節するホルモンの総称で，脳下垂体の性腺刺激ホルモンから分泌される．黄体生成ホルモンと卵胞刺激ホルモンが主要な性腺刺激ホルモン．

GTR法 歯周組織再生誘導法 guided tissue regeneration technique 非吸収性半透膜を用い歯周病を治療する方法．

GTT ブドウ糖負荷試験〈耐糖能検査〉 glucose tolerance test 糖を経口的あるいは経静脈的に投与し，糖代謝異常の有無を調べる検査法．通常，経口ブドウ糖負荷試験(OGTT)を指す．早朝空腹時にブドウ糖75gを含む溶液を経口的に摂取．摂取前，摂取後30分ごとに2時間まで血糖値の変動を検査する．

GU 胃潰瘍 gastric ulcer 粘膜下層より深い胃壁組織に生じる欠損．ピロリ菌感染と非ステロイド抗炎症薬が2大病因．

GU 淋菌性尿道炎 gonococcal urethritis 淋菌による尿道炎．性感染症(STD)の1つで男性に多い．STDの尿道炎には他に非淋菌性尿道炎がある．

Gua, G グアニン guanine 核酸の構成成分．異化されるとキサンチンを経て尿酸となり，尿中に排泄される．

GVHD 移植片対宿主病 graft versus host disease 移植片に含まれるドナー由来の免疫細胞(リンパ球)の宿主(host)に対する反応(移植片対宿主反応GVHR)により引き起こされる病態．移植片と宿主間の組織適合抗原の違いや，宿主の免疫系の疲弊や先天性不全が原因で宿主側が移入された細胞を拒絶できないことにより生じる．

GVHR 移植片対宿主反応 graft-versus-host reaction 造血幹細胞移植同種移植などにおいて，移植した組織が宿主の細胞に対して起こす免疫応答．

GVL効果 移植片対白血病効果 graft versus leukemia 造血幹細胞移植の同種移植において，移植したドナーのリンパ球が白血病細胞を免疫学的に抑えるという抗がん効果．

GWAS ゲノムワイド関連解析 Genome-Wide Association Study 一塩基多型(single nucleotide polymorphism：SNP)の遺伝子型を決定し，疾患にかかわる遺伝的変異を解明する方法．2002年に理化学

研究所のグループが世界で初めて発表した．多くの疾患の原因となるSNPが同定されている．

Gy **グレイ** gray（グレイ）　物質が受けた放射線量の単位．

GYN（Gyn） **産婦人科** gynecology（ギネコロジィ）　産科・婦人科を併せて診療する科．

H 水素 hydrogen 陽子1つと電子1つからなる原子．原子番号1，元素記号はH．一般に「水素」という場合，水素の単体である水素分子（水素ガス）H₂を示すことが多い．

HA A型肝炎 viral hepatitis type A, hepatitis A A型肝炎ウイルス（HAV）の感染（糞口感染）によって起きる急性肝炎．

HA 血液吸着法 hemoadsorption 血液を吸着物質のカラムに灌流させ，中毒を惹起する物質を取り除く方法．

HA 頭痛 headache 頭の内部に感じる痛み．ストレスや肩こりなどの緊張性頭痛，偏頭痛，群発頭痛，脳内出血の痛みなど，さまざまなタイプの痛みを含んだ幅の広い症状概念である．

HA 溶血性貧血 hemolytic anemia 赤血球の寿命が正常の120日より短くなり貧血になる病態．先天性は赤血球自体の異常，後天性は自己免疫や心疾患によって狭窄した血管内腔を赤血球が通過する際に破壊されて起きる．

HAAb A型肝炎抗体 hepatitis A antibody A型肝炎ウイルスに感染すると検出される抗体．

HAAg A型肝炎抗原 hepatitis A antigen A型肝炎ウイルスの抗原．

HAART 多剤併用療法 high active anti-retrovirus therapy ヒト免疫不全ウイルス（HIV）感染の治療法．ウイルスの体内での増殖能力を抑制して発症を遅らせる薬物．数種類の抗レトロウイルス薬を組み合わせて使用する．

HAD HIV-1関連認知症 human immunodeficiency virus-1-associated dementia HIV-1関連神経認知障害の重要度分類の最重症の病

型.

HADS尺度　不安・抑うつ測定尺度　Hospital Anxiety and Depression Scale　さまざまな逸脱行為を繰り返す身体的疾患(パニック症，自傷行為など)をもつ患者の，精神状態を測定するスケール．BDI，TSAS，LSASなど種々の測定尺度がある．

HAE　肝動脈塞栓　hepatic arterial embolization　足のつけ根の動脈からカテーテルを挿入し，肝臓内の細い動脈までカテーテルを進め，抗がん薬などを入れ，動脈の血流を遮断し，腫瘍細胞を壊死させる方法．

HAI　肝動脈注入化学療法　hepatic arterial infusion　肝細胞がんに対する局所化学療法．カテーテルを肝動脈まで進めて留置し，直接薬物を肝細胞がんに到達させ，抗がん薬の効果を高める治療．

HAI　血球凝集抑制/血球凝集抑制試験　hemagglutination inhibition test　検体(血清)を希釈し，どの濃度まで凝集が抑制されたかをみることによって，抗体価を調べる検査．麻疹，風疹，インフルエンザウイルスなどの抗体価測定に用いられる．

HALS　用手補助下腹腔鏡下手術　hand-assisted laparoscopic surgery　腹腔内を腹腔鏡で十分観察し，同時に別箇所を小開腹して手を挿入し，用手補助下に臓器を触診しながら腹腔鏡下に疾患部を切離して，小開腹創より丸ごと摘出する手術．

HAM　HAM(ヒトT細胞好性ウイルス[HTLV-1]関連脊髄症)　human T-lymphotropic virus type 1 associated myelopathy　成人T細胞白血病リンパ腫の原因ウイルスであるヒトT細胞(リンパ)好性ウイルス(HTLV-1)感染で引き起こされる緩徐進行性の痙性脊髄麻痺．症状は緩徐進行性の痙性対麻痺，歩行障害など．

HAND　HIV-1関連神経認知障害　human immunodeficiency virus-1-associated neurocognitive disorders　HIV-1により生じる脳の高次機能障害をまとめた総称. その病型は3つに分かれる.

HANE　遺伝性血管神経性浮腫　hereditary angioneurotic edema
補体成分C1インヒビター(C1INH)の欠損による疾患. 症状は, 皮下浮腫, 粘膜下浮腫, 消化器症状, 喉頭浮腫など. 国の特定疾患に指定された「原発性免疫不全症候群」に含まれる「補体不全症」として医療費助成制度の対象となっている.

hANP　ヒト心房性ナトリウム利尿ペプチド　human atrial natriuretic peptide
心房で分泌されるペプチド(アミノ酸が連なった化合物)で, 体液量や血圧の調節に重要な役割を果たしている. 薬として合成された α 型ANP製剤は, 利尿作用や血管拡張作用がある.

HAP　院内肺炎　hospital-acquired pneumonia
入院後48時間以降に発症した肺炎. 原因菌はグラム陰性桿菌, 黄色ブドウ球菌が多い.

HAPE　高所肺水腫　high altitude pulmonary edema
高山病の症状. 呼吸困難, 労作耐容能の低下, 空咳, 血性の喀痰, チアノーゼ, 頻脈, 頻呼吸, 軽度の発熱がよくみられる. 低酸素血症は重度で, 高山病による死亡原因のほとんどを占める.

HAV　A型肝炎ウイルス　hepatitis A virus
肝炎ウイルスによる感染にはA〜E型肝炎, G型肝炎, TT型肝炎などがある. 肝臓に炎症が起こり発熱, 黄疸, 全身倦怠感などを起こす. A型肝炎は汚染された水や野菜類から経口感染する.

Hb　ヘモグロビン〈血色素〉　hemoglobin
ヘモグロビン. 骨髄の赤芽球でヘムとグロビンの合成でつくられる. 肺で酸素と炭酸ガスのガス交換を行い, 酸素と直接結合し, 生体内各組織にO_2を供給する. Hb量の減少を貧血という.

HB　B型肝炎　viral hepatitis type B, hepatitis B
B型肝炎ウイル

ス（HBV）の感染によって起こる肝炎．感染経路は血液や体液（感染血の輸血，出生時の母子感染，性行為，刺青，針刺し事故など）．

HbA1c　グリコヘモグロビン　glycohemoglobin（グリコヘモグロビン）　ヘモグロビンのβ鎖にグルコースが結合したもの．過去1～2か月の血糖管理状態の指標に用いる．正常はHbAの6％以下．糖尿病では20％程度に増加する．

HBAb　B型肝炎抗体　hepatitis B antibody（ヘパティティス ビー アンティボディ）　体内で細菌やウイルスなどの異物侵入に対して，それを攻撃する抗体が体内でつくられる．B型肝炎ウイルスの抗体には，HBs，HBc（IgM-HBcとIgG-HBc），HBeの抗体がある．

HBAg　B型肝炎抗原　hepatitis B antigen（ヘパティティス ビー アンティゲン）　B型肝炎ウイルスの抗原には，HBs，HBc，HBeがある．HBs抗原はHBVの外殻を構成するタンパク質で，HBV感染の有無を判定する際に調べられる．血液中に出てくる．

HBE　ヒス束心電図　His bundle electogram（ヒス バンドル エレクトログラム）　経静脈的に三尖弁付近に留置したカテーテル電極で記録される心内電位図．心房電位A，ヒス束電位H，心室電位Vからなり，房室ブロックの位置や不整脈の診断，治療薬の効果判定に用いる．

HBF　肝血流量　hepatic blood flow（ヘパティック ブラッド フロウ）　門脈と肝動脈から肝に流入してグリソン系脈管として肝内に分岐する．流出路は右，中，左肝静脈と，下大静脈に直接流入する短肝静脈がある．

HBGF　ヘパリン結合性増殖因子　heparin binding growth factor（ヘパリン バインディング グロウス ファクター）　ヘパリン結合型の線維芽細胞増殖因子ペプチドの総称．ヒト前立腺組織中の主要な増殖因子．

HBIG　B型肝炎免疫グロブリン/抗HBs人免疫グロブリン　hepatitis B immunoglobulin（ヘパティティス ビー イムノグロブリン）　HBs抗体の濃度が高い免疫グロブリン製剤．血

液汚染事故ではその直後に，母子感染予防では，出産後に投与する．

HBO　高圧酸素療法 hyperbaric oxygenation　高い気圧で血液中の酸素量を増加させ，組織の酸素不足による障害を改善する治療法．急性心筋梗塞，急性脳浮腫，急性の動脈・静脈血行障害，腸閉塞などに適する場合がある．

HBP　高血圧 high blood pressure　血圧が正常範囲を超えて高く維持されている状態．収縮期血圧，拡張期血圧どちらか一方が高くても高血圧である．原因不明の高血圧を本態性高血圧，原因が特定される場合は二次性高血圧という．

HBV　B型肝炎ウイルス hepatitis B virus　肝炎ウイルスの1つで，B型肝炎の病原体．母子感染，輸血，医療事故，性行為などで感染する．急性ウイルス性肝炎，劇症肝炎，慢性肝炎の原因ウイルスの1つでもある．

HC　C型肝炎 viral hepatitis type C, hepatitis C　C型肝炎ウイルス（HCV）の感染によって起こる肝炎．1989年にHCVの遺伝子がクローニングされて診断が可能となった．主な感染源は汚染血液の輸血．

HC　頭囲 head circumference　頭の周囲の長さ．新生児期は骨縫合や大泉門が閉じていないため，脳の成長に合わせて増大する．

HCAP　医療機関関連肺炎 healthcare associated pneumonia　過去3か月以内の入院した経験がある人，長期療養型の施設への入居者，透析治療患者などに起きた肺炎．

HC　ヒドロコルチゾン hydrocortisone　副腎皮質ホルモンである糖質コルチコイドの一種であり，コルチゾールともよばれる．

HCC　肝細胞がん〈ヘパトーム〉 hepatocellular carcinoma　肝細胞から発生する肝原発性の上皮性悪性腫瘍．多くはB型，C型肝炎ウイル

ス感染に起因する．治療は肝切除（外科手術），ラジオ波焼灼療法（RFA）など．

HCD　H鎖病〈重鎖病〉 heavy chain disease　リンパ様細胞が腫瘍性に増殖し，Ig分子である重鎖が単クローン性に増殖して起きる疾患．重鎖の種類によりγ鎖病，α鎖病，μ鎖病に分類される．

HCG〈hCG〉　ヒト絨毛性ゴナドトロピン〈ヒト絨毛性性腺刺激ホルモン〉 human chorionic gonadotropin　胎盤絨毛のシンチウム細胞から分泌されるホルモン．妊娠10週ごろにピークに達し，その後減少する．分娩後約2週間で検出されなくなる．

HCL　ヘアリー細胞白血病 hairly cell leukemia　日本では非常にまれな白血病で，毛様あるいは有毛細胞白血病といわれる．多数の毛様突起をもつ腫瘍細胞が増殖する慢性リンパ性白血病の一種である．

HCM　肥大型心筋症 hypertrophic cardiomyopathy　原発性あるいは二次性の心筋変性により，異常な心筋肥大が起こった状態．約半数は家族性例で，常染色体優性遺伝形式をとる．左室流出路狭窄の有無により，閉塞性と非閉塞性に大別される．

HCO_3^-　炭酸水素イオン，重炭酸イオン bicarbonate ion　通常は体内でこの2つは平衡状態を保っているが（pH7.4），炭酸水素イオンが増えると酸性に（アシドーシス），重炭酸イオンが増えるとアルカリ性に（アルカローシス）なる．

HCP　ヘルスケアプロバイダー health care provider　日常的に蘇生を行う機会がある医師，歯科医師，看護師，救急救命士，臨床技師などの医療従事者．

HCS, hcs　ヒト絨毛性ソマトマモトロピン human chorionic somatomammotropin　ヒト胎盤性ラクトーゲン（hPL）ともいわれる．胎盤で生成される乳房の発育，成長ホルモン様作用などをもつホルモン

である．妊娠の経過とともに増加し，胎盤機能によってその値は変動するため，母体の血中から胎盤機能を把握するために測定される．

HCTZ　ヒドロクロロチアジド　hydrochlorothiazide（ハイドロクロロチアザイド）　チアジド系利尿薬．遠位尿細管においてナトリウム(Na^+)，クロール(Cl^-)の再吸収を抑制することにより，腎からのNa^+，Cl^-および水の排泄を増加させる．

HCU　高度集中治療室　high care unit（ハイ ケア ユニット）　集中治療室（ICU）から一般病棟に移るまでの期間の治療を担うところ．

HCVD　高血圧性心血管疾患　hypertensive cardiovascular disease（ハイパーテンシヴ カーディオヴァスキュラー ディジーズ）　長期に及ぶ高血圧による左室拡張障害，心筋障害などを伴う心臓血管疾患．狭心症，急性心筋梗塞，拡張型心筋症，大動脈解離などがある．

HD　血液透析　hemodialysis（ヘモダイアライシス）　血液を体外に取り出し，ダイアライザー透析器（人工膜）を通して，血液中の老廃物や余分な水分を取り除いて血液を浄化し，体内に戻す方法．

HD　ホジキン病　Hodgkin disease（ホジキン ディジーズ）　悪性リンパ腫の一種．全身のリンパ節腫脹，ペル-エブスタイン型発熱，脾腫を伴う．リンパ節生検で特徴的なホジキン細胞，リード-スタンバーグ細胞（CD30陽性）を認める．

HDA　高濃度領域　high density area（ハイ デンシティ エリア）　CTは身体の断面画像を得る技術で，基本的には白と黒で構成されるモノクロ画像である．X線の吸収度の高い部分を高濃度領域といい，画像上では白部分となる．低濃度領域は黒くなる．

HDF　同時血液透析濾過　hemodiafiltration（ヘモダイアフィルトレイション）　血液透析と血液濾過を同時に行い，小分子量から中分子量の物質の除去を行い，両者の弱点を補う血液浄化法．

HDL 高比重リポタンパク，α-リポタンパク high density lipoprotein（ハイ デンシティ リポプロテイン） 血漿中のリポタンパクの一種．末梢組織のコレステロールを肝に運搬する，いわゆる善玉コレステロール．

HDL-C 高比重リポタンパクコレステロール high density lipoprotein cholesterol（ハイ デンシティ リポプロテイン コレステロール） HDLコレステロールともいう．いわゆる善玉コレステロールで，組織からコレステロールを中心臓器(肝臓)へ運ぶ機能をもつため，動脈硬化を防止する因子とされる．

HDN 新生児出血性疾患 hemorrhagic disease of the newborn（ヘモレッジック ディジーズ オブ ザ ニューボーン） 新生児期の出血性疾患．ビタミンKの欠乏など多様な原因によって起こる．

HDS-R 長谷川式簡易知能力評価スケール(改訂) Hasegawa dementia scale-revised（ハセガワ ディメンティア スケイル リヴァイズド） 認知症の評価方法の1つ．簡便で日本人の評価に適しており，広く使われる．

HDT 大量化学療法 high dose chemotherapy（ハイ ドース ケモセラピィ） 抗悪性腫瘍薬を通常用量より多く投与する悪性腫瘍の治療法．副作用の骨髄抑制に自家骨髄移植や自家末梢血幹細胞の輸注が必要なため，自家移植，自家造血幹細胞救援大量化学療法ともよばれる．

HDV D型肝炎ウイルス hepatitis D virus（ヘパティティス ディー ヴァイラス） 急性ウイルス性肝炎の原因ウイルスの1つで，D型肝炎の病原体．血液を介して感染する．HDVの増殖にはHBVの存在が必須なため，HBVキャリアへの重感染やB型急性肝炎との同時感染で成立する．その場合，B型肝炎を重症化させる．

He ヘリウム helium（ヘリウム） 原子番号2，元素記号Heの元素．水素に次いで軽く無色無臭，他の元素と化学的な反応を起こさないなどの特徴がある．宇宙では2番目に多く存在する．

HE 肝性脳症〈肝性昏睡〉 hepatic encephalopathy（ヘパティック エンセファロパシィ） 肝不全の症例

にみられる精神・神経症状. 軽度の精神・神経障害から完全な昏睡に至る5段階に分類される.

HE ヘマトキシリン・エオジン hematoxylin and eosin 病理組織の最も基本的で重要な染色法. ヘマトキシリン, エオジンおのおのの染色液により染め分けられる. 細胞および組織構造の全体像を把握する目的で行う.

HELLP syndrome HELLP症候群 hemolysis, elevated liver enzymes, low platelets syndrome 妊娠中から分娩にかけて発症し, 死亡率も高い. 血管の内皮細胞が障害されて, 溶血・血小板の減少が起こり, 多臓器不全に陥る病態.

HEN 在宅経管経腸栄養法 home enteral nutrition 医療者の指導のもとに自宅で行う経腸栄養療法. 患者自身が栄養チューブを鼻腔から胃の中まで挿入し, 調製した経腸栄養剤を注入する.

HEPA filter 高性能微粒子エアフィルター high efficiency particulate air filter 空気中のゴミ, 塵埃, 微粒子を高性能で捕集し, 清浄空気にするエアフィルター. クリーンルームのメインフィルターとして使用される.

HER2 ヒト上皮細胞成長因子受容体2型 human epidermal growth factor receptor type 2 細胞の細胞膜に存在する糖タンパクで, 細胞の増殖・分化に関与する受容体. これが過剰に発現している乳がん細胞には, 分子標的治療薬のトラスツズマブが有効である.

HES 好酸球増加症候群 hypereosinophilic syndrome 好酸球は顆粒球の一種で, もともと走化能と貪食能をもつが, 殺菌能は劣るといわれる. アレルギー性疾患や寄生虫症, 皮膚疾患などにおける抗酸球増加は重要な診断所見となる.

HEV E型肝炎ウイルス hepatitis E virus 急性ウイルス性肝炎およ

び劇症肝炎の原因ウイルスの1つで，E型肝炎の病原体．主に東南アジアでみられ，水や食物を介した経口で感染する．日本でもイノシシなどの生肉摂取後に発症する例がみられる．

HEV　高内皮性細静脈　high endothelial venule　リンパ性組織にある特殊な毛細血管後細静脈．内皮細胞の丈が高いという特徴をもつ．血液中のリンパ球の大部分は，ここよりリンパ節内に入る．

HF　枯草熱　hay fever　花粉症やアレルギー性鼻炎のこと．牧草が枯れる初夏に起こる．

HF　心不全　heart failure　心臓の収縮機能や拡張機能の低下により，末梢組織，全身臓器の代謝に必要な血液量を維持できない状態．先天性心疾患，虚血性心疾患，不整脈，弁膜症，心筋疾患などすべての心疾患で生じる．心疾患以外の疾患でも生じる場合は二次性心不全という．

HF　血液ろ過　hemofiltration　ヘモフィルターを使用して老廃物の除去と電解質の調整のため補充液を血液中に注入し，注入した同量の補充液分をろ過する治療法．

H-FABP　ヒト心臓由来脂肪酸結合タンパク　human heart fatty acid-binding protein　心筋細胞の細胞質に存在する低分子可溶性タンパク．心筋細胞へのエネルギー供給に重要な働きを担っているが，心筋細胞の傷害時に速やかに血中へ逸脱するので，急性心筋梗塞の早期診断マーカーとして有用．

HFD（児）　不当重量（児）　heavy for dates infant　出生体重が在胎週数による体重基準曲線の90パーセンタイル以上の児．HGA（heavy for gestational）と同義語．

HFJV　高頻度ジェット換気　high frequency jet ventilation　HFV（高頻度人工換気）の1つ．高圧のガス源を高速で遮断および開放を繰

り返し，ジェット流をつくり気道に送り込んで換気を行う．一回換気量は2〜4mL/kg．

HFMD　手足口病　hand, foot and mouth disease　コクサッキーA16およびA5・A10ウイルス，エンテロ71型ウイルスなどの感染による伝染性疾患．1〜3歳の幼小児に多い．口腔，咽頭，手掌，足蹠に小水疱や丘疹が出現する．

HFOV　高頻度振動換気　high frequency oscillatory ventilation　解剖学的死腔以下の一回換気量でも高頻度に振動することにより，酸素化を保持できる．

HFPPV　高頻度陽圧換気　high frequency positive pressure vantilation　高頻度人工換気法「HFV」の1つ．一回換気量3-5mL/kgで，60-120回/min換気を行う．圧外傷を起こす頻度が従来の陽圧呼吸より少ない．→HFV

HFRS　腎症候性出血熱　hemorrhagic fever with renal syndrome　ハンタウイルス(Hantavirus)による出血性腎疾患．野ネズミによって媒介される．潜伏期は10〜30日．突然の発熱とともに出血傾向が出現し，平均5日間の高熱のあと，突然解熱する．四類感染症．

HFS　手足症候群　hand-foot syndrome　抗がん薬による手足の皮膚障害．乳がんや大腸がん，婦人科がん，腎臓がんに用いられる一部の薬物の副作用として起こる．手足の皮膚硬化・剥離，しびれ，痛みなどが出現する．

HFV　高頻度人工換気[法]　high frequency ventilation　一回換気量を極端に減少させ，換気回数を生理的呼吸回数の4倍以上にして行う人工呼吸の総称．高頻度陽圧換気(HFPPV)，高頻度ジェット換気(HFJV)，高頻度振動換気(HFO)などを含む．

Hg　水銀　hydrargyrum　揮発性の金属元素．体温計，血圧計などに

使用されている.

HG **G型肝炎** viral hepatitis type G, hepatitis G　G型肝炎ウイルスに起因した肝炎.

hG-CSF **ヒト顆粒球コロニー刺激因子** human granulocyte colony-stimulating factor　サイトカインの一種で,顆粒球産生の促進,好中球の機能を高める作用がある.遺伝子組換えhG-CSF製剤は,がん化学療法や再生不良性貧血に伴う好中球減少症に用いられる.

HGF **肝細胞成長因子/肝細胞増殖因子** hepatocyte growth factor　肝細胞の最も強力な増殖因子で器官再生促進作用を有する.免疫血清学的検査として測定され,劇症肝炎の経過観察などで用いられる.肝臓の他に腎臓,脾臓,肺など多くの臓器で産生されている.

HGH **ヒト成長ホルモン** human growth hormone　下垂体前葉から合成分泌されるホルモンの1つ.体組成のバランス維持や代謝の調節などの働きをする.成長ホルモン放出ホルモンによって分泌が促進され,ソマトスタチン(視床下部,膵などから分泌されるホルモン)によって抑制されている.

HHD **高血圧性心疾患** hypertensive heart disease　高血圧症の持続による心臓の仕事量の増大が続き,左室肥大,心筋障害などをきたした病態.

HHE **片側痙攣片麻痺てんかん/片側痙攣片麻痺てんかん症候群** hemiconvulsion hemiplegia epilepsy　てんかん症候群の1つ.遷延性片側間代痙攣を初発症状とし,脳の神経細胞が破壊されることにより片麻痺となる.4歳未満の乳幼児にみられる.

HHM **悪性液性因子高カルシウム血症** humoral hypercalcemia of malignancy　悪性リンパ腫,白血病末期や成人T細胞白血病などに罹患すると,悪性腫瘍が産生する液性因子が骨吸収を亢進し,血液中

に流出することで高カルシウム血症が起こる．

HHNC　高血糖性高浸透圧性昏睡　hyperglycemic hyperosmolar nonketotic coma　2型糖尿病者が急性感染症を誘因に，発症することが多いといわれる合併症．高齢者に多い．高血糖による脱水と，さらなる水分摂取不足による血糖上昇で意識障害，昏睡に至る症状．

HHV　ヒトヘルペスウイルス　human herpesvirus　人間が感染するヒトヘルペスウイルスは1～8型と，全部で8種類ある．

HI　頭部外傷　head injury　脳に損傷を及ぼす外傷．外力が直接加わったところに生じる損傷を直撃損傷，加わった外力と対側の部位に生じる損傷を対側損傷という．原因は交通事故が最多だが，高齢者の転倒，転落によるものも多い．

HI法　赤血球凝集抑制(阻止)反応〈赤血球凝集抑制(阻止)試験〉　hemagglutination inhibition reaction　赤血球凝集(hemagglutination；HA)反応を特異的抗体によって抑制する反応．血清中の抗体価の測定やウイルスの同定に利用される．

Hib　インフルエンザ桿菌　Haemophilus influenzae type B　中耳炎，副鼻腔炎，気管支炎，肺炎などの気道感染症の起炎菌で，血清型Bの莢膜の構成成分である莢膜多糖体抗原が病原因子として重要．莢膜多糖体抗原を輸送タンパクに結合させたワクチンがある．

HID syndrome　高IgD症候群　hyperimmunoglobulin D syndrome　自己炎症性疾患の1つで，乳児期早期に発症する．炎症反応高値の発熱，皮疹，腹部症状，関節症状を伴う．

HIE　低酸素性虚血性脳症　hypoxic ischemic encephalopathy　妊娠中，出産時に新生児に十分な酸素供給ができなくなることにより，脳神経障害を起こす異常の総称．新生児死亡，脳性麻痺，精神遅滞の原因となる．

HIE syndrome 高IgE症候群 hyperimmunoglobulin E syndrome 免疫不全症の1つで，乳児期に発症する．血清IgEの高値，黄色ブドウ球菌を中心とする細胞外寄生細菌による皮膚膿瘍と肺炎，アトピー性皮膚炎が特徴．

HIF 低酸素誘導因子 hypoxia inducible factor 細胞への酸素供給不足の際に誘導されるタンパク質．がん細胞の増殖にかかわる．

HIH 高血圧性脳内出血 hypertensive intracerebral hemorrhage 高血圧が原因で脳動脈が破綻し，脳実質内に血腫を形成した病態．好発部位は，被殻と視床．

HIM syndrome 高IgM症候群 hyperimmunoglobulin M syndrome 遺伝子異常によって起こる原発性免疫不全症．抗体（IgGおよびIgA）欠乏により易感染状態となる．

HIMAC 重粒子線がん治療装置 Heavy Ion Medical Accelerator in Chiba 世界で初めて医療専用として開発された重粒子線がん治療装置．放射線医学総合研究所にある．

HIT 在宅輸液療法 home infusion therapy 在宅でチューブなどの器材を使用して輸液，薬物，栄養剤を体内に注入する療法の総称．在宅中心静脈栄養法（HPN）や悪性腫瘍患者に対する化学療法，疼痛管理，抗生物質療法，経管・経腸栄養法など．

HIT ヘパリン起因性血小板減少症 heparin-induced thrombocytopenia 抗血栓薬/抗凝固剤ヘパリンの重篤な副作用．ヘパリン依存性の自己抗体（HIT抗体）が出現し，血小板減少や血栓塞栓症を引き起こす．ヘパリン投与後，5～14日で発症するとされている．

HIV エイズウイルス，ヒト免疫不全ウイルス human immunodeficiency virus 後天性免疫不全症候群（AIDS）の病原ウイルス．

H-J classification ヒュージョーンズ分類 Hugh-Jones classification　慢性呼吸不全の分類．呼吸困難の程度をⅠ～Ⅴ度の5段階で分類し，安静度などの目安に用いる．

HLA ヒト白血球抗原 human leukocyte antigen　ヒト白血球細胞の外面にある糖タンパク質．いわば白血球の血液型で，遺伝的に型が異なる．組織適合抗原ともいわれる．

HLH 血球貪食性リンパ組織球症 hemophagocytic lymphohistiocytosis　→HPS　p.241

HLHS 左心形成不全症候群 hypoplastic left heart syndrome　先天的に左心室の形成が不完全な状態．左心室の低形成（大動脈弁や僧帽弁もしくは両方の閉鎖／狭窄／低形成，上行大動脈の低形成）を特徴とする．

HLP 高リポタンパク血症 hyperlipoproteinemia　血液中のリポタンパクの増加を示す状態（高脂血症）で，脂質異常症（高LDL-C血症，低HDL-C血症，高TG血症）に含まれる．リポタンパクとは脂質とタンパクが結合したもので，カイロミクロン，VLDL，LDL，HDLがあり，血液中に溶解されている．

HLR 心肺係数（心胸郭比） heart lung ratio　→CTR　p.123

HLS 高張乳酸加ナトリウム液 hypertonic lactated saline solution　浸透圧の高いナトリウム輸液製剤．浸透圧作用で細胞外液（血漿および間質）の補給・補正などを行う．

hm 心雑音 heart murmur　心臓あるいは脈管内を通過する血流がなんらかの障害を受けて生じる種々の可聴振動音．原因は弁閉鎖不全や狭窄，心内膜の増生，心室と血管の連結障害など．収縮期雑音，拡張期雑音がある．

HMD 肺硝子膜症 hyaline membrane disease →RDS p.348

hMG ヒト閉経期ゴナドトロピン human menopausal gonadotropin 閉経後の女性の尿から排出される性腺刺激ホルモン．下垂体の性腺刺激ホルモンの分泌を抑制するエストロゲン（卵胞ホルモン）が減少するために起こる．この尿より抽出・精製したものが，下垂体性無月経の排卵誘発薬に使われている．

HMG-CoA ヒドロキシメチルグルタリル補酵素A hydroxy-mathyl-glutaryl-CoA コレステロールの生成に必要な酵素．

H/M ratio 心縦隔比 heart-to-mediastinum ratio MIBG心筋シンチグラフィの定量にあたって用いられている方法．心不全の予後評価に有用．心筋と縦隔に関心領域をとり，その平均カウントの比を計算する．

HMSN 遺伝性運動感覚ニューロパチー hereditary motor and sensory neuropathies 原因は不明だが，家族発症のある緩徐進行性の末梢神経障害．末梢の感覚ニューロンが変性や萎縮を起こして，筋萎縮や手足の感覚鈍麻，発汗障害などが生じる．シャルコー・マリー・トゥース病はその一型．→HSAN

HMV 在宅人工呼吸療法 home mechanical ventilation 在宅で行う人工呼吸器による呼吸管理療法．肺結核後遺症，神経筋疾患（筋ジストロフィーなど），COPD患者などが適応となる．

HNCM 非閉塞型肥大型心筋症 hypertriphic non-obstructive cardiomyopathy 肥大型心筋症の分類の1つで，心室中隔は拡大，左室流出路の狭窄がないもの．

HNKC 高浸透圧性非ケトン性昏睡 hyperosmolar nonketotic coma 糖尿病の合併症の1つで，四大糖尿病性昏睡の1つ．糖尿病を基礎疾患に有する高齢者に多い．血漿浸透圧が上昇し，高浸透圧血症によ

HNPCC 遺伝性非ポリポーシス性大腸がん hereditary non-polyposis colorectal canser
家族性大腸腺腫症と同じく代表的な遺伝性大腸疾患.

HNPP 遺伝性圧迫性ニューロパチー hereditary neuropathy with liability to pressure palsies
下肢末端部の神経圧迫を主徴とする遺伝性末梢神経変性疾患. 出生時より，または小児期より筋力低下や萎縮，温度覚などの感覚消失が生じる疾患.

HOA 肥大型骨関節症 hypertrophic osteoarthropathy
原因は不明であり，長管骨の骨膜性骨新生，関節炎，ばち状指を主徴とする症候群である. 主に肺病変を原疾患とする.

HOCM 閉塞性肥大型心筋症 hypertrophic obstructive cardiomyopathy
肥大型心筋症の中で，心室中隔部の心筋が局所的に肥大して，左室流出路に狭窄・閉塞が起こるもの.

HOMA-β インスリン抵抗性指数β homoeostasis model assesment β
インスリン分泌能の指標. 分泌量の低い場合は低値を示す.

HOMA-IR HOMA-IR法〈インスリン抵抗性指標〉 homeostasis model assessment of insulin resistance
インスリン抵抗性の指標の1つ. 早朝空腹時の血中インスリン値と空腹時血糖値から算出される. HOMA-IR＝空腹時インスリン値(μU/ml)×空腹時血糖値(mg/dL)

HOMA-R インスリン抵抗性指数R homoeostasis model assesment R
インスリン分泌能の指標. 2.5以上のときは抵抗性が高いとされる.

HONK 高血糖性高浸透圧性昏睡 hyperosmolar non-ketotic diabetic coma
薬物や感染を原因として2型糖尿病の高齢者に多くみら

れ，改善後の血糖コントロールは良好である．

HOT 高圧酸素療法 hyperbaric oxygen therapy 血漿中に溶解する酸素の量が高圧酸素中で増加する原理を利用した治療法．一酸化炭素中毒，シアン中毒，重症メトヘモグロビン血症，四肢の阻血性潰瘍，嫌気性菌感染症などの治療に用いる．

HOT 在宅酸素療法 home oxygen therapy 慢性呼吸不全，慢性閉塞性肺疾患，肺線維症などの患者が対象となる．症状は安定しているが，酸素を十分に取り込めない患者に在宅で酸素療法を行う．

HP 過敏性肺臓炎〈外因性アレルギー性肺炎〉 hypersensitivity pneumonitis かびや細菌，鳥類の糞，化学物質などを反復吸入した結果発症するアレルギー性の肺炎．日本では真菌のトリコスポロン（*Trichosporon cutaneum*）によるものが多く，夏型過敏性肺炎ともよぶ．

HP 血液灌流 hemoperfusion 血液浄化法の1つ．血液吸着と同義．血液を活性炭などが入る吸着器の中に灌流させることで，血液中の不要な物質を吸着させて取り除く方法．

HP ヘリコバクター・ピロリ *Helicobacter pylori* 胃の粘液層内に生息する3μm前後のらせん状（helicoの名の由来）の短桿菌．消化性潰瘍の再発因子と考えられ，胃がんとの関連も指摘されている．

Hp-F ヘパリン加新鮮血液 heparinized fresh whole blood 抗凝固作用をもつヘパリンを加えた輸血用の全血製剤．

HPAI 高病原性鳥インフルエンザ highly pathogenic avian influenza A型インフルエンザウイルスの感染による家禽の疾患の1つ．高い致死性と強い伝播性をもつ．家畜伝染病（法定伝染病）に指定されている．

HPF　強拡大　high power field（ハイ パワー フィールド）　顕微鏡による「高倍率（400倍/強拡大）での視野」を意味する．ちなみにlow power fieldは，「100倍程度の倍率（低倍率/弱拡大）での視野」を意味する．

HPG, hPG　ヒト下垂体性性腺刺激ホルモン　human pituitary gonadotropin（ヒューマン ピテュイタリー ゴナドトロピン）　下垂体から分泌される性腺刺激ホルモン．卵胞刺激ホルモンと黄体形成ホルモンがある．

HPI　現病歴　history of present illness（ヒストリー オブ プレゼント イルネス）　受診の直接動機となった現在かかっている病気や症状が，いつからどのような経過をたどって現在に至るかを聴取した内容．

HPL, hPL　ヒト胎盤性ラクトゲン　human placental lactogen（ヒューマン プラセンタル ラクトゲン）　胎盤で産生される代表的なホルモン．妊娠母体を介して胎児発育に関与する．

HPL　ヒトプロラクチン　human prolactin（ヒューマン プロラクティン）　脳下垂体前葉から分泌されるホルモンの1つ．プロラクチン分泌は妊娠の進行とともに上昇し，授乳で亢進する．プロラクチンの上昇は，乳汁分泌症候群（乳汁瘻）や無月経を引き起こす．

HPLC　高速液体クロマトグラフィ　high potential liquid chromatography（ハイ ポテンシャル リキッド クロマトグラフィ）　分析および精製装置の一種．物質の化学的相互作用や分子の大きさの違いなどによって，混合試料を分離・定量する．試料注入部・ポンプ・分離カラム・検出器で構成される．

HPN　在宅静脈栄養法　home parenteral nutrition（ホーム パレンテラル ニュートリション）　在宅中心静脈栄養法．在宅で経静脈的に高カロリー輸液を行うこと．静脈栄養以外には栄養維持が困難である場合に限られている．

HPS　血球貪食症候群　hemophagocytic syndrome（ヘモファジサイティック シンドローム）　原因として悪性リンパ腫が最も多く，次がウイルス感染症．血球貪食破壊像を認めるこれらの疾患群の総称．

HPS 肥厚性幽門狭窄症 hypertrophic pyloric stenosis 幽門部の筋層が輪状に肥厚し，内腔が狭くなるために起こる胃内容の通過障害．治療は，粘膜外幽門筋切開術（ラムステット）を行う．

HPT 上皮小体機能亢進症〈副甲状腺機能亢進症〉 hyperparathyroidism 副甲状腺ホルモンの分泌亢進状態が続く病態．腺腫や過形成により副甲状腺ホルモン（PTH）の分泌亢進をきたす原発性と，慢性腎不全や吸収不良症候群などに伴う続発性がある．

HPT ヘパプラスチン試験 hepaplastin test 肝で合成される凝固因子の総合機能をみる検査．リアルタイムの肝予備能を表現するとされる．

HPV ヒトパピローマウイルス human papilloma virus ヒト乳頭腫ウイルス．子宮頸がんとその前駆病変，尖圭コンジローマ（良性のウイルス性疣贅）などの発症原因ウイルス．HPV（高リスク型）の持続感染は子宮頸がんの最大のリスク要因となるため，思春期前の女子へのワクチン接種の必要性が訴えられている．

HRA 健康危険度評価 health risk appraisal 生活習慣と疾患に関する疫学研究で得られた知見と，個人の生活習慣や血圧コレステロール値など，健康に関する検査情報をもとに健康危険度を評価したもの．生活習慣改善の動機付けを目的とする．

HR〈H/R〉 心拍数 heart rate 心臓の1分間の拍動数．成人健康者60〜85回/分，学童80〜90回/分，新生児130回/分前後．

HRCT 高分解能コンピュータ断層撮影 high resolution computed tomography 通常のスライス厚（5〜10mm）では判別不能な病変を，2mm以下のスライス厚を用いて撮影する精度の高いCT．微細な異常がとらえられるために，びまん性肺疾患や小結節病変では不可欠である．

HRmax 最大心拍数　maximum heart rate（マキシマム ハート レート）　運動量を増加させていったときの，可能な最大の心拍数を指す．年齢で最大心拍数は下がる傾向があり，一般的には成人で「220－年齢数」程度といわれる．

HRQOL 健康関連QOL　health related quality of life（ヘルス リレイティッド クオリティ オブ ライフ）　自己記入式や質問票を用いて身体機能，メンタルヘルス，社会生活機能，日常役割機能を評価する指標．包括的尺度と，疾患特異的尺度の二種がある．

HRR 心拍［数］予備能　heart rate reserve（ハート レート リザーブ）　安静時心拍数と最大心拍数の差で，運動強度を表す．運動強度（％HRR）＝（心拍数－安静時心拍数）÷（最大心拍数－安静時心拍数）×100

HRS 肝腎症候群　hepato-renal syndrome（ヘパト レナル シンドローム）　重症の肝疾患で発症する腎不全．誘因は腹水過剰排液，利尿薬の過剰使用，下痢，消化管出血，非ステロイド性抗炎症薬の投与など．

HRT ホルモン補充療法　hormone replacement therapy（ホーモン リプレイスメント セラピィ）　閉経前後に起こる更年期障害に対して女性ホルモン薬を補充する治療法．女性ホルモン依存性であることが多い乳がんや，女性ホルモン薬の一部あるいは用法によって→中性脂肪増加→脳卒中・心疾患の発症率が高まるといわれているが，明確な結論は出ていない．

Hs 心気症　hypochondriasis（ハイポコンドリアシス）　自己の健康状態を過度に気にして，ごく普通の生理現象や些細な異常に気づいて不快，苦悩に陥ってしまう状態．神経症，うつ病，統合失調症，老年期精神障害，神経の疲労にみられる．

HS 遺伝性球状赤血球症　hereditary spherocytosis（ヒレディタリィ スフェロサイトシス）　赤血球の形状異常のため，本来の機能が低下し，壊れやすくなる（溶血）疾患．多くは遺伝性だが，突然変異による弧発性もある．

HS 心音　heart sounds（ハート サウンズ）　胸壁から聴取できる心拍動で生じる音．Ⅰ音は心室収縮と房室弁閉鎖，血流振動などによる低い持続音，Ⅱ音は

大動脈弁閉鎖によるⅡAと肺動脈弁閉鎖によるⅡP．Ⅲ音は心室が急速に充満すると発生し，Ⅳ音は心房収縮による低調の音である．健常人では一般にⅢ音，Ⅳ音は聴取されない．

HS　単純ヘルペス　herpes simplex
単純ヘルペスウイルスによる皮膚に水疱や発疹を起こす感染症．ウイルスの種類によって口唇ヘルペス（1型）と性器ヘルペス（2型）に分類される．初感染後に神経節に潜在し，ストレス，過労，妊娠などによって再活性化する．

HSA　ヒト血清アルブミン　human serum albumin
ヒトの血漿に含まれるアルブミン．ヒト血液を原料として製剤化したものをヒト血清アルブミン製剤という．

HSAN　遺伝性知覚性自律神経性ニューロパチー　hereditary sensory and autonomic neuropathy
遺伝性に起きる原因不明の末梢神経疾患群で，組織や器官の働きの調節機能が損なわれることで，立ちくらみ，排尿障害，発汗異常などが現れる．HMSNでは感覚機能が損なわれる．

HSCR　ヒルシュスプルング病　Hirschsprung disease
直腸から結腸の一部またはすべての神経節欠如により正常な腸蠕動を行えず，便停滞とガスの多量発生によって腸が巨大に拡張する疾患．症状は便秘，食欲不振，腹部膨満，悪臭のある排便など．

hs-CRP　高感度CRP，高感度C反応性タンパク　high sensitive C-reactive protein
通常のCRP（C反応性タンパク）の検査では検出できない微量のCRPを測定できる．そのため，軽微な慢性炎症変化をとらえることができる．近年，動脈硬化性疾患発症のリスクとの関連が示唆されている．

HSCT　造血幹細胞移植　hematopoietic stem cell transplantation
白血病などの血液疾患に対する治療法の1つ．骨髄移植，臍帯血移植，

末梢血幹細胞移植がある．

HSE 単純ヘルペス脳炎 herpes simplex encephalitis 単純ヘルペスウイルス(HSV)による脳炎．とくに側頭葉が強く障害され，発症から数日で意識混濁し，幻覚，せん妄，痙攣などの精神神経症状を呈する．

HSG 子宮卵管造影法 hysterosalpingography 子宮腔内に造影剤を注入してX線撮影を行い，子宮腔や卵管の形態および疎通性を評価する撮影法．卵管内に直接造影剤を注入する選択の卵管造影法もある．不妊症，卵管閉塞，子宮内膜ポリープなどが適応となる．

Hsp 熱ショックタンパク質 heat-shock protein 細胞や個体が平温より10℃程度高い温度にさらされたときに誘導されるタンパク質．

HSP ヘノッホ−シェーンライン紫斑病 Henoch-Schonlein purpura アレルギーによって小血管に炎症を起こす紫斑病で，アレルギー性紫斑病ともいわれる．溶連菌などの感染，薬剤や食物アレルギーが原因となる場合もあるが，多くが原因不明である．主に小児にみられ，紫斑のほかに関節症状，腹部症状(腹痛，消化管出血)などを伴う．

HSV 単純ヘルペスウイルス〈単純疱疹ウイルス〉 herpes simplex virus ヘルペスウイルス科のDNAウイルスで，1型と2型がある．1型は口内炎，歯肉炎，脳炎など，2型は性器感染により陰部ヘルペスを引き起こすことが多い．

Ht 身長 height 直立時の身体の高さ．

Ht ヘマトクリット値〈赤血球容積率〉 hematocrit 全血液中に占める赤血球の容積を％で表したもの．異常低値は貧血，出血，骨髄の機能不全，異常高値は脱水，多血症，赤血球増多症が疑われる．

HT 高血圧 hypertension 日本高血圧学会では「血圧が140/90

mmHg以上に保たれた状態」としている．成因分類として原因不明の本態性高血圧と原因が明らかな二次性高血圧がある．また，病院などで緊張すると高くなる白衣高血圧とその逆の仮面高血圧がある．

5-HT 5-ヒドロキシトリプタミン 5-hydroxytryptamine セロトニンのことで，生体アミンの1つ．腸粘膜や血小板に多く存在し，血管，腸管，気管支の平滑筋収縮作用のほか止血に関与する．中枢神経系にあるものは神経伝達物質として働く．

HTL ヒトT細胞白血病 human T cell leukemia →ATL p.46

HTLV-1（ATLV） 成人T細胞白血病ウイルス human (adult) T-cell leukemia virus 成人T細胞白血病の病因ウイルス．

HTO 高位脛骨骨切り術 high tibial osteotomy 変形性膝関節症改善にO脚矯正法を利用した治療術．脛骨を内側から骨切りを行い，隙間に人工骨を埋め自分の骨に骨癒合させる方法．

HTx 心〔臓〕移植 heart transplantation 適応として弁膜疾患や特発性心筋症の患者のうち，ほかの治療法では生存の見込みのない者で，高齢者を除き，肝・腎機能が正常な者を対象とする．

HU ヒドロキシカルバミド Hydroxycarbamide がん細胞の分裂増殖を抑える抗がん薬．DNAの合成にかかわる酵素の働きを阻害する．主に症状の安定している慢性骨髄性白血病に用いられる．

HUT試験 ヘッドアップティルト試験 head up tilt 自動角度調整機能付きの検査台を用いて，角度による血圧の変化をみる検査．

HUS 溶血性尿毒症症候群 hemolytic uremic syndrome 腎の細動脈，糸球体毛細管の内皮障害（腫脹，血栓）によって起こる．急性腎不全，血小板減少，溶血性貧血の症状を呈する．主に幼小児にみられ，腸管出血性大腸菌（O-157）の感染のほかに抗がん薬，免疫抑制薬が原因

になることがある．

HV 外反母趾 hallux valgus 母趾(第1趾)が小趾(第5趾)側に屈曲する後天的な変形．第1中足骨の骨頭内側が圧迫されて滑液包の炎症と骨の増殖が起き，歩行時に疼痛が生じる．

HV ヘルペスウイルス〈疱疹ウイルス〉 herpes virus ヘルペスウイルス科のDNAウイルス．単純ヘルペスウイルス(HSV)，水痘・帯状疱疹ウイルス，EBウイルス，サイトメガロウイルス，ヒトヘルペスウイルス6・7・8型がある．

HV angle HV角 Hallux Valgus angle 外反母趾角のこと．

HVA ホモバニリル酸 homovanillic acid ドーパミンの代謝産物．小児がんの一種，神経芽細胞腫のスクリーニングに利用される．VMA(バニリルマンデル酸)検査と同時に測定することで精度が高まる．

HVJ HVJウイルス，センダイウイルス hemagglutinating virus of Japan パラミクソウイルス科レスピロウイルス属のウイルスの一種．正式名称をマウスパラインフルエンザ1型ウイルス．異種の細胞を融合させる作用があり，細胞傷害性が低く分子生物学の実験に用いられている．

HV block ヒス束下ブロック his-ventricular block 房室ブロックの1つで，アダムスストークス発作や心不全の原因となり，重症度が高い．

HV interval ヒス・心室時間 His ventricular interval 心内心電図(His束心電図)で，ヒス束電位(H)から室電位(V)間の伝導障害の有無を検査する．方法は，静脈から電極を付した導子を心臓内に挿入して，直接必要な心筋部へ電極を当てて記録する．

HVS 過換気症候群〈過呼吸症候群〉 hyperventilation syndrome

必要以上の肺内ガス交換が行われ，動脈血液中の二酸化炭素分圧の低下と呼吸性アルカローシスによる呼吸困難などの症状の総称．ストレスや不安などが誘因となり，若年女性に多くみられる．

Hx 病歴 ヒストリー history 患者のこれまでにかかった病気の症状や治療結果，現在の病気の症状や経過状況，検査所見や治療などの記録．

HX 原因不明性組織球増殖症 ヒスティオサイトシスエックス histiocytosis X 肺好酸球性肉芽腫症，ハンド・シュラー・クリシチャン病，レテラー・シーベ病の3つをあわせた名称で，ランゲルハンス細胞の増殖は共通しているが，現在それぞれ異なる疾患とされる．

Hy, hys ヒステリー ヒステリア hysteria 退行性神経症の1つ．嘔吐(事態を受け入れられない)などの身体表現性障害や，演技性障害(人目がある場合のみ感情豊かに泣き崩れるなど)がみられる．

Hz ヘルツ ヘルツ hertz 周波数，振動数の単位．1Hzは1秒間に1回繰り返す現象のこと．

HZ 帯状疱疹〈帯状ヘルペス〉 ハーペス ザスター herpes zoster 神経走行部位に一致し片側性の帯状に分布する発赤を伴う小水疱．水痘に感染・治癒後も神経節に潜伏するウイルスが宿主の免疫力低下などにより再活性化し，発病する．神経痛に似た疼痛が特徴．

HZA 半透明帯への精子接着試験 ヘミゾーマ アッセイ hemizoma assay 卵子を覆う透明帯を除去したハムスターの未受精卵にヒト精子が侵入できるか確認する試験．

HZV 帯状疱疹ウイルス ハーペス ザスター ヴァイラス herpes zoster virus ヘルペスともいわれ，身体の片側の皮膚に強い痛みを伴う発赤や水疱が神経に沿って帯状に現れる．通常，知覚神経に潜んでいるが，免疫力が低下すると発症する場合がある．

I

I イソロイシン isoleucine（イソリューシン）　必須アミノ酸の1つ．

I 回腸 ileum（イリアム）　小腸の肛門側約3/5を占める腸管．内腔に輪状のヒダ（ケルクリングヒダ）があり，腸腺から消化液を分泌，絨毛から栄養素を吸収する．

IA インドシアニングリーン蛍光眼底撮影 indocyanine green angiography（インドシアニン グリーン アンギオグラフィ）　インドシアニングリーンは眼科疾患に用いられる造影剤（色素）．これに特殊なフィルターを通した光を当てると蛍光を発する性質を利用した眼底撮影検査．

IA 知能年齢 mental age, intelligence age（メンタル エイジ，インテリジェンス エイジ）　知能の発達の程度を年齢で表現した尺度．精神年齢ともいう．

IAA インスリン自己抗体 insulin autoantibody（インスリン オートアンティボディ）　インスリンに対する自己抗体のこと．

IAA 回腸囊肛門吻合 ileal pouch anal anastomosis（イリアル パウチ アナル アナストモウシス）　潰瘍性大腸炎の主流の術式の1つ．結腸と直腸を切除するとともに直腸肛門管の粘膜を除去し，パウチを造設する術式．炎症にかかわる粘膜を全部取り除くため，再燃やがん化の可能性が低い．

IAA 大動脈弓離断症 interruption of aortic arch（インタラプション オブ エイオーテック アーチ）　大動脈弓の一部分が離断し，下半身の血流が途絶えてしまう先天性心疾患．

IABP 大動脈内バルンパンピング法 intra-aortic balloon pumping（イントラ エイオーティック バルーン パンピング）　補助循環法の1つ．大腿動脈または外腸骨動脈からバルンカテーテルを挿入し，胸部下行大動脈内に固定する．外部の駆動装置と接続し，心拍動に応じてバルンを膨張・縮小させ，後負荷を軽減させる．（276頁）

IACA 回腸囊肛門管吻合 ileal pouch anal canal anastomosis（イリアル パウチ アナル カナル アナストモウシス）　潰瘍性大腸炎の主流の術式の1つ．結腸と，直腸の最下部の一部粘膜を残

して直腸を切除し，パウチを造設する術式．肛門機能を温存できるが，再燃やがん化の可能性がある．

IADL　手段的日常生活動作 instrumental activities of daily life　排泄や食事など家庭内の身の回りの動作を意味するADLに対し，地域社会における活動を指す言葉．交通機関の利用，金銭管理などを含み，これらをADLの応用動作として生活関連動作とする考えもある．

IAHA　免疫付着赤血球凝集反応 immune adherence hemagglutination　ウイルス性感染症の検査法の1つ．免疫粘着現象（抗原抗体複合物に補体第3成分が結合すると血球に付着しやすくなる）を利用して検体の血清中の抗体を検出する方法．

IAS　心房中隔 interatrial septum　右心房と左心房の間の壁．胎児発育中に完成しなかった状態を心房中隔欠損症という．新鮮血が全身に回らず，一部が肺に戻ってしまう先天性心疾患．

IB　封入体 inclusion body　ウイルスに感染した細胞内にみられる特徴的な細胞構造．異常な物質の集積により形成される細胞内の異染色領域であり，能動的機能を有しない．

IBBB　不完全脚ブロック incomplete bundle branch block →IRBBB（不完全右脚ブロック）　p.269

IBD　炎症性腸疾患 inflammatory bowel disease　クローン病，潰瘍性大腸炎，腸結核などの慢性腸疾患の総称．一部は厚生労働省指定の特定疾患．

IBL　免疫芽球性リンパ節症 immunoblastic lymphadenopathy　皮疹をはじめ肝腫，脾腫，全身性リンパ節腫脹が認められる．リンパ節生検にてT細胞増殖などが確認される．女性より男性に多く，発症年齢は高齢者に多い．

IBS 過敏性腸症候群 irritable bowel syndrome 腹部不快感（痛みや膨満感），便通異常（下痢または便秘）などの排便障害があるが，腸に器質的異常を認めない病態．機能性消化管障害の一種．

IBS 超音波後方散乱信号 integrated backscatter 心筋から後方散乱してくる超音波信号で，心筋の超音波エコー検査において，通常の超音波の反射波よりも細かい組織情報を反映する．そのため，心筋組織の性状を定量的に測定可能．

IC インフォームド・コンセント informed consent 医師の説明義務と患者の自己決定までの一連の過程を表す言葉．「説明と同意」あるいは「説明を受けたうえでの同意」と訳される．

IC 間欠性跛行〈血管硬化性間欠性歩行困難症〉 intermittent claudication 下肢の動脈硬化や閉塞性動脈炎などの血行障害が原因で起きる歩行障害．歩行中に下肢に疼痛が生じ歩行困難が出現するが，休息すればまた歩行可能になる．

IC 腸骨稜 iliac crest 腸骨翼の上縁．

IC 免疫複合体 immune complex 抗原，抗体や補体の複合体のこと．

IC50 50％阻害濃度 0.5 inhibitory concentration ある活性あるいは実験生物群の50％を阻害するとされる濃度で，酵素阻害の強さを示す数値．半数阻害濃度ともいう．

ICA 膵島細胞抗体 islet cell antibody 膵島細胞の細胞質と反応する自己抗体．これを測定し，陽性ならば1型糖尿病（高血糖症）と診断される．急性発症の1型糖尿病では，発症直後ではほぼ全例に検出される．

ICA 内頸動脈 internal carotid artery 大脳の後頭葉を除く大部分

を支配する動脈．第3〜4頸椎の高さで総頸動脈から分岐し，眼動脈，後交通動脈，前脈絡叢動脈を分岐したのち，前大脳動脈と中大脳動脈に分かれる．

ICC　感染制御委員会　Infection Control Committee（インフェクション コントロール コミッティ）　医療機関内における感染制御のための委員会で，院長（診療所の管理者）を議長とし，各専門職代表を構成員として組織される．ICT（感染制御チーム）の活動支援とともに，ICTに対して院長名で改善を促すなどの役割をもつ．小規模病院ではICTと兼ねていることが多い．

ICCD　孤発性心臓伝導障害　isolated cardiac conduction defect（アイソレイテッド カーディアック コンダクション ディフェクト）　心臓の刺激伝導系が徐々に障害されることにより，脚ブロック，房室ブロックなどの伝導障害が出現する病態を進行性心臓伝導障害といい，中でも刺激伝導系心筋のみの障害を孤発性心臓伝導障害という．

ICCE　水晶体嚢内摘出術　intracapsular cataract extraction（イントラカプスラー カタラクト エクストラクション）　白内障の手術において，濁った水晶体をそっくり取り出す術．チン氏帯が弱くて後嚢を残せない，合併症などがある場合に行われる術式で，特殊なケースといえる．

ICD　インフェクションコントロールドクター　infection control doctor（インフェクション コントロール ドクター）　感染症や感染制御，院内感染対策を専門に取り扱う医療従事者のこと．

ICD　植込み型除細動器　implantable cardioverter defibrillator（インプランタブル カーディオヴァーター ディフィブリレイター）　体内に植込み，心室頻拍や心室細動などの不整脈が起きた際に自動的に感知し，電気ショックをかけるなどして心臓の動きを回復させる機器．

ICD　国際疾病分類〈ICD分類〉　International Classification of Diseases（インターナショナル クラシフィケイション オブ ディジーズズ）　異なる国や地域，異なる時点で集計された疾病・傷害・死因の記録・分析・解釈・比較を行うために世界保健機構（WHO）が作成した統計分類．疾病などをアルファベットと3桁の数字を組み合わせた4桁

ICER 増分費用効果比 incremental cost-effectiveness ratio 医療経済評価における意思決定の指標．「増加する費用」と「増加する効果」との比で「1単位の効果」(生存年など)を獲得するために必要な費用を表す．

ICF 国際生活機能分類 International Classification of Functioning, Disability and Health 人間の生活機能と障害をアルファベットと数字コードの組み合わせで表す世界保健機構(WHO)の分類法．旧国際障害分類(ICIDH)．身体機能・構造，活動，参加の3次元に環境因子の観点が加わった．

ICF 細胞内液 intracellular fluid 細胞内に存在する体液．全水分量の約2/3を占め，高濃度のK^+，低濃度のNa^+，超低濃度のCa^{2+}に保たれている．

ICG インドシアニングリーン indocyanine green 肝臓の解毒能力を調べる検査．ICG(緑色の色素)を静脈から注射したのち，15分後の採血で血液中のICGがどれくらい排出されたかを調べることで，肝臓の解毒能力がわかる．肝障害，循環障害があると排泄が遅延する．

ICH 頭蓋内血腫 intracerebral hematoma 脳の内部や脳と頭蓋骨の間に血液の塊がある状態．硬膜外血腫，硬膜下血腫，脳内血腫など，血腫の発生部位によって分けられる．

ICH 頭蓋内出血 intracranial hemorrhage 頭蓋内における出血の総称．高血圧性脳内出血，くも膜下出血，脳動静脈瘤奇形の破裂，硬膜外血腫，外傷性くも膜下出血など．

ICHD code ICHDコード Inter-Society Commission Heart Disease code ペースメーカーのペーシングモード．3桁の文字で分類され，1番目はペーシング部位，2番目はセンシング(感知)部位，3番目は応答

様式を表す．コードはV（心室），A（心房），D（両方），O（なし），I（抑制），T（同期）．

ICI　人工授精　intrauterine insemination（イントラウテリン インセミネイション）　精液を子宮頸管内に人工授精用カテーテルを用いて注入する方法．

ICI　プロスタグランジンE₁陰茎海綿体注射　intracarvernous injection（イントラカーヴェナウス インジェクション）　勃起障害治療のため，海綿体にプロスタグランジンを注射して勃起させる方法．

ICIQ-SF　国際尿失禁スコア　International Consultation on Incontinence Questionnaire-Short Form（インターナショナル コンサルテーション オン インコンティネンス クエッションネイアー ショート フォーム）　国際共通の尿失禁症状，QOLの質問票である．

ICM　虚血性心筋症　ischemic cardiomyopathy（イスキーミク カーディオマイオパシィ）　左室心筋の障害により線維化を引き起こし，左室駆出率が低下する重症虚血性心疾患．背景疾患の多くは陳旧性心筋梗塞で，他に狭心症による重症心筋虚血，貧血や睡眠時無呼吸症候群などによる心筋の低酸素状態も原因となる．拡張型心筋症と鑑別がつきにくい．

ICM　特発性心筋症〈原発性心筋症〉　idiopathic cardiomyopathy（イディオパシック カーディオマイオパシィ）　心筋の病変を主とする原因不明の疾患．うっ血型（拡張型）心筋症，肥大型心筋症，閉塞性肥大型心筋症に分けられる．不整脈の出現から急死に至ることもある．

ICM　国際助産師連盟　International Confederation of Midwives（インターナショナル コンフェデレイション オブ ミドワイヴス）　世界中の母親・乳幼児・家族ケアの質的向上を目的とし，助産師教育の向上，助産師協会と自国政府間の支援・助言，専門職としての助産師の役割発展を推進する国際団体．

ICMT　感染制御認定臨床微生物検査技師　infection control medical technologist（インフェクション コントロール メディカル テクノロジスト）　日本臨床微生物学会など7団体が認定する資格制度．医療関連の感染制御に貢献できる認定臨床微生物検査技師（日本臨床

微生物学会など7団体による協議会の認定)の育成を図る.

ICN　感染管理看護師　infection control nurse　院内感染の防止など感染症対策を実施する看護師. 日本看護協会の認定資格に感染管理認定看護師がある.

ICN　国際看護師協会　International Council of Nurses　看護水準の向上, 看護師の社会的地位の向上, 看護師の国際的連帯を目的とする国際組織. 1899年に創設, 1904年に第1回総会がベルリンにおいて開催された. 2012年7月現在, 136か国が加盟している.

ICNP　看護実践国際分類〈国際看護業務分類〉　International Classification for Nursing Practice　1989年に国際看護師協会(ICN)が開発を決議・着手した看護の分類システム. 国際的な看護用語の標準化・コード化を目指す.

ICP　感染管理実践者(専門家)　infection control practitioner　感染経路別のサーベイランスから職業感染対策まで, 院内外の感染管理上の問題を解決し, 他者への指導を行う専門家.

ICP　頭蓋内圧　intracranial pressure　頭蓋骨内部の圧力. 通常はホメオスタシスによって一定に保たれているが, 脳浮腫などにより亢進する. 測定は脳室ドレナージや実質内モニターなど特殊な方法で行われる. 脳圧, 脳髄液圧ともいう.

IC-PC　内頸動脈-後交通動脈分岐部　internal carotid-posterior communicating artery　内頸動脈と脳底動脈は交通動脈(前交通動脈, 後交通動脈)と連絡している(Willis動脈輪)が, その分岐部を指す. 分岐部分は脳動脈瘤の好発部位である.

ICS　心臓刺激伝導系　impulse conducting system　心臓の電気的な活動を統括する, 特殊な心筋線維からなる伝達経路. 通常の伝導では, 洞結節→房室結節→ヒス束→脚→プルキンエ線維→心室となる.

ICSA　膵島細胞膜抗体　islet cell surface antibody　膵島細胞の細胞膜と反応する自己抗体．これを測定し，陽性ならば1型糖尿病と診断する．1型糖尿病は膵β細胞の破壊により発症する糖尿病であり，インスリン注射による治療が行われる．

ICSH　間質細胞刺激ホルモン　interstitial cell-stimulating hormone　間質細胞からのホルモン分泌を刺激する下垂体ホルモン．黄体形成ホルモンと同じ物質．

ICSI　卵細胞質内精子注入法　intracytoplasmic sperm injection　体外受精術の1つ．顕微鏡下で極細ピペット（精子注入用ピペット）に精子を吸引し，このピペットを卵子の卵細胞質の中に直接注入して受精を図る方法．

ICT　インフェクションコントロールチーム　infection control team　院内感染などの発生予防，発生時の迅速な対応のために感染症の専門家と院内の組織横断的メンバーで構成される院内感染対策チーム．

ICT　冠動脈内血栓溶解療法　intracoronary thrombolysis　カテーテルを用いて冠動脈内に血栓溶解薬を流し，血栓を溶かし，血流再開を図る治療法．近年は静脈内投与も可能で，t-PAは点滴静注でも十分な効果が期待できるようになった．

ICT　術前化学療法　induction chemotherapy　抗がん薬投与などの化学療法を行い，がんを縮小させたあとに，摘出手術を行う治療法．

ICT　頭蓋内腫瘍　intracranial tumor　頭蓋内に発生する腫瘍．頭蓋内に存在する組織（骨，髄膜，血管，下垂体，脳神経，先天性遺残組織など）から発生する原発性または転移性新生物を指す．

ICU　集中治療室　intensive care unit　生命の危機に直面した重症患者に，24時間体制で高度な医療・看護を提供する病院内施設．急変症状の患者のほか，高度な術後管理が必要な患者なども収容される．

id　イディオタイプ　idiotypic　単一の免疫グロブリンに対する固有の特異的抗原．

id, ID　皮内注射　intradermal injection　表皮と真皮の間の皮内に薬を注射する方法．主として診断の目的に使われる．ツベルクリン反応，アレルゲンテストなど．

ID50　50％感染量　0.5 infective dose　感染性微生物の定量法の1つ．動物や培養組織群の全体の50％に感染を引き起こさせる微生物の量．

IDA　鉄欠乏性貧血　iron deficiency anemia　ヘモグロビン合成に必要な鉄の不足による小球性低色素性貧血．原因は鉄の摂取不足，出血，妊娠，成長などによる鉄需要の増大．

IDCM　特発性拡張型心筋症　idiopathic dilated cardiomyopathy　心内腔の著明な拡大と高度な収縮不全を呈する，原因不明の心筋疾患．左心不全による低心拍出状態と肺うっ血や不整脈による症状を特徴とする．特定疾患治療研究事業対象（公費対象）の疾患．

IDDM　インスリン依存型(性)糖尿病　insulin dependent diabetes mellitus　膵臓のインスリン分泌が極めて低下している糖尿病．小児期発症が多く，ほとんどが1型糖尿病に含まれる．インスリン製剤の使用が必要．

IDK　膝関節内障　internal derangement of knee　膝関節を構成する内・外半月板，前・後十字靱帯，側副靱帯，横靱帯などの損傷，断裂，血腫形成による腫脹，疼痛，弾発現象，膝の不安定などに対する総称．

IDL　中間比重リポタンパク　intermediate-density lipoprotein　リポタンパクの一種．中性脂肪を分解する脂質分解酵素であるリポタンパクリパーゼ（LPL）が超低比重リポタンパク（VLDL）およびカイロミクロンを処理する過程で生まれるリポタンパク．

IDM 糖尿病母体児 infant of diabetic mother 糖尿病の母体から出生した児. 過成長や新生児期の高血糖, 小児期・思春期における肥満や2型糖尿病のリスクが高まるといわれている.

IDR イダルビシン idarubicin アントラサイクリン系抗悪性腫瘍薬.

IDS 免疫不全症候群 immunodeficiency syndrome 免疫の機能不全により抵抗力が極度に減弱して生じる疾患の総称. 先天性のほか, 自己免疫疾患, リンパ系の悪性腫瘍, ウイルス感染(HIV感染), 薬剤性など後天性がある.

IDSEP 死腔負荷呼吸訓練 increased dead space and expiratory pressure 換気を促進させるための呼吸トレーニング法. 死腔(気道や肺胞でガス交換されない部分)を増加させるため, 筒をくわえて呼吸を行うことで, 換気量の増大を期待する訓練.

IDV インジナビル indinavir 抗HIV薬.

IDV 管腔内型十二指腸憩室 intermittent demand ventilation 十二指腸内腔内に, 袋状で下垂する憩室を形成する先天性疾患.

IE 感染性心内膜炎 infective endocarditis 心内膜(主に弁膜組織の細菌, ウイルス, 真菌などの感染)に起因する疾患. 原因菌は口腔内菌の緑色レンサ球菌が最も多い.

IEA 下腹壁動脈 inferior epigastric artery 外腸骨動脈から分岐し腹壁の前部, 腹直筋の後方を上行して, 上腹壁動脈と下部の肋間動脈と吻合する動脈. 下腹壁静脈と並行する.

IEM 先天代謝異常 inborn errors of metabolism 特定の物質の代謝ができないなど, 先天的に代謝が正常に機能しない病態.

IEP 免疫電気泳動法 immunoelectrophoresis 血漿タンパクの半定量的な同定を行う検査法. 血清のタンパクの各分画に含まれるタン

パクの詳細な分析を目的とする.

IF, IFN　インターフェロン　interferon　ウイルス感染により産生分泌される糖タンパク質. 細胞に結合しウイルス増殖を阻止する. 抗腫瘍作用があり, 多様な効果をもつ「医薬品」として使用される.

IF　免疫蛍光法　immunofluorescence staining　抗体に蛍光色素を標識しておき, 特異抗原の存在部位や定量を行う実験手法.

IFG　空腹時血糖異常　impaired fasting glucose　空腹時血糖が110〜125mg/dL.

IFM　イホスファミド　ifosfamide　アルキル化系抗悪性腫瘍薬.

iFOBT　免疫学的便潜血検査　immuno fecal occult blood test　下部消化管からの出血の有無を免疫学的(ヘモグロビン反応)に検出する検査. 採便方法により偽陽性, 偽陰性となることがあるので注意する.

Ig　免疫グロブリン　immunoglobulin　抗体としての活性をもつタンパク分子の総称. 5つのクラス(IgG, IgA, IgM, IgD, IgE)があり, それぞれに2つのタイプ(κ, λ)がある. 自己免疫疾患, 感染症などで変動する.

IgA　免疫グロブリンA　immunoglobulin A　免疫グロブリンの1つ. 唾液, 涙液, 母乳, 粘液などに多く含まれ, 外部から細菌やウイルスの侵入を防ぐ働きをもつ.

IgANP　IgA腎症　IgA nephropathy　糸球体のメサンギウムに免疫グロブリンA(IgA)が沈着して起きる慢性腎炎. 潜在的な血尿により, 学校健診で発見されることが多い.

IGCCC　国際胚細胞がん協同研究班　International germ cell cancer collaborative group　国際胚細胞がん協同研究班.

IgD 免疫グロブリンD　immunoglobulin D　免疫グロブリンの1つ．抗体産生細胞への分化や抗原レセプターとして働くと考えられている．

IgE 免疫グロブリンE　immunoglobulin E　免疫グロブリンの1つ．マスト細胞や好塩基球の膜表面に存在し，I型アレルギー（アナフィラキシー）ではヒスタミンなどの生理活性物質が放出される．寄生虫に対する免疫反応にも働く．

IGF インスリン様増殖因子　insulin-like growth factor　サイトカインの一種．種々の細胞表面にあるIGF受容体に結合しインスリン様の血糖低下作用，細胞の増殖分化促進作用を現す．

IgG 免疫グロブリンG　immunoglobulin G　免疫グロブリンの1つ．血液中に最も多量に含まれ，補体の活性化，貪食作用の促進などの機能をもつ．胎盤を通過できるため，母体から移行するIgGは胎児や新生児の生体防御にも重要である．

IgM 免疫グロブリンM　immunoglobulin M　免疫グロブリンの1つ．免疫応答の最初に産生され，補体の活性化能が高い．B細胞表面にも存在し，抗原受容体として働く．

IGT 耐糖能障害　impaired glucose tolerance　血糖値が糖尿病型にも正常型にも属さないもの．境界型糖尿病，一般的には糖尿病予備軍ともいう．

IGTT 経静脈的ブドウ糖負荷試験　intravenous glucose tolerance test　経静脈的にグルコースを負荷して，血糖反応や膵ホルモンの分泌反応を調べる検査．経口法と異なり，消化管の吸収機能や消化管ホルモンなどの影響を受けないという利点がある．

IH 鼠径ヘルニア　inguinal hernia　腹膜鞘状突起の開存により，腹腔内臓器が内鼠径輪を通り脱出する疾患．男児に多い．

IHA 両側副腎病変：両側副腎過形成 idiopathic hyperaldosteronism
原発性アルドステロン症の病型．他の病型に片側性がある．

IHD 虚血性心疾患 ischemic heart disease 冠動脈の閉塞や狭窄などが原因で，心筋への血流が阻害されて起こる心疾患．狭心症と心筋梗塞がある．

IHMS イソニアジドメタンスルホン酸ナトリウム isoniazid sodium methanesulfonate 抗結核薬．

IHP 特発性副甲状腺機能低下症 idiopathic hypoparathyroidism 免疫異常などが原因で，副甲状腺ホルモンの分泌が低下して，低カルシウム血症や高リン血症などをきたす疾患．

IHSS 特発性肥厚性大動脈弁下狭窄症 idiopathic hypertrophic subaortic stenosis 左室心筋の肥厚によって，左心室の流出路が狭窄する肥大型心筋症．

II 黄疸指数 icterus index 黄疸の強さを示す数値で，血清中のビリルビン濃度を測定する基準．

I-ICP 頭蓋内圧亢進〈脳圧亢進〉 increased intracranial pressure 何らかの原因で頭蓋骨内の圧力が高まった状態．原因としては脳浮腫や水頭症，脳腫瘍などがある．頭痛や嘔吐，外転神経麻痺，意識障害などの症状がみられる．

IIDM インスリン非依存性糖尿病 insulin nondependent diabetes mellitus インスリン分泌やインスリン作用が不足しているものの，その程度が軽度な糖尿病．食事療法や運動療法で血糖のコントロールが可能であることが多い．→NIDDM

IIEF5 国際勃起機能スコア international index of erectile function 勃起障害（ED）のスクリーニングや治療の効果判定に使われる問診票．

合計点数が21点以下の場合，一般的にはEDの疑いがあり，それ以上の場合は正常範囲とされる．

IIPs　特発性間質性肺炎〈特発性肺線維症，肺線維症〉 idiopathic interstitial pneumonias　病因が特定されていない間質性肺炎の総称．難治性で高率に肺がんを合併する．厚生労働省指定の特定疾患．

IL　インターロイキン interleukin　サイトカインの一群．リンパ球活性化因子はIL-1，T細胞増殖因子はIL-2というように順次整理され，2012年現在IL-38まで報告されている．

ILBBB　不完全左脚ブロック incomplete left bundle branch block　左脚の伝導障害で，心電図所見においてQRS波の幅が0.1秒以上0.12秒未満のもの．→LBBB

im, IM　筋肉注射 intramuscular injection　筋肉中に薬液を投与する注射方法．

IM　伝染性単核球症〈腺熱，EBウイルス感染症〉 infectious mono-nucleosis　唾液を介したエプスタイン-バー(Epstein-Barr；EB)ウイルスの経口感染による急性疾患．発熱，リンパ節腫脹，咽頭炎を3主徴とし，一過性の異好抗体の出現，異型性リンパ球の増加を伴う．

IMA　下腸間膜動脈 inferior mesenteric artery　臍よりごくわずか下方の横行結腸の途中から分枝して，下行結腸，S状結腸，直腸上部まで血液を供給する動脈．

IMA　内胸動脈 internal mammary artery　鎖骨下動脈から分枝し，胸骨の裏を縦走する動脈．左右にある．→ITA

IMC　空腹期強収縮群 interdigestive migrating motor complex　空腹期において，周期的に出現する消化管運動で，肛門側に伝播する強収縮波群．

IMC **内膜中膜複合体** インティマル ミディアル コンプレックス intimal-medial complex　血管を構成する3層のうちの内膜と中膜の複合体で，超音波検査で頸動脈のこの厚みを調べることで，動脈硬化の程度を診断する．正常な厚みは1mm以下．

IMD **虚血性心筋障害** イスキーミック マイオカーディアル ダメイジ ischemic myocardial damage　冠動脈の閉塞や狭窄などによって，心筋への血流が途絶えて起きる障害．

IMF **(上)顎間固定** インターマキシラリィ フィクセイション intermaxillary fixation　顎，顔面骨折時に手術による骨折の整復と固定がなされる場合，術後正しい吻合ができるように，上下の歯牙を正しい位置で固定すること．

IMIP **イミプラミン** イミプラミン imipramine　第1世代の三環系抗うつ薬の1つ．

IMRT **強度変調放射線治療** インテンシティ モドゥレイテッド ラディエイション セラピィ intensity modulated radiation therapy　腫瘍の形だけコンピュータが読み取り，腫瘍にだけ強い放射線が当たるように，各方向からの放射線量を不均等に加減する方法．

IMT **インドメタシン** インドメタシン indomethacin　非ステロイド性抗炎症薬(NSAIDs)の1つ．プロスタグランジン合成を阻害する．関節リウマチ，腰痛，関節痛などに用いる．

IMV **下腸間膜静脈** インフィアリア メセンテリック ヴェイン inferior mesenteric vein　腸間膜の血管で，門脈へ合流する静脈．

IMV **間欠的強制換気法** インターミッテント マンダトリィ ヴェンティレイション intermittent mandatory ventilation　設定された換気回数分だけ強制換気を行うモード．強制換気と強制換気の間に自発呼吸が可能だが，間欠的強制自発換気法(SIMV)のような自発呼吸との同期は行わない．

In **インジウム(In)** インジウム indium　原子番号49の元素．軟らかい金属でレアメタルに分類される．近年，化合物である酸化インジウムスズの吸入による健康被害が問題になっている．

inflamm **炎症** インフラメーション inflammation　損傷に対する生体側の組織反応を指

し，損傷部位における血管，体液および細胞の反応を伴う．炎症過程によって損傷部位の修復をもたらそうとする生体の防御反応ともいえる．

IN〔A〕H イソニアジド〈イソニコチン酸ヒドラジド〉 isoniazid, isonicotinic acid hydrazide 抗結核薬．結核菌の発育阻止作用が強い．消化管から容易に吸収され，髄液や胸腔内へも分布する．

Innom 無害性心雑音 innocent murmur 心臓の動きの活発な乳幼児期の一時期，若年者に聴かれる無害な心雑音．心疾患のある心雑音なら拡張期雑音として聴こえるが，無害性心雑音は心音の収縮期雑音で聴こえる．

iNOS 誘導型一酸化窒素合成酵素 inducible nitric oxide synthase アポトーシス，血圧変動などの過程にかかわる一酸化窒素の合成に関与する一酸化窒素合成酵素の誘導型．炎症やストレスにより誘導される．

IN/OUT 水分出納 インテイク・アウトプットの略．身体に入る水分と身体から失われる水分．

iNPH 特発性正常圧水頭症 normal pressure hydrocephalus 原因不明の正常圧水頭症．認知症と診断された患者の5〜6%が，この疾患に罹患していると考えられている．髄液短絡術（シャント手術）によって症状の改善が可能で，"治療可能な認知症"として注目されている．

INR 国際標準化指数 international normalized ratio 血液凝固に関する測定は，試薬ごとで検査値にばらつきが生じるので，その感度を国際感度指数（ISI）で表示し，計算式を用いて試薬ごとのばらつきを補正したもの．

INS 特発性ネフローゼ症候群 idiopathic nephrotic syndrome 原因不明のネフローゼ症候群．小児のネフローゼ症候群の患者の大半を

占める．

in situ (インサイチュー)　生体内原位置の意味．語源はラテン語の「本来の位置に」に由来している．

IO　下斜筋　inferior oblique muscle (インフェリア オブリーク マッスル)　眼球の向きを変える外眼筋の1つ．動眼神経により眼球を上転，わずかに外転して外上方へ回す．

IO　骨髄内輸液　intraosseous access (イントラオシアス アクセス)　静脈路確保が困難な場合，脛骨端や上腕骨頭の骨髄に穿刺して，輸液投与の経路を確保し，体外から骨髄内へ輸液を投与する方法．緊急時，輸液路確保に時間がかかる場合の重症患者に対して適応となる．

IOFB　眼〔球〕内異物　intraocular foreign bodies (イントラオキュラー フォーリン ボディーズ)　外傷により眼球内に異物が入り，とどまっている状態．

IOH　特発性起立性低血圧症　idiopathic orthostatic hypotension (イディオパシック オーソスタティック ハイポテンション)　原因がわからない起立性低血圧症．→OH

IOL　眼内レンズ　intraocular lens (イントラオキュラー レンズ)　白内障手術で混濁した水晶体の摘出後に眼内に挿入する人工水晶体．

ION　特発性大腿骨頭壊死　idiopathic osteonecrosis of the femoral (イディオパシック オーソスタティック オブ ザ フェモラル)　非外傷性に大腿骨頭の無菌性，阻血性の壊死をきたし，大腿骨頭の圧潰変形が生じ，二次性の股関節症に至る疾患．

IOP　眼圧　intraocular pressure (イントラオキュラー プレッシャー)　眼球内を満たしている眼内液の圧力．眼圧検査は緑内障の診断には欠かせない．日本人の眼圧の基準値は一般的には10〜21mmHg．

IORT　術中放射線療法　intraoperative radiotherapy (イントラオペラティヴ ラディオセラピー)　手術中に腫瘍，あるいは切除した部位に，体外照射よりも大量の放射線を直接照射する治療法．主に膵がんなど，通常の放射線治療の効果が低いがんに対して用いられる．

ip, IP 腹腔内注射　intraperitoneal injection　ポートを腹部皮下に植え込んで腹腔内にカテーテルを留置し，皮膚の上からポートに針を刺して腹腔内に点滴する方法．

IP 色素失調症　incontinentia pigmenti　皮膚や粘膜のもとになる組織である外胚葉に異常を生じる遺伝疾患．女児に多く，出産直後から皮膚に特徴的な病変がみられ，色素沈着をきたす．他にも毛や爪，眼，骨などに異常がみられる場合がある．ブロッホ＝サルツバーガー症候群ともいう．

IP 指節間　interphalangeal　小指の第1関節のこと．

IP 間質性肺炎　interstitial pneumonia　肺の間質に炎症が起き，間質結合組織の増殖や浮腫，肺胞壁の肥厚などがみられる肺炎．原因は薬物，放射線，塵，ウイルス感染，関節リウマチ，膠原病など．両側性にびまん性に進展することが多い．

IP3 イノシトール三リン酸　inositol trisphosphate　生体内の情報伝達物質の1つで，貯蔵細胞小器官からのCa^{2+}の動員と，細胞増殖およびその他の細胞反応の調節などの役割をもつ．

IPA 侵襲性アスペルギルス症　invasive pulmonary aspergillosis　肺アスペルギルス症の病型の1つ．肝不全や心不全などで全身状態に問題があり，免疫抑制状態にある患者でX線に異常があり，一般的な抗菌薬が無効であれば疑う．

IPAH 特発性肺動脈性肺高血圧症　idiopathic pulmonary arterial hypertention　遺伝子変異を認めない，原因不明の肺高血圧症．

IPAP 吸気気道内陽圧　inspiratory positive airway pressure　非侵襲的陽圧換気（NPPV）において，吸気努力を軽減するために吸気時に気道に供給される陽圧．→EPAP

IPC 間欠的空気圧迫法 *インターミッテント ニューマティック コンプレッション* intermittent pneumatic compression 術中・術後に，末梢の静脈血の還流促進効果のために，弾性ストッキングなどと同じように下肢に装着し，深部静脈血栓塞栓症を予防する物理的方法の1つ．

IPD 間欠的腹膜透析 *インターミッテント ペリオネル ダイアライシス* intermittent peritoneal dialysis 自動的に器械が腹膜透析を交換する方法で，夜間に自動腹膜透析装置を使用して行う治療法．

IPD 即時型黒化 *イメディエイト ピグメント ダークニング* immediate pigment darkening 大量のUVA照射を受けると，20分後には皮膚がどす黒くなることをいう．

IPF 特発性肺線維症 *イディオパシック プルモナリィ フィブロシス* idiopathic pulmonary fibrosis 小葉間隔壁を中心とした線維化と胸膜直下の蜂巣肺病変を特徴とする難治性の疾患．特発性間質性肺炎(IIPs)の50％以上を占める．

IPH 特発性肺ヘモジデリン沈着症／特発性肺ヘモジデローシス *イディオパシック プルモナリー ヘモジデローシス* idiopathic pulmonary hemosiderosis 繰り返して生じる肺胞出血により，肺内にヘモジデリンの沈着をきたす疾患で，原因不明の難病．ほとんどは小児期に発症する．治療法が確立されていないため，予後は不良．症状は，呼吸困難，喀血，血痰，咳嗽など．

IPH 特発性門脈圧亢進症〈バンチ症候群〉 *イディオパシック ポータル ハイパーテンション* idiopathic portal hypertension 原因不明の門脈圧亢進症の総称．脾腫，貧血，腹水，静脈怒張，静脈瘤など典型的な肝硬変症状のほか，消化管症状，出血などがみられる．

IPHP 腹腔内温熱灌流 *インタラペリトニアル ハイパーサーミック パーフュージョン* intraperitoneal hyperthermic perfusion 腹腔にあるがんに対し，手術中に加熱した抗がん薬を腹腔内へと流し込む方法．

IPJ 指節間関節 *インターファランジーアル ジョイント* interphalangeal joint 手足の指の基節骨，中節骨，末節骨のそれぞれの間にある関節．手足の拇指には1個，拇指以外の

指には2個ずつある．

IPM/CS イミペネム/シラスタチン imipenem/cilastatin　カルバペネム系抗菌薬．

IPMT 膵管内乳頭粘液性腫瘍　intraductal papillarymucinous tumor　膵管上皮で産生された粘液が乳頭状に増殖した膵管内腫瘍のために膵管内に充満し，膵管がブドウの房のように腫脹する疾患．一般的には膵がんより予後良好とされる．

IPPA ヨードフェニルペンタデカン酸　iodophenyl-pentadecanoic acid　ヨード標識脂肪酸の1つ．核医学分野において，心筋脂肪酸代謝イメージング製剤として使用されている．

IPPV 間欠的陽圧換気　intermittent positive pressure ventilation　人工呼吸器の調節換気様式（モード）．設定した回数だけ間欠的に吸気時に気道内を陽圧にする．

iPS cell iPS細胞　induced pluripotent stem cell　人工的に作られた多能性幹細胞で，さまざまな組織や臓器の細胞に分化する能力とほぼ無限に増殖する能力をもつため，再生医療への活用が進められている．京都大学の山中伸弥教授が世界で初めて作製に成功した．

IPSS 国際前立腺症状スコア　International Prostate Symptom Score　前立腺肥大症が疑われる患者に自覚症状を記載させ，前立腺肥大症の重症度の客観的な定量的評価を行う世界保健機構（WHO）様式の問診表．患者のQOL評価と併せ，治療指針の決定や治療効果の判定に用いる．

IQ 知能指数　intelligence quotient　知能の発達の程度を量的に表す尺度の1つ．知能年齢（精神年齢）÷生活年齢（暦年齢）×100で求める．成人は知能偏差値（intelligence deviation）で表すほうが合理的とされる．

IR **下直筋** inferior rectus muscle　眼球の向きを変える外眼筋の1つ．動眼神経により眼球を下転，わずかに内転して下内方へ回す．

IR **内旋** internal rotation　内方向へ回す動作．

IR **不完全奏効** incomplete response　固形がんに対するがん薬物療法の効果判定（新薬／新治療の開発研究を継続するかどうかの指標）のための用語．実臨床の治療効果の判定は，ほかの臨床検査所見も加味して判断する必要がある．

IRB **治験審査委員会** Institutional Review Board　治験実施施設には設置が義務付けらている中立的な組織で，倫理的，科学的および医学的・薬学的観点から，治験が実施されているかを審議し評価する委員会．医学・科学の専門家および非専門家によって構成される．

IRBBB **不完全右脚ブロック** incomplete right bundle branch block　右脚の伝導障害で，心電図所見においてQRS波の幅が0.1秒以上0.12秒未満のもの．→RBBB

IRDS **新生児呼吸窮迫症候群** infantile respiratory distress syndrome　新生児にみられる肺胞領域の炎症で，肺に液体がたまる（肺水腫）ことで起きる急性呼吸不全．急性呼吸窮迫症候群ともよばれる．

IRDS **特発性呼吸窮迫症候群** idiopathic respiratory distress syndrome　血管内皮細胞が損なわれて血管の透過性が進み，その結果もたらされる急性肺水腫で，きわめて予後が悪い状態．

IRG **（免疫活性／血漿膵）グルカゴン** immunoreactive glucagon　膵臓のランゲルハンス島のα細胞から分泌されるホルモン．肝臓においてグリコーゲンを分解し，血中にブドウ糖の放出を促す．グルガゴノーマ（グルカゴン産生腫瘍），糖尿病で測定される．

IRI **赤外光内視鏡** infra-red imaging　赤外光照射による観察機能を

もつ内視鏡. がんの浸潤への関与が示される粘膜深部の血管増生や血流情報を表示する.

IRI 免疫反応性インスリン immunoreactive insulin インスリン注射による血液中のインスリンも含んだインスリン量.

IRIS 免疫再構築症候群 immune reconstitution inflammatory syndrome 抗HIV治療 (Highly Active Anti-retroviral Therapy：HAART) の合併症. 治療により免疫機能が回復してくる過程において, 臨床症状が一過性に増悪する.

IRMA 免疫放射定量測定法 immunoradiometric assay 血中のホルモンなど微量の抗原の量を測定するRIA法の1つで, なかでも特異性が高い. 測定を目的とする抗原を固相化抗体と標識抗体でサンドイッチ状にはさみ, その結合物の放射活性を測定して抗原濃度を求める方法. →RIA法, RRA法

IRMA 網膜内細小血管異常 intraretinal microvascular abnormalities 糖尿病網膜症の症状で, 網膜に線状出血が出現したり, 細小血管の拡張がみられること.

IRV 予備吸気量 inspiratory reserve volume 安静吸気位から, さらに吸入しうる最大ガス量.

IS 皮下注射 subcutaneous injection 皮膚と筋肉層の間の皮下組織に薬液を注入する注射法. この部位は血流の速度が遅いため, 筋肉注射に比べて効果の発現が遅い.

ISA 内因性交感神経刺激作用 intrinsic sympathomimetic activity アドレナリンβ受容体遮断薬の作用の1つで, β受容体遮断の効果を減弱させる. 一方で, β受容体を完全に遮断してしまうことによる心機能低下のリスクを緩和する.

ISD 心房中隔欠損［症］ interatrial septal defect →ASD p.43

ISDN 硝酸イソソルビド isosorbide dinitrate 狭心症治療薬.

ISF 間質液，組織間液 interstitial fluid 身体の組織の細胞と細胞の間にある液体で，細胞外液のうち，血液とリンパ管の中を流れるリンパ液を除く体液．

ISP イセパマイシン isepamicin アミノグリコシド系抗菌薬．

ISR 括約筋間切除(内括約筋切除)〔術〕 intersphincteric resection 直腸がんの術式．肛門括約筋のうち，内肛門括約筋を切除し外肛門括約筋は残して吻合するため，肛門機能を温存できる．ただし，肛門機能低下の可能性があり，がんの再発リスクが高くなる．

ISR ステント内再狭窄 in-stent restenosis 血管内に留置したステントが，免疫反応によって血管内膜で覆われて留置部位が狭窄すること．免疫抑制薬を塗った薬剤溶出性ステントもあるが，薬物効果がなくなると血栓が付着しやすくなる．

ISS 外傷重症度スコア injury severity score 外傷患者の救命の可能性を算出する方法．この算出の基本となる損傷コードの選択(AIS-90：簡易式外傷スコア)を正確に行ったうえで，この評価を行う必要がある．国際的に最も汎用される多発外傷の重症度評価法．

IST インスリンショック療法 insulin shock therapy かつて実施されていた統合失調症のショック療法の1つ．空腹時にインスリンを皮下投与して低血糖から昏睡を起こさせ，その後ブドウ糖を投与して覚醒させる．

IT 核異性体転移 isomeric transition 原子番号と質量数ともに等しいが，エネルギー準位が異なる2種類以上の核種(核異性体)がある場合，エネルギー準位が高いほうの核異性体がガンマ線を放出して，よ

り安定しているほうの核異性体に変化すること.

ITナイフ insulated-tipped diathermic knife　内視鏡的粘膜下層剥離術（ESD）において早期胃がんの切除に使われる，先端にセラミックボールを装着した電気メス.

ITA　内胸動脈　internal thoracic artery　鎖骨下動脈の分枝であり，胸骨の裏側を縦走している血管．これを剥離しても人体への影響は少ないとされており，バイパスグラフトとして活用される.

ITB　髄腔内バクロフェン療法　intrathecal baclofen therapy　脳卒中，脊髄損傷，脳性麻痺などによる痙縮に対する治療法．腹部にポンプを植え込み，バクロフェンを持続的に脊髄周囲の髄腔に注入する.

ITCZ　イトラコナゾール　itraconazole　トリアゾール系深在性・表在性抗真菌薬．内臓真菌症（深在性真菌症），深在性皮膚真菌症，体部白癬などの表在性皮膚真菌症，爪白癬の治療に用いられる.

ITP　イリノイ心理言語能力テスト/イリノイ心理言語能力試験　Illinois test of psycholinguistic abilities　言語性能力を評価する検査．発達障害における言語面のアセスメントで使われている.

ITP　特発性血小板減少性紫斑病〈ウェルホーフ（紫斑）病，本態性血小板減少性紫斑病〉　idiopathic thrombocytopenic purpura　末梢血中の血小板が減少する原因不明の疾患．皮膚に出血斑，点状出血が多発し，口腔粘膜出血，歯肉出血，鼻出血，血尿，性器出血などがみられる.

ITT　インスリン耐性試験　insulin tolerance test　インスリン抵抗性の程度を調べる検査．インスリンを静脈注射後，血糖値を数分おきに測定する.

IU　国際単位　international unit　1分間に$1\,\mu$molの基質を変換する

酵素活性の量．国際的に用いられているが，国際単位系(SI)との一貫性を求められ，カタール(kat)に置き換えることが推奨されている．

IU(C)D **子宮内避妊器具** intrauterine contraceptive devices　妊娠能力を保持したまま人為的に受胎しないようにする避妊手段の1つ．子宮内に器具を挿入し，受精卵の着床を阻止する．

IUFD **子宮内胎児死亡** intrauterine fetal death　分娩開始前に何らかの原因で胎児が子宮内で死亡すること．妊娠初期は妊卵の異常が半数以上だが，多くは原因不明である．

IUGR **子宮内(胎児)発育遅滞** intrauterine growth retardation　子宮内の胎児の成長が，妊娠週数に応じた発育よりも遅延している状態．妊娠高血圧症候群などが原因となる．

IUS **子宮内システム** intrauterine system　レボノルゲストレルが一定量で子宮内に放出される．黄体ホルモンの作用で子宮内膜の増殖の抑制，月経量の減少を起こし，受精卵の着床を妨げる装置．

IV **静脈注射** intravenous injection　静脈内に薬液を入れる注射方法．体内に吸収される速度が速い．

IVC **下大静脈** inferior vena cava　左右の総腸骨静脈が合流して下大静脈となり，大動脈の右に位置して右房に至る．腰静脈，腎静脈，副腎静脈，精巣または卵巣静脈，肝静脈，横隔静脈が注ぐ．

IVC **静脈性胆嚢造影〔法〕** intravenous cholecystography　造影剤を静注して行う胆嚢のX線造影検査．胆石の有無や胆管，胆嚢，肝の形態変化を見るのに有用．

IVCD **心室内伝導障害** intraventricular conduction disturbance　心室内の興奮伝導が遅れることにより，伝導時間が正常より延長する状態．

IVCG　下大静脈造影 inferior venacavography　大腿静脈より挿入したカテーテルから造影剤を注入し，下大静脈をX線撮影する検査．

IVCT　経静脈的冠動脈血栓溶解療法 intravenous coronary thrombolysis　急性心筋梗塞の治療法の1つ．血栓溶解薬を注射や点滴により投与することで，冠動脈の閉塞を改善し，血流の再開を促す．

IVF　体外受精 in vitro fertilization　卵子を体外に取り出し，培養器内で精子と受精させたのち，子宮内に戻す不妊治療．

IVF　特発性心室細動 idiopathic ventricular fibrillation　器質的基礎疾患が伴わない心室細動．突然死の原因となる．特発性心室細動の原因に，ブルガダ症候群がある．

IVF-ET　体外受精・胚移植 in vitro fertilization-embryo transfer　卵巣から成熟した卵子を吸引採取して精子を加えて培養し，桑実胚になった受精卵を子宮腔内に移植する不妊の治療法．生殖補助技術（ART）の主体をなす．

IVH　中心静脈栄養〈静脈栄養，高カロリー輸液，完全静脈栄養〉 intravenous hyperalimentation　内頸静脈，外頸静脈，上腕静脈，鎖骨下静脈，大腿静脈などからカテーテルを挿入し，心臓に最も近い中心静脈（大静脈）に高張栄養液を注入する投与法．

IVH　脳室内出血 intraventricular hemorrhage　脳室内に出血が認められること．新生児の頭蓋内出血に多く，成人の場合は，主に脳血管障害による．

IVIG　免疫グロブリン静注療法 intravenous immunoglobulin　作用機序は不明であるが，ヒト免疫グロブリンG（IgG）を自己免疫疾患や重症感染症などで投与する治療．

IVM　不随意運動 involuntary movement　本人の意思や目的とは無

関係に生じる不特定な筋の運動．神経疾患でしばしば認められ，振戦，舞踏病様運動，バリズム，アテトーゼ様運動，ジストニー，痙攣などがある．

IVP　静脈性腎盂造影　イントラヴェナス ピエログラフィ　intravenous pyelography　静脈性尿路造影のこと．以前の呼称．

IVR　インターベンショナルラジオロジー　インターヴェンショナル レイディオロジィ　interventional radiology　手術的放射線学．カテーテルによる診断技術を治療に応用し，外科的手術を行わずに外科的治療目的を達成する方法．冠動脈の拡張およびステントの留置などのこと．

IVS　心室中隔　インターヴェントリキュラー セプタム　interventricular septum　左心室と右心室を隔てる心筋の壁．

IVST　心室中隔厚　インターヴェントリキュラー セプタル シックネス　interventricular septal thickness　心室中隔の厚さ．心臓超音波検査で測定できる．心電図のQ波の位置で測定し，正常範囲は8～12mm．

IVT　経静脈的血栓溶解療法　イントラヴェナス スロンボライシス　intravenous thrombolysis　梗塞による虚血性脳血管障害を起こした患者に，血栓溶解液(rt-PA)を静脈から持続点滴で投与し，血流の再開を目的とする治療法．

IVT　特発性心室頻拍　イディオパシック ベントリキュラー タキカーディア　idiopathic ventricular tachycardia　器質的基礎疾患が伴わない心室頻拍．比較的，若年者に多い．一般的に生命予後は良好とされている．

IVU　〔経〕静脈性尿路造影　イントラヴェナス ユーログラフィ　intravenous urography　排泄性腎盂造影．経静脈的にヨード造影剤を注入し，ヨード剤が時間とともに腎，尿管，膀胱部に排泄されてくる状況を調べるX線撮影法．

IVUS　血管内超音波法　イントラヴァスキュラー ウルトラソノグラフィ　intravascular ultrasonography　先端に超音波探触子がついたカテーテルを血管に挿入し，血管内の状態を観察

する検査法.

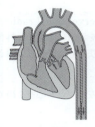 収縮期

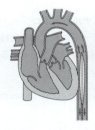 拡張期

● IABP（249頁）

J

JAK ヤーヌスキナーゼ Janus kinases 非受容体型チロシンキナーゼの1つ．炎症性サイトカインの産生にかかわる．関節リウマチやクローン病・潰瘍性大腸炎の自己免疫疾患の治療薬として，JAKを阻害する薬剤が開発，もしくは開発中である．

JAMA 米国医師会雑誌 The Journal of the American Medical Association 米国医師会雑誌．

JAN 医薬品一般的名称 Japanese Accepted Name 日本国内で流通する医薬品の成分の名称．医薬品医療機器総合機構の医薬品名称専門協議で決定される．

JATEC 外傷初期診療ガイドライン日本版 Japan Advanced Trauma Evaluation and Care 米国のガイドラインを元にした，救急搬送された傷病者を迅速に検査，治療するための診療ガイドライン．

JCML 若年性慢性骨髄性白血病 juvenile chronic myelogenous leukemia 骨髄異形成・骨髄増殖性腫瘍の1つで，小児に発症する．末梢血と骨髄において顆粒球と単球が著明に増加することにより，易感染状態，出血傾向がみられ，さらに臓器不全を起こすこともある．

JCQHC 日本医療機能評価機構 Japan Council for Quality Health Care 国と医療関係団体などの出資により設立された機構．1997年より病院機能評価事業を開始．病院の問題点を明らかにしてその改善を支援し，一定の基準を満たした病院に対して認定証の発行を行う．

JCS ジャパン・コーマ・スケール〈3-3-9度方式〉 Japan coma scale 日本昏睡スケール．意識障害の評価法として国内で最も利用されているスケール．刺激に対する覚醒の状態を3つに大別し，さらにそれを3つに細分化，全9段階で評価を行う．3-3-9度方式ともいわれる．

JE　日本脳炎　Japanese encephalitis　日本脳炎ウイルスを病原体とするウイルス性脳炎．コガタアカイエカを媒介としてブタなどから感染する．感染症法の第4類感染症．ほとんどが不顕性感染であるが，発症すると重症化する率が高い，日本脳炎ワクチンがある．

JEB　接合部型表皮水疱症　junctional epidermolysis bullosa　水疱が反復して生じる遺伝性疾患．外力を受けやすい部位に生じる．水疱の初発部位が接合部にあるものを接合部型という．

JET　接合部異所性頻拍　junctional ectopic tachycardia　房室接合部の異所性自動能の亢進が原因で起こる上室性心拍．小児の心疾患．生後6か月以前の発症は，先天性で致死的になることが多い．

JGA　傍糸球体装置　juxtaglomerular apparatus　腎臓のろ過装置として尿をろ過する腎糸球体のそばにあり，血圧や尿量の調整を行っている細胞群．

JIA　若年性特発性関節炎　juvenile idiopathic arthritis　小児期に発症する原因不明の慢性関節炎．大きく分けて，全身型と関節型（少関節型，多関節型）がある．

JICA　国際協力機構　Japan International Cooperation Agency　国際協力機構によれば「技術協力，有償資金協力（円借款），無償資金協力の援助手法を一元的に担う，総合的な政府開発援助（ODA）の実施機関」とある．

J-LIT　日本脂質介入試験　Japan lipid intervention trial　日本人の脂質異常症患者の冠動脈危険因子の有無と冠動脈疾患発症率の関係を調査した疫学研究．

JMA　日本医師会　Japan Medical Association　日本国内の医師を会員として構成される専門学術団体であり，日本の医師の意見集約集団でもある．国民が安心して医療を受けることができるよう体制整備を

行うほか,最高水準の医の倫理についての教育と実践を目標に掲げて幅広い活動を行っている.

JNA 日本看護協会 Japanese Nursing Association 安全な看護の提供と質の向上,保健師・助産師・看護師・准看護師の連帯と福祉,専門的学術の研究を目指す職能団体.1946年,「日本産婆看護婦保健婦協会」の名で発足し,1951年,現在の名称に.調査・研究,出版など幅広い活動を行い,国民の福祉に貢献している.

JNTEC 外傷初期看護セミナー〈標準外傷看護コース〉 Japan nursing trauma evaluation and care 外傷初期診療における看護師の役割に注目した,看護師のための標準外傷看護研修プログラム.

JOD 若年型糖尿病 juvenile onset diabetes mellitus 小児から思春期に多くみられる糖尿病で,1型糖尿病のこと.自己免疫による膵B細胞の破壊からインスリンが欠乏する.自己抗体(インスリン自己抗体,ランゲルハンス島細胞抗体など)が証明されない場合は,特発性の1型糖尿病とされる.

JPB(C) 房室接合部性期外収縮 junctional premature beat(contraction) 房室接合部から生じる期外収縮で,基本調律(タイミング)よりも早期に心拍が出現する.

JPTEC 日本救急医学会公認の病院前外傷教育プログラム Japan Prehospital Trauma Evaluation and Care JPTEC協議会によれば,「病院前から病院内まで一貫した思想のもとに標準的な外傷教育を行い,我が国において,防ぎうる外傷死亡の撲滅を目指すもの」としている.

JRA 若年性関節リウマチ juvenile rheumatoid arthritis 以前の若年性特発性関節炎(JIA)の呼称.現在,1997年に国際リウマチ学会と世界保健機構(WHO)で提唱された「若年性特発性関節炎」の名称お

よび概念・分類が日本でも用いられている．

JRC　日本赤十字社　Japanese Red Cross Society　1877年，西南戦争の際に佐野常民と大給恒により創始され，民家において官軍・幕軍の区別なく援護にあたった救護団体博愛社が前身．1887年に現在の日本赤十字社と改称した．

JST　日本人のスキンタイプ分類　Japanese skin type　日本人の太陽光による皮膚の反応別にみたスキンタイプの分類．

JVP　頸静脈波形　jugular venous pulse　循環器疾患の診察において，内頸静脈の拍動を波形として調べることにより，心臓の異常が推測可能である．

JVP　頸静脈拍動　jugular venous pulse　頸静脈の拍動．頸部を反らせて観察する．頸静脈圧，体液量の評価としての所見．

K

K　カリウム　kalium, potassium（カリウム，ポタシウム）　アルカリ金属の1つ．人体においては，体内に存在する量の90％が細胞内にあり，主な細胞内陽イオンとして細胞浸透圧を保つ．生体の恒常性から血漿・細胞外液中では3.5〜4.5mEq/Lに保たれている．

KA　ケトアシドーシス　ketoacidosis（ケトアシドーシス）　体液中のケトン体が増加し，血液中の酸が過剰に蓄積され，塩基の過剰喪失を生じた状態で，代謝性アシドーシスの1つ．

KAFO　最下肢装具　knee-ankle-foot orthosis（ニー アンクル フット オーソシス）　膝・足関節・足などの長下肢の装具のこと．

KC　ケラチノサイト　keratinocyte（ケラチノサイト）　表皮を構成する細胞の大部分を占める角化細胞．

kcal　キロカロリー　kilocalorie（キロカロリー）　熱量の単位．1,000カロリー（cal）．

KCS　乾性角結膜炎　keratoconjunctivitis sicca（ケラトコンジャンクティヴィティス シッカ）　涙液の分泌低下（ドライアイ）により生じる角結膜炎．痛みや異物感などの症状がある．

kg　キログラム〈国際キログラム〉　kilogram（キログラム）　質量の単位．1,000グラム（g）．

KHF　韓国型出血熱　Korean hemorrhagic fever（コーリャン ヘモレッジ フィーヴァー）　ネズミを介するハンタウイルスの感染による出血性腎疾患（HFR）の一種．KHFを含むアジア型は重症型が多い．4類感染症．

KI　ヨウ化カリウム　potassium iodide（ポタシウム アイオダイド）　甲状腺疾患治療薬．化学式KI．ヨウ素欠乏あるいは甲状腺機能亢進症による甲状腺腫などに適応がある．適応外使用としては，原子力災害時の内部被曝障害防止薬としても使われる．

kJ キロジュール キロジュール kilojoule ジュールの1,000倍（= 10^3）の大きさをもつエネルギーの単位．カロリーと同様に熱量を表し，ガスや石油・電気のエネルギー量の表示で使われている．1J = 0.2389cal

KJ 膝蓋腱反射 ニージャーク knee jerk 膝を屈曲させた状態で膝蓋腱を打つと，正常では大腿四頭筋が収縮し，膝関節が反射的に伸展する．

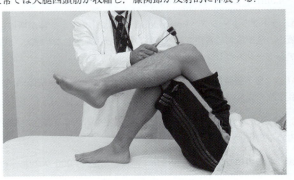

●KJ
正常の場合，下肢が適度に伸展する．

KM カナマイシン〈カナマイシン硫酸塩〉 カナマイシン kanamycin アミノグリコシド系抗菌薬．広域性の抗菌薬でグラム陰性桿菌，結核菌に有効．腎障害，聴力障害の副作用がある．

KOH鏡検法 苛性カリ鏡検法 ポタジウム インターファランジア プレパレイション potassium interpharangeal preparation 皮膚真菌症の診断に最もよく用いられ，白癬，カンジダ症などにきわめて有用．

KP 角膜後面沈着物 ケラティック プレシピテイツ keratic precipitate 角膜内皮に炎症細胞が沈着して虹彩結節ができる．虹彩炎，ブドウ膜炎の一種．

KPE ケルマン超音波水晶体乳化吸引術 ケルマン ファコ エマルシフィケイション Kelman's phaco emulsification　白内障の手術法の1つ．超音波で水晶体を砕き，それを吸引する．

KPS　**表層点状角膜炎**　keratitis punctata superficialis（ケラティティス パンクタタ スーパーフィシャリス）　角膜の上皮細胞が点状に混濁し，細胞がしだいに壊死する疾患．原因の多くはドライアイやコンタクトレンズ障害といわれている．

Kr　**クリプトン**　krypton（クリプトン）　原子番号36の元素．元素記号はKr．無色，無臭の気体．

KS　**カポジ肉腫**　Kaposi's sarcoma（カポジーズ サーコーマ）　ヒトヘルペスウイルス8型(HHV-8)の感染による血管内皮細胞由来の暗赤色の肉腫で，皮膚に多発する．エイズ発見のきっかけとなった疾患だが，エイズ患者の末期に発症し悪性化する．エイズ関連カポジ肉腫以外は進行が遅く，比較的良好な経過をとる．

17-KS　**17-ケトステロイド**　17-ketosteroids（17 ケトステロイズ）　尿中ステロイド代謝産物．クッシング病，アジソン病，副腎がん，性腺機能低下症など，副腎や性腺の異常の際の診断に使われる．

KSD　**びまん性表層角膜炎**　keratitis superficialis diffusa（ケラティティス スーパーフィシャリス ディフューサ）　表層性点状角膜炎と同様の原因で，角膜の上皮細胞がびまん性に混濁し，やがて壊死する疾患．

KTPP　**進行性指掌角皮症**　keratoderma tylodes palmaris progressiva（ケラトデルマ タイロデス パラマリス プログレッシヴァ）　乾燥性角化症で指腹先端から手掌へ進行し，皮膚の乾燥，潮紅，落屑などがみられる．水を使う仕事が多い人に好発する．

KUB　**腎・尿管・膀胱部のX線撮影**　kidney, ureter and bladder（キドニィ ユレターアンドブラダー）　腎，尿管，膀胱が撮影範囲に入るような単純X線撮影．

KVO　**静脈確保**　keep vein open（キープ ヴェイン オープン）　血栓防止のため，予定輸液量完了後に微量の輸液流量を送る輸液ポンプ機能．

KW　**キース-ワグナー(ウェージナー)高血圧眼底分類**　Keith-Wagener（キース ウェイジナー）

classification（クラシフィケイション）　眼底所見から，網膜血管および視神経乳頭部の動脈硬化や高血圧による変化を0～Ⅳ度に分類したもので，全身の動脈硬化や高血圧の指標として利用される．

kymo　動態撮影〈キモグラフィ〉　kymography（キモグラフィ）　生理機能の変動を時間的経過によって画像化した撮影法．筋肉の収縮，心臓の拍動，声帯などの動きをとらえるのに使われる．X線キモグラフィ（X線動態撮影法）がある．

KYT　危険予知トレーニング　kiken-yochi-training（キケン ヨチ トレイニング）　一般に，作業に潜む危険性を事前に指摘し合い，事故を未然に防ぐ訓練のこと．医療においては，業務のさまざまな場面に潜むリスクや起こる可能性のある問題を経験と想像力を働かせて見抜く感性を養い，事前にその防止対策を立てていく手法のこと．

L

L　胃下部　lower third of the stomach（ローワー サード オブ ザ ストマック）　胃を3等分したうちの一番下の部位.

L　腰神経　lumbar nerve（ランバー ナーヴ）　腰椎から出る腰神経.第1腰神経を「L1」と略し,L5まである.

LA　左心房　left atrium（レフト アトリウム）　心臓を構成している4つの部屋（房室）の1つ.左上部の心房で,肺から流入する肺静脈をため,左心室へと流すタンクの役割を果たしている.

LA　ラテックスアレルギー　latex allergy（ラテックス アレルギー）　手袋など天然ゴム（ラテックス）製品の接触で起きる蕁麻疹,アナフィラキシーショック,喘息発作などの即時型アレルギー反応.

LAA　左心耳　left atrial appendage（レフト アトリアル アペンデイジ）　左心房の一部が前方に向かって突き出した部分.

Lab　検査室　laboratory（ラボラトリィ）　検体の検査や画像検査などの臨床検査を行う部署.

LAC　ループス抗凝固因子　lupus anticoagulant（ループス アンチコアギュラント）　凝固因子やリン脂質の複合体に対する自己抗体.抗リン脂質抗体症候群の診断を目的に測定される.

LAD　左軸偏位　left axis deviation（レフト アクシス ディヴィエイション）　心電図による所見で,通常は右上から左下方に流れる電気軸（電気の流れる方向）が,左横に向かっている状態.左心室肥大や刺激伝導系異常などによって現れるが,肥満症や妊婦にみられることもある.

LAD　左房径　left atrial dimension（レフト アトリアル ディメンション）　左心房の直径.心エコーやX線画像で測定される.

LAD　左冠動脈前下行枝　left anterior descendence　2つある冠動脈のうち，左冠動脈から分岐して心臓の前面を走行している血管．左心室，心室中隔などを栄養する，支配領域が最も広い血管である．

LADG　腹腔鏡補助下幽門側胃切除術　laparoscopy-assisted distal gastrectomy　腹腔鏡下で行う，幽門側胃を部分切除する手術．

LAFB　左脚前枝ブロック　left anterior fascicular block　左脚前枝に生じた伝導障害．原因には，心筋梗塞，左室肥大，心筋症などがあるが，明らかな器質的異常を認めないこともある．

LAH　左脚前枝ヘミブロック　left anterior hemiblock　心臓の刺激伝導路のうち，左脚前枝の伝導が障害されたもの．

LAK cells　LAK細胞　lymphokine activated killer cells　リンフォカイン活性化キラー細胞．IL-2（インターロイキン2）によって活性化されることにより，がん細胞を殺傷する作用を示す．がんの治療法として，このLAK細胞を大量に培養し，増殖あるいは活性化させた後に生体内に戻す治療法が試みられている．

LAM　リンパ脈管平滑筋腫症　lymphangioleiomyomatosis　異常な平滑筋細胞が，肺やリンパ節などで増殖する全身性の疾患．肺に囊胞やブレアを形成する．

lap　開腹術（法）　laparotomy　骨盤腔内を含む腹腔内・後腹膜腔臓器の手術または処置に施行する切開法．上腹部正中切開，下腹部正中切開，傍正中切開，ファンネンスチール切開，傍腹直筋切開，横切開，肋骨弓下切開などがある．

LAP, Laparo　腹腔鏡検査〈ラパロスコピー〉　laparoscopy　皮膚を切開して腹腔鏡（ラパロスコープ）を挿入し，腹腔内臓器（とくに肝）の表面の診断と写真撮影，生検材料の採取などを行う検査法．胆嚢摘出術をはじめとする各種手術も可能．

LAP ロイシンアミノペプチダーゼ〈ロイシルペプチドヒドラーゼ〉 leucine aminopeptidase 主に腸粘膜から検出されるタンパク分解酵素．ペプチド鎖のN末端からロイシンを切り離す作用がある．

Lap-C 腹腔鏡下胆嚢摘出術 laparoscopic cholecystectomy 腹腔内に内視鏡を挿入して，胆嚢を切除・摘出する術式．胆嚢結石症，胆嚢ポリープ，胆嚢炎などが対象となる．

LAR 遅発性(型)喘息反応 late asthmatic reaction 成人の気管支喘息を対象とした抗原の吸入誘発試験において，吸入後3～10時間後に現れる気管支の狭窄反応．喘息の慢性・難治化との関連性が示唆されている．吸入直後に起こる反応は，即時型気道反応(IAR：immediate asthmatic response)という．

LAR 低位前方切除 lower anterior resection 直腸がんなどの治療で行われる切除術．肛門に近い部位を切除し，腹膜反転部よりも下部を吻合する手術法．

LAR ラテックス凝集反応 latex agglutination reaction ポリスチレンラテックス粒子に免疫グロブリンG(IgG)を吸着させ，間接凝集反応により血中抗体を検出する検査法．リウマトイド因子の検出に利用される．

LASIK レーザー生体内角膜切開術 laser-assisted *in situ* keratomileusis 角膜にエキシマレーザーを照射し，角膜の屈曲率を変えることで近視を矯正する手術方法．一般には，レーシック手術として知られている．

L-ASP L-アスパラギナーゼ L-asparaginase 抗悪性腫瘍薬．

LAT 乳酸嫌気性閾値 lactate anaerobic threshold 運動強度を増加していくなかで，血中乳酸濃度が急増する領域をいう．全身持久力としての体力指標とされ，生活習慣病の予防および改善としての運動

に適した運動強度を示すといわれている.

LATS 持続性甲状腺刺激物質 long acting thyroid stimulator 甲状腺ホルモンの分泌を促進する物質. 甲状腺刺激ホルモン(TSH)よりも持続時間が長いことからlong actingという名がついた.

LAVH 腹腔鏡下腟式子宮全摘術 laparoscopic assisted vaginal hysterectomy 開腹せずに, 腹腔鏡下で腟のほうから子宮を全摘出する手術法.

LBBB 左脚ブロック left bundle branch block 刺激伝導系ヒス束分枝の左脚の伝導障害. QRS幅0.12秒未満を不完全左脚ブロック, 0.12秒以上を完全左脚ブロックという.

LBM 除脂肪体重 lean body mass 体重から体脂肪を除いた値で, 筋肉, 臓器, 骨, 血液の総重量を示す.

LBP 腰痛 low back pain 腰部に起こる疼痛の総称. 多くは整形外科疾患によるが, 腹部諸臓器から発生する場合もある.

LBWI 低出生体重児 low birth weight infant 出生体重が2,500g未満の児. 1,500g未満は極低出生体重児, 1,000g未満は超低出生体重児という.

LC 肝硬変 liver sirrhosis ウイルスやアルコールなどが原因で, 肝細胞が破壊されて線維化し, 肝機能が低下する肝疾患.

LC 肺がん lung cancer 肺胞および気管支の上皮細胞にみられる悪性腫瘍. 組織学的には非小細胞がん(扁平上皮がん, 腺がん, 大細胞がん)と小細胞がんに分けられる.

LC ランゲルハンス細胞 langerhans cell 主に表皮に存在する樹状細胞の1つ. 外部から侵入してきた抗原をとらえ, T細胞に抗原を提示する. 皮膚のバリア機能において重要な役割をもつ.

LC₅₀ 　**50％致死濃度**　0.5 lethal concentration　動物に与えた場合，50％が死亡すると考えられる気体中あるいは液体中の毒物の濃度．

LCA　**左冠(状)動脈**　left coronary artery　心筋に血液を供給する冠動脈の1つ．心臓の前面を走行する前下行枝と，左心室側面から後方に走行する回旋枝に分かれる．

LCAP　**白血球除去療法**　leukocytapheresis　活性化し，炎症の原因となっている白血球を除去し，炎症をコントロールする体外循環療法．

LCAT　**レシチンコレステロールアシルトランスフェラーゼ**　lecithin-cholesterol acyltransferase　肝臓でのみ合成される酵素．コレステロールをエステル化してリポタンパク質に取り込ませる作用をもつ．また，肝臓のタンパク合成の指標にもなっている．

LCC　**左総頸動脈**　left common carotid artery　大動脈弓から分枝している動脈で，頸動脈三角にて外頸動脈と内頸動脈の2枝に分かれる．

LCC　**大細胞がん**　large cell carcinoma　大きい細胞で成り立つがんのこと．小細胞がん(SCC)の反対．非小細胞がんに分類される．

LCCA　**晩発性小脳皮質萎縮症**　late cerebellar cortical atrophy　中年以降に発症する非遺伝性の脊髄小脳変性症．小脳皮質に主病変がある．

LCD　**L鎖病，軽鎖病**　light chain disease　形質細胞疾患の1つ．抗体(免疫グロブリン)を構成するL鎖(軽鎖)が過剰に産生されることで発症する．

LCFA　**長鎖脂肪酸**　long chain fatty acid　分子に含まれる炭素数が11以上の脂肪酸．高級脂肪酸ともいう．

LCH　**ランゲルハンス細胞組織球症**　langerhans-cell histiocytosis

ランゲルハンス細胞の増殖により，異常をきたす疾患．レテラー・ジーベ病，ハンド・シューラー・クリスチャン病，好酸球性肉芽腫症の3つに分類されている．以前はこれらの3つの疾患をまとめてヒスチオサイトーシスXと呼ばれていた．

LCHAD欠損症 **長鎖ヒドロキシアシル-CoA脱水素酵素欠損症** long-chain 3-hydroxyacyl-CoA dehydrogenase　長鎖の3-ヒドロキシ脂肪酸処理する酵素群の遺伝子変異が原因の脂肪酸酸化異常症の1つ．新生児〜乳幼児期に重度の心筋症や低血糖をきたし，脳障害や突然死に至ることがある．

LCL **外側側副靱帯** lateral collateral ligament　大腿骨と腓骨をつなぐ靱帯．肘・膝関節の外側にある．

LCM **リンコマイシン** lincomycin　リンコマイシン系抗菌薬．

LCMV **リンパ球性脈絡髄膜炎ウイルス** lymphocytic choriomeningitis virus　アレナウイルス科アレナウイルス属に分類されるウイルス．マウスなどのげっ歯類を宿主とする．ヒトが感染すると，無菌性髄膜炎を引き起こす．

LCP **リンパ球除去療法** lymphocytapheresis　血液中の白血球の中から，リンパ球を体外へ除去する血液浄化療法．

LCR **リガーゼチェインリアクション法** ligase chain reaction　細菌遺伝子の一部を増幅させて，抗体を検出する遺伝子診断法．

LCT **長鎖脂肪酸** long chain triglyceride　→LCFA

LCX **左冠動脈回旋枝** left circumflex branch　左冠動脈から分岐し，左心室の側面と後面を走行し，栄養している動脈．

LD **学習障害** learning disability　全般的な知的発達に遅れはないが，聞く，話す，読む，書く，計算するまたは推論する能力のうち，特

LD 限局型 limited disease 小細胞肺がんの臨床病期．腫瘍が一側胸腔内・同側肺門リンパ節・両側縦隔リンパ節および鎖骨上窩リンパ節に限局している状態．それ以外は，進展型（extensive disease：ED）という．

LD 致死量 lethal dose 薬物を投与したとき死に至る量．

LD_{50} 50%致死量 50% lethal dose, median lethal dose 薬物の毒性を知る指標．動物に与えた場合，50%が死亡すると考えられる量．薬物はLD_{50}を基準に毒性の強い順から毒薬，劇薬，普通薬に区分されている．

LDA 低濃度領域 low density area CT画像においてX線吸収の低い部分．CT値が低い部分．

LDH 乳酸脱水素酵素 lactic acid dehydrogenase 肝臓や腎臓，心筋，骨格筋，赤血球などに多く含まれる，ピルビン酸を乳酸に変換する酵素．これらの細胞が障害されると，血液中のこの酵素が流れ出す．

LDH 腰椎椎間板ヘルニア lumber disc hernia 腰椎の椎間板の一部が変性，突出し，神経根などを圧迫することで痛みなどが生じる疾患．

LDL 低比重リポタンパク low density lipoprotein リポタンパクとして水溶性となって存在する脂質のうち，比重1.019〜1.063g/mL，直径20〜25nmのもの．肝臓で合成されたコレステロールを各組織へ運搬する役割をもつ．いわゆる悪玉コレステロール．

LDLアフェレーシス LDL吸着療法 low density lipoprotein apheresis 体外循環により低比重リポタンパク（LDL）を除去する治療法．→LDLA

LDL-C　低比重リポタンパクコレステロール　low density lipoprotein cholesterol　リポタンパクの1つで，コレステロール含有量が最も多い．いわゆる「悪玉コレステロール」といわれ，血中濃度が高いと動脈硬化症の要因となる．

LDLR　低比重リポタンパク(LDL)受容体　low density lipoprotein receptor　細胞内にLDLを取り込むなど，多様な役割をもつ多機能タンパク質．LDL受容体の遺伝子異常症に，家族性高コレステロール血症がある．

LDLT　生体肝移植術　living donor liver transplantation　生きている提供者(ドナー)の肝臓の一部を，患者に移植する手術．

L-dopa　エルドパ〈レボドパ〉　L-dioxyphenylalanine, levodopa　ドパミンの前駆物質．抗パーキンソン病薬．

LE　エリテマトーデス〈紅斑性狼瘡〉　lupus erythematosus　全身性エリテマトーデス(SLE)のこと．皮膚に狼に噛まれたような紅斑が特徴的に生じることから，この名がついた．浸潤性紅斑，角化，萎縮を主徴とする皮膚病変．

LE cell　LE細胞　lupus erythematosus cell　LE因子(抗核抗体の一種)の作用で白血球の核が変性を受け，その変性した核(LE体)が好中球などに貪食されてできたもの．

LED　播種性紅斑性狼瘡　lupus erythematosus disseminatus　全身性エリテマトーデスと同じ．

LES　下部食道括約筋　lower esophageal sphincter　食道の最下部，胃のつなぎ目(噴門部)にある筋肉．胃の内容物が逆流しないようにしている．

LES　ランバート・イートン筋無力症候群　Lambert-Eaton syndrome

小細胞性肺がんなどの悪性腫瘍に伴い，筋力の低下を引き起こす自己免疫疾患．

Leu **ロイシン** leucine 必須アミノ酸の1つ．

LF **低周波成分(領域)** low frequency 心電図の周波数成分．0.04〜0.15Hzの帯域にみられる．交感神経活動の指標とされている．

LFA-1 **リンパ球機能関連抗原** lymphocyte function associated antigen-1 免疫システムにおいて，リンパ球が血管内皮細胞に接着するためにリンパ球上に発現する接着分子．

LFD〔児〕 **不当軽量児** light for dates infant 身長を問わず出生体重が在胎週数による体重基準曲線の10パーセンタイル未満の児．→LGA

LFLX **ロメフロキサシン** lomefloxacin ニューキノロン系抗菌薬．

LFT **ラテックス吸着試験** latex fixation test 抗体を検出するための検査．抗原を吸着させたラテックス試薬を検体に加え，そこで起こる凝集反応によって検体中の抗体値を測定する．

LGA **妊娠期間に比して大きい新生児** large for gestational age 在胎期間に比べて出生時体重が，予測より90パーセンタイル以上を超えた新生児．遺伝以外の主な原因には母親の糖尿病がある．

LGB **外側膝状体** lateral geniculate body 視床後部に位置する視覚伝導路の神経核．視神経と視放線とを中継し，網膜からの視覚刺激を大脳皮質視覚領に送る．

LGI **下部消化管** lower gastrointestinal 胃腸管系の十二指腸より下の，小腸，結腸，直腸，肛門をいう．

LGL **ローン-ガノン-レビン症候群** Lown-Ganong-Levine syndrome 発作性上室性頻拍を起こしやすい心疾患．心電図におけるPQ時間の短

縮はみられるが，QRS波は正常な波形を示す．

LGMD 肢帯型筋ジストロフィー limb girdle muscular dystrophy
四肢に限定された筋虚弱や筋消耗がみられる進行性筋ジストロフィー．遠位筋に比べ近位筋に症状が強い．

LGV 鼠径リンパ肉芽腫〈第四性病，ニコラ-ファーブル病〉 lymphogranuloma venereum
Chlamydia trachomatis の感染による性病．感染後3～30日の潜伏期を経て局所に一過性の小腫瘍をつくり，次いで鼠径リンパ節に無痛性の腫脹を生じ，多数の瘻孔から排膿する．

LH 黄体形成ホルモン〈黄体化ホルモン〉 luteinizing hormone
下垂体前葉から分泌されるホルモン．黄体形成を促進し，プロゲステロン分泌を促進させる．男性では精巣の間質細胞を刺激して，テストステロンの分泌を促す．

LHC 左心カテーテル法 left heart catheterization
大腿動脈または上腕動脈から血流の向きに逆らって(逆行性)，カテーテルを大動脈から左室に挿入する．最近では橈骨動脈からカテーテルを挿入することもある．左心室造影や冠動脈造影に用いる．

LHF 左心不全 left heart failure
左心室，左心房の機能障害により肺静脈圧，肺毛細管圧が上昇し，肺うっ血をきたす疾患．症状は労作性呼吸困難，起坐呼吸．肺野部で湿性ラ音を聴取し，胸部X線でうっ血像を認める．

LH-RH 黄体形成ホルモン放出ホルモン luteinizing hormone-releasing hormone
下垂体からの黄体ホルモンの分泌を促進する．→LHRF

Li リチウム lithium
気分安定薬．躁状態の治療薬と考えられてきたが，うつ状態に対する治療効果も確認された．

LI レーザー虹彩切開術 laser iridotomy
虹彩にレーザーを照射し

て切開し，房水の流れをよくする手術．主に閉塞隅角緑内障の治療として行われる．

LIF　白血病抑制因子 leukemia inhibitory factor　サイトカインの一種．胚着床，骨代謝，神経細胞の伸展，甲状腺機能，造血細胞の増殖など，さまざまな機能をもつ．

LIMA　左内胸動脈 left internal mammary artery　左鎖骨下動脈の分枝．体表から浅い部分を胸骨に沿って走行している．心臓のバイパス手術において使用される血管の1つ．

LINAC　直線加速器 linear accelerator　放射線治療装置．がんの放射線療法において，患部に体外から放射線を照射するための装置．

LIP　限局性腸穿孔 localized intestinal perforation　主に遠位回腸が限局して穿孔する疾患．ほとんどが低出生体重児に発症するといわれている．

LIP　リンパ球性間質性肺炎 lymphocytic interstitial pneumonia　主に，小児に発症する特発性間質性肺炎の一種．肺の間質に成熟したリンパ球が蓄積，炎症を起こす．

Liq., LIQ　リコール liquor　液，流動物の意味で，髄液や液体，溶液をいう．主に脊髄髄液を指す．

LIS　側方内肛門括約筋切開〔術〕 lateral internal sphincterotomy　裂肛手術の術式．内括約筋の一部を切開し，狭窄している肛門を拡げることによって，繰り返す裂肛の原因となる内外肛門括約筋の緊張状態を改善させる．

LK　肺がん Lungenkrebs　気管支や肺胞に派生した悪性腫瘍の総称．悪性度の高い小細胞がんと，予後が比較的良好な非小細胞がんに大別される．

LKM-1　肝腎ミクロソーム1抗体 liver/kidney microsome antibody（リヴァーキドニー ミクロソム アンティボディ） type 1（タイプ1）　自己免疫性肝炎における分類の中で，2型に分類される自己免疫抗体．

LKP　表層角膜移植 lamellar keratoplasty（ラメラー ケラトプラスティ）　角膜の上皮層と実質層を切除し，新しい角膜を移植する手術．

LLB　長下肢装具 long leg brace（ロング レッグ ブレイス）　大腿部から足底までの長下肢を支持する装具．

LLN　正常下限 lower limits of normal（ロウワー リミッツ オブ ノーマル）　正常範囲を逸脱することになる下限の値．

LLQ　左下腹部 left lower quadrant（レフト ロウワー クアドラント）　腹壁を4区分すると左下の腹部．

LLSB　胸骨下部左縁 left limit of sternal border（レフト リミッツ オブ スターナル ボーダー）　胸郭前面の中央にある骨の左縁の下部・第4肋間あたり．右室領域で心音の聴診部位．とくに僧帽弁開放音が聴取される．

lm　ルーメン lumen（ルーメン）　血管や小腸などの管・袋状になっている臓器の中の空間のこと．内腔，管腔．

LMA　ラリンジ（ゲ）アルマスク エアウェイ laryngeal mask airway（ラリンゲアルマスク エアウェイ）　小児麻酔で多用される気道確保用の機材．チューブの先端にマスクがあり，その周りにカフが付いている．気管挿管に比較し侵襲が少ない．救急救命士による気道確保に使用が許可されている器材．（305頁）

LMCT　腹腔鏡下マイクロ波凝固療法 laparoscopic microwave coagulation therapy（ラパロスコーピック マイクロウェイヴ コアギュレイション セラピィ）　肝がんの治療法の1つで，腹腔鏡下でマイクロ波を照射し，がん細胞を熱凝固する．

LMDF　顔面播種状粟粒性狼瘡 lupus miliaris disseminatus faciei（ルーパス ミリアリス デセミナトゥス ファシェイ）　左右の下眼瞼に対称にみられる多発性丘疹．組織学的に中心に壊死を

伴う類上皮細胞肉芽腫が認められる．

LMN　下位運動ニューロン　lower motor neuron　骨格筋を支配する神経細胞・運動ニューロンの一部で，脊髄前角細胞以下を指す．

LMNL　下位運動ニューロン障害　lower motor neuron lesion　脊髄前角から末梢神経までの経路の障害．弛緩性の麻痺，筋肉の弱化，萎縮などの症状がみられる．末梢性麻痺（または核下性麻痺）とも．⇔上位運動ニューロン

LMOX　ラタモキセフ　latamoxef　注射用第3世代セフェム系抗菌薬．

LMP　最終月経期　last menstrual period　月経が止まる前の月経開始日のことで，妊娠の週数判定に用いられる．

LMT　左冠動脈主幹部　left main trunk　前下行枝と左回旋枝とに分岐するまでの左冠動脈の根元部分．

LMWH　低分子ヘパリン　low molecular weight heparin　未分画ヘパリンを低分子化したもの．未分画ヘパリンよりも血小板に対する影響が少なく，出血の副作用が少ないとされている．抗凝固療法や静脈血栓塞栓症の予防などで使われている．

LN　リンクナース　link nurse　病棟間や診療科間の会議での討議や連絡を行う看護師．院内感染対策や看護過誤防止のみならず，院内の横断的問題を討議し，対策を立案・実施・評価し，スタッフへの情報提供や教育も行う．

LN　リンパ節〈リンパ腺〉　lymph node　リンパ管の随所に分布する2〜30mmの網状組織の小体．リンパ球の分化成熟が起きる場所で，感染防御，腫瘍の進展防御の働きをする．リンパ腺ともいわれる．

LN　ループス腎炎　lupus nephritis　全身性エリテマトーデス（SLE）の60%あるいはそれ以上に合併する免疫複合体型の糸球体腎炎．ネフ

ローゼ症候群，腎不全に至ることもある．

LN2 **液体(液化)窒素** liquid nitrogen　窒素の液体．きわめて低温で無色透明．冷却剤として使用される．

LOC **意識消失** loss of consciousness　刺激に反応しない，または周囲の状況に気づかない状態．

LOH **ヘンレ係蹄** loop of Henle　尿細管の一部で，近位尿細管から遠位尿細管につながる部分．ここで尿から水とイオンを再吸収し，尿が濃縮される．

LOHF **遅発性肝不全** late onset hepatic failure　劇症肝炎の亜型で，8週以降に意識障害が出現するもの．

LOM **運動制限** limitation of motion　心疾患など疾患の療養上，運動量が制限されること．また，神経難病などの疾患が原因で運動機能が障害されること．

LOS **低心拍出量症候群** low cardiac output syndrome　開心術後などに，循環血液量の減少，心筋障害，弁の障害，心タンポナーデなどが原因で拍出量が減少し，循環不全となって組織での代謝異常をきたす症候群．

LP **遅発電位** late potential　心筋細胞由来の電位で，重症不整脈が生じる素因を示している．

LP **腰椎穿刺〈腰部脊髄くも膜下穿刺〉** lumbar puncture　脊髄麻酔，脳脊髄液の圧の測定，髄液の採取，髄液の細菌学的・化学的検査および治療目的で行う穿刺法．通常第3～4腰椎間で，腰椎穿刺針を用いて無菌の操作で行う．

LP **リポタンパク** lipoprotein　血漿中に溶けた脂質の様態．主に中性脂肪とコレステロールから構成される．

LPA 左肺動脈 left pulmonary artery 右心室から肺へと送り出された肺動脈が分枝した動脈で，左肺へと静脈血を運ぶ．

L-PAM メルファラン melphalan 抗悪性腫瘍薬．アルキル化薬．

LPC リソフォスファチジルコリン lysophosphatidyl choline 血液中に最も多く含まれるリゾリン脂質．動脈硬化巣や炎症組織において増加する．また食品の酸化によっても生成される．

LPH 左脚後枝ヘミブロック left posterior hemiblock 心電図の所見で伝導異常のこと．心疾患や左室肥大などでみられる．

LPI リジン尿性タンパク不耐症 lysinuric protein intolerance 二塩基性アミノ酸の輸送タンパク（y+Lアミノ酸トランスポーター1）の機能異常．アミノ酸バランスの破綻，タンパク合成の低下により，嘔吐，下痢，骨折，低身長などさまざまな症状がみられる．

LPL リポタンパク分解酵素 lipoprotein lipase 筋肉や脂肪組織でつくられる脂肪分解酵素．血管壁の表面にあり，血中のリポタンパク（中性脂肪）を遊離脂肪酸とグリセロールに分解する．

LPO 左後斜位 left posterior oblique 胸部単純X線やCTなど画像検査の撮影における撮影方向．斜位像の1つ．

LPRC 白血球除去赤血球 leukocyte poor red cells 輸血用血液製剤．赤血球M・P・Mから白血球を可能なかぎり除去している．

LPS 凍結乾燥豚皮 lyophilized porcine skin 豚の背部および側背部の皮を凍結乾燥し，滅菌した代用皮膚．皮膚欠損部を保護するために用いられる．

LPS リポ多糖体〈エンドトキシン，内毒素〉 lipopolysaccharide グラム陰性菌の細胞壁外膜に存在するリピドAとよばれる脂質に各種の糖により構成された多糖が共有結合した複合体を指す．

L-P shunt 腰部くも膜下腔腹腔短絡術 lumber-peritoneal shunt 腰椎から腹腔へ短絡管を用いて髄液を誘導除去する方法.

Lp-TAE リピオドール併用注入肝動脈塞栓術 lipiodol transarterial embolization リピオドールとは油性造影剤のこと．それと抗がん薬を混ぜてカテーテルから注入し，動脈を塞ぎ，腫瘍への血流を止める肝細胞がんの手術.

LPZ ランソプラゾール lansoprazole プロトンポンプ阻害薬.

LQTS QT延長症候群 long QT syndrome 心電図上のQT間隔が長く（QT延長），多形心室頻拍や心室細動を合併し，失神や突然死を起こす症候群.

LR 外直筋 lateral rectus muscle 眼球を外側に動かす外眼筋の1つ．外側直筋ともいう.

LR 対光反射 light reflex 光によって瞳孔が収縮・散大する反射のこと.

LR 尤度比 likelihood ratio 検査の特性を表す指標．一般に検査結果が正しい場合の割合を検査結果が誤りである場合の割合で割った値.

LRD 低残渣食 low residue(fiber) diet 食物繊維の少ない食品により調理された治療食．大腸検査や開腹手術（消化器系，女性生殖器系など）時の事前に指示される．注腸食として低繊維の流動食もある.

LS 腹腔鏡手術 laparoscopic surgery 腹部に3，4個の穴をあけ，カメラや器具を挿入し，モニタを見ながら行う手術.

L/S比 レシチン・スフィンゴミエリン比 lecithin-sphingomyelin ratio 羊水中のレシチンとスフィンゴミエリン値の比率から胎児の肺サーファクタント産生量を評価する胎児肺成熟度判定法．L/S比2以

上で肺成熟ありと判定.

LSG 悪性リンパ腫研究グループ分類　Lymphoma Study Group classification　免疫学的情報による悪性リンパ腫の分類法の1つ.

LSH 黄体刺激ホルモン　lutein-stimulating hormone　下垂体前葉から分泌されるホルモンで，黄体に作用して黄体ホルモンの分泌を促進する.

LST リンパ球刺激試験　lymphocyte stimulation test　アレルギー反応の原因物質を調べる試験. 原因物質と患者のリンパ球を培養し，活性化されるリンパ球があるか確認する.

Lt 胸部下部食道　lower thoracic esophagus　食道のうち，気管分岐部下縁から食道・胃接合部(門歯から約40cm)を二等分した下半分の部位.

LT 乳酸性作業閾値〈乳酸性閾値〉　lactate threshold　運動の強さが一定水準を超え乳酸性解糖によるエネルギー供給が必要になって血中乳酸濃度が急に増加する時点.

LT ロイコトリエン　leukotriene　白血球，マクロファージ，粘膜型肥満細胞において，5-リポキシゲナーゼによりアラキドン酸から生成される生理活性物質. 気管支筋を収縮させ，血管透過性を亢進し，喘息発作を引き起こす.

LTB 喉頭気管気管支炎　laryngotracheal bronchitis　喉頭が炎症を起こし，咽頭・気管・気管支粘膜が腫脹する気管支炎. 発熱や犬吠咳などの症状がみられ，呼吸困難を伴うことがある.

LTH 黄体刺激ホルモン　luteotropic hormone. →LSH

LTOT 長期酸素療法　long-term oxygen therapy　在宅で長期的に酸素療法を実施すること. 欧米での表現で，日本では在宅酸素療法と

表現する.

LTP **レーザー線維柱帯形成術** laser trabeculoplasty　開放隅角緑内障の手術. 房水の排出口である線維柱帯をレーザーで切開し, 房水の通路を形成して流出量を増加させ, 眼圧が降下することを期待する治療法.

LUL **左上肺葉** left upper limb　左肺の上部の肺葉. 左上葉とも. 肺のおよそ26％を占める.

LUQ **左上腹部** left upper quadrant　腹壁を4区分すると左上の腹部

LUS **腹腔鏡下超音波腹腔鏡** laparoscopic ultrasonography　腹腔内で超音波画像が撮影できる腹腔鏡.

LUTS **下部尿路症状** lower urinary tract symptom　排尿異常の症状は, 蓄尿症状, 排尿症状, 排尿後症状に分かれ, これらの症状を総称したことをいう.

LV **左心室** left ventricle　心臓を構成している4つの部屋(房室)の1つ. 左下部にある心室で, 全身の臓器に血液を送り出すポンプ機能をもつ.

LV **肺容量** lung volume　呼吸の際に吸気, 呼気で移動する外気の量(肺気量)を受け入れる肺の容量. スパイロメータで測定する. 拘束性・閉塞性換気不全などの診断に有用.

LV **ホリナートカルシウム** calcium folinate　抗悪性腫瘍薬.

LV **腰椎** lumbar vertebra　腰部にある5個の椎骨. ほかの椎骨に比べ椎体は大きく椎孔は小さく(脊髄が第1腰椎の高さで終わるため), 肋骨突起(横突起)をもち棘突起は水平.

LVAD 左心補助心（臓） left ventricular assist device　人工心臓の1つで，左心室の働きを補助する．

LVAS 左心補助心（臓） left ventricular assist system　→LVAD

LVD 左心径 left ventricular dimension　心臓超音波検査（心エコー）から計測される，左心室の直径．

LVEDP 左室拡張終期圧 left ventricular end-diastolic pressure　左室拡張末期圧．

LVEDVI 左室拡張終期圧容積係数 left ventricular end-diastolic volume　左室拡張末期圧容積係数．

LVET 左室駆出時間 left ventricular ejection time　心臓の1回拍出量の指標で，左心室から大動脈へ血流が駆出される時間．

LVEF 左室駆出率 left ventricular ejection fraction　60％以下は心機能の低下を示唆する．

LVF 左室不全 left ventricular failure　左心室が機能不全となった病態．

LVFX レボフロキサシン levofloxacin　ニューキノロン系抗菌薬．

LVG 左室造影 left ventriculography　心臓カテーテル検査の1つ．心機能の評価を目的に実施される．

LVH 左室肥大 left ventricular hypertrophy　心臓の左室が肥大した状態．高血圧，大動脈弁疾患，心室中隔欠損（症），僧帽弁閉鎖不全など，左室から大動脈への拍出抵抗の上昇や左室の血液量増加に伴う長期間の心筋負荷により起きる．

LVMI 左室重量係数 left ventricular mass index　心臓エコー検査所見より算出される．左室肥大の診断に有用．

LVOT 左室流出路 left ventricular outflow tract　左心室から動脈血が大動脈へと送り出される経路.

LVP 左室圧 left ventricular pressure　左室前負荷の指標で,左室が完全に弛緩した際の拡張終期での圧.

LVRS 肺容量減少術 lung volume reduction surgery　慢性化した重症肺気腫患者を対象に,過膨張肺の一部を切除し肺容量全体の減少を図る手術法.

LVSW 左室一回仕事量 left ventricular stroke work　左心機能の指標の1つ.心拍出量によって算出される.↔右室一回仕事量(RVSW)

lx ルクス lux　照度の単位.

Ly リンパ球 lymphocyte　白血球の1つで,20〜30%を占める球形細胞.ウイルスや悪性腫瘍などの攻撃に中心的な役割を果たす.NK細胞やキラーT細胞などがよく知られる.

LYM リンパ節転移 lymph node metastasis　リンパ液に流出したがん細胞が,リンパ節で増殖した状態.がんの進行度を分類する要素の1つ.

Lys リシン lysine　必須アミノ酸の1つ.

LZD リネゾリド linezolid　オキサゾリジノン系抗菌薬.

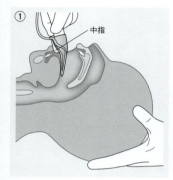

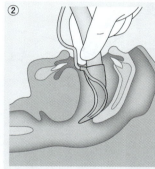

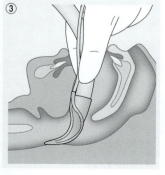

①患者の頭を後屈させ，
②マスク・チューブ接合部を支援しながら，硬口蓋をはわせる．
③軽く抵抗を感じたら，さらに奥に押し込む．

● LMA

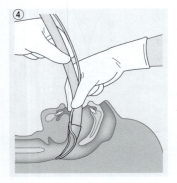

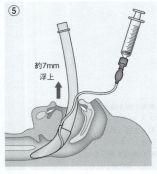

約7mm浮上

④ずれないように手を抜き,
⑤カフを入れると7ミリほど
　チューブが浮上する.

● LMAのつづき

M

m 粘膜層のがん mucosa（ミュコサ）　がんの浸潤が粘膜上皮から粘膜筋板，つまり粘膜層内にとどまっているもの．

M 悪性の malignant（マリグナント）　疾患の性質が悪い，つまり難治ということ．

M 胃中部 middle third of the stomach（ミドル サード オブ ストマック）　胃を三等分した真ん中の部位．

M 髄膜腫〈メニンジオーマ〉 meningioma（メニンジオーマ）　髄膜から発生する良性腫瘍．トルコ鞍周辺に好発．症状は頭痛，悪心，めまい，痙攣発作など．治療は外科的摘除．

M 転移 metastasis（メタスタシス）　腫瘍細胞が体液とともに移動し，原発巣から離れた部位で同一の腫瘍性変化を形成すること．血流によりほかの組織・臓器に達する血行性転移と，リンパ流によりリンパ節に達するリンパ行性転移がある．

MA 僧帽弁閉鎖症 mitral atresia（マイトラル アトレジア）　左心房と左心室の間にある僧帽弁が閉塞し，血流に障害が起こる疾患．左心室，左心房ともに肥大する．

MA 巨赤芽球性貧血 megaloblastic anemia（メガロブラスティック アネミア）　骨髄に巨赤芽球が出現する貧血の総称．貧血の一般症状のほかに舌炎，しびれ感を認める．胃切除，低栄養などに起因するビタミンB_{12}あるいは葉酸の欠乏が原因．

MA 運動〔性〕失語〔症〕 motor aphasia（モーター アフェイジア）　優位半球前頭葉にある運動性言語中枢（ブローカ領域）の障害で生じる言語障害．言葉を発したり書いたりできなくなる．

MA 精神年齢〈知能年齢〉 mental age（メンタル エイジ）　実際の年齢（生活年齢）とは無関係に知能発達の面から年齢をとらえたもの．今日では知能指数の概念が一般的．

mA ミリアンペア milliampere 電流の単位.

MAA 大凝集(大集塊)アルブミン macroaggregated albumin ヒト血清アルブミンを凝集し微細な粒状にしたもの. 放射性医薬品・肺血流分布異常部位診断薬であるテクネチウム大凝集人血清アルブミンの成分.

MA tube ミラー–アボット管 Miller-Abbott tube 先端にゴム製バルンと吸引用の側孔をもつゴム製チューブで, バルンを膨らませるための管と吸引のための管よりなる二重管. 腸閉塞や腸狭窄の治療, X線診断に用いる.

Mab モノクローナル抗体 monoclonal antibody 均質化された融合細胞が産生する抗体で, 分子標的薬の一種. トラスツズマブなど, 一般名の最後にマブ(mab)と付く. 標的分子に対して高い結合特異性を有するため, 低分子医薬品と比べて治療効果が高く, 副作用が少ないとされている.

MAB 最大アンドロゲン遮断療法 maximum androgen blockade 前立腺がんの治療法で, 抗アンドロゲン薬を用いて, がん細胞と男性ホルモンの結合を遮断する.

MABP 平均動脈圧 mean arterial blood pressure 動脈に常にかかっている圧力の平均値.

MAC 最高酸濃度 maximum acid concentration 分泌される胃液の濃度の最高値.

MAC 最小麻酔濃度 minimum anesthetic concentration 吸入麻酔の強さの指標. 皮膚切開などの侵害刺激に対して, 50%の人が体動しない肺胞内の麻酔濃度.

MALT 粘膜系リンパ組織 mucosa-associated lymphoid tissue 粘

膜にある，抗体生産にかかわるリンパ組織の総称．鼻咽頭関連リンパ組織，気管支関連リンパ組織，腸管関連リンパ組織に大別される．

MAO　最大酸分泌量　maximum acid output　刺激薬の筋注によって分泌される胃酸の量．胃液の分泌機能検査で計測され胃壁細胞の総数を反映しているとされる．基準値は11.2 ± 6.4mEq/時．

MAO　モノアミン酸化酵素　monoamine oxidase　カテコールアミンなどのモノアミンより，酸化的脱アミノ反応によってアルデヒドを生じる酸化酵素．ミトコンドリアの外膜に存在し，組織中に広く分布する．

MAO-I　モノアミン酸化酵素阻害薬　monoamine oxidase inhibitor　モノアミン酸化酵素（MOA）の働きを抑えることにより，脳内の神経伝達を行うモノアミン含量を増やす薬物の総称．

MAP　赤血球濃厚液　mannitol-adenine-phosphate　赤血球を通常の2倍の期間，保存するために開発された赤血球浮遊液．マンニトールは溶血の改善に，アデニンとリン酸は赤血球中のATPの維持に作用する．

MAP　僧帽弁形成術　mitral annuloplasty　僧帽弁閉鎖不全症で，僧帽弁の機能を回復させる手術．自己の弁を温存・修復させる弁形成術と，人工の弁と取り換える弁置換術とに大別される．

MAP　単相性活動電位　monophasic action potential　心電図や筋電図など，電気生理学による測定でみられる活動電位．単極導出（一電極を測定部位に置き，他電極を電気的に不活性な部位に置く）により得られる電位．

MAP　平均気道内圧　mean airway pressure　呼吸周期で変動する気道内圧の平均値．規定する因子は換気回数，一回換気量，吸気時間，呼気終末陽圧（PEEP），吸気圧パターンなど．

MAP 平均血圧 mean arterial (blood) pressure 平均動脈圧と同じ.

MAP 平均動脈圧 mean arterial pressure →MABP

MAPCA 主要大動脈肺動脈側副動脈 major aortopulmonary collateral artery 大動脈と末梢肺動脈を接続している太い側副動脈.

MAPK 分裂促進因子活性化タンパクキナーゼ，ミトーゲン活性化タンパクキナーゼ mitogen-activated protein kinase セリン／スレオニンキナーゼの1つ．全身の細胞に広く発現しており，細胞の増殖，分裂，生存，細胞死滅などにおいて重要な役割をもつ．酸化ストレス，サイトカインなどにより活性化される.

MAR 骨髄転移 bone marrow metastasis ほかの組織の悪性腫瘍が骨髄に移動し，二次的に形成された腫瘍.

MARTA 多元受容体作用抗精神病薬 multi-acting receptor targeted antipsychotics 統合失調症の治療薬で抗精神病薬の1つ．ドパミンのほか，セロトニン，アドレナリン，ヒスタミン受容体拮抗作用がある.

MAS 吸収不良症候群 malabsorption syndrome 腸管内での栄養素が十分に吸収されない，吸収障害の病態．原発性と，ほかの疾患によって二次的に起きる続発性がある.

MAS 胎便吸引症候群 meconium aspiration syndrome 胎児が胎便で汚染された羊水を気管内に吸引して生じる，胎児仮死などの障害.

MAS 不安尺度 manifest anxiety scale 持続的に抱いている不安の程度を測定するためのツール．テイラー顕在不安尺度に15項目を加えた日本版MASもある.

MAS ミルクアルカリ症候群 milk-alkali syndrome 牛乳などのカルシウムの摂り過ぎと，マグネシウム製剤の服用で高カルシウム血症

が起こる疾患.

MAST 〔抗〕ショックズボン medical antishock trousers 空気圧によって圧迫止血を行い,同時に血流を強制的に上半身に還流させ,血圧を保持させる.ただし,心原性ショックでは禁忌.

MAST 多項目アレルゲン特異的IgE同時測定法/多項目アレルゲン同時測定法 multiple allergen simultaneous test アレルゲン特異的IgE抗体の測定方法.1回の測定で複数のアレルゲンを測定できる.

Mb ミオグロビン myoglobin 動物の筋肉組織にみられるヘムタンパク質.

MB 髄芽(細胞)腫 medulloblastoma 小脳虫部に好発する原始神経外胚葉性腫瘍.幼児期に好発し脳脊髄液を介して播種し転移しやすい.

MBC 最小殺菌濃度 minimum bactericidal concentration 菌数が殺菌により0となる最小の抗菌薬濃度.通常は殺菌率99.9%すなわち菌数1/1,000の減少を示すときの抗菌薬濃度をMBCとして表す.48時間培養後に最終判定を行う.

MBC 〔分時〕最大換気量 maximum breathing capacity できるだけ深く速く呼吸したときに1分間に行える最大の換気量.呼吸計(スパイロメータ)により描出された呼吸曲線(スパイログラム)より得られる指標の1つ.基準値は成人男性:145L/分,成人女性:110L/分.

MBD 微細脳障害症候群 minimal brain damage syndrome 原因不明の小児の精神障害.落ち着きがなく注意力が散漫となる.しかし,診断名としてはADHD(注意欠如・多動症)が用いられている.

MBP 主要塩基性タンパク major basic protein 好酸性顆粒に含まれる,強塩基性のポリペプチド.寄生虫に対して強い毒性をもつ.

MBP 平均血圧 mean blood pressure →MABP

MBP ミエリン塩基性タンパク質 *myelin basic protein* 中枢神経に存在するミエリン(髄鞘)を構成するタンパク質．多発性硬化症など脱髄疾患で高値を示す．

MBq メガベクレル *megabecquerel* 放射能量を示す単位．ベクレル(Bq)の100万倍．

MC 口腔ケア，口腔清拭 *mouth care* 口腔内の清掃や保湿，機能訓練などを行うこと．誤嚥性肺炎の予防や口腔機能の維持においても重要なケア．

MC メディカルコントロール *medical control* 病院収容までの医療行為の担い手である救急隊の現場における医療行為の質の向上を図るための制度．

MCA 中大脳動脈 *middle cerebral artery* 内頚動脈から分かれ，大脳の側頭葉に栄養を供給する．大脳動脈の中でも一番大きく複雑な動脈．

McB マックバーニー圧痛点 *McBurney's point* 臍と右上前腸骨棘とを結んだ線上で外側1/3の点，またはこの線上で右上前腸骨棘より約5cm臍側の圧痛点．虫垂炎の診断に有用．(340頁)

MCCU 移動CCU *mobile coronary care unit* 心疾患治療器械を搭載した救急車，または心疾患用ドクターカー．

MCC遺伝子 大腸がん変異遺伝子 *mutated in colorectal cancer gene* がん抑制遺伝子の1つ．大腸がんでその遺伝子変異が発見されている．

MCD 髄質嚢胞腎 *medullary cystic kidney/medullary cystic kidney disease* 遺伝性尿細管間質性腎炎の1つで，皮髄境界に多発性の嚢胞がみられる．成人期に発症し，進行性の腎機能障害から慢性

腎不全に至る．近年では，発症年齢は異なるが，病理学的に若年性ネフロン癆と同一の疾患だとされている．

MCE　心筋コントラストエコー法　myocardial contrast echocardiography　超音波造影剤・レボビストによる心エコー検査．造影剤に含まれる微小気泡が，血流にのり流動する様子から血流動態を評価する．

MCFA　中鎖脂肪酸　medium chain fatty acid　脂肪酸の1つで，炭素数が8～10のもの．すぐに肝臓に運ばれ，すばやく燃焼されるので，長鎖脂肪酸よりもエネルギーになりやすい．

MCFG　ミカファンギン　micafungin　キャンディン系深在性抗真菌薬．

M-C flap　筋肉皮弁　muscle cutaneous flap　手術などで欠損した組織を覆うために，ほかの部位から採取された筋肉で，皮膚や皮下組織も同時に切除したもの．

MCG　心磁図　magnetocardiography　心臓の各部位から発生する微弱な磁場を測定する検査．微小電位に対する感受性が高く，心電図法より心臓電気活動を評価できるとされている．

MCH　平均赤血球血色素量　mean corpuscular hemoglobin　赤血球1個当たりに含まれる血色素量の平均値．

MCH　母子保健　maternal and child health　母性と乳幼児の健康の保持，増進を図るために，母性と乳幼児に対する保健指導や健康診査，医療などの措置を講じること．

MCH　筋収縮性頭痛　muscle contraction headache　緊張型頭痛に同じ．p.520

MCHC　平均赤血球血色素濃度　mean corpuscular hemoglobin concentration　一定容積の赤血球に含まれる血色素濃度の単位面積

当たりの平均値.

MCI **軽度認知障害** mild cognitive impairment 記憶障害と年齢相応以上の記憶力低下を認めるが，記憶以外の認知機能は正常で日常生活は保たれ，認知症ではない状態．アルツハイマー病(AD)の初期を含む概念として提唱された．

MCI **多発性脳梗塞** multiple cerebral infarction 脳動脈の閉塞や狭窄のために脳虚血が起き，壊死または壊死に近い状態(＝脳梗塞)が脳内に多発している状態．多くは直径15mm以下の小さなラクナ梗塞の多発.

MCL **内側側副靱帯** medial collateral ligament 肘・膝関節の側方内側にあり，内側部を安定させる靱帯.

MCLA **皮膚粘膜リンパ節関節炎** mucocutaneous lymph node arthritis 川崎病(MCLS)の関節炎で，MCLSと記載されることも多い.

MCLS **〔急性熱性〕皮膚粘膜リンパ節症候群** (acute febrile) mucocutaneous lymph node syndrome 川崎病．発熱，手足の変化，発疹，目の充血，リンパ節の腫れなどの症状がみられる原因不明の疾患．

MCN **粘液性嚢胞腫瘍** mucinous cystic neoplasm 内部が粘液性で，比較的厚い被膜に覆われた嚢胞．ときに悪性化し，膵周囲に浸潤すると浸潤型膵管がんとなる．

MCNS **微小変化型ネフローゼ症候群** minimal change nephrotic syndrome 腎機能に目立った異常がないのに，ネフローゼ症候群の症状がみられる病態.

MCNU **ラニムスチン** ranimustine アルキル化系抗悪性腫瘍薬．

MCP-1 **単球走化性タンパク-1，単球遊走促進因子-1** monocyte chemoattractant protein-1 単球の活性化因子で，炎症反応を引き

起こす作用がある．MCP-1を抑制することにより，炎症を抑える研究が進められている．

M-CSF　マクロファージコロニー刺激因子　macrophage-colony stimulating factor　単球，マクロファージ系の前駆細胞に作用し，分化・増殖を促進する増殖刺激因子で，産生された血液の末梢血への流出を促進する造血因子の1つ．

MCT　中鎖脂肪酸　medium chain triglyceride　炭素数が5～12個の中鎖脂肪酸の1つ．脂肪燃焼，脂溶性ビタミンの吸収を促進する作用があるとされる．

MCT　粘液性嚢胞腫瘍　mucinous cystic tumor　内部が粘液性で比較的厚い被膜に覆われた嚢胞．

MCTD　混合性結合〔組〕織病　mixed connective tissue disease　オーバーラップ症候群の一種．全身性エリテマトーデス（SLE），進行性汎発性強皮症，多発筋炎様の症状が混然となってみられる．厚生労働省指定の特定疾患．

MCU　排尿時膀胱尿道造影　micturiting cystourethrography　膀胱に造影剤を注入し，排尿時の膀胱や尿道の形態をX線撮影で検査すること．

MCV　平均赤血球容積　mean corpuscular volume　赤血球1個当たりの容積の単位面積当たりの平均値．巨赤芽球性貧血，肝硬変などで高値．鉄欠乏性貧血，慢性感染症などで低値．

MCV（N）CV　運動神経伝導速度　motor nerve conduction velocity　神経障害の指標の1つとなる，末梢神経の伝導速度．基準値は50～70m/secで，50m/sec以下では，神経障害が疑われる．

MCZ　ミコナゾール　miconazole　イミダゾール系深在性・表在性抗真

菌薬.

MD **筋強直性ジストロフィー** myotonic dystrophy 筋の緊張・萎縮，白内障と内分泌腺の多腺性萎縮を呈する遺伝性筋疾患．顔面筋，頸筋，咀しゃく筋の萎縮のため特有の顔貌（斧状顔貌〔おのじょうがんぼう；hatchet face〕）をきたす．

MD **筋ジストロフィー** muscular dystrophy 筋肉に存在する遺伝性の異常により，次第に筋委縮，筋力低下が進行する遺伝性筋疾患の総称．発症年齢や遺伝形式などで分類されるが，最も多いのがデュシェンヌ型．

MD **精神発達遅滞** mental deficiency なんらかの原因によって，脳の成長と発達が遅滞し，社会生活への適応が困難になっている状態．

MDA **骨幹端骨幹角** metaphyseal-diaphyseal angle 骨幹端骨幹角．

MDA-LDL **マロンジアルデヒド低比重リポタンパク** malonyldialdehyde low density lipoprotein LDLが酸化的変性を受けて生じる物質の1つで，血液化学検査として，血清中の濃度を測定できる．動脈硬化の形成・進展に関与している．

MDCM **軽度拡張型心筋症** mildly-dilated cardiomyopathy 拡張型心筋症の1つ．左室拡大は軽度だが，左室収縮能の低下がある．

MDCT **マルチスライスCT** multi-detector raw CT 複数のX線検出器を配列したCT（コンピュータ断層撮影）装置．X線検出器の配列数が多いほど，高速で撮影でき放射線被ばく量も少なく，精密な情報が得られる．

MDGs **ミレニアム開発目標** Millennium Development Goals 2000年の国連ミレニアム・サミットにおいて採択された「国連ミレニアム宣

言」と，1990年代に開催された主要な国際会議やサミットにおいて決定した開発目標をまとめたもの．国際社会の支援を必要とする課題に対して，8つの目標，21のターゲット，60の指標を掲げている．

MDI 定量噴霧吸入器 metered dose inhaler 一定量の薬物が，ガスと一緒に噴霧されるスプレー式の吸入器．

MDM 医学判断学 medical decision making 近年，新しく登場した学問領域で，経営学で用いられている意思決定のための判断分析手法を医療，保健対策における意思決定に応用したもの．治療・検査の評価，費用分析，政策決定，将来予測などに用いることができる．

MDP ムラミルジペプチド muramyl dipeptide ペプチドグリカンの1つで，グラム陰性菌やグラム陽性菌の菌体成分．

MDR 多剤耐性 multiple drug resistance 細菌が2種類以上の薬物に対し耐性を示すこと．黄色ブドウ球菌，大腸菌，赤痢菌，緑膿菌，結核菌などの多剤耐性菌の増加が深刻な問題となっている．

MDRO 多剤耐性菌 *multi-drug resistant organism* 突然変異や，同じ薬物を長期間使用することで出現し，感染すると抗生物質を使った治療が難しくなる．

MDRP 多剤耐性緑膿菌 *multi-drug resistant Pseudomonas aeruginosa* グラム陰性桿菌に効果が期待できるニューキノロン薬などはもとより，強い抗菌活性があるフルオロキノロンやカルバペネム，アミカシンなどの抗緑膿菌用アミノ配糖体にも耐性を獲得した緑膿菌株．

MDR-TB 多剤耐性結核菌 *multi-drug resistant tuberculosis* 抗結核薬であるイソニアジドとリファンピシンの2剤が効かなくなった結核菌．

MDS　骨髄異形成症候群 myelodysplastic syndrome　骨髄は正ないし過形成であるが末梢血では貧血を主体とする血球減少を呈する，いわゆる無効造血を主たる病因とする疾患群．前白血病状態と考えられている．

MDT　マゴット療法 maggot debridement therapy　治癒しにくい糖尿病性壊疽や褥瘡など四肢の潰瘍に対し，無菌マゴットすなわちハエの幼虫（ウジ）を用いて治癒促進を図る治療法．日本では保険適用外．

MDV　平均拡張期速度 mean diastolic velocity　拡張期における血流の平均速度．血流波形より計測される．

MDVs　多容量バイアル multiple-dose vials　1つの製品を複数患者に分割使用することを目的とした大容量バイアル．海外で感染事故例があり，扱いには注意を要する．マルチドーズバイアルとも．

ME　医用工学 medical engineering　画像診断装置，人工臓器，医療情報システムなど医学に理工学の基本理論が大幅に取り入れられ，重要な骨組みを形成している．

MEA　多発性内分泌腺腫症 multiple endocrine adenomatosis　内分泌組織が多発的に障害される悪性腫瘍．常染色体優性遺伝で，副甲状腺や膵臓，脳下垂体などに異常が起こる．

MED　最少紅斑量 minimal erythema dose　UVBを照射して24時間後，紅斑を生じるのに必要とした最少光線量．光線過敏症に対する検査で測定される．

MED　最小有効量 minimum effective dose　薬物の作用が現れる最小量．

MEF　最大呼気流量 maximum expiratory flow　最大の吸気から，一気に息を吐き出したときの最大呼気速度のこと．気道閉塞の指標で，

ピークフローともいう.

MEFV　最大努力呼出フローボリューム（流量（速）・容積）曲線
maximal expiratory flow-volume curve　呼吸機能検査において，全肺気量位からの努力呼出によって得られる曲線.

MEG　脳磁図　magnetoencephalography
脳の活動によって生じる電流に伴う弱い磁場を測定した記録図. 脳波よりも脳の電気的活動を詳しく調べられる. たとえば，てんかんなら異常な活動部位が特定され，発作の始点がわかる.

MELAS　ミトコンドリア脳筋症・乳酸アシドーシス・脳卒中様発作症候群
mitochondrial encephalomyopathy；lactic acidosis and stroke-like attack　ミトコンドリア脳筋症の一種で，小児〜成人期に発症し，脳卒中様発作を特徴とする. 特定疾患治療研究事業対象（公費対象）の疾患.

MEN　多発性内分泌腺腫　multiple endocrine neoplasia
複数の内分泌腺に腫瘍または過形成が発生する常染色体優性遺伝性疾患. 腫瘍が下垂体や上皮小体（副甲状腺）に発生する1型（MEN-1）と，甲状腺などに発生する2型（MEN-2）に分類される.

MEOS　ミクロソーム酸化酵素　microsomal ethanol oxidizing system
肝細胞に存在するアルコール分解酵素で，肝臓でのアルコール代謝に関与する.

MEP　最大呼気圧　maximum expiratory pressure
最大の吸気から，一気に息を吐き出したときの呼気の圧力. 呼吸筋力の指標となる.

MEPM　メロペネム　meropenem　カルバペネム系抗菌薬.

mEq/L　メック　mEq/L
電解質を含む輸液濃度の単位で，イオンの電荷数で表している. 溶液1リットル中の溶質の当量数.

MERRF 赤色ぼろ線維を伴うミオクローヌスてんかん myoclonic epilepsy and ragged red fibers　ミトコンドリア脳筋症の一種で，小児〜成人期に発症し，ミオクローヌス，てんかん，小脳症状を主症状とする．特定疾患治療研究事業対象（公費対象）の疾患．

MERRF 赤色ぼろ線維・ミオクローヌスてんかん myoclonus epilepsy with ragged-red fibers　mitochondrial encephalomyopathy tDNA異常が原因のミトコンドリア病の一種で，母系遺伝疾患．主に脳と筋肉に症状が現れ，てんかんや小脳症状，不随意運動（ミオクローヌス）などがみられる．

MERS 中東呼吸器症候群 middle east respiratory syndrome　MERSコロナウイルスによる感染症．重症の肺炎，下痢，腎障害などを引き起こす．主としてアラビア半島諸国で報告例がある．

MES 微小塞栓（栓子）信号（シグナル） microembolic signal　頭蓋内血管の血流を測定する経頭蓋超音波ドプラ法において，微小塞栓の有無を反映する信号．脳虚血イベントの発現リスクとの関連性があるとされている．

MESS 切断四肢重症度スコア mangled extremity severity score　下肢切断外傷に対するスコアで重症度が判定できる．

Met メチオニン methionine　必須アミノ酸の1つ．

Met Hb メトヘモグロビン methemoglobin　ヘモグロビン分子中の2価鉄（Fe^{2+}）が3価鉄（Fe^{3+}）に酸化されたもの．酸素を運搬する機能はない．メトヘモグロビンが異常に増加した病態がメトヘモグロビン血症である．

Mets メタボリックシンドローム metabolic syndrome　内臓脂肪型肥満に加え，高血糖，高血圧，脂質異常のうちいずれか2つ以上を併せ持った状態．内臓脂肪症候群とも．

METS 代謝当量　metabolic equivalent（メタボリック エクィヴァレント）　運動や作業にどのくらいのエネルギーが消費されるか，または，運動強度を示す指標．

MF 骨髄線維症　myelofibrosis（ミエロフィブロシス）　骨髄が広範囲に線維化する病態の総称．造血幹細胞の腫瘍性増殖による原発性と，白血病などの血液腫瘍や結核などの炎症性疾患，膠原病などに伴う続発性とがある．

MF マイトジェン因子　mitogenic factor（マイトゲニック ファクター）　抗原などに刺激されたリンパ球から産出される，免疫反応を調節する物質の1つ．リンパ球の分裂を促進する因子．

MFD 最小致死量　minimum fatal dose（ミニマム フェイタル ドース）　薬物など化学物質の毒性などを示す指標の1つ．投与した物質によって個体が死に至るに要する物質の最少量．

MFH 悪性線維性組織球腫　malignant fibrous histiocytoma（マリグナント フィブラス ヒスティオサイトーマ）　骨や軟部に発生する原発性の悪性腫瘍．

MFLX モキシフロキサシン　moxifloxacin（モキシフロキサシン）　ニューキノロン系抗菌薬．

MFP 循環系平均充満圧　mean circulatory filling pressure（ミーン サーキュラトリィ フィリング プレッシャー）　静脈環流の駆動圧．心収縮機能と静脈環流量のバランスを示す．

Mφ マクロファージ〈大食球，大食細胞〉　macrophage（マクロファージ）　貪食機能をもった大型の細胞．血液やリンパをはじめとする全身の組織や臓器に存在する．

mg ミリグラム　milligram（ミリグラム）　質量の単位．0.001グラム(g)．

Mg マグネシウム　magnesium（マグネシウム）　2価の陽イオン，種々の酵素反応や神経筋の機能に必要．経口マグネシウム薬は制酸薬，下剤として利用される．

MG 胃潰瘍　Magen Geschwuer（マーゲン ゲシュヴェル）　胃粘膜の防御機能が障害され，胃

液による自己消化で粘膜が欠損，潰瘍ができる疾患．主な原因にストレスがある．

MG 黄疸指数 Meulengracht（モイレングラハト）　黄疸の強さを示す指標で，黄疸指数ともいう．血清中のビリルビン濃度が，標準色と同じ色調になるまで希釈し，その倍数が値となる．正常値は4〜6．

MG 重症筋無力症 myasthenia gravis（ミアステニア グラヴィス）　アセチルコリン受容体に対する自己抗体が生じ，神経筋接合部での興奮伝達が障害されて，筋の脱力，易疲労をきたす疾患．症状は眼瞼下垂，外眼筋麻痺，複視，嗄声（させい），嚥下障害など．厚生労働省指定の特定疾患．

MGA 大血管転位［症］ malposition of great arteries（マルポジション オブ グレート アーテリーズ）　大血管の位置関係が逆の状態である先天性心疾患．新生児期に高度のチアノーゼを認める．

MGFA MGFA分類 Myathenia Gravis Foundation of America（ミャテニア グラヴィス ファウンデイション オブ アメリカ）　重症筋無力症の病型分類．

MG tube 胃管 MG tube（エムジー チューブ）　経口または経鼻的に胃に挿入される細いチューブ．胃洗浄や減圧，チューブ栄養などで用いられる．

MGN 膜性糸球体腎炎 membranous glomerulonephritis（メンブラナス グロメルロネフリティス）　慢性糸球体腎炎の1つで，糸球体基底膜が，びまん性に肥厚して，ネフローゼ症候群の症状を呈する疾患．肥厚の原因は，免疫複合体の沈着とされるが，補体の沈着という説もある．

MH 悪性高熱 malignant hyperthermia（マリグナント ハイパーサーミア）　全身麻酔剤に誘発される，麻酔合併症の1つ．薬物によってカルシウム代謝異常が起こり，体温の急上昇，筋硬直，不整脈などをきたす，死亡率の高い合併症．

MHA 微小血管症性溶血性貧血 microangiopathic hemolytic anermia（マイクロアンジオパシック ヘモリティック アネミア）　血小板血栓による末梢の細血管が閉塞し，赤血球の崩壊が原

因となっている貧血．全身性重篤疾患である血栓性血小板減少性紫斑病の症状の1つ．

MHC　ミオシン重鎖　myosin heavy chain　筋肉を構成するタンパクのうち，最も重要な構成要素．

MHC　主要組織適合性〔遺伝子〕複合体(抗原)　major histocompatibility complex　→HLAと同じ　p.237

MI　心筋梗塞　myocardial infarction　心臓の冠動脈の粥(じゅく)状硬化が進展し，血管が閉塞して血行が途絶え，支配域の心筋が壊死した疾患．主症状は胸骨下の絞扼痛，胸部の圧迫感など．

MI　僧帽弁閉鎖不全症　mitral insufficiency　僧帽弁の閉鎖が不完全で心室収縮期に左室から大動脈へ流れるはずの血液が一部左房へ逆流する疾患．リウマチ熱に続発することが多い．

MI　メカニカルインデックス　mechanical index　超音波出力の安全性指標の1つ．超音波による非熱的作用の安全性を評価する．

MIC　最小発育阻止濃度　minimum inhibitory concentration　微生物の発育阻止に要する抗微生物物質の最少濃度で，抗菌・抗ウイルス薬の効果の指標となる．値が低いほど抗菌力は強い．

MID　多発性梗塞性認知症　multi-infarct dementia　脳血管型認知症ともいわれ，大小の脳梗塞が多発して，周囲や自分のおかれている状況を正しく把握する認知能力の低下を認める病態．

MIF　最大吸気(流)量　maximum inspiratory flow　十分に息を吐いてから，できるかぎり早く，深く息を吸ったときの流量．

MIF　遊走阻止因子　migration inhibition factor　体内に異物が入ると，遊走していたマクロファージーをそこに止まらせ，その異物を分解させるサイトカイン．

MIGB メタヨードベンジルグアニジン　metaiodobenzylguanidine　心筋シンチグラフィー用の注射薬で，心筋の交感神経分布と交感神経末端のカテコールアミンの貯蔵状態をみるもの．

MINO ミノサイクリン　minocycline　テトラサイクリン系抗菌薬．

MIP 最大吸気圧　maximum inspiratory pressure　できるだけ早く，深く息を吸ったときの吸気の圧力．呼吸筋の評価の目安になる．

MIP 最大値投影法　maximum intensity projection　CT検査などにおける3次元画像処理の手法．三次元データに対して，投影線上の最大値を表示する．骨や血管を強調した画像となる．

MIP マクロファージ炎症タンパク　macrophage inflammatory protein　マクロファージより放出される炎症性サイトカインの一種．白血球の増殖や分化を阻害する活性をもつ．

MIS 最小侵襲度手術　minimally invasive surgery　従来の手術法より侵襲を可能なかぎり低くした手術．たとえば開腹・開胸を行わずに内視鏡的に行う手術などを指す．

MIT マクロファージ遊走阻止試験　macrophage migration inhibition test　細胞性免疫機能を評価する検査方法．抗原の発見に伴いT細胞から分泌される，マクロファージをその場にとどまらせる因子の特性を利用している．

MIT ミトキサントロン　mitoxantrone　アントラサイクリン系抗悪性腫瘍薬．

MITAS 低侵襲的経肛門切除〔術〕　minimally invasive transanal surgery　早期直腸がんの術式．腫瘍を肛門側に引き寄せ，自動吻合器を用いて切除する．

MJD マシャド・ジョセフ病　Machado-Joseph disease　遺伝性脊髄

小脳変性症の病型の1つ．進行性の小脳性の運動失調症状に加えて，さまざまな神経徴候を呈する．特定疾患治療研究事業対象（公費対象）の疾患．

MK　胃がん　Magen Krebs（マーゲン クレブス）　胃の粘膜から生じる悪性腫瘍の総称．腫瘍の深さと転移の状況によって病期が判断される．

MK　モノカイン　monokine（モノカイン）　単球とマクロファージが産生するサイトカイン．

ML　悪性リンパ腫　malignant lymphoma（マリグナント リンフォーマ）　リンパ組織から生じる悪性腫瘍．リンパ節原発型と臓器原発型に，またホジキン病と非ホジキンリンパ腫に大別される．組織学的検査により確定診断を行う．

mL　ミリリットル　milliliter（ミリリッター）　体積の単位．0.001リットル（L）．

MLC　混合リンパ球培養試験　mixed lymphocyte culture（ミックスド リンフォサイト カルチャー）　臓器移植において，異なるリンパ球を混合培養し，移植後の拒絶反応や生着率の予測を行う検査．組織適合検査の1つ．

MLC・MLCK　ミオシン軽鎖・ミオシン軽鎖キナーゼ　myosin light chain・myosin light chain kinase（ミオシン ライト チェーン・ミオシン ライト チェーン キナーゼ）　心筋の筋原線維を構成するタンパクの1つ．心筋損傷の指標．急性心筋梗塞，心筋炎心筋で異常高値を示す．

MLD　異染性白質ジストロフィー　metachromatic leukodystrophy（メタクロマティック リューコディストロフィ）　脳の白質や腎臓にスルファチドが蓄積し，脳や神経が破壊され，脳障害をきたす疾患．染色体の劣性遺伝による白質ジストロフィー．

MLD　最小致死量　minimal〈minimum〉lethal dose（ミニマル〈ミニマム〉リーサル ドーズ）　→MFD

MLFS　内側縦束症候群　medial longitudinal fasciculus syndrome（ミディアル ロンギテュディナル ファシキュラス シンドローム）　眼球の水平運動を支配する神経束の疾患．多発性硬化症や脳腫瘍，脳血管障害のときにみられ，眼球の内外転運動が障害される．

MLG　脊髄造影〔法〕〈ミエログラフィー〉　myelography　脊柱管のくも膜下腔に造影剤を注入してX線撮影を行う撮影法．腰椎穿刺または後頭下穿刺により造影剤を注入し，流れ方を見る．椎間板ヘルニア，脊柱管狭窄，脊髄腫瘍の診断に用いる．

MLHFQ　ミネソタ心不全質問表　Minnesota Living with Heart Failure Questionnaire　収縮能の低下した心不全患者のQOLを判定する調査票．

MLL　混合型白血病　mixed lineage leukemia　骨髄性とリンパ性など，1つの芽球に2つの種類のマーカーが認められる白血病．

MLs　マクロライド系抗菌薬　macrolides　細菌の70S系リボソームの50Sサブユニットと結合することで細菌のタンパク合成を阻害する抗菌薬．エリスロマイシン，クラリスロマイシンなど．グラム陽性菌，グラム陰性球菌・桿菌，スピロヘータなどに有効．

mM　ミリモル　millimole　溶液濃度の単位で，1L当たりに含まれる溶質量を表す．1モルの1,000分の1．

MM　悪性黒色腫〈メラノーマ〉　malignant melanoma　メラニン形成能を有する細胞から発生する悪性腫瘍．悪性黒子性，母斑細胞性，メラニン欠乏性などがある．好発部位は顔面，手掌，足蹠，指趾．リンパ行性転移をしやすく，予後はきわめて悪い．

MM　多発性骨髄腫〈形質細胞腫〉　multiple myeloma　形質細胞の悪性増殖を本態とする原因不明の疾患．腫瘍細胞から分泌される免疫グロブリン（Ig）の種類により，IgG型，IgA型，ベンスジョーンズ型，IgD型，IgE型の骨髄腫に分けられる．

MMA　中硬膜動脈　middle meningeal artery　外頸動脈の枝の1つで，側頭部・硬膜を走行する．

MMD モヤモヤ病〈特発性ウィリス動脈輪閉塞症, 脳底部異常血管網症〉 moyamoya disease 頭蓋内内頸動脈終末部の狭窄・閉塞が両側性に生じる原因不明の疾患. 反復性の一過性脳虚血発作症状, 脳機能障害(知能低下など)を主徴とする. 厚生労働省指定の特定疾患.

MMF 最大中間呼気流量(速), 最大中間呼気速度 maximal midexpiratory flow 呼吸機能検査において, 呼気の開始点から25%および75%呼出した2点間の平均呼気速度.

MMF ミコフェノール酸モフェチル mycophenolate mophetil リンパ球のT細胞, B細胞の増殖を, 選択的に抑制する免疫抑制薬.

mmHg 水銀柱ミリメートル millimeter of mercury 大気圧を水銀柱を押す力(高さ)を基準として表したときの単位. 1気圧=760mmHg.

MMIHS 巨大膀胱短小結腸腸管蠕動不全症《ヒルシュスプルング氏病類縁疾患》 megacystis microcolon intestinal hypoperistalsis syndrome Hirschsprung病類縁疾患で, 消化管蠕動不全と巨大膀胱をきたす. Hirschsprung病は, 肛門側腸管の壁内神経節細胞が先天的に欠如しているため, 腸閉塞症状や重度の便秘などをきたす疾患.

MMK 乳がん Mammakrebs 乳腺組織に生じる悪性腫瘍. そのほとんどは, 乳腺膜基底の上皮細胞の増殖によって起こっている.

MMM 骨髄化生を伴う骨髄硬化症 myelofibrosis with myeloid metaplasia 骨髄が線維組織に置き換わる慢性増殖性疾患.

MMN 多巣性運動ニューロパチー multifocal motor neuropathy 主に上肢の筋力低下を左右非対称性にきたす疾患. 症状は6か月以上にわたり, ゆっくりと進行する. 原因不明だが, 自己免疫異常の関与が推定されている.

MMR 麻疹・流行性耳下腺炎・風疹混合ワクチン measles-mumps-rubella vaccine　麻疹・流行性耳下腺炎・風疹といった3種のウイルス感染症に対するワクチン．

MMP　マトリックスメタロプロテアーゼ　matrix metalloproteinase　細胞外マトリックスの分解作用をもち，細胞の移動や増殖を促進する酵素．とくに血管周囲の基底膜を分解し血管新生を促進することから腫瘍増殖への関与が大きいとされる．

MMPI　ミネソタ多面人格テスト　Minnesota Multiphasic Personality Inventory　「あてはまる」「あてはまらない」「どちらでもない」から答えを選択していく，質問紙形式の性格検査．

MMSE　ミニメンタルステートエグザミネーション　mini-mental state examination　11の質問項目の総合点で見当識，記憶力，計算力，言語能力などを評価する簡易心理機能検査．合計30点中，20点以下は認知症，統合失調感情障害の場合がある．

MMST　簡易知能検査　Mini-Mental State Test　見当識，記銘力，計算力などの評価をもとにした簡便な知的機能検査．認知症を対象に行われることが多く，長谷川式スケールなどがある．

MMT　徒手筋力テスト〈6段階筋力評価〉　manual muscle test　「検査者が被検査者の肢位持続力に抵抗できない（5）」から「筋収縮が確認できない（0）」までの6段階で評価する徒手的な筋力測定．簡便だが，検査者の主観による部分が大きく，再現性に乏しい．

MMV　強制分時換気　mandatory minute volume ventilation　人工呼吸器のモードの1つ．患者の分時換気量が一定量以下になったとき，強制的に設定された分時換気量で換気を開始する．

Mn　マンガン　manganese　元素．ヒト生体内では鉄と共存して広く微量に存在．肝，筋肉，毛に多い．

MN 膜性腎症 membranous nephropathy 免疫複合体が糸球体の基底膜に沈着し，膜が肥厚化して，腎臓のろ過機能が障害される腎疾患．

MND 運動ニューロン疾患 motor neuron disease 運動神経だけが障害される，神経変性疾患の総称．神経単位の運動ニューロンが変性・死滅し，徐々に筋委縮，筋力が低下していく．筋委縮性側索硬化症（ALS）などがある．

MNMS 代謝性筋症候群 myonephropathic metabolic syndrome 筋肉，腎臓および代謝性の障害を呈する疾患で，筋肉の腫脹，急性腎不全，全身的な代謝障害を起こし，死に至ることもある．急性動脈閉塞症に対する血行再建術の術後合併症として重要．

MOB 腰椎多数回手術例 multiply operated back 腰椎の手術を行っても改善がみられずに，何度も手術を受ける患者のこと．

MOC 心筋酸素消費量 myocardial oxygen consumption 心筋のエネルギー量．心筋量，壁張力，収縮性，心拍数などの因子により規定される．

MOD 成人型糖尿病 maturity onset type diabetes インスリン作用に問題のある非インスリン依存の2型糖尿病のこと．小児の場合は，インスリン依存の1型がほとんどであるのに対して，成人で発症する場合はほとんどが2型である．

MODS 多臓器機能障害症候群 multiple organ dysfunction syndrome 人工補助療法を用いなければ恒常性が維持できない急性期患者における複数臓器機能の低下状態（ACCP/SCCM Consensus Conferenceによる定義．1992年）．

MODY 小児成人型糖尿病 maturity onset diabetes mellitus of young people 小児の2型糖尿病のこと．社会環境の変化で，近年，

増加傾向にある.

MOF 多臓器不全 multiple organ failure（マルティプル オーガン フェイリュア） 複数の重要臓器の機能不全が同時に発生している状態の症候群.

mol モル mole（モル） 物質量の単位.

MP 固有筋層までのがん muscularis propria（マスキュラリス プロプリア） 胃や腸などの壁を構成する組織のうち, 粘膜下層を超え, 固有筋にまで腫瘍が浸潤しているがん. 進行がんと分類される.

MP 中手指節間関節 metacarpophalangeal joint（メタカーポファランジーアル ジョイント） 第三関節（手の指の付け根の関節）のこと.

6-MP メルカプトプリン mercaptopurine（メルカプトプリン） 代謝拮抗薬. 抗悪性腫瘍薬.

MPA 顕微鏡的多発血管炎 microscopic polyangitis（マイクロスコピック ポリアンジャイティス） ANCA関連血管炎症候群の1つ. 細小動・静脈や毛細血管などの小型血管の血管壁に炎症を起こし, 臓器・組織の血流障害や壊死により臓器障害をきたす. とくに, 壊死性糸球体腎炎が最も多く現れる. 特定疾患治療研究事業対象（公費対象）の疾患.

MPA 酢酸メドロキシプロゲステロン medroxy progesterone acetate（メドロキシ プロゲステロン アセテイト） 黄体ホルモンの働きをするホルモン薬. エストロゲン依存性のがん細胞の増殖を抑制するため, 子宮がんなどの抗がん薬としても使用される.

MPA 主肺動脈 main pulmonary artery（メインプルモナリィ アーテリー） 右心室から出て左右に分かれる肺動脈のこと. 肺動脈弁の上部にある.

mPAP 平均肺動脈圧 mean pulmonary arterial pressure（ミーン プルモナリィ アーテリアル プレッシャー） 肺高血圧の指標となる, 肺動脈の平均圧力.

MPC **最大許容濃度** maximum permissible concentration 作業中のどの時間をとっても曝露濃度がこの数値以下であれば，ほとんどすべての労働者に健康上の悪い影響がみられないと判断される濃度．

MPD **骨髄増殖性疾患** myeloproliferative disorders 骨髄で一系統以上の血球が過剰につくられ，増殖するにつれ悪化していく疾患の総称．慢性骨髄性白血病，真性赤血球増加症，原発性骨髄線維症，慢性好中球性白血病，慢性好酸球白血病に分類される．

MPD **最大許容線量** maximum permissible dose 放射線の最大許容線量．身体や遺伝に障害を生じない放射線の曝露量．

MPGN **膜性増殖性糸球体腎炎** membranoproliferative glomerulonephritis 係蹄壁の肥厚，メサンギウム細胞の増殖がみられる糸球体腎炎の1つ．好発年齢は小児から青年期．

MPI **心筋血流イメージング** myocardial perfusion imaging 心臓核医学検査の1つ．心筋の血流を画像化し，心筋生存能の評価．運動負荷との併用でより有効に評価できる．狭心症と心筋梗塞の鑑別にとくに有効．

MPI **モーズレイ性格検査** Maudsley Personality Inventory 質問紙法による性格検査の1つ．「内向性−外向性」，「精神病的傾向」の2つの性格特性から性格を分析する．

MPN **メサンギウム増殖性糸球体腎炎** mesangial proliferative glomerulonephritis IgA腎症以外の腎炎の総称．腎生検でメサンギウム細胞の増殖が認められる病態．増殖の程度で予後が判断される．

MPO **ミエロペルオキシダーゼ** myeloperoxidase 主に好中球に存在する酵素タンパク．感染に対して，オキシダーゼとともに初期生体防御機構の重要な役割を担う．

MPP　マイコプラズマ肺炎　mycoplasma pneumonia（マイコプラズマ ニューモニア）　ウイルスと細菌との中間的な性質をもつマイコプラズマニューモニエ（Mycoplasma pneumoniae）によって起こる肺炎．39～40°Cの発熱を伴い，胸部X線ですりガラス様の陰影が特徴．

MPQ　マクギル式疼痛質問紙　McGill pain questionnaire（マクギル ペイン クエスチョネア）　メルザック（Ronald Melzack，カナダ）によって開発された客観的な痛みの測定用具．痛みを表現する78の単語で構成される．15語の簡易版もある．

MPR　多断面再構成法　multiplanar reconstruction（マルチプレナー リコンストラクション）　CT検査などにおける3次元画像処理の手法．三次元データの任意断面を抽出し表示する．血管と腫瘍の位置関係，管状の物体や，彎曲した臓器，骨などの表示に適している．

MPS　ムコ多糖症　mucopolysaccharidosis（ミュコポリサッカリドシス）　先天的代謝異常症の1つ．代謝酵素の低下により，各組織にムコ多糖が蓄積し発症．全身の骨・臓器が障害される進行性の疾患．

MR　医薬情報担当者　medical representatives（メディカル リプレゼンタティヴ）　医薬品メーカーの医薬情報担当者．

MR　最小寛解　minimum remission（ミニマム レミッション）　病気の症状が一時的あるいは継続的に最小限に軽減した状態．

MR　死亡率　mortality rate（モータリティ レイト）　その年の人口1,000人当たりの死亡数．粗死亡率ともいう．病因別には対10万人を用いる．

MR　精神〔発達〕遅滞　mental retardation（メンタル リターデイション）　先天的あるいは早期後天的に受けた脳障害により発達期に知能が遅れ，社会への適応が難しい状態．遺伝，胎生期の梅毒，風疹感染，分娩時の脳損傷など原因は多種．

MR　僧帽弁閉鎖不全症 mitral regurgitation　僧帽弁の閉鎖機能が障害され，左心室から大動脈へと駆出した血液の一部が，左心房へ逆流する病態．僧帽弁逆流症ともいう．

MR　内直筋 medial rectus muscle　6本ある外眼筋の1つ．動眼神経の支配を受け，眼球運動に関与する．

MR　麻疹・風疹混合ワクチン/MRワクチン measles-rubella vaccine　麻疹と風疹に対する免疫を獲得するワクチン．定期接種として，1歳台と小学校入学の前年の2期に分けて行う．

MRA　悪性関節リウマチ malignant rheumatoid arthritis　関節リウマチに，血管炎(リウマトイド血管炎)による皮膚潰瘍，上強膜炎，胸膜炎，末梢神経炎などの関節外症状を伴ったもの．

MRA　MRアンギオグラフィ magnetic resonance angiography　MRIで血流のみを描出する撮像法．造影剤を用いないTime of flight法は主に脳動脈瘤などの脳動脈の描出に有用．Phase contrast法は主に静脈系の血流評価に用いる．

MRCP　MR膵胆管造影〈核磁気共鳴膵胆管造影〉 magnetic resonance cholangiopan-creatography　造影剤を使用せず，MRIのT$_2$強調画像で膵胆管系を撮影する法．静止した液体(消化液，腹水，胆汁，膵液，尿など)のみが高信号として描出され，それ以外の背景組織の信号は抑制される．

MRDM　栄養障害関連糖尿病 malnutrition-related diabetes mellitus　タンパク質不足などの栄養障害に起因する糖尿病．赤道付近の熱帯地方，発展途上の国・地域でみられる．

MRI　磁気共鳴画像〔診断法〕 magnetic resonance imaging　磁気の共鳴現象を利用し，体内の断層像や立体写真を得る方法．

mRNA　メッセンジャーRNA　messenger RNA　DNA2本鎖のうちの一方の塩基配列を転写した構造をもつRNAの一種．DNAからタンパク質に情報を受け渡すメッセンジャーの働きをする．

MRP　最大静止圧　maximum resting pressure　肛門機能検査における直腸肛門内圧検査値の1つ．主に内肛門括約筋力を反映し，肛門の閉鎖状態を表す．参考：MSP（最大随意収縮圧）

MRS　磁気共鳴スペクトロスコピー　magnetic resonance spectroscopy　磁気共鳴画像法の1つで，代謝物の種類の同定や濃度，緩和時間などの情報を得る手法．スペクトロスコピーとは「分光法」という意味で，磁気共鳴分光法ともいう．

MRSA　メチシリン耐性黄色ブドウ球菌　methicillin-resistant Staphylococcus aureus　新世代セフェム系抗菌薬の普及と乱用で多剤耐性化した黄色ブドウ球菌．全身の臓器や皮膚が感染母地となり，術後患者，寝たきり高齢者など免疫機能の低下した患者に重篤な感染症をひき起こす．

MRSE　メチシリン耐性表皮ブドウ球菌　methicillin-resistant Staphylococcus epidermidis　ヒトの表皮にみられる常在菌．コアグラーゼ陰性の多剤耐性菌で，コアグラーゼ陽性のMRSAより毒性は弱い．

MRTK　腎悪性横紋筋肉腫様腫瘍　malignant rhabdoid tumor of the kidney　小児腎癌の一種．小児腎腫瘍は，胎生5週頃に出現する腎芽組織から発生する悪性腫瘍で，腎悪性横紋筋肉腫様腫瘍は中でも悪性度が高く，予後不良である．ラブドイド腫瘍ともいう．

MS　朝のこわばり　morning stiffness　起床時や安静後に感じる「手が開きにくい，身体を動かしにくい」などの症状．コルチゾールやサイトカインの日内リズムに起因すると考えられている．関節リウマチでは数時間以上にわたり持続する．

MS　医薬品卸営業担当者　marketing specialist（マーケティング スペシャリスト）　医薬品卸売会社の営業担当者．医薬品や医療材料，医療機器などを，医療機関や調剤薬局に安定的に供給し，医薬品に関する情報提供や情報収集を行う．

MS　質量分析法　mass spectrometry（マス スペクトロメトリー）　化学物質をイオン化し，その質量数と数を測定することにより，物質の同定や定量を行う方法．ごく少量の試料で測定可能である．

MS　僧帽弁狭窄〔症〕　mitral stenosis（マイトラル ステノシス）　僧帽弁口の狭窄により拡張期に左房から左室への血液の流入が障害され，左房，肺循環系の血液のうっ滞をきたす疾患．多くはリウマチ性心内膜炎に起因し，閉鎖不全症を伴う．

MS　多発性硬化症　multiple sclerosis（マルティプル スクレロシス）　中枢神経系の代表的な脱髄疾患．大脳から脊髄にかけて病巣が散在し（空間的多発性），増悪と寛解を繰り返す．症状は複視，痙性麻痺，運動失調など．厚生労働省指定の特定疾患．

MS　メニエール症候群　Meniere syndrome（メニエール シンドローム）　めまい，耳鳴り，難聴を伴う内耳疾患．内耳の内リンパ腫によるもので，女性に多くみられる．

MSH　メラニン細胞刺激ホルモン　melanocyte stimulating hormone（メラノサイト スティミュレイティング ホーモン）　皮膚のメラニン細胞（黒色素細胞）におけるメラニン形成を促進する下垂体中葉ホルモン．メラニン細胞刺激放出ホルモンと抑制ホルモンにより調節される．

MSH, melanocortin　メラノサイト刺激ホルモン〈メラニン細胞刺激ホルモン，色素細胞刺激ホルモン〉　melanocyte stimulating hormone（メラノサイト スティミュレイティング ホーモン）　下垂体前葉，視床下部などで産生されるホルモン．

MSN　看護学修士　master of science in nursing（マスター オブ サイエンス イン ナーシング）　看護系大学院の修士課程修了者．

MSNA 筋交感神経活動 muscle sympathetic nerve activity 骨格筋内の血管平滑筋を支配する交感神経の活動で，全身血圧を調節する役割を担う．微小神経電図法によって測定することができる．

MSOF 多系統臓器不全 multiple system organ failure 多系統の臓器が同時に障害されることで起こる，心不全や腎不全，呼吸不全などの複合機能不全の状態．

MSP 最大随意収縮圧 maximum squeeze pressure 肛門機能検査における直腸肛門内圧検査値の1つ．外肛門括約筋の機能を反映する．

MSQ 精神状況質問紙 mental status questionnaire 認知機能障害の程度を測る検査．認知症の診断などで使われることが多く，見当識と記憶などからなる10問の質問で構成される．該当する項目が多いほど重症度が高い．

MSR 僧帽弁狭窄兼閉塞不全 mitral stenosis and regurgitation 僧帽弁の閉鎖が損なわれ，左心室が収縮するたびに，左心房へ血液が逆流してしまう疾患．僧帽弁逆流症と同じ．

MSSA メチシリン感受性黄色ブドウ球菌 *methicillin sensitive Staphylococcus aureus* ペニシリンの一種であるメチシリンに感受性を示す黄色ブドウ球菌．

MST 生存期間中央値 median survival time 50%の人が生存している治療後の経過期間．臨床研究などにおいて臨床的評価項目として用いられる指標．

MSUD メープルシロップ尿症〈楓糖尿症〉 maple syrup urine disease 遺伝による先天性アミノ酸代謝異常で，尿や汗からメープルシロップのような臭いがすることから命名された．生後数日で発症がみられる．

MSVR 最大胃液分泌量 maximal secretion volume rate 胃液分泌刺激剤であるガストリンなどを用いて，最大限に分泌する胃液および胃酸の量をみる胃液検査．

MSW 医療ソーシャルワーカー〈メディカルソーシャルワーカー〉 medical social worker 医師や看護師の要請により患者の心理的・社会的側面からアプローチして，情報提供，社会的諸問題の調整をこころみ，診療補助を業とする職種．資格認定はまだ制度化されていない．

Mt 胸部中部食道 middle trathoracic esophagus 気管分岐部下縁から食道胃接合部までを2等分したうちの，上半分の部位．

MT ムントテラピー Mundtherapie（独） 直訳すると「口による治療」だが，日本では「ムンテラ」といい，医療者側からの患者・家族への説明の意味で使われている．

MT 臨床検査技師 medical technologist 病院・衛生検査所（検査センター）などで臨床検査業務に携わり，医師の指示のもと，検体検査，生理学的検査，採血を行う専門技術者．国家資格．

MTCT 母子感染 mother-to-child infection/mother-to-child transmission ウイルスや細菌などが母から子へと感染すること．妊娠中の胎内感染，出産時の産道感染，出生後の経母乳感染などがある．

MTT 平均通過（循環）時間 mean transit time 脳組織を循環するために要する時間．CT灌流画像やMR灌流画像などで得られる脳循環時間．

MurNAc N-アセチルムラミン酸 N-acetylmuramic acid ペプチドグリカンの1つ．N-アセチルグルコサミンに乳酸が結合したもので，N-アセチルグルコサミンとともにグラム陰性菌やグラム陽性菌の菌体成分．

MuSK 筋特異的チロシンキナーゼ muscle specific tyrosine kinase 筋特異的に発現するチロシンキナーゼで，神経筋接合部の形成と維持にかかわるタンパク質．

MTX メトトレキサート methotrexate 代謝拮抗薬．抗悪性腫瘍薬．

muc 粘液がん mucinous adenocarcinoma 浸潤乳がんの特殊型で，多量の粘液質を産生し，粘液がゼリー状に固まった中に，がん細胞が浮遊している状態．

MV 僧帽弁〈二尖弁，左房室弁〉 mitral valve 左心房と左心室の間にある弁．血液が左心室から左心房へ逆流するのを防いでいる．

MV 分時換気量 minute volume 一回換気量(mL/回)×換気回数(回/分)．1分間の換気量を指す．人工呼吸器の設定分時換気量と呼気分時換気量が大きく異なる場合は回路のリークなどを考える．

MVD 微小血管減圧術 microvascular decompression 三叉神経や顔面神経を圧迫し，三叉神経痛や顔面痙攣の原因となっている微小血管を取り除く手術．

M$\dot{v}o_2$ 心筋酸素消費量 myocardial oxygen consumption 心臓から血液を送り出す(拍動)際に，心筋で使われる酸素量．心拍数と血圧が大きく関連．心肥大によって増大する．

MVP 僧帽弁逸脱症候群 mitral valve prolapse syndrome 僧帽弁逸脱(僧帽弁や，その弁下組織の一部が収縮期に左房側に逸脱する形態的異常)に，胸痛，動悸，易疲労感などの症状が付随する病態．

MVR(S) 僧帽弁置換術 mitral valve replacement 損傷した僧帽弁を人工弁に置き換える手術．僧帽弁狭窄症や閉鎖不全の治療法．

MVV 最大換気量 maximum voluntary ventilation 肺内の空気を1分間で換気できる最大量．呼吸筋機能をみる検査の1つ．

MWS　マックル-ウェルズ症候群　Muckle-Wells syndrome　優性遺伝子疾患で，発熱，関節炎などの症状を伴い，アミロイドーシスの原因となる．

MWS　マロリー・ワイス症候群　Mallory-Weiss syndrome　激しい悪心・嘔吐を繰り返し，同時に大量の吐血をきたす症候群．嘔吐により噴門付近の粘膜が裂け，動脈性出血を呈する．多量の飲酒，食道炎，萎縮性胃炎などでみられる．(340頁)

MyD　筋緊張性ジストロフィー　myotonic dystrophy　19番染色体の異常が原因の，常染色体優性遺伝疾患．筋委縮や筋力低下が大きな特徴だが，骨格筋だけでなく多臓器が侵される全身疾患．

MZ　一卵性双胎〈双生児〉　monozygotic twins　1個の卵子が2個の胎芽に分割し1つの胎盤を共有して発育する胎児．胎児は同性で遺伝子的にも同質．2個の卵子が別々に受精卵となり，それぞれの胎盤を有して発育するのは二卵性双胎という．

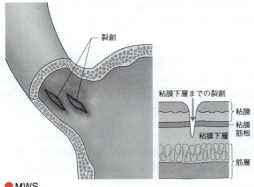

● MWS

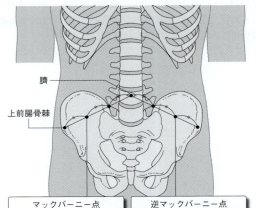

マックバーニー点	逆マックバーニー点
●右上前腸骨棘と臍を結ぶ線の外側から1/3の箇所	●左上前腸骨棘と臍を結ぶ線の外側から1/3の箇所

● McB

N

N　好中球〈好中性白血球〉 neutrophilic leukocyte（ニュートロフィリック リューカサイト）　顆粒白血球の1つ．炎症巣への遊走性，異物や細菌の食作用が著明．

N　神経 nerve（ナーヴ）　情報の伝達・伝導を担う組織．脳と脊髄につながる中枢神経と，そこから枝分かれして全身に広がる末梢神経の2つから構成される．

N　神経症〈ノイローゼ〉 neurosis（ニューロシス）　環境的・性格的要因によって引き起こされる器質的病変がない精神障害．驚愕神経症，緊張状態，神経衰弱，心気症，抑うつ神経症，不安神経症，強迫神経症，ヒステリーなどの病型がある．

N&V　悪心・嘔吐 nausea and vomiting（ノーシア アンド ヴォミティング）　嘔吐中枢が刺激されて生じる症状．悪心はいわゆる吐気で，のどから胸，胃にかけての不快な感覚で，嘔吐は胃の内容物が吐き出される現象のこと．

N₂O　笑気〈亜酸化窒素〉 nitrous oxide（ニトラス オキサイド）　弱い吸入麻酔薬．鎮痛作用はあるが麻酔作用は弱く単独では外科的麻酔深度に達しない．ほかの麻酔薬を併用する．

N95マスク　N95マスク particulate respirator type N95（パーティキュレイト レスピレイター タイプ エヌ95）　結核菌など飛沫による空気感染防止に用いる特殊フィルターによる濾過機能をもつ微粒子マスク．

n.c.　矯正不能 non corrigunt（ノン コリガント）　視力検査で使う記号．どんなレンズを用いても矯正ができない場合に用いる．

n.p.　異常なし no particular（ノー パティキューラー）　カルテなどに記載される略語．

Na　ナトリウム natrium, sodium（ナトリウム ソディウム）　アルカリ金属の一種．細胞外液に多く含まれ，浸透圧を一定に保つ働きをし，体内の水分平衡に関与している．主に食塩として摂取され，小腸で吸収される．

NA　壊死性血管炎　ネクロタイジングアンジャイティス　necrotizing angiitis　血管のフィブリノイド壊死や，炎症性の細胞浸潤を伴う血管炎．全身性エリテマトーデスや結節性多発性動脈炎などで起こる．

NA　核酸　ニュークレイックアシッド　nucleic acid　塩基と糖，リン酸が結合したヌクレオシドが長い鎖状に結合した高分子物質．核の中にあるDNA（デオキシリボ核酸）と核の周りの細胞質中にあるRNA（リボ核酸）がセットになって細胞分裂を担っている．

NA　ナリジクス酸　ナリジキックアシッド　nalidixic acid　キノロン系抗菌薬．

NA　ノルアドレナリン〈ノルエピネフリン〉　ノルアドレナリン　noradrenaline　中枢神経，交感神経の神経伝達物質で，チロシンからドパミンを経て体内で合成されるカテコールアミンの一種．なお，製剤は昇圧薬として用いられる．

NAD　検査異常なし　ナシングアブノーマルディテクティッド　nothing abnormal detected　検査結果に異常が認められない場合に記す略語．

NAD　特記すべき疾患なし　ノーアプリーシアブルディジーズ　no appreciable disease　検査や診断において，とくに記すべき異常が認められないこと．

NAD　ニコチンアミド・アデニン・ジヌクレオチド　ニコチンアミドアデニンジヌクレオチド　nicotinamide adenine dinucleotide　脱水酸酵素の補酵素として機能する．酸化型と還元型の2つの状態をとりうる．

NAFLD　非アルコール性脂肪肝　ノンアルコホーリックファッティリヴァーディジーズ　non alcoholic fatty liver disease　非飲酒者にみられる脂肪性肝疾患の総称．炎症の有無で単純性脂肪肝と脂肪性肝炎（非アルコール性脂肪性肝炎［NASH］）に大別される．

NAI　食道がん患者に対する栄養評価指数　ニュートリショナルアセスメントインデックス　nutritional assessment index　手術のリスク・予後を栄養状態から評価する，総合的栄養指標の1つで，食道がんの患者を対象としたもの．

NAM 健常成人男性 normal adult male 健康な成人男性を表す略語.

NANB 非A非B型肝炎 non A non B(hepatitis) A型でもB型でもない肝炎ウイルスのことで,D型肝炎ウイルスのこと.D型肝炎ウイルスが発見される前の原因不明の肝炎ウイルスとしてこのようによばれていた時期がある.

NANDA, NANDA-I 北米看護診断協会 North American Nursing Diagnosis Association international 1982年に設立,看護診断用語の開発・定義・分類を行う非営利組織で,看護診断分類会議を推進している中心的存在.2002年,その役割増加によりNANDA internationalとして再スタートした.

NAP 好中球アルカリホスファターゼ neutrophil alkaline phosphatase 好中球が細菌を食食・殺菌するときに使われる酵素で,好中球異常の指標の1つとなる.慢性骨髄性白血病,発作性夜間ヘモグロビン尿症では低値に,リンパ性白血病,再生不良貧血などでは高値になる.

nasal CPAP ネーザルシーパップ nasal continuous positive airway pressure 鼻マスクから持続的に陽圧の空気を送る装置.睡眠時無呼吸症候群の治療法に用いられる.

NASH 非アルコール性脂肪肝炎 non alcoholic steatohepatitis 飲酒歴がほとんどないにもかかわらず,肥満,糖尿病,高脂血症などが原因でアルコール性の肝炎を呈する症状.

NB 神経芽細胞腫 neuroblastoma 副腎の髄質あるいは胸部,腹部の交感神経節から発生する小児の悪性腫瘍.好発年齢は0〜3歳.初発症状は発熱,下肢痛など.

N-B 鼻・胆道チューブ naso-biliary(tube) 鼻から挿入して胆汁を

体外に排出するチューブのこと．経鼻胆管ドレナージに用いられる．

NBAS 新生児行動評価 neonatal behavioral assessment scale 新生児の精神行動発達を評価するスケール．外刺激との相互作用で諸機能を獲得するとして，環境とのかかわりをとおして，社会的能力とそれに伴う行動を評価する．

NBD 神経因性膀胱 neurogenic bladder dysfunction 膀胱の支配神経機能に異常をきたし，排尿あるいは蓄尿機構に障害をきたした状態．原因疾患と障害部位により，排尿障害の型は多岐にわたる．

NBI 狭帯域光内視鏡 narrow band imaging endoscope 2種類のヘモグロビンに吸収されやすい波長の光を照射することにより，粘膜表層を強調表示できる内視鏡．

NBM 絶食 nothing by mouth 食物をまったく摂取しないこと．

NBM ナラティブ・ベイスド・メディスン narrative based medicine 従来の医療では扱われていなかった「患者のストーリー」を重視し，そのストーリーに基づき，医学的処置や医療サービスを位置づけるべきとする考え方．

NBN 新生児室 newborn nursery 分娩直後の新生児を，一時的に管理する部屋．

NBP 非細菌性咽頭炎 nonbacterial pharyngitis 細菌ではないものによる咽頭炎，つまりウイルス性咽頭炎のこと．アデノウイルスなどのウイルスが感染し，咽頭に炎症を起こす．

NC 訴えなし no complaints 患者の訴えがない場合に用いられる．

NC 特記すべきことなし non-contributory 看護記録などに，とくに記載すべき変化や事柄がないときに記す記号．

NCA 神経循環無力症 neurocirculatory asthenia 虚脱症ともいわれる．器質的な変化がないにもかかわらず，疲労感や呼吸困難，心悸亢進などの自律神経症状が現れる心身症．心臓の機能的障害が伴う場合は，心臓神経症ともいう．

NCCHD 非チアノーゼ性先天性心疾患 non-cyanotic congenital heart disease チアノーゼ症状を呈さない先天性心疾患の総称．心房中隔欠損症，心室中隔欠損症，房室中隔欠損症，動脈管開存症などがある．

NCI-CTC NCI-CTC分類 National Cancer Institute-Common Toxicity Criteria 米国国立がん研究所(NCI)が定める，がん治療における共通毒性基準．

NCL 神経セロイドリポフスチン症 neuroal ceroid lipofuscinosis 特定疾患に指定されている，常染色体劣性遺伝病の1つ．リポフスチンという物質が臓器に蓄積することで，痙攣や運動障害などの神経症状が進行する．

NCLM 結節性皮膚ループスムチン症 nodular cutaneous lupus mucinosis 膠原病の1つである全身性エリテマトーデスにみられる皮膚症状．真皮内にムチンが沈着し，丘疹や結節を生じる．

NCN 母斑細胞母斑，色素性母斑 nevus cell nevus 母斑細胞が異常増殖することでつくられる色素斑で，小さなものをほくろという．

N-CPAP 経鼻持続的陽圧呼吸 nasal continuous positive airway pressure 経鼻的持続陽圧送気ともいい，マスクで鼻から送気し，肺気量を確保する呼吸療法．末梢気道が狭窄している呼吸不全患者，とくに睡眠時無呼吸症候群の治療に用いられる．

NCT 非接触型眼圧計 noncontact tonometer 目に向かって空気を発射することで，眼圧を測定する器械．目に直接触れることなく測定

NCU　神経病集中監視部　neurological care unit　脳神経外科集中治療室ともいう．脳神経疾患や頭部外傷の重症者を対象とした集中治療室．

NCV　神経伝導速度　nerve conduction velocity　末梢神経障害が疑われるときに行われる検査で，運動神経伝達速度と感覚神経伝達速度がある．

ND　看護診断　nursing diagnosis　看護過程の1つ．アセスメントに基づいて対象者(患者)の問題を診断していくこと．

ND　神経性難聴　nerve deafness　内耳より上の聴神経に問題がある難聴をいい，感音性難聴も含む．

Nd-YAG　ネオジム・イットリウム・アルミニウム・ガーネットレーザー　neodymium yttrium, aluminum, garnet laser　医療用レーザーの1つ．眼科手術はじめ形成外科や整形外科，歯科など多様な領域で使用されている．

NDFX　ナジフロキサシン　nadifloxacin　ニューキノロン系抗菌薬．

NDI　腎性尿崩症　nephrogenic diabetes insipidus　3L/日以上の排尿がある尿崩症の1つ．腎臓が，尿濃度調節する抗利尿ホルモンのシグナルに反応できないことで起こる．腎炎などに併発する続発性と，遺伝子による先天性がある．先天性は男性だけに発症．

NE　ノルエピネフリン　norepinephrine　ノルアドレナリンともいう．副腎髄質から分泌されるホルモンで，血圧上昇や血糖上昇などの作用がある．

NEA　非必須アミノ酸　non-essential amino acid　体内で合成することのできるアミノ酸のこと．タンパク質を構成する20種類のアミノ酸

NEC 壊死性腸炎 necrotizing enterocolitis びまん性あるいは限局性の腸粘膜の出血性壊死を起こす重症腸炎. 新生児, とくに低出生体重児に好発.

NED 疾患の所見なし no evidence of disease とくに疾患の所見がないときに記される用語.

NEEP 呼気終末陰圧呼吸 negative end-expiratory pressure 人工呼吸器の換気様式の1つ. 呼気の終わりが陰圧に開放される.

NEET ニート〈若年無業者〉 Not in Employment, Education or Training 就職や職業訓練, 就学のいずれもしていない人を指す. 厚生労働省では15〜34歳の非労働人口のうち, 学生と主婦を除き, 求職活動を行っていない人をニートと定義している.

NEFA 非エステル型脂肪酸 non esterified fatty acid エステル化していない脂肪酸で, 遊離脂肪酸のこと. 中性脂肪が分解されたときに生じる.

neg 陰性の negative 陰性の場合に, カルテに記す際に用いられる.

NERD 非びらん性胃食道逆流症 non-erosive gastroesophageal reflux disease 胸やけや呑酸の自覚症状はあるものの食道粘膜障害はない胃食道逆流症(GERD).

NESS 非内分泌性低身長症 non-endocrine short stature 特発性低身長や体内発育不全性低身長, 家族性低身長など, 成長ホルモン分泌不全や甲状腺機能低下などの内分泌の異常に起因しない身長障害.

NET 神経興奮性検査 nerve excitability test 顔面神経麻痺の障害程度と予後を判断するための検査の1つ. 電気刺激による筋収縮の反

応から評価する，電気生理学的検査．

NF 神経線維腫症〈レックリングハウゼン病〉 neurofibromatosis 皮膚，神経を中心に神経線維腫をはじめとするさまざまな異常を生じる遺伝性の疾患．レックリングハウゼン病とよばれる1型，両側の聴神経の腫瘍を主体とする2型がある．厚生労働省指定の特定疾患．

NF 中性脂肪 neutral fat 脂肪酸とグリセロールの結合物．エネルギーの貯蔵物質として，皮下脂肪に蓄積される．

NFLD 網膜神経線維層欠損 nerve fiber layer defect 緑内障において早期に生じる眼底変化で，網膜神経線維層が欠損すること．

NFLX ノルフロキサシン norfloxacin ニューキノロン系抗菌薬．

NFT リン酸化タウタンパク神経原繊維変化 neurofibrillary tangle アルツハイマー病にて病理学的に脳に出現する変化．

NFV ネルフィナビル nelfinavir 抗HIV薬．

ng ナノグラム nanogram 重さの単位で，1ナノは10億分の1グラム．

NGB 神経因性膀胱 neurogenic bladder 排尿にかかわる神経に原因があり，膀胱の機能に障害が生じるもの．頻尿や尿失禁などの蓄尿障害や，閉尿や排尿困難などの排出障害がある．

NG tube 経鼻胃チューブ〈NGチューブ〉 nasogastric tube 鼻腔から胃内に挿入するチューブ．胃内容物を吸引することで術後患者の嘔吐の予防，吻合部の減圧，出血の有無の確認が可能．

NGO 非政府機関 non-governmental organization 人権，人道，環境，軍縮などの分野で活動する民間（非政府）の協力団体．

NGU 非淋菌性尿道炎 *nongonococcal urethritis* 淋菌以外の細菌

が原因で起こる尿道炎の総称．原因となる細菌には，クラミジア，トリコモナス，マイコプラズマなどがある．

NH **新生児肝炎** neonatal hepatitis　原因不明の黄疸が生後2か月以内に発現し，1か月以上持続する病態の総称．一般的に予後良好．

NH₃ **アンモニア** ammonia　水素と窒素の化合物．常温では無色で，強い刺激臭がある気体．水によく溶ける．

NHL **非ホジキンリンパ腫** non-Hodgkin lymphoma　悪性リンパ腫の組織学的分類の1つ．日本の悪性リンパ腫の大部分を占める．診断はリンパ節生検による組織診断．治療は化学療法，放射線療法のほか，手術や骨髄移植など．

NHS **新生児肝炎症候群** neonatal hepatitis syndrome　肝内胆汁うっ滞をきたす，新生児の肝臓の炎症疾患．

NIC **看護介入分類** Nursing Interventions Classification　看護方法論の枠組みであり，看護師が実施する治療を記述するために用いる最初の包括的標準用語．

NICU **新生児集中治療室** neonatal intensive care unit　危険性の高いハイリスク新生児を一般の新生児とは別に収容し，各種の医療監視装置を利用して監視を行うとともに，予測される疾患に対する予防処置を行う施設．

NIDDM **インスリン非依存型糖尿病** non-insulin dependent diabetes mellitus　糖尿病の旧分類のよび方で，現在は2型糖尿病という．インスリンは分泌されているが，その分泌が少ない，あるいは分泌反応が悪い．食事療法や薬物療法で治療する．

NIV **非侵襲的陽圧換気** noninvasive positive ventilation　挿管や気管切開を行わずに，鼻マスクやフェイスマスクで陽圧換気を行うこ

と．→NPPV

NK	**ニューロキニン** neurokinin 脳内の神経ペプチドの一群で，痛みの伝達や催吐，炎症反応の促進などに働く．

NK-1	**ニューロキニン** neurokinin 脳内に分布している神経ペプチドの一種で，痛みの伝達や催吐，炎症反応の促進など生理作用をもつ．

NKHS	**非ケトン高浸透圧性昏睡** non-ketotic hyperosmolar 糖尿病の合併症として生ずる高血糖性昏睡の1つ．高度な脱水，高血糖，血漿高浸透圧，意識障害などを特徴とする．NHSと略されることもある．

NK/T lymphoma	**NK/T細胞リンパ腫** natural killer/T cell lymphoma EBウイルスに感染したNK細胞の腫瘍．

NK細胞	**ナチュラルキラー細胞** natural killer cell 免疫細胞で，細胞障害性リンパ球の1つ．とくに腫瘍細胞やウイルス感染細胞の排除に重要な役割を果たす．

NL	**正常範囲** normal limits 正常限界ともいう．

NLA	**ニューロレプト麻酔** neurolept-analgesia, neurolept-anesthesia 麻酔法の1つ．神経遮断薬（ドロペリドール）と鎮痛薬（フェンタニル）を併用し，意識を保ったまま鎮痛効果を得る方法．

NLF	**鼻唇溝** nasolabial fold 一般に法令線と呼ばれる，鼻翼から口角にかけて現れるしわのこと．

NLP	**光覚なし** no light perception 失明の状態をいう．瞳孔に光を当てても，その明滅が判明できない．

nM	**ナノモル** nanomolar 物質量の単位．100万分の1モル（mol）．

NM	**ネオマイシン，フラジオマイシン** neomycin, fradiomycin アミノグリコシド系の抗菌薬．→FRM

NME **壊死性遊走性紅斑** necrolytic migratory erythema　グルカゴノーマに伴う皮膚症状. 表皮上層の壊死を伴う紅斑や紅斑性丘疹が, 体幹から四肢に遊走していく.

NMJ **神経筋接合部** neuromuscular junction　運動神経線維が筋線維と接合する部分.

NMR **核磁気共鳴** nuclear magnetic resonance　原子核に磁場をかけて起きる共鳴現象. これを医療用に応用したのがMRI.

NMR **新生児死亡率** neonatal mortality rate　生後4週間未満の新生児の死亡率.

NMS **悪性症候群** neuroleptic malignant syndrome　精神薬(主に抗精神薬)服用での重篤な副作用. 高熱, 発汗, 瀕脈, 振戦, 意識障害などの症状がある.

NMS **神経調節性失神** neurally mediated syncope　自律神経のバランスが崩れて起きる, 一過性の意識消失. 強い精神的ショックや疼痛, 疲労などによって生じる.

NMSCT **骨髄非破壊的同種造血幹細胞移植** nonmyeloablative stem cell transplantation　白血病治療の1つで, 免疫抑制剤で前処置を行い, 造血幹細胞を移植する方法.

NMU **神経筋単位** neuromuscular unit　1本の運動神経と, それに支配される筋線維を合わせた機能単位.

NN **神経鞘腫** neurinoma, schwannoma　末梢神経のシュワン細胞から発生する腫瘍. 皮膚, 聴神経に好発し, 聴神経鞘腫は脳腫瘍の10～14%を占める. レックリングハウゼン病に伴うことが多い.

NNIS **米国院内感染サーベイランス** National Nosocomial Infections Surveillance　病院感染の監視と感染制御担当者への支援のための調

査・研究ならびに勧告や情報提供を行うCDCの院内感染調査機構「米国院内感染サーベイランス」の略．

NNT 治療必要数 number needed to treat 1人に効果が現れるまでに何人に介入する必要があるのかを表す数字．たとえば5人に薬物を投与して1人に服用効果がある場合はNNTが5と表す．値が1に近いほど有効性が高い．

NO 一酸化窒素 nitric oxide 細胞内でアルギニンから酵素的に生成されるガス状情報伝達物質．血管内皮細胞から産生され，血管内皮機能を調節している．

NO 笑気 nitrous oxide 亜酸化窒素のことで，笑気ガスともいう．全身麻酔に用いられるガスの一種．

NO 鼻閉 nasal obstruction 鼻づまりのこと．

NOAEL 無毒性量 no observed adverse effect level 薬学用語で，人体に有害な影響を及ぼさないために投与できる最大量のこと．

NOMI 非閉塞性腸間膜梗塞 non occlusive mesenteric infarction 腸管に非連続性に壊死をきたす疾患．腸間膜血栓症ではなく，主幹動静脈に器質的な閉塞はない．

no p.l. 光覚なし no perception of light →NLP

NOC 看護成果分類 nursing outcomes classification 期待される結果（目標）とそれを評価する指標．看護介入によってもたらされる患者の成果を記述するために使用する用語．NANDA-I看護診断，NIC（看護介入分類）と並んで，看護の標準言語体系の1つ．

NP ナースプラクティショナー（米国） nurse practitioner 米国で認定されているプライマリケアの提供を行える看護職．看護師有資格者が大学院レベルの専門教育を受けたのちに資格を与えられ，許可さ

れた範囲内で薬の処方や医療処置を行う権限をもつ.

NP 看護計画 nursing care plan 看護過程の1つ. 看護診断に基づき, 対象者(患者)の個別的な目標を立て, そこに向けての具体的な処置・対応を計画すること.

NP 鼻ポリープ, 鼻茸 nasal polyp 副鼻腔, または鼻腔の粘膜から生じる炎症性増殖性の腫瘤. 慢性副鼻腔炎に合併することが多く, 時に鼻呼吸が困難になることもある.

NPC 鼻咽腔未分化癌 nasopharyngeal (poorly differentiated) carcinoma 鼻咽腔に発生した未分化がん. 増殖・転移速度が速く, 予後の悪い, 悪性度が高い腫瘍疾患.

NPD ニーマン・ピック病 niemann-pick disease 常染色体劣性の遺伝子変異により, 物質の代謝に影響を及ぼす疾患の1つ. A型, B型, C型の3つが一般に認識されている.

NPD 夜間腹膜透析 night peritoneal dialysis 自分自身の腹膜を利用して透析を行う方法の1つで, 機械を使って自動的に夜間に透析する. 睡眠中に透析を完結することができる.

NPE 神経心理学的評価 neuropsychological evaluation 神経心理学の評価法で, 脳疾患に伴う高次脳機能障害の有無や程度を明らかにすること.

NPH NPHインスリン neutral-protamine-Hagedorn insulin 中間型インスリンの1つ. プロタミンを添加することにより, 結晶化して吸収時間を延長したインスリン.

NPH 正常圧水頭症 normal pressure hydrocephalus 頭蓋内圧は正常値だが頭部CTで脳室の拡大を認め, 意識障害, 歩行障害, 便失禁などの症状がみられる疾患. くも膜下出血や頭部外傷後に出現するが,

原因不明もある.

NPH 椎間板ヘルニア nucleus pulposus herniation 加齢などにより変性した椎間板が，腰椎の脊髄神経根を圧迫している状態，または疾患.

NPN, residual nitrogen 残余窒素 nonprotein nitrogen 含窒素化合物代謝の最終産物で腎から排泄される尿素，クレアチニン，アンモニアなど非タンパク性窒素の総称. 腎機能障害で血中濃度が増加する.

NPO 絶食 nothing per os, nothing by mouth 検査，手術，治療のためにまったく食事を摂取しないこと.

NPPV 非侵襲的陽圧換気 non-invasive positive pressure ventilation 人工的換気方法の1つ. マスク装着による陽圧換気法により気管内挿管をしないで，機械的換気を行う. 対象者への負担が少ないため非侵襲性とよばれる.

NPT 夜間陰茎勃起 nocturnal penile tumescence 睡眠中のレム睡眠に一致して生じる陰茎の周期的な生理的勃起.

NPUAP 米国褥瘡諮問委員会 National Pressure Ulcer Advisory Panel 褥瘡の深達度による分類を1989年に発表した米国の組織.

NPWT 陰圧閉鎖療法 negative pressure wound therapy 糖尿病足病変などで，過剰な滲出液を吸引し，創収縮促進を目的に創を密閉して陰圧をかける方法.

NQs ニューキノロン系抗生物質 new quinolones DNAの複製を阻害する抗菌薬で，グラム陰性菌や陽性菌，マイコプラズマなどさまざまな菌に対して抗菌作用を示す.

NREM ノンレム睡眠 nonrapid eye movement sleep 睡眠状態の

1つ．眼球運動を伴わない，深い眠りにある状態．脳の眠りといわれ，その深さに応じて4段階に分類される．90〜100分サイクルでレム睡眠と交互に現れる．

NRI　栄養学的手術危険指数　nutritional risk index　手術の危険度を栄養状態から推定する，栄養評価法の1つ．10.7Alb+0.0039Lymph＋0.11Zn－0.044年齢で算出される．

NRS　数字評定尺度　numeric rating scale　ペインスケールなど，痛みの程度を数字で示すこと．

Ns　看護師　nurse　「傷病者もしくは褥婦に対する療養上の世話または診療の補助を行うことを業とする者をいう」(保助看法)．国家試験に合格すると，申請により厚生労働大臣から看護師免許が交付される．

NS　生理食塩液　normal saline　浸透圧が，ほぼ血漿と等しい塩化ナトリウムの水溶液．処方箋医薬品では，塩化ナトリウム0.9w/v％の食塩水と定義されている．

NS　ネフローゼ症候群　nephrotic syndrome　高度のタンパク尿による血中タンパク低下に起因する，浮腫を呈する腎疾患の総称．腎臓が主体の一次性と糖尿病や膠原病に伴う二次性がある．

NSAIDs　非ステロイド性抗炎症薬　non-steroidal anti-inflammatory drugs　ステロイド構造をもたない抗炎症薬．シクロオキシゲナーゼを阻害し，プロスタグランジン産生を抑制し，鎮痛，解熱，抗炎症作用を示す．代表的薬物はアスピリン．

NSD　経腟自然分娩　normal spontaneous delivery　正常自然分娩ともいう．

NSE　ニューロン特異性エノラーゼ　neuron-specific enolase　肺小細胞がん，神経芽細胞腫，神経内分泌系腫瘍の診断と経過観察に用い

NSFTD　正常満期産　normal spontaneous full term delivery　妊娠37週以上42週未満の間での出産．それより早いのが早産，遅いのが過期産．

NSGCT　非セミノーマ性肺細胞腫瘍　non-seminomatous germ cell tumor　セミノーマとは精上皮腫のこと．精巣がんの非セミノーマタイプのことで，セミノーマより迅速に成長する傾向がある．

NSIDS　未然型乳幼児突然死症候群　near sudden infant death syndrome　健康上問題のない乳幼児が突然死亡する乳幼児突然死症候群の状態で発見され，死に至らなかったもの．

NSIP　非特異型間質性肺炎　nonspecific interstitial pneumonia　特発性間質性肺炎の臨床画像病理学的疾患単位の1つ．

NSR　正常洞調律　normal sinus rhythm　正常な心電図の波形．P波，QRS波，T波が正常で，一定のリズムで繰り返される状態．心房筋，心室筋が洞結節に同調していることを示している．

NST　ノンストレステスト　non-stress test　分娩監視装置を用いて胎動による胎児心拍数の変化から胎児胎盤の機能を調べる検査．

NST　栄養サポートチーム　nutrition support team　患者の栄養管理や支援を行うための，医師や看護師，薬剤師，管理栄養士，言語聴覚士などの多職種による専門家チーム．

NSU　非特異性尿道炎　nonspecific urethritis　淋菌などの特殊な感染以外で，何らかの病原体により引き起こされる尿道炎．性行為感染症の1つ．

NSVT　非持続性心室頻拍　nonstainded ventricular tachycardia　肥大型心筋症に伴うと，心室細動による死の危険因子である．

NT 神経性伝達物質 neurotransmitter（ニューロトランスミッター） ノルアドレナリンやドパミンなど, 脳内の神経細胞間の情報伝達を媒介する物質.

NTG 正常眼圧緑内障 normal tension glaucoma（ノーマル テンション グラウコーマ） 緑内障の一種. 通常の緑内障は, 眼圧が正常値を超えて視神経を圧迫するが, 眼圧が正常にもかかわらず, 視野の異常や視神経乳頭陥凹などの機能障害が起こる疾患.

NTG ニトログリセリン nitroglycerin（ニトログリセリン） 狭心症発作の治療薬. 舌下錠, 点滴静注, 貼布薬がある. 作用発現は速く, 労作型狭心症, 安静狭心症ともに有効.

NTM 非結核性抗酸菌 *nontuberculous mycobacteriosis*（ノンチュベルクロージス マイコバクテリオシス） 抗酸菌のうち結核菌 *M.leprae* 以外をよぶ.

NTN 腎毒性腎炎 nephrotoxic nephritis（ネフロトクシック ネフリティス） 薬物の副作用による腎炎. 抗がん剤などの中毒性で腎障害を生じることで起こる.

NUD 非潰瘍性消化不良 nonulcer dyspepsia（ノンアルサー ディスペプシア） 消化性潰瘍や消化器がんなどの器質的疾患に伴う消化不良と対比する病態. ストレスや過食など, 潰瘍などの異常が認められない機能性胃腸症をいう.

Nv 裸眼視力 naked vision（ネーキッド ヴィジョン） 眼鏡などの視力矯正器具を使わない視力のこと.

NVAF 非弁膜症性心房細動 nonvalvular atrial fibrillation（ノンアヴラー アーテリアル フィブリレイション） 冠動脈硬化症, 心不全, 高血圧によって起こる心房細動のこと.

NVD 乳頭上血管新生 neovascularization on the disc（ネオヴァスキュラライゼイション オン ザ ディスク） 視神経の乳頭の上に, 新生血管が生じる疾患.

NVG 血管新生緑内障 neovascular glaucoma（ネオヴァスキュラー グローコーマ） 新生血管が目の虹彩や前房隅角に生じ, 房水をふさぐことで眼圧が上昇して起こる疾患. 糖尿病患者特有の緑内障.

N&V, NV, N/V 悪心・嘔吐 nausea and vomiting 胃の内容物を吐き出す「嘔吐」と，嘔吐の前に起こる吐き気である「悪心」を表す．

NVP ネビラピン nevirapine 抗HIV薬．

NWB 免荷 non weight bearing 患肢にまったく体重がかからないようにすること．骨折，関節炎，靱帯損傷などの疾患や，術後の患肢の安静のために行う．

Nx 眼振 nystagmus 眼球，内耳，脳などの障害によって生じる眼球の不随意性の反復運動．意識的に止めることができない．水平や垂直，回転性の動きがある．中枢神経障害，視力や内耳の障害で起こる．

NYHA分類 ニューヨーク心臓協会分類 New York Heart Association classification ニューヨーク心臓協会（NYHA）が策定した心疾患を対象とした呼吸困難の重症度の分類．

NYS ナイスタチン nystatin 表在性抗真菌薬．

NZP ニトラゼパム nitrazepam ベンゾジアゼピン系催眠鎮静薬・抗てんかん薬（ヒルスカミン®）．

O　客観的情報　objective data　看護記録に記載する項目．患者の行動，表情，検査データ，処方内容，薬剤師の服薬指導内容といった，主観の入らない情報・事実．

O157　腸管出血性大腸菌O157　O157：H7　病原性大腸菌の1つ．きわめて感染力が強く，ベロ毒素を産生して，血便と腹痛を主症状とする出血性大腸炎を起こす．

O_2　酸素　oxygen　2番目に電気陰性が大きい元素で，大気中に占める割合は20％程度．

O_2　両眼　both oculus　左右両方の眼のこと．

OA　起立性タンパク尿　orthostatic albuminuria　安静臥床時にはタンパク尿は出ず，立ち上がるときなどにタンパク尿が出る生理的タンパク尿．小児にみられる．

OA　経口栄養　oral alimentation　栄養を口から摂ること．

OA　変形性関節症　osteoarthritis　関節の退行変性により種々の変形が起きる疾患．股・膝・肘関節のほか，頸椎や腰椎にもみられる．治療は薬物治療，温熱療法，機能障害が著しい場合は人工関節置き換え術を行う．

OAB　過活動膀胱　overactive bladder　尿意切迫感を主訴に頻尿および夜間頻尿の症状があり，ときに切迫性尿失禁を伴う疾患．

OALL　前縦靱帯骨化症　ossification of anterior longitudinal ligament　脊髄の前方を縦走している前縦靱帯が骨化，硬く肥大した状態になる疾患．

OAP　眼動脈圧　ophthalmic artery pressure　網膜動脈圧ともいう．

網膜中心動脈の圧力のこと．

OA-PICA anastomosis　後頭動脈-後下小脳動脈吻合（術）　occipital artery-posterior inferior cerebellar artery anastomosis　脳血行再建術の1つで，後頭動脈と後下小脳動脈をつなぐバイパス手術．

OAS　口腔アレルギー症候群　oral allergy syndrome　IgE抗体伝達即時型アレルギーで，食物を摂取した際に口腔・咽頭粘膜の過敏症状や局所的あるいは全身的なⅠ型アレルギー反応を生じる症候群．

Ob　斜位　oblique　神経を緊張させて両眼の視線を目標に合わせている状態．斜視とは異なる．

OB　潜血　occult blood（bleeding）　肉眼では見えないが，便や尿に存在する血液．

OB・GYN　産科・婦人科　obsterics and gynecology　診療科の1つ．産科は妊娠・出産と新生児にかかわる領域で，婦人科は乳がんや子宮がんなど女性に特有の疾患を対象とした領域．

OBS　器質性脳症候群　organic brain syndrome　脳機能の全般的障害によって見当識，記憶，知能，判断の障害と感情の浅薄化をきたす症候群．

OC　経口避妊薬　oral contraceptives　低用量ピル．避妊を目的とし，卵胞ホルモン（エストロゲン）と黄体ホルモン（プロゲストーゲン）が含まれている錠剤．主に，排卵を抑制することで避妊効果を発揮する．

OC　酸素消費量　oxygen consumption　心拍出量×（動脈血酸素含量－混合静脈血酸素含量）のこと．

OC　卵巣がん　ovarian carcinoma, ovarian cancer　卵巣の上皮細胞に発生するがん，悪性腫瘍．

OCCB　潜血反応　occult blood（オカルト ブラッド）　尿や便に含まれた微量の血液を検査により検出すること.

OCD　強迫性障害　obsessive-compulsive disorder（オブセシヴ コンパルシヴ ディスオーダー）　精神疾患の1つ.抑制できない強迫観念と脅迫行為の2つの症状を伴う.

OCD　離断性骨軟骨炎　osteo chondritis dissecans（オスティオ コンドライティス ディスセキャンズ）　解離性骨軟骨炎ともいう.関節の中に,軟骨組織が壊死して剥がれ落ち,疼痛と機能障害を起こす疾患.

OCH　経口避妊ホルモン　oral contraceptive hormone（オーラル コントラセプティッヴ ホルモン）　経口で摂取する避妊薬である,卵胞ホルモンや黄体ホルモンなどの女性ホルモンのこと.

OCPD　強迫性パーソナリティ障害　obsessive-compulsive personality disorder（オブセシヴ コンパルシヴ パーソナリティ ディスオーダー）　完全主義思考・秩序志向性という特徴がみられる神経症.

OCR　頭位変換眼球反射　oculocephalic reflex（オキュロセファリック リフレクス）　頭位をすばやく上下左右に振ると,眼球が動きに追いついていかず,頭位の変換と反対の方向を向く現象.意識障害があっても外眼筋麻痺がない場合にみられる.人形の目現象ともいう.

OCR　頭位変換眼球反射　oculocephalic reflex（オキュロセファリック リーフレクス）　頭を振ると,その向き反対側に眼球が向く反射のこと.意識がなく,脳幹や外眼筋には異常がない場合に起こる.

OCT　胎児予備能試験〈オキシトシンチャレンジテスト〉　oxytocin challenge test（オキシトシン チャレンジ テスト）　人工的に子宮収縮を起こし,胎児予備能力をみる検査.5%ブドウ糖にオキシトシンを加えて点滴,10分間に3回の子宮収縮が起こった時点で遅発性徐脈出現の有無により判定する.

OCT　光干渉断層計　optical coherence tomography（オプティカル コヒーレンス トモグラフィ）　眼底に近赤外線を照射して,網膜の断層を描き出す装置.加齢黄斑変性,黄斑円孔

や網膜浮腫などの疾患の診断に有用.

OCU　分娩監視装置　obstetric care unit（オブステトリック ケア ユニット）　産婦の陣痛と，胎児の心拍数を連続して監視する装置. 分娩時に装着し，経過を観察する.

OCV　硝子体混濁　opacitas corporis vitrei（オパシタス コルポリス ヴィトレイ）　硝子体が濁った状態. 硝子体出血や網膜剥離・ブドウ膜炎・糖尿病性網膜症などで起こる.

OD　1日量1回投与　once daily（ワンス デイリー）　1日に1回投与する場合の薬剤の量. カルテに記載する場合などに用いる略語.

OD　起立性調節障害　orthostatic dysregulation（オーソスタティック ディスレグレイション）　自律神経失調症の1種. 主な症状としてめまい・立ちくらみ，そのほかにも動悸・息切れ・睡眠障害・食欲不振・腹痛などさまざまな症状が現れる.

OD/O.D.　右眼に　oculus dexter（オクルス デクスター）　処方箋で用いられる略語.

ODA　客観的栄養評価　objective data assessment（オブジェクティヴ データ アセスメント）　身体計測値，栄養状態，尿・血液・免疫能をはじめとする検体検査値などの客観的な数値を指標として用いる栄養アセスメント法.

ODC　酸素解離曲線〈酸素結合曲線, 酸素飽和曲線〉　oxygen dissociation curve（オキシゲン ディソシエイション カーヴ）　ミオグロビン，ヘモグロビンの酸素結合量と酸素分圧の関係を示す曲線. 縦軸に酸素飽和度，横軸にそれと平衡している酸素分圧をとる.

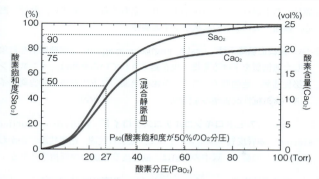

●ODCおよび酸素飽和度と酸素含量の関係

| ODT療法 | 閉鎖包帯法，密封包帯法 occlusive dressing technique |

軟膏，クリームなどの外用薬を皮膚面に塗布してラップフィルムで覆い，病巣を完全に密封して薬物の病巣への移行性を高める療法．皮膚炎，乾癬の局所ステロイド療法などに用いる．

| OE | 外耳炎 otitis externa 外耳道炎ともいう．外耳道に炎症が起こる． |

| OffJT | 職場外教育 off the job training 職場を離れ，外部講師や社内インストラクターが講師となり，仕事に共通して必要な事柄や基本的知識，技能を集合で教えていく教育」を指す用語．「集合教育」ともいう． |

| OFLX | オフロキサシン ofloxacin ニューキノロン系抗菌薬． |

| OGTT | 経口ブドウ糖負荷試験 oral glucose tolerance test 糖尿病診断の1つ．経口でブドウ糖を摂取したあと，時間経過による血糖値の変化をみていく． |

| OH | 起立性低血圧 orthostatic hypotension 安静臥床後や坐位から

急に立ち上がった際に血圧が下がり、立ちくらみ、めまい、動悸、悪心、頭痛、失神などの症状を呈する病態.

OHA　経口血糖降下薬　oral hypoglycemic agent　2型糖尿病を対象にした血糖値を下げる薬物. 現在処方されている薬物は、インスリン分泌促進薬、速効型インスリン分泌促進薬、ブドウ糖吸収阻害薬、インスリン抵抗性改善薬の4種類.

17-OHCS　17-ヒドロキシコルチコステロイド　17-hydroxycorticosteroid　副腎皮質ホルモンの1つで、電解質代謝、糖質代謝にかかわるホルモンの総称. 尿中の数値は、副腎皮質機能の評価指数となる.

OHI　口腔清拭指数　oral hygiene index　口腔内の清潔状態を評価するための指数. 歯石指数(CI)と堆積指数(DI)があり、どちらも4段階で評価する.

OHP　高圧酸素療法　oxygen hyperbaric pressure　大気圧よりも高い環境下で、高濃度酸素を吸入させ、病状を改善させる治療法. バージャー病や一酸化炭素中毒のなどの治療として行われることが多い. →HBO

OHS　開心術〈直視下心手術〉　open heart surgery　心臓に切開を加え心内操作・修復を行う手術.

OHS　肥満低換気症候群　obesity hypoventilation syndrome　BMI30以上の高度な肥満で、慢性の高炭酸ガス血症を伴う状態. 睡眠時無呼吸症候群の重症型と位置づけられている.

OHSS　卵巣過剰刺激症候群　ovarian hyperstimulation syndrome　卵胞が過剰に刺激されることによって、発症するさまざまな症状のこと. 主な症状として、卵巣の腫大と血管透過性亢進による腹水の貯留がある.

OI 日和見感染症 opportunistic infection 免疫力が低下した場合に，本来，健康人では害とならない細菌やウイルスに感染して発症する感染症．MRSAやヘルペスなどがある．

O(G)I 骨形成不全症 osteogenesis imperfecta 遺伝性の骨形成障害．コラーゲン合成障害による脆弱な骨のために骨折を繰り返したり，骨の変形を認めたりする．

OICU 母体・胎児集中治療室 obstetric intensive care unit ハイリスク妊婦に対し，24時間体制で高度な集中的管理を行う病棟．

Oint 軟膏 ointment 皮膚に塗布する半固形状の外用薬．脂肪，ワセリンなどを基剤とする．

OJ 閉塞性黄疸 obstructive jaundice 肝外胆管の閉塞により胆汁が十二指腸に排泄されないために起こる黄疸．外科黄疸ともいう．

OJT 職場内教育 on the job training 現場での仕事や作業を通じて必要とされる技術，能力，知識，態度や価値観などを身に付けさせ，スタッフの育成や資質向上を目的として行われる計画的な教育・研修．現任教育ともいう．

OK 食道がん Oesophagus Krebs 食道に生じる悪性腫瘍の総称．→EC

OK-432 抗悪性腫瘍溶連菌製剤 OK-432 抗悪性腫瘍薬．

OKK 上顎がん Oberkieferkrebs 副鼻腔の1つで，頬にある上顎洞の粘膜に生じる悪性腫瘍の総称．

OKN 視運動性眼振 optokinetic nystagmus 眼前を連続的に通過していく物を追うときに起こる反応．小脳や脳幹部に障害がある場合，この反応が異常を示す．

OM 骨髄炎 osteomyelitis（オステオマイエライティス）　骨髄に細菌が侵入し炎症を起こした病態の総称．代表例は化膿性骨髄炎，結核性骨髄炎など．

OM 中耳炎 otitis media（オティティス メディア）　中耳腔の粘膜や骨膜に起きる炎症．急性，滲出性，慢性に大別される．

OMA 急性中耳炎 otitis media acuta（オティティス メディア アキュータ）　中耳に細菌が感染して起こる急性の炎症．耳痛，発熱，耳だれ，耳閉感などの症状がみられる．

OMC 直視下僧帽弁交連切開術 open mitral commissurotomy（オープン マイトラル コミシュロトミィ）　僧帽弁疾患で行われる外科治療の術式．人工心肺装置を使い，一時的に心停止状態にして僧帽弁狭窄部位を切除する．適応は，僧帽弁の石灰化，逆流が軽度な僧帽弁狭窄症．

OMD 器質性精神疾患 organic mental disorder（オーガニック メンタル ディスオーダー）　脳血管障害や頭部外傷など，脳そのものの器質的病変や，脳以外の身体疾患による二次的な脳の障害に起因する精神障害．代表的なものに認知障害がある．

OME 滲出性中耳炎 otitis media with effusion（オティティス メディア ウィズ エフュージョン）　中耳腔に滲出液が貯留した状態となる中耳炎．耳痛や発熱などの急性炎症症状がないことが特徴．

OMI 陳旧性心筋梗塞 old myocardial infarction（オールド マイオカーディアル インファークション）　発症から30日以上経った心筋梗塞．

OML, OMline 眼窩外耳孔線 orbitonmeatal basal line（オービトミエイタル ベイサル ライン）　眼窩の中心と外耳孔の中心を結んだ線．頭部CTの撮影時に用いられる．

OMPC 慢性化膿性中耳炎 otitis media, purulenta, chronica（オティティス メディア プルレンタ クロニカ）　急性中耳炎を繰り返したり，治療が不十分だったりすることによって，鼓膜の孔が残ったままで，慢性化してしまった中耳炎．

ON 骨壊死 osteonecrosis（オステオネクロシス）　骨の組織や細胞が死んでいる状態．

ON 視神経 optic nerve 視覚をつかさどる神経. 第Ⅱ脳神経.

ONBD 術中経鼻胆汁ドレナージ operative nasal bile drainage 手術中, 鼻よりカテーテルを胆管まで通し胆汁を廃液する.

OOB 離床, 歩行可 out of bed 「ベッド外で」という意味を示すこともある.

Op, OP 手術 operation 治療を目的に, 医療機器を用いて患部を切開して, 処置を施すこと. 外科治療.

OP 器質化肺炎 organizing pneumonia 特発性間質性肺炎の病理組織パターンの1つ.

OP 骨粗鬆症〈オステオポローシス〉 osteoporosis 骨代謝において骨の吸収率が形成率を上回り, 骨密度や骨量が病的に低下した病態. 閉経後の女性に多い.

OP 浸透圧 osmotic pressure 異なる濃度の溶液が半透膜(溶媒分子は透過させるが, 溶質分子を通さない膜)で仕切られた際, 一方の溶媒が他方の溶液の中に混じっていく現象の圧力差のこと.

OPCA オリーブ橋小脳萎縮症 olivo-pontocerebellar atrophy オリーブ核, 橋核, 小脳などに変性・萎縮をもたらす疾患. 脊髄小脳変性症に属し, 小脳失調症のほか, 錐体路症状, 錐体外路症状, 自律神経障害がみられる.

OPCAB オフポンプ冠動脈バイパス術 off-pump coronary artery bypass grafting 人工心肺を用いずに心拍動下で行われる冠動脈バイパス術(CABG)の術式名.

Oph 検眼鏡 ophthalmoscope 瞳孔を開き, 眼底を検査するときに用いる検査器具.

OPLL　後縦靱帯骨化症　ossification of posterior longitudinal ligament　脊柱(頸椎部)後部の後縦靱帯が骨化して脊柱管が狭くなり，脊髄が圧迫されて種々の脊髄症状をきたす疾患．厚生労働省指定の特定疾患．

OPN　オステオポンチン〈ウロポンチン〉　osteopontin　細胞表面のRGD依存性インテグリン$\alpha V \beta_3$に結合するRGD配列をもつ分子量44〜60kDaの細胞接着分子・リン酸化糖タンパク質．

OR　オッズ比　odds ratio　ある疾患などへの罹りやすさを2つの群で比較して示す統計学的な尺度．要因に曝露した場合のオッズ$p/(1-p)$と要因に曝露しなかった場合のオッズ$q/(1-q)$の比．

OR　オピオイドローテーション　opioid rotation　副作用によりオピオイド投与の継続が困難になった場合や，十分な鎮痛効果が得られる前に副作用が発現する場合に，ほかのオピオイドへの変更や投与経路の変更を行うこと．

OR　抗腫瘍効果　overall objective tumour response　血管新生の抑制や腫瘍の減少，増殖の遅延など腫瘍に対する良好な治療効果の程度を表現する言葉．

OR　手術室　operating room　手術を行うためにつくられた部屋．通常は滅菌処理が施されている．

ORIF　観血的整復と内固定　open reduction and internal fixation　骨折して転位がある場合の治療法の1つ．手術によって転位した骨を正常な位置に戻し，金属の固定具を用いて体内で骨を固定する．

OPSI　脾摘後重症感染症　overwhelming postsplenectomy infection　脾臓摘出者がかかる重篤な感染症．脾臓は自然免疫の場となる臓器のため，脾臓が摘出されると，免疫機能も失われる．

OPV 経口ポリオワクチン oral poliovirus vaccine（オーラル ポリオヴァイラス ヴァクシーン） 小児麻痺を予防するための，経口によるポリオの生ワクチン．日本では予防接種として，経口生ワクチンを接種する．

ORL 耳鼻咽喉科学 otorhinolaryngology（オトヒノラリンゴロジー） 耳，鼻，口腔・咽頭，喉頭，気管，食道，頭頸部などの領域の疾患の診療・研究を指す．

ORN 手術室看護師 operating room nurse（オペレイティング ルーム ナース） 手術室勤務の看護師，および手術関連の看護を行う看護師のこと．手術室勤務の看護師には，主に器械出しと外回りの役割がある．

ORT 経口輸液療法 oral rehydration therapy（オーラル リハイドレイション セラピー） 経口補水療法ともいう．補水液や栄養溶液を経口的に補給する治療法．脱水症や低栄養の場合に行われることが多い．

ORT 視能訓練士 orthoptist（オーソプティスト） 視力障害のある人に各種の検査と視力回復のためのさまざまな矯正訓練とを行う者．国家資格．

Ortho 整形外科 Orthopadie（オルトペディ） 診療科の1つ．骨や関節，靭帯などの運動器官における疾患やけがの診断，治療を行う領域．

OS 骨肉腫 osteosarcoma（オステオサルコーマ） 原発性悪性骨腫瘍の代表的疾患．大腿骨下部，脛骨上部に多く，疼痛による歩行障害を初期症状とし，患部の腫脹，病的骨折などをきたす．

OS 全生存期間 overall survival（オヴァラル サヴァイヴァル） 研究開始時点から死亡までの期間．臨床研究などにおいて評価項目に用いられる指標．

OS 僧帽弁開放音 opening snap（オープニング スナップ） 胸骨左縁下部から心尖部にかけて聴取される心音で，Ⅱ音のあとに起こる．僧帽弁狭窄症の兆候の1つ．

OSAS 閉塞型睡眠時無呼吸症候群 obstructive sleep apnea syndrome（オブストラクティヴ スリープ アプニア シンドローム） 気道閉塞が原因の睡眠時無呼吸症候群．

OSCE 客観的臨床能力試験 objective structured clinical examination 医療者が現場で必要とされる臨床技能の習得を，客観的に評価・学習する方法．

Osm オスモル osmol 1mol/kgの理想溶液と等しい浸透圧を1osm/kgとし，溶液中の溶質の質量を浸透圧換算で表したもの．

OSM オンコスタチンM oncostatin M IL-6ファミリーに属するサイトカイン．肝細胞の分化を促進する．

OSTEO 骨髄炎 osteomyelitis 骨髄に細菌が感染することで起こる炎症．

OT オキシトシン oxytocin 出産時に子宮を収縮したり，乳分泌を促すなど，下垂体後葉から分泌されるホルモン．

OT 作業療法 occupational therapy 手工芸，料理，農作業，園芸，動物の飼育などの作業をとおして身体・精神障害の回復を目指す治療法．

OT 作業療法士 occupational therapist 身体または精神に障害のある者に手芸，工芸などの作業を行わせ，主として認知障害や運動機能，社会適応能力の回復を図ることを業務内容とする療法者．国家資格．

OT 手術室 operating theatre 手術を行うための部屋．滅菌処理された部屋に手術台，そのほかの医療器具が置かれている．手術台と心臓・脳血管X線撮影装置を組み合わせた手術室は，ハイブリッド手術室とよばれる．

OTC 一般用医薬品 over the counter drugs 処方せん不要で購入できる市販薬．なお，スイッチOTCは，比較的副作用が少なく安全性の高い医療用の医薬品がOTCとして販売されること．

OTC オキシテトラサイクリン oxytetracycline テトラサイクリン系抗菌薬.

Ova 卵巣 ovariy 女性の骨盤腔の外側壁に存在し,卵子を産出し,女性ホルモンを分泌する.

Ova Ca 卵巣がん ovarian cancer 卵巣に発生する悪性腫瘍.原発性(単純性),続発性,転移性の3種類に分類される.続発性は良性の卵巣嚢腫が悪性化したもので,転移性は胃腸からの転移が多い(クルケンベルグ腫瘍).

OW O/W 懸濁液〈懸濁剤,浮遊液〉 suspension, oil in water 分散状態をとる固体粒子(分散質)を含む液体.

Ox オキシダント oxidant 大気中に排出された酸化性物質.光化学スモッグの原因物質である.

OX オキシトシン oxytocin 視床下部で合成される下垂体後葉ホルモン.哺乳や分娩時の生殖器の刺激で放出され子宮平滑筋の収縮,射乳を起こす.

OYL 黄色靱帯骨化症 ossification of yellow ligament 脊柱靱帯骨化症の1つ.脊柱管の後方にある黄色靱帯の骨化により,脊柱管が狭窄し,神経圧迫症状が出る疾患.

oz オンス ounce ヤード・ポンド法で表す質量の単位.1オンスは16分の1ポンド.

P

- P **圧** pressure（プレッシャー）　単位面積に働く力.

- P **確率** probability（プロバビリティ）　個々の結果の起こりうる可能性を示す数値. 起こりうるすべての結果のそれぞれの確率の総和は1となる.

- P **計画** plan（プラン）　アセスメントにもとづき看護目標や具体的な看護処置を立案すること.

- P **血漿〈プラズマ〉** blood plasma, plasma（ブラッド プラズマ，プラズマ）　血液から血球を取り除いた液体成分. 水分約90%，タンパク質約7%，無機塩約0.9%を主な成分としている. 血漿からさらに血液凝固因子（フィブリノゲンなど）を取り除いたものが血清.

- P **肛門管** proctos（プロクトス）　歯状線から肛門縁の部位で，内肛門括約筋，外肛門括約筋，肛門挙筋に囲まれている. 直腸とつながり，便を体外に送り出す働きをもつ.

- P **タンパク質** protein（プロテイン）　アミノ酸が結合した高分子化合物. 生物の主要な構成要素.

- P **瞳孔** pupil (of the eye)（ピュービル(オブ ジ アイ)）　眼球のなかの虹彩の中心にある円形状の穴.

- P **腹膜** peritoneum（ペリトネウム）　腹膜腔の内壁（壁側腹膜）と腹腔内臓器の表面（臓側腹膜）を覆う強靭で薄い漿膜で，中皮とその下の結合組織からなる吸収漏出作用に富んだ強靭で薄い膜.

- P **プロゲステロン** progesterone（プロゲステロン）　女性ホルモンの1つである黄体ホルモンのこと. 受精卵が着床する場合や妊娠継続に働くホルモン.

- P **脈拍** pulse（パルス）　体表から触知できる動脈の拍動. 数，リズム，大きさ，緊張，遅速の5因子からなる.

P　リン　ホスフェイト　phosphate　体内にあるミネラルの1つで，カルシウムの次に多い．その85%は骨や歯の材料として使われ，後は，脳や筋肉など各組織でエネルギー産出時に使われる．

P　P波　ピーウェイブ　p-wave　心房の興奮状態を表す心電図波形．

P－　出産歴__回　パラ　Para　出産歴を記載する際の略語．出産経験が1回であれば，P－1となる．

P2　プレグナンジオール　プレグナンディオール　pregnanediol　黄体から，妊娠中には胎盤からも分泌されるプロゲステロンの代謝産物で，肝で還元され尿中に排出されるステロイドホルモン．妊娠初期から末期にかけてしだいに増量する．

5P　ショックの徴候　(pallor, prostration, perspiration, pulselessness, pulmonary insufficiency)　パラ プロストレイション パスピレイション パルスレスネス パルモナリィ インサフィシェンシィ　ショックの代表的な徴候のこと．蒼白，虚脱，脈拍を触れない，冷汗，呼吸不全の英語の頭文字をとって5Pという．

Pa　パラノイア〈偏執症, 妄想症〉　パラノイア　paranoia　広義には妄想だけで，幻覚などの症状を欠く精神病をいう．狭義には性格異常を基盤として，幻覚や思考障害を伴わず，人格は保たれるが誇大妄想，被害妄想を主とした妄想体系が慢性に経過し，それを指摘されても改めることができない治癒不能な精神障害を指す．

PA　悪性貧血　パーニシャス アネーミア　pernicious anemia　胃切除後など，胃液中の内因子が欠乏し造血に必要なビタミンB_{12}の吸収が障害されて起きる貧血．めまいや顔色の不良などの貧血症状のほかに四肢の感覚異常が出現することもある．ビタミンB_{12}の注射が有効．

PA　下垂体腺腫　ピチュイタリィ アデノーマ　pituitary adenoma　脳下垂体に発生する腫瘍．多くは良性．ホルモン産生腫瘍(成長ホルモン，プロラクチン，副腎皮質刺激ホルモン，甲状腺刺激ホルモン，性腺刺激ホルモンなど)はホルモ

ン異常による各種症状が出現する.

PA　原発性アルドステロン症　primary aldosteronism　副腎皮質の腺腫からアルドステロンが過剰に分泌されて起きる疾患. 症状は高血圧症, 筋力低下, テタニー発作, 周期性四肢麻痺, 多尿, 多飲など. 治療は外科的な副腎皮質腺腫の摘出が原則.

PA　進行性非流暢性失語　progressive nonfluent aphasia　前頭側頭葉変性症の3つの分類の1つ.

PA　心房圧　atrial pressure　通常は「AP」と略す. 心房から心室に入る圧力のこと.

PA　多発性動脈炎　polyarteritis　全身の中小の多数の動脈が炎症性に侵される病態で, 炎症だけでなく壊死を起こす. 結節性多発性動脈炎が代表的. 侵される臓器によって現れる炎症症状がさまざまである. とくに腎臓が侵されることが多い.

PA　動脈周囲炎　periarteritis　動脈の外膜とその周囲組織に炎症を起こした病態をいう.

PA　肺動脈〔幹〕　pulmonary artery　心臓に集まった静脈血をガス交換のために肺胞へ送る血管. 肺循環の一部. 右室を出て第4胸椎の高さで分枝し, 左右の肺に至る. 肺内で右肺動脈は3枝に, 左肺動脈は2枝に分枝する.

PA　肺動脈弁閉鎖症　pulmonary atresia　肺動脈弁の閉鎖に障害が出て, 機能不全になる疾患. 肺動脈から右心室への血液の流入がみられる.

PA　パニック発作〈恐慌〉　panic attack　自らを取り巻く環境や状況に対応しきれず, 突然強い恐怖感や不安を感じて, 動悸, 心悸亢進, 窒息感などの自律神経症状が顕著にみられ, 現実感消失・死への恐怖など

が突然起こる病態.「こういう状態がまた起こるのではないか」という予期不安も持続する.

PA プロカインアミド procainamide 抗不整脈薬の1つで, 心臓の不整なリズムを正常に戻す働きをする.

P&A 打診と聴診 percussion and auscultation 打診とは体表を指で叩き, その音で診断すること. 聴診とは聴診器などを用いて, 体内の振動を聞いて診断すること.

PAB 肺動脈絞扼術 pulmonary artery banding 肺動脈(主肺動脈)を絞扼し, 肺血流量を調節する手術. 小児の心臓病において, 肺高血圧症を回避するために実施される.

PAC シクロホスファミド＋ドキソルビシン＋シスプラチン cyclophosphamide + doxorubicin + cisplatin 併用化学療法.

PAC 小児丘疹性先端皮膚炎 papular acrodermatitis of childhood 小児疾患の1つで, ジャノッティ・クロスティ症候群ともいう. 小児の顔面や臀部, 四肢に丘疹や小さな水泡が現れる. B型肝炎ウイルスやEBウイルスの感染によって起こる.

PAC 心房期外収縮 premature atrial contraction 不整脈の1つで, 心房の突発的な電気活動によって, 予期しない心拍が生じること. 心電図上では, 一定のリズムにより予測された位置よりも早くP波が出現するのが特徴.

PACE コミュニケーション能力測定法 promoting aphasics` communication effectiveness 失語症などにおいて, どの程度言葉の理解が障害されているか, コミュニケーションの能力を測定する方法.

PACG 原発性閉塞隅角緑内障 primary angle-closure glaucoma 緑内障の1つで, 90%がこのタイプ. 房水の出口である隅角が虹彩に

よって狭窄・閉塞して，眼圧が上昇している病態．

PaCO₂ **動脈血二酸化炭素分圧** arterial CO₂ pressure　動脈血に含まれる二酸化炭素の量を示す．肺胞換気量の指標．肺のガス交換機能を評価する指標の1つ．基準値は35〜45mmHg（Torr）．

PACO₂ **肺胞気二酸化炭素分圧** alveolar carbon dioxide tension　肺胞内における気体に占める二酸化炭素量の指標で，正常値は40mmHg．

PACU **麻酔後回復室** post anesthesia care unit　リカバリールームともいう．術後の患者が麻酔から覚醒して一般病棟に移るまで，一時的に収容し，術後の全身状態を観察する部屋．

PAD **経皮的膿瘍ドレナージ** percutaneous abscess drainage　穿刺した皮膚から，カテーテルで膿を体外に排出する治療法．

PAD **自動体外式除細動器** public access defibrillation　一般市民がAEDを使用して早期に除細動（心肺蘇生）を行うこと．

PAD **末梢動脈疾患** peripheral arterial disease　動脈硬化による狭窄性病変．閉塞性動脈硬化症（ASO），閉塞性血栓血管炎（TAO），急性動脈閉塞などの総称．

PAE **抗菌薬持続効力** postantibiotic effect　有効濃度の抗菌薬にさらされた細菌が，抗菌薬を完全に除去してもその後一定時間は増殖を始めない現象．PAEのある薬物は間隔をおいた投与が可能．

PAF **血小板凝集因子** platelet-aggregating factor　血液の凝固にかかわる因子．第Ⅰ〜Ⅷ因子まで12種類ある（第Ⅵ因子は欠番）．

PAF **進行性自律神経障害** progressive autonomic failure　少しずつ進行する自律神経障害．

PAG　骨盤動脈造影　pelvic arteriography　大腿動脈から経皮的にカテーテルを挿入し，骨盤動脈に造影剤を注入し造影する．膀胱の腫瘍や子宮および卵巣の腫瘍など婦人科疾患の診断に用いる．

PAG　骨盤内血管撮影　pelvic angiography　造影剤を用いての骨盤内腔臓器の血管のX線撮影．子宮がんや卵巣がんなどの婦人科系疾患で行われることが多い．

PAG　肺血管造影　pulmonary angiography　造影剤を用いての肺の血管のX線撮影．気管支動脈造影，肺動脈造影，上大動脈造影の3種類がある．

PAGE　ポリアクリルアミドゲル電気泳動　polyacrylamide gel electrophoresis　電気泳動は，荷電粒子あるいは分子が電場（電界）中を移動する現象であり，タンパク質やDNAを分離する方法として広く用いられている．

PAH　妊娠高血圧症　pregnancy associated hypertension　妊娠20週以降に高血圧が現れ，産後12週までに血圧が正常になる場合をいう．高血圧に前後して尿タンパクが出ることがある．

PAH　肺高血圧症　pulmonary arterial hypertension　肺動脈の末梢にある小動脈の内腔が狭くなり，血液が通りにくくなるために肺動脈圧が高くなる疾患．

PAH　パラアミノ馬尿酸　para-aminohippuric acid　糸球体でろ過され，尿細管で分泌され，尿中に排泄される物質．腎血漿流量の目安として用いられる．

PAI　プラスミノゲン活性化阻害因子　plasminogen activator inhibitor　線溶系に関与する因子を阻害することによって，血栓を溶解する働きを妨げる因子．

PAIS アンドロゲン不能症候群（不全型） partial androgen insensitivity syndrome　アンドロゲン不能症候群の3分類のうちの1つで，不全型．外性器所見は重症度に応じてさまざまである．

pal 動悸〈心悸亢進〉 palpitation　心拍数の増加時や拍動の増大時に自覚症状として感じる自分の心臓の拍動．

PAM 過ヨウ素酸メセナミン銀染色 periodic acid methenamine stain　過ヨウ素酸メセナミンを用いる染色法．主に銀腎糸球体基底膜，メサンギウム細胞，毛細血管基底膜の染色を目的とする．

PAM プラリドキシム pralidoxime　解毒薬．

PaO₂ 動脈血酸素分圧 arterial oxygen pressure　血液に溶解できる酸素量は酸素分圧に比例するが，全体としては少量で，血中酸素の大半はヘモグロビンと結合して運ばれる．

PAO 最大酸分泌量 peak acid output　胃液検査の1つ．ガストリンを筋注後に胃酸の分泌量を見る．

PAO₂ 肺胞気酸素分圧 partial pressure of oxygen in alveoli　肺胞内における気体に占める酸素量の指標で，正常値は100mmHg．

pap 乳頭腺がん papillary adenocarcinoma　乳頭状に増殖する腺がん．

Pap 乳頭腫 papilloma　良性の上皮膚性の腫瘍の総称．いぼ，パピローマともいう．ヒトパピローマウイルスの感染によって生じる．

Pap Pap分類 Papanicolaou class　パパニコロウ分類ともいう．子宮頸部細胞診における分類．観察された細胞をClass Ⅰ（正常）からClass Ⅴ（がん）に分類される．

PAP PAP染色（パパニコロウ染色） papanicolaou stain　がんなど

の染色法として，広く用いられている細胞標本染色法の1つ．細胞診断には必要不可欠な染色方法．

PAP　原発性異型肺炎　プライマリィ アティピカル ニューモニア　primary atypical pneumonia　1940年代まで用いられた病名．現在，その多くはマイコプラズマ，クラミジアなどによる肺炎と判明．

PAP　前立腺性酸性ホスファターゼ　プロスターティック アシッド ホスファターゼ　prostatic acid phosphatase　前立腺特異抗原(prostate specific antigen；PSA)が登場する以前に用いられていた前立腺がんの腫瘍マーカー．

PAP　肺動脈圧　プルモナリィ アーテリアル プレッシャー　pulmonary arterial pressure　肺動脈の血圧で，正常値は収縮期が17〜32mmHg，拡張期が4〜13mmHg．

PAP　肺胞タンパク症　プルモナリィ アルヴィオラー プロテイノーシス　pulmonary alveolar proteinosis　肺胞腔内にPAS染色陽性のタンパクと脂質が充満する疾患．30〜50歳代の男性に多い(男女比3：1)．

PAPM/BP　パニペネム/ベタミプロン　パニペネム ベタミプロン　panipenem/betamipron　カルバペネム系抗菌薬．

PAPVC　部分肺静脈還流異常　パーシャル アノマラス プルモナリィ ヴェナス コネクション　partial anomalous pulmonary venous connection　4本の肺動脈のうち，数本が右心房に流入する，小児の先天性心疾患．

PAR　人口寄与危険度割合　ポピュレイション アトリビュタブル リスク パーセント　population attributable risk percent　ある危険因子によって発症したと考えられる患者の割合(％)．

PAR　肺小動脈抵抗　プルモナリー アーテリラー レジスタンス　pulmonary arteriolar resistance　肺動脈の末梢にある小動脈の血管抵抗のこと．

PARKIN　パーキンソン症候群　パーキンソニズム　parkinsonism　パーキンソン病とパーキンソン病の症状を呈する疾患の総称．ウイルス脳炎や認知症などの変性疾患，脳血管障害など，さまざまな状態が原因で起こる．

Para 対麻痺 paraplegia（パラプレジア） 両下肢のみの運動麻痺．多くは脊髄の損傷によって起こる．

PAS 過ヨウ素酸シッフ染色（パス） periodic acid Schiff stain（ペリオディック アシッド シフ ステイン） 組織学や病理学で用いられる染色法の1つ．過ヨウ素酸シッフ試薬で検体を染色し，グリコーゲン変性の証明などに使われる．

PAS 周辺虹彩前癒着 peripheral anterior synechia（ペリフェラル アンテリア シネキア） 虹彩周辺部が隅角と癒着した状態．緑内障の原因となる．

PAS パラアミノサリチル酸 para-aminosalicylate（パラ アミノ サリシレイト） 抗結核薬．

PASA 原発性後天性鉄芽球貧血 primary acquired sideroblastic anemia（プライマリー アクワイアード ジダーロブラスティック アネミア） 骨髄異形成症候群のうち環状鉄芽球を伴う貧血．造血障害が起こることで生じる．

PASG ショックパンツ pneumatic antishock garment（ニューマティック アンティショック ガーメント） 出血性ショックの際，両下肢を圧迫して心臓への静脈還流量を維持し，重要臓器（脳，心臓）への血流量を維持する目的で使用される装置．

Past パスタ剤 pasta（パスタ） 泥剤，泥膏剤ともいう．粉末の医薬品を多量に含む軟膏剤．

PAT 血小板凝集試験 platelet aggregation test（プレイトレット アグリゲイション テスト） 血小板を活性化する刺激物のなかで，血小板同士が凝集する過程を評価する検査法．狭心症や脳梗塞，心筋梗塞などの抗血小板剤の適応や治療効果を評価するときに測定する．

PAT 発作性心房頻拍 paroxysmal atrial tachycardia（パロキシズマル アトリアル タキカーディア） 心房から生じる突発的な頻拍．一定時間経過したあと，突然もとに戻る．

Path 病理学 pathology（パソロジー） 病気の原因と成立機序を研究する学問．

PAV 肺動脈弁 pulmonary artery valve（プルモナリィ アーテリー ヴァルヴ） 心臓の右心室から肺動脈

への流出路の付け根にある弁.血液の逆流を防ぐ.

PAV プロカルバジン＋ニムスチン＋ビンクリスチン procarbazine + nimustine hydrochloride(ACNU) + vincristine 併用化学療法.

Paw 気道内圧 airway pressure 気道にかかる圧.

PAWP 肺動脈楔入圧 pulmonary arterial wedge pressure 右心房から肺動脈へと挿入したカテーテルを膨らませ,肺動脈を閉塞させたときにカテーテル先端に加わる圧力のこと.左心房圧の代用として測定される.

PB 期外収縮 premature beat 心臓がもともとの調律で予想される時期よりも早く収縮する不整脈のこと.

PB パラフィン浴 paraffin bath パラフィンで膜をつくり,患部を加湿する温熱療法の1つ.

PB フェノバルビタール phenobarbital 長時間作用型のバルビツール酸誘導体.催眠・鎮静・抗てんかん薬として用いる.繰り返し投与により身体的・精神的依存を生じる.

PBC 原発性胆汁性肝硬変〔症〕 primary billiary cirrhosis 自己抗体の1つである抗ミトコンドリア抗体（AMA）の出現が特徴の非化膿性胆管炎.主徴は黄疸とそれに伴う倦怠感,全身瘙痒感.進行すると肝硬変や肝不全に至る.

PBF 肺血流量 pulmonary blood flow 肺動脈へと流れる血液量.

PBI 熱傷予後指数 prognostic burn index 熱傷の重症度を示す熱傷指数に年齢を加算して求める予後指数.生存率や致死率の指標で,120以上は致命的熱傷とされる.

PBL 問題基盤型学習 problem based learning 学習目標に照合し

て設定された状況における問題を発見し，さらに問題解決に向けて学生主導で行う小グループでの学習方法をとることから「チュートリアル」とよばれることも多い．

PBP 仮性球麻痺〈偽性球麻痺〉 pseudobulbar palsy 延髄神経核より上位の出血や梗塞，外傷などにより嚥下・構語障害など球麻痺に似た症状が出現する病態．意識障害や四肢麻痺など多彩な症状を呈する．

PBP 進行性球麻痺 progressive bulbar palsy 延髄の運動神経核およびその上位ニューロンが進行性に変性する運動ニューロン疾患．構音障害，嚥下障害，舌萎縮などを呈する．

PBSCT 末梢血幹細胞移植 peripheral blood stem cell transplantation 末梢血中の造血幹細胞を，造血因子の顆粒球コロニー刺激因子によって増やし，その細胞を移植する治療法．適応は，主に白血病．

p.c. 食後 post cibum, post cibos 処方箋に用いられる略語．服薬時間の指示に使われる．食事が終わって30分後くらい．→a.c., i.c.

PC 褐色細胞腫〈クロム親和〔性〕細胞腫〉 pheochromocytoma 副腎髄質または傍神経節などのクロム親和性組織より生じ，カテコールアミンを生成・分泌する腫瘍．多くは良性．症状は発作性高血圧，発汗，動悸，めまいなど．治療は腫瘍摘出，α・β遮断薬の投与など．

PC 血小板濃厚液 platelet concentrate 血漿に浮遊した血小板で，血液成分採血により白血球の大部分を除去して採取した血液製剤．

PC 体位変換 position change 体位変換ともいう．定期的に体の位置を変えることで，体重が同じ部位にかかり続けることを防ぎ，血行障害や褥瘡を予防するために行う．

PC 肺毛細管 pulmonary capillary 網の目のように肺胞を取り囲む毛細血管．肺–肺毛細管間においてガス交換が行われる．

PC 光凝固 photo-coagulation　レーザー光線を用いて網膜に熱凝固を行う手術.

PC ファーマシューティカルケア〈服薬ケア〉 pharmaceutical care　「患者のQOL向上というアウトカムに到達するために薬物治療に関連したケア提供を薬剤師が責任をもって行うことである」(米国医療薬剤師協会:ASHP)

PC プライマリケア primary care　患者を総合的・継続的, 全人的に診ること, 看護領域においては, 一人の患者を一人の看護師が受け持つ看護体制を指すこともある.

PC プロテインC protein C　ビタミンK依存性に肝臓で合成される血液凝固制御因子.

PC-IOL 後房レンズ posterior chamber intraocular lens　白内障手術において, 挿入する眼内レンズの1つ. 水晶体と虹彩の間に挿入する. 現在は主流のレンズ. →AC-IOL

PCA 患者自己鎮痛管理法 patient controlled analgesia　主に術後の疼痛やがん性疼痛に対し, 患者自身が輸液ポンプを操作して医師が処方した範囲内の投薬を行い, 自身の痛みをコントロールする鎮痛薬の投与法.

PCA 後大脳動脈 posterior cerebral artery　脳底動脈の吻側部から左右に分かれて形成される, 脳内主幹動脈の1つで, 主に中脳と間脳を栄養する.

PCB ポリ塩化ビフェニル〔類〕 polychlorinated biphenyls　塩素を含む有機化学物質. 一般にはPCBと表記されポリ塩化ビフェニル化合物の総称として用いられることが多い. 毒性および環境や生体内での残留性の問題から製造や使用が強く規制されている.

PCD　プログラム細胞死　programmed cell death　壊死とは違い，発生のある段階で細胞が死ぬように予定されていること．アトポーシスはプログラム細胞死の一部．

PCF　咽頭結膜熱　pharyngoconjunctival fever　アデノウイルスによる感染症．発熱や咽頭炎，結膜炎などの眼症状が主症状．夏季，プールでの感染が多いことからプール熱ともいわれる．

PCF　恥骨頸部筋膜　pubocerical fascia　骨盤底臓器支持機構の1つ．

PCG　心音図　phonocardiogram　心臓血管系が発する種々の可聴域の音を記録した図形．通常，心電図と同時に低音域（30〜100Hz），中音域（75〜300Hz），高音域（150〜600Hz）に分割して記録する．主に学校検診などで用いられる．

PCG　ベンジルペニシリン　benzylpenicillin　ペニシリン系抗菌薬．

PCH　発作性寒冷血色素尿症　paroxysmal cold hemoglobinuria　寒冷にさらされた後に，大量の溶血やヘモグロビン血症，ヘモグロビン尿が出現する疾患．

PC-HLA　濃厚血小板HLA　platelet concentrate HLA　患者のHLA型と適合する血小板でつくられた成分血液製剤．

PCI　経皮的冠動脈インターベンション　percutaneous coronary intervention　動脈硬化などで狭窄した冠動脈の拡張手術の1つ．大腿動脈，橈骨動脈，上腕動脈などからカテーテルを挿入し，狭窄部位を拡張する．開胸することなく治療ができる．

PC-IOL　後房レンズ　posterior chamber intraocular lens　虹彩よりも後方の後房に挿入する人工水晶体．白内障などの治療のために用いられる．

PCKD　多発性囊胞腎　polycystic kidney disease　腎実質内に多発

PCL　形質細胞白血病　plasma cell leukemia　異常な形質細胞，または骨髄腫細胞が身体や骨の軟部組織の中に腫瘍を形成する疾患．症候性骨髄腫と似ているが，大量の骨髄腫細胞が血液中に流れているのが特徴．

PCL　後十字靱帯　posterior cruciate ligtament　膝関節の中にあって，大腿内側から脛骨の後方を走る靱帯．膝関節の安定性を保つ．

PCM　原発性心筋症　primary cardiomyopathy　原因または原因との関連が不明な心筋の疾患．肥大型心筋症と拡張型心筋症に分けられる．特発性心筋症ともよぶ．

PCM　タンパクエネルギー低栄養　protein calorie malnutrition　→PEM

PCNSL　中枢神経系原発リンパ腫　primary central nerve system lymphoma　脳，脊髄，髄膜などの中枢神経系に原発する節外性リンパ腫．その大多数は非ホジキンリンパ腫である．

PCO　一酸化炭素分圧　carbon monoxide pressure　一酸化炭素が混合気体の全体積を占める場合の圧力．

PCO　水晶体後嚢混濁　posterior capsule opacification　後方の水晶体嚢(後嚢)の混濁．白内障手術後などに生じる．後発白内障ともいわれる．

PCO$_2$　二酸化炭素分圧　partial pressure of carbon dioxide　大気中における二酸化炭素量の指標．

Pcom　後交通動脈　posterior communicating artery　大脳動脈輪(ウィリス動脈輪)を構成する動脈の1つ．内頸動脈から分岐して中大

脳動脈と後大脳動脈をつなぐ．

PCOS **多嚢胞性卵巣症候群** polycystic ovary syndrome 排卵できない未成熟な卵胞が卵巣内にとどまるために，排卵障害・月経不順・肥満・不妊・不育などの症状が現れる症候群．

PCP **カリニ肺炎** pneumocystis carinii pneumonia ニューモシスチス肺炎ともいう．ニューモシスチス・カリニによる真菌性肺炎で，エイズ発症時などの免疫機能低下時に発症する．

PCP **ニューモシスチス肺炎** pneumocystis pneumonia 微生物のニューモシスチスカリニが原因で起こる肺炎で，日和見感染症の1つ．免疫力が低下した患者に発症しやすい．

PCP **肺毛細血管圧** pulmonary capillary pressure →PAWP

PCPS **経皮的心肺補助** percutaneous cardiopulmonary support 経皮的に大腿動静脈からカテーテルを挿入し，遠心ポンプと小型人工肺を有する閉鎖回路により，循環を維持する体外循環補助装置．補助循環，補助呼吸，心血管・呼吸器系手術の補助手段として使用．

PCR〔法〕 **ポリメラーゼ連鎖反応** polymerase chain reaction DNAやRNAの解析手法．目的とするDNA上の特定領域を指数関数的に増幅できる．

PCS **胆嚢摘除後症候群** postcholecystectomy syndrome 胆嚢摘出術後も術前とかかわらず肝機能障害，仙痛発作，黄疸などの症状がみられる病態．原因は総胆管結石，総胆管炎，総胆管狭窄，胆嚢管の遺残など．

PCS **門脈下大静脈吻合術** portcaval shunt 亢進した門脈圧を減圧させるための門脈減圧手術．門脈の血流を下大動脈へと流入させるためのバイパスをつくり，減圧を図る．

PCSK9 前駆タンパク質転換サブチリシン/ケキシン9型 proprotein convertase subtilisin/kexin type 9 原発性高コレステロール血症のなかの特発性高コレステロール血症で異常がみられる．

PCT 緩和ケアチーム palliative care team 緩和ケアの専門医や専門・認定看護師，薬剤師，MSW，管理栄養士など多職種で構成される，緩和ケアの提供を目的としたチーム．直接的ケアとコンサルテーション活動を行う．

PCT 晩発性皮膚ポルフィリン症 porphyria cutanea tarda ポルフィリン症の1つ．後天性のウロポルフィリノゲン脱炭酸酵素異常．

PCU パリアティブケアユニット〈緩和ケア病棟〉 palliative care unit がんに対する積極的治療は行わないが，症状の緩和や心のケアなどをとおして患者と家族が最期までできるかぎり希望に添った生活を送れるように支援する場．

PCV 圧調節換気 pressure control ventilation 人工呼吸器の換気調節モード．気道内圧が亢進しないように，吸気圧・時間を設定して送気する．

PCZ プロカルバジン procarbazine アルキル化系抗悪性腫瘍薬．

PCWP 肺毛細血管楔入圧 pulmonary capillary wedge pressure →PAWP

PD 進行 progressive disease 固形がんの治療効果の判定用語．病変が最も縮小したときから20％程度増大しているか，新病変の出現が考えられる．

PD 膵頭十二指腸切除〔術〕 pancreatico-duodenectomy 総胆管の下部，膵頭，胃幽門部，十二指腸にまたがる合併切除術．膵頭部がん，十二指腸乳頭部がん，下部胆管がんなどに対して施行．

PD　体位ドレナージ〈体位排痰法〉 postural drainage　排痰したい肺区域に合わせた特定の体位をとり，末梢気道に貯留した分泌物を気管中枢へ誘導排出する目的で行う体位変換法．慢性呼吸不全のほか，人工呼吸管理中の術後患者や重症患者にも有効．

PD　瞳孔間距離 papillary distance　黒目の中心を基点とした，左右の瞳孔間の距離．

PD　パーキンソン病〈振戦麻痺〉 Parkinson disease　筋の硬直・固縮，振戦，運動性低下（無動），仮面様顔貌，突進現象などを特徴とする錐体外路系退行性変性疾患．中脳の黒質に主病変があり，ドパミン代謝障害がみられる．厚生労働省指定の特定疾患．

PD　パニック症〈恐慌障害，不安障害〉 panic disorder　突然の強い恐怖感や不安感，動悸，頻脈，めまいなどのパニック発作症状が4つ以上出現し，10分以内にピークに達することを2～3回反復．加えて予期不安も持続する病態．

PD　肺疾患 pulmonary disease　肺に起こる病気．

PD　ピック病 pick disease　認知症を発症する神経疾患で，前頭葉と側頭葉の著明な萎縮が特徴．初期症状は人格障害や情緒障害などが現れる．

PD　腹膜透析〈腹膜灌流〉 peritoneal dialysis　膜腔内に透析液を注入し，腹膜を半透膜として用いる透析法．血液透析に比べ大きな装置が不要なので，在宅での透析が可能．

PDA　動脈管開存[症]〈ボタロー管開存症〉 patent ductus arteriosus　大動脈と肺動脈を連絡する動脈管が生後も開存している状態．治療は乳幼児期にカテーテルによる動脈管塞栓術，または外科的手術として動脈管切離または結紮術を行う．

PDE ホスホジエステラーゼ phosphodiesterase　cAMPやcGMPの環状リン酸ジエステルを加水分解する酵素であり，組織分布，基質親和性などが異なるPDE1〜PDE7の7種類のアイソザイムがある．

PDEI ホスホジエステラーゼ阻害薬 phosphodiesterase inhibitor　ホスホジエステラーゼ（PDE）阻害薬は細胞内でcAMP・cGMPの分解を抑制する作用をもち，心不全や慢性動脈閉塞症などさまざまな疾患の治療に使われている．

PDGF 血小板由来増殖因子 platelet-derived growth factor　組織損傷の際に現れる因子．血小板以外の血管内皮細胞やマクロファージでも産生される．

PDL プレドニゾロン prednisolone　合成副腎皮質ホルモン薬．

PDN プレドニン predonine　副腎皮質ホルモン剤．抗炎症薬の1つ．

PDR 増殖糖尿病網膜症 proliferative diabetic retinopathy　糖尿病網膜症の進行度を示す．網膜に増殖膜が張り，網膜剥離が引き起こされた病態で，最終段階．

PDS 胎盤機能不全症候群 placental dysfunction syndrome　母体の胎盤機能の低下により低酸素・低栄養となり胎児が種々の症状を起こすことをいう．

PDT 光線力学的療法 photodynamic therapy　レーザー療法の1つ．体内に注入した腫瘍親和光感受性物質が，レーザー照射によって活性化し，活性酸素を出す．その活性酸素が腫瘍組織を選択的に壊死させる．

PE 血漿交換 plasma exchange　血液中の有毒成分や抗体の除去を目的に，連続血液成分遠心分離装置を用いて血液から血漿を分離し，代わりに新鮮凍結血漿を補う治療法．適応は劇症肝炎，敗血症など．

PE 身体検査 physical examination 身体的な発育状態を調べる検査.

PE 肺気腫 pulmonary emphysema 呼吸細気管支および肺胞壁の拡張ないし破壊により肺胞(内腔)が異常に拡大した病態. 慢性閉塞性肺疾患(COPD)の病型の1つ.

PE 肺水腫 pulmonary edema 左心不全, 腎不全, 大量輸液・輸血などが原因で肺胞内に漏出液, 滲出液が貯留した状態.

PE 肺塞栓〔症〕 pulmonary embolism 肺動脈に血栓, 空気, ガス, 脂肪, 腫瘍, 異物などが詰まり, 肺血管系の循環障害を起こした病態.

PEA 水晶体乳化吸引術 phacoemulsification and aspiration 白内障において主流となっている手術. 濁った水晶体を超音波で細かく乳化状にしたあとに除去する.

PEA 無脈性電気活動〈電導(気)収縮解離〉 pulseless electrical activity 心停止の心電図診断(4波形)の1つ. 心臓からの有効な拍出が得られないため, 表在の動脈で脈拍が触知されない状態. 電気的除細動の適応外.

PECT ポジトロンエミッションコンピュータ断層撮影 positron emission computerized tomography 患者に放射性核種を投与して行われる, 陽電子を放出する核種を利用した, コンピュータ断層撮影検査.

PEE 肺炎随伴性胸水 parapneumonic effusion 胸腔内の炎症性病態で貯留した胸水.

PEEP 呼気終末陽圧, 終末呼気陽圧 positive end-expiratory pressure 肺胞虚脱を防止するために呼気相の気道内圧を大気圧に戻さず陽圧に保つ人工呼吸器の換気方法.

PEF 最大呼気流量 peak expirtory flow 最大の吸気から，一気に息を吐き出したときの最大呼気速度のこと．気道閉塞の指標．

PEFR 最大呼気速度 peak expiratory flow rate →PEF

PEG 気脳写 pneumoencephalography 腰椎穿刺により気体を注入し脳室の変形などを撮影する方法．CT開発後はあまり行われない．

PEG 経皮内視鏡的胃瘻造設術 percutaneous endoscopic gastrostomy 開腹ではなく内視鏡的に胃瘻を造設する手術．プル法，プッシュ法，イントロデューサー法などの術式がある．造設された胃瘻(gastrostomy)そのものをペグとよぶことも多い．(433頁)

PEG-IFN ペグーインターフェロン polyethylene glycol-interferon C型肝炎治療薬．インターフェロンにペグ(PEG：ポリエチレングリコール)を結合させることにより，従来のインターフェロンより体内で緩やかに作用するようにしたもの．

PEIT 経皮的エタノール注入療法 percutaneous ethanol injection therapy 肝細胞がんの治療法．エコー下に，腫瘍内およびその周囲肝組織にエタノールを注入する．

PEJ 経皮的内視鏡腸瘻造設術 percutaneous endoscopic jejunostomy 経腸栄養法の1つ．内視鏡を用いて，腹腔外から経皮的に空腸内に栄養チューブを挿入することで，腸瘻を増設する手術．

PEM タンパク質エネルギー栄養障害 protein energy malnutrition タンパク質など多量栄養素の慢性的不足による，低栄養状態．高齢者に多く，免疫力が低下し，易感染状態にある．

PEO 進行性外眼筋麻痺 progressive external ophthalmoplegia 眼瞼下垂，外眼筋の麻痺を生じ眼球運動障害をきたす疾患．

PEP 曝露後感染予防 post exposure prophylaxis 施設内でのアウ

トブレーク阻止のため，インフルエンザ等の施設内流行があった場合，抗ウイルス薬の曝露後予防投与を行い感染拡大を防ぐこと．

PEP ペプロマイシン peplomycin 抗生物質．

Per 根尖性歯周炎 periapical periodontitis 歯根部の炎症で，歯の根を通じて根尖周囲まで感染が生じたこと．

Perico 智歯周囲炎 pericoronitis 智歯は第三大臼歯のことで「親知らず」ともいう．この智歯周囲に起こる炎症．

PERT 百日咳 pertussis グラム陰性桿菌である百日咳菌の感染による急性気道感染症．特有の痙攣性の咳発作を特徴とする．

PET ポジトロン断層撮影 positron emission tomography 陽電子検出を利用したコンピュータ断層撮影法．主にがんの診断で利用される．

PF 呼気流量 peak flow →PEF

PFC 胎児循環遺残症候群 persistent fetal circulation syndrome 現在は新生児遷延性肺高血圧症→PPHNという．

PFC プラーク形成細胞 plaque-forming cell 溶血斑形成細胞ともいう．ヒツジ赤血球で免疫されたマウスの脾やリンパ節にみられる抗体産生細胞．

PFD 膵機能診断テスト pancreatic function diagnosis 膵臓の外分泌機能検査の1つ．尿を用いる．慢性膵炎の評価に有用．

PFO 卵円孔開存 patent foramen ovale 胎児期に右心房と左心房をつなぐために存在する心房中隔の穴．通常は出生後，数日で閉じる．自然閉鎖に数年かかることもあり，心房中隔欠損との鑑別が難しい場合もある．

PFR ピークフロー率 peak flow rate 吐き出した呼気の最大流量.

PFS 圧力尿流試験 pressure flow study 排尿時における尿流と膀胱内圧, 直腸圧を同時記録することにより, 下部尿路や排尿筋収縮機能を調べる検査.

PFSS 肺機能状態尺度 pulmonary functional status scale 慢性呼吸不全患者の肺機能の活動状態を計測するスケール.

PFT 絵画フラストレーションテスト picture frustration test 投影法による性格検査の1つ. 日常生活で欲求不満を感じやすい場面をイラストで示し, それに対する言語的反応から性格を評価する.

PFT 肺機能検査 pulmonary function test 肺活量, %肺活量, 努力性肺活量, 1秒量, 1秒率, 一回換気量, 残気量など, 肺機能の状態を評価するテスト. スパイロメータで測定する.

pg ピコグラム picogram 重量の単位で, 1ピコグラムは1兆分の1グラム.

PG 壊疽性膿皮症 pyoderma gangrenosum 急速に潰瘍化し拡大する皮膚疾患. 水泡や膿疱から始まる.

PG 耳下腺 parotid gland 両側耳介下部の前方に位置し下部は外耳孔から下顎角にまで及ぶ最大の唾液腺. 糖質分解酵素および内分泌腺としてパロチンを分泌する.

PG プロゲステロン progesterone 卵巣黄体および胎盤から分泌されるステロイドホルモン. 排卵後に黄体からの分泌が増え, 子宮内膜を増殖期から分泌期の状態に変化させる. 黄体ホルモン.

PG プロスタグランジン prostaglandin ヒトおよび動物の各臓器に分布し, さまざまな生理活性を示す脂溶性・酸性の物質. 精液, 子宮内膜, 甲状腺, 副腎髄質などに多く分布. A〜Jの群があり, 血管や気管

支の拡張作用などをもつ．

PGA　プロスタグランジンA　prostaglandin A　20種類以上あるプロスタグランジンのうち，Aの作用は血圧低下のみ．

PGD　着床前診断〈受精卵診断，着床前遺伝子診断〉　preimplantation genetic diagnosis　着床前あるいは女性の体内で妊娠が起こる前に，受精卵の遺伝子を診断する技術．受精卵から細胞を取り出し，特定の遺伝子異常がみられないかどうかを検査する．

PGI$_2$　プロスタグランジンI$_2$　prostaglandin I$_2$　生理活性物質プロスタグランジンの一種．抗血小板作用，血管を拡張する抗血栓作用がある．

PGN　増殖性糸球体腎炎　proliferative glomerulonephritis　ほとんどすべての糸球体にメサンギウム細胞，基質の増殖がみられる，びまん性糸球体腎炎の1つ．

PGR　精神皮膚電流反射　psychogalvanic reflex　精神的刺激を与えたときに起こる汗腺の活動による皮膚の電気抵抗の変化．精神電気反射，皮膚電気反射ともいう．

PGTT　プレドニゾロンブドウ糖負荷試験　prednisolone-glucose tolerance test　糖尿病診断のための血糖値測定検査の1つ．長期的なステロイドホルモン薬服用による薬剤性糖尿病の診断のために行う．

PGU　淋疾患治療後尿道炎　postgonococcal urethritis　淋疾患の治療後に淋菌が検出されなくなっても，尿道炎が持続する病態．クラミジアなどの他の混合感染菌が残存することが多い．

pH　水素イオン指数〈水素指数〉　potential hydrogen　物質の酸性やアルカリ性の度合いを示す数値．とくに断りがない場合は，水溶液中の値を示す．中性pH＝7中性，酸性pH＜7，アルカリ性pH＞7．

pH測定法 pH測定法 pH measurement　液体の水素イオン濃度(酸性，アルカリ性の度合い)の測定方法．臨床では血液，胃液，尿の測定を行う．

Ph1 フィラデルフィア染色体 Philadelphia chromosome　染色体異常の1つ．慢性骨髄性白血病や，急性リンパ性白血病の一部でみられる．

PH 既往歴 past history　出生してから現在までの患者の生活史．健康状態や病歴などを中心に，予防接種や輸血の有無，結婚および出産歴，嗜好品，常用薬品などを聴取する．既往症がしばしば同義に用いられる．

PH 公衆衛生 public health　国民の健康の保持・増進を図るために国や地方公共団体の保健機関，地域・職場組織によって行われる衛生活動．活動内容は伝染病予防，精神・食品・労働衛生，上下水道整備，公害対策など多種．

PH 前立腺肥大症 prostatic hypertrophy　前立腺組織が増殖・肥大し，多発性の線維腺腫様の結節を形成した病態．初期症状は夜間頻尿や排尿困難．進行すると尿閉や溢流による尿失禁がみられる．ホルモン療法や手術療法を行う．

PH 肺高血圧症 pulmonary hypertension　肺動脈内の血圧が異常に上昇する疾患．原発性と慢性閉塞性肺疾患などが原因で起こる続発性がある．

PHA 固有肝動脈 proper hepatic artery　腹腔動脈枝である総肝動脈から分枝した血管．肝門で右肝動脈と左肝動脈に分かれる．

PH(L)C 原発性肝がん primary hepatic (liver) carcinoma　肝細胞由来の悪性腫瘍疾患．

PHC　プライマリヘルスケア　primary health care　1975年(昭和50年)に厚生省(当時)が「個人や家族と最初に接する保健医療」と示した．国際的な学問として定まった定義はない．

Phe　フェニルアラニン　phenylalanine　必須アミノ酸の1つ．芳香族アミノ酸．フェニルアラニン水酸化酵素によりチロシンになる．フェニルケトン尿症ではこの酵素が先天的に欠損している．

PHG　門脈圧亢進症胃症〈門脈圧亢進性胃疾患〉　portal hypertensive gastropathy　門脈圧亢進症は，門脈圧が200mmH$_2$O以上と定義されており，さまざまな消化管壁への影響がある．なかでも胃粘膜に特徴的な病変として，胃・食道静脈瘤が発生することが知られている．

PHN　帯状疱疹後神経痛　post-herpetic neuralgia　帯状疱疹による皮疹が消退後も，神経痛だけが数年にわたり続く病態．高齢者に多い．治療は神経ブロックや投薬治療など．

PHN　保健師　public health nurse　地域の保健所などで住民の健康相談，予防，訪問看護などを行う職種．看護師国家試験に合格あるいは受験資格のある者で，該当の教育を受けたのち，保健師国家試験合格者に免許が与えられる．

PHOT　熱湯注入療法　percutaneous hot saline injection therapy　腫瘍に対する局所療法の1つで，熱湯を注入して腫瘍を壊死させる方法．

PHP　偽性副甲状腺機能低下症　pseudohypoparathyroidism　副甲状腺機能低下のような症状を示す先天的な疾患の総称．副甲状腺ホルモンの標的臓器の反応が障害され，低カルシウム血症や高リン血症などが起こる．

PHP　原発性副甲状腺機能亢進症　primary hyperparathyroidism　副甲状腺の腫瘍や過形成により，副甲状腺ホルモンが過剰に分泌され続ける病態．高カルシウム血症をきたす．

PHPV　第一次硝子体過形成遺残　persistent hyperplastic primary vitreous　胎児の発達段階において，消失するはずの第一次硝子体が生後も残る疾患．牽引乳頭〜白色瞳孔をきたす．

PHS法　プロリン・ヘルニアシステム法　PROLENE hernia system　鼠径ヘルニア手術の手法の1つ．

PHT　フェニトイン　phenytoin　ヒダントイン系の抗てんかん薬．

PHT　門脈圧亢進症　portal hypertension　肝の門脈系において，種々の原因によるうっ血，狭窄，閉塞のために血流抵抗が増大し，内圧の上昇をきたした病態．

PI　現病歴　present illness　いつから，どのように主訴が始まり，どのような経過をとったのか，前医ではどのような治療を受けたのか，どのような症状が出たのかといった情報をまとめたもの．診療録(カルテ)に記すときに使われる．

PI　肺梗塞症　pulmonary infarction　肺動脈が塞栓，血栓によって閉塞し，肺循環障害を起こした病態．突然の呼吸困難，胸痛，血痰に加え，太い肺動脈主幹部の血管が梗塞を起こすと失神することもある．

PI　未熟児　premature infant　出生時体重が2,500g以下の乳児．正式な医学用語ではなく，現在は「早産児」「低出生体重児」という言葉がよく用いられる．

PIA　梗塞後狭心症　postinfarction angina　梗塞前狭心症(preinfarction angina)を指す場合もある．梗塞前後の状態の狭心症のこと．

PICA　後下小脳動脈　posterior inferior cerebellar artery　小脳を栄養する3つの動脈の1つ．椎骨動脈から始まり，小脳下部表面まで走行する．

PICC 末梢挿入中心静脈カテーテル peripherally inserted central catheter 肘の静脈(末梢静脈)から穿刺して,腋窩静脈,鎖骨下静脈を経由し,その先端を上大静脈に留置する中心静脈カテーテル.

PICU 周産期集中治療室 perinatal intensive care unit MFICU(母体胎児集中治療室)と同じ.切迫流産や合併症妊娠のリスクの高い妊婦の管理・治療を集中して行う病棟.

PICU 小児集中治療室 pediatric intensive care unit 重篤な小児や救急搬送された小児,難病疾患の小児などを24時間集中して管理・治療する病棟.

PICU 精神科集中管理室 psychiatry intensive care unit 精神科病院に設置されている.精神科急性期患者を集中治療するものと,内科疾患を併発している精神疾患患者を集中治療するものがある.

PID 血漿鉄消失率 plasma iron disappearance 体内投与用放射性医薬品である^{59}Feを静脈注射して,血漿中の放射能減少率によって求められた値.骨髄の造血能をみる.

PID 骨盤内炎症性疾患 pelvic inflammatory disease 婦人科系疾患の1つで,子宮内膜や卵管など上部生殖器の感染症の総称.

PIE症候群 肺好酸球増加症,好酸球性肺疾患 pulmonary infiltration with eosinophilia syndrome 胸部X線写真上に異常な浸潤陰影を認め,同時に末梢血の好酸球の増加を認める病態の総称.

PIF 最大吸気流速 peak inspiratory flow 可能なかぎり速く深く息を吸ったときの,息を吸うスピード.

PIF プラクチン放出抑制因子 prolactin release-inhibiting factor 脳の下垂体から分泌されるホルモンであるプロラクチンの分泌を抑制する因子.視床下部の神経分泌細胞で産生される.

PIH 妊娠高血圧症候群 pregnancy induced hypertension 妊娠中期から出現する，高血圧を伴う病態の総称．2005年に日本婦人科学会が「妊娠中毒症」から名称を変更．

PIF プロラクチン抑制因子 prolactin inhibiting factor 視床下部から放出されるドパミンで，プロラクチン抑制因子として，下垂体門脈を介してプロラクチンの分泌を調整する．

PIH プロラクチン抑制ホルモン prolactin inhibiting hormone 視床下部ホルモンの1つで，下垂体前葉ホルモンのプロラクチンの分泌を抑制する．

pil 丸薬 pilula 剤形が球状をしている経口薬．

PImax 最大吸気圧 maximum inspiratory pressure 最大呼気位から最大吸気努力を行ったときに気道内にかかる圧力．→PIP

PIP 近位指節間関節 proximal interphalangeal 指の関節の名称で，指の付け根に近いほうの関節のこと．

PIP 最大吸気圧 peak inspiratory pressure 呼吸周期における，もっとも大きな気道内圧．

PIPC ピペラシリン piperacillin ペニシリン系抗菌薬．

PIPS 経皮的下大静脈・門脈短絡術 percutaneous inferior vena cava-to-portal vein shunt 皮膚を穿刺してカテーテルを挿入し，下大静脈と門脈をつなげる手術．肝硬変に伴い亢進した門脈圧を下げるために行う．

PISP ペニシリン低感受性肺炎球菌 *penicillin insensitive resistant Streptococcus pneumoniae* 抗生物質ペニシリンに耐性を獲得した肺炎球菌．

PIT 血漿鉄交代率 plasma iron turnover rate 血漿中から骨，髄に移行する1日当たりの鉄の量を表す．

PIVKA-Ⅱ ビタミンK欠乏誘導タンパク-Ⅱ protein induced by vitamin K absence or antagonist-Ⅱ ビタミンK欠乏状態で誘導されるタンパクであるプロトロンビンⅡ．ビタミンK欠乏症や原発性肝がんで増加する．

PJC 結節性期外収縮 premature junctional contraction 房室結節で発生する期外収縮．

PJ drainage 膵空腸吻合カテーテル pancreato-jejunostomy drainage[catheter]，pancreatjejunostomy drainage 膵頭十二指腸切除術を行った場合，膵空腸吻合部にドレーンを留置し，膵液を排出する方法．

PK 膵〔臓〕がん pancreatic carcinoma, Pankreaskrebs 膵臓に発生する悪性腫瘍．発生部位により膵頭部がん，膵体部がん，膵尾部がん，びまん性膵がんに大別される．症状は背部痛，黄疸など．治療は膵切除術が基本．

PKC プロテインキナーゼC protein kinase C カルシウム依存性プロテインキナーゼの1つ．

PKD 多発性嚢胞腎 polycystic kidney disease 腎実質に液体の貯留した嚢胞ができる疾患．先天性・遺伝性疾患であり，肝，脾，膵などの他臓器にも嚢胞の出現を合併する．

PKK 膵頭部がん Pankreaskopfkrebs 膵臓に生じた悪性腫瘍疾患の1つで，十二指腸側にある膵頭部位の悪性腫瘍．

PKN パーキソニズム parkinsonism パーキンソン病でよくみられる，振戦，筋固縮，歩行困難などの症状のこと．必ずしもパーキンソ

ン病によるものではない.

PKP **全層角膜移植** penetrating keratoplasty（ペネトレイティング ケラトプラスティ）　角膜移植の手術法の1つ．角膜の上皮，実質，内皮のすべてを移植する．→LKP

PKU **フェニルケトン尿症** phenylketonuria（フェニルケトンウリア）　フェニルアラニン水酸化酵素の遺伝子変異により，尿中にフェニルピルビン酸などのフェニルケトン体が排泄される先天性アミノ酸代謝異常症．新生児期は無症状だが，しだいに赤毛などの症状を呈する．

pl **胸膜，肋膜** pleura（プルーラ）　肺を覆っている薄い膜．肺を包む肺胸膜と，胸腔の内側を覆う壁側胸膜がある．かつては肋膜といわれた．

PL **偽薬** placebo（プラシーボ）　見かけ上は薬物とまったく同じ形だが，薬理作用のない偽物の薬．治験の二重盲検比較試験で使われる．

PL **光覚** perception of light（パーセプション オブ ライト）　光の強弱，明暗，色覚を認識する感覚のこと．網膜にある視細胞である杆体がつかさどる．

PL **プラスミン** plasmin（プラスミン）　タンパク質分解酵素の1つ．血液凝固に関与するタンパク質にフィブリンと血漿中にある前駆体のフィブリノゲンを分解．血栓溶解作用をもつ．

PL **リン脂質** phospholipid（フォスフォリピッド）　脂肪酸とアルコール，リン酸，その他の物質が化合してできたもの．急性肝炎や肝硬変で減少する．

PL(T) **血小板** platelet（プレイトレット）　血液に含まれる有形成分で，骨髄中の巨核球の断片化によって生成されると考えられている．止血・凝固作用をもつ．血管内外が損傷した際は，血栓を形成する．

PL-B **ポリミキシンB〈ポリミキシンB硫酸塩〉** polymyxin B（ポリミキシン ビー）　ポリペプチド系抗菌薬．

PLC **原発性肝がん** primary liver carcinoma（プライマリー リヴァー カーシノーマ）　肝臓が発生元である

肝がんで,肝細胞がんと胆管細胞がんに大きく分かれる.肝細胞がんは最も頻度が高い.

PLEVA 急性痘瘡状苔癬状粃糠疹 pityriasis lichenoides et varioliformis acuta 急激に紅色の丘疹が生じる.ムッハ・ハーバーマン病と同じ.

PLF 後側方固定術 posterior-lateral fusion 脊椎手術の術式.神経を圧迫している部分を切除したあとに,自家骨の移植または人工骨を椎骨の後ろに挿入・固定し,脊椎を安定させる方法.

PLGE タンパク漏出性胃腸疾患〈タンパク喪失性胃腸疾患,滲出性腸炎,本態性低タンパク血症〉 protein-losing gastroenteropathy 消化管粘膜からの血清タンパク,とくにアルブミンの異常漏出により低タンパク血症となる疾患.原発性はメネトリエ病や腸管リンパ管拡張症,続発性は胃がん,潰瘍性大腸炎,クローン病などに伴う.

PLIF 後方腰椎椎間固定術 posterior lumbar interbody fusion 狭窄あるいは変形した椎間板を後方から切除したあとに,自家骨の移植や人工骨の挿入・固定し,脊椎を安定させる.

PLL 後縦靱帯 posterior longitudinal ligament 脊椎椎体後面を上下に縦走する帯状の靱帯.

PLL 前リンパ球性白血病 prolymphocytic leukemia 細胞腫瘍の1つで,末梢血や骨髄,脾臓で前リンパ球細胞が過剰に増殖する,慢性リンパ性白血病.

PLPHA 腰椎穿刺後頭痛 post-lumbar puncture headaches 腰椎穿刺により,脳脊髄液の量および圧が減少することで引き起こされる頭痛.

PLS 小児救命処置 pediatric life support 小児に対する救命処置.

→BLS，ALS

PLS **長期救命処置** prolonged life support（プロロングド ライフ サポート） 持続救命処置ともいう．一次救命処置，二次救命処置に続く脳の蘇生を指向する救命処置．原因の究明や集中治療などを行う．

PLSVC **左上大静脈遺残** persistent left superior vena cava（パーシステント レフト スーペリア ヴェナ カヴァ） 胎児期にあった上大静脈が残っている先天性の異常．通常は右側にしかない上大静脈が左側にもある．

PLTP **リン脂質転送タンパク** phosphoid transfer protein（フォスホイド トランスファー プロテイン） リポタンパクをHDL以外からHDLに転送する．

PLT, plt **血小板** platelet（プレートリット） 骨髄で産生される，血液中の円板状の有形成分．血管が損傷された場合に，血液凝固作用により止血や血管保護の役割を果たす．

PM **小発作** petit mal（ペティット マル） てんかんの強直間代発作（大発作）に対して軽度の発作のこと．国際分類では欠神発作を指す．数秒から十数秒の意識混濁・消失があり，すぐ回復する．主に学童期にみられ，痙攣は伴わない．

PM **多発筋炎** polymyositis（ポリオミサイティス） 左右対称性に四肢近位筋，顔面筋，頸筋，咽頭筋などの筋力低下と筋萎縮を主体とする炎症性筋疾患．血清クレアチンキナーゼ（CK），アルドラーゼの上昇を認める．診断は筋電図，筋生検が有用．

PM **ペースメーカー** pacemaker（ペイスメイカー） 心臓のリズムをつくり出す機能のこと．または，心筋に電気刺激を与えることで必要な心収縮を発生させる医療機器をいう．

PMA **下顎前方移動スプリント** prosthetic mandibular advancement（プロスセティック マンディビュラー アドヴァンスメント） 顎関節症の治療法の1つ．スプリントという装具を使い，下顎

を前方移動させた状態に保持することで，かみ合わせを矯正する．睡眠時無呼吸症候群に対する治療でも行われ，気道の閉塞を防ぐ．

PMA **進行性筋萎縮症** progressive muscular atrophy ほぼ左右対称性に四肢や体幹の筋肉が徐々に萎縮して，脱力，運動機能障害をきたす疾患の総称．脊髄運動神経系の異常による神経原性と，筋肉自体の疾患である筋原性に大別される．

PMC **偽膜性腸炎** pseudomembranous colitis 抗菌薬関連腸炎の1つ．長期間の抗菌薬投与により，ディフィシル筋が増殖，その毒素が腸管粘膜を障害，偽膜が形成される．

PMC **橋排尿中枢** pontine micturition center 橋にある尿の蓄尿と排尿にかかわる神経システム．

PMCT **経皮的マイクロ波凝固療法** percutaneous microwave coagulation therapy 肝がんにおける局所療法の1つ．超音波エコーを見ながら電極針を腫瘍細胞に穿刺し，マイクロ波で熱凝固させる．

PMD **原発性心筋症** primary myocardial disease 主な病変が心臓にある心筋症．遺伝性，後発性，混合性の3つに分類される．

PMD **進行性筋ジストロフィー〈進行性筋異栄養症〉** progressive muscular dystrophy 進行性の筋萎縮を主症状とする遺伝性の筋疾患．デュシェンヌ型，肢帯型，顔面肩甲上腕型，眼咽頭型，末梢（遠位型）に分類される．

pMDI **加圧式定量噴霧器** pressurized metered dose inhaler 噴射剤に溶解し，耐圧容器の中で加圧された吸入ステロイドなどの薬物は，減圧すると気化し，エアロゾルとして噴霧される．この性質を利用した吸入器具で，喘息の治療などに用いられる．

PMI **術中心筋梗塞** perioperative myocardial infarction 手術中

に発症する心筋梗塞．手術中の一時的な心臓の血流遮断によって，心筋が酸素欠乏状態になることが主な原因で起こる．

PMI 心筋梗塞後症候群 post-myocardial infarction (syndrome)
心筋梗塞の発作から，数日または数週間経ってから発症する心膜炎で，発熱，胸痛などの症状がみられる．ドレスラー症候群ともいわれる．

PML 進行性多巣性白質脳症 progressive multifocal leukoencephalopathy 多くの人に潜伏感染しているヒトのポリオーマウイルス属に分類されるJCウイルスが，免疫力の低下などによって再活性化して脳内に多発性の脱髄病巣をきたす疾患．生命予後が非常に悪い．

PMMC flap 大胸筋皮弁 pectoralic major musculocutaneous flap
腫瘍切除手術などを行ったあと，皮膚を含む広範な組織欠損が生じた場合，ほかの組織を血管と一緒に移植する再建術に用いる．頭頸部がんなどの手術では大胸筋を皮弁として用いることが多い．

PMN 多形核白血球 polymorphonuclear leukocyte 顆粒球の白血球の総称で，主に好中球，好酸球，好塩基球の3つを指す．

PMR ピマリシン pimaricin 抗真菌薬．

PMR リウマチ性多発筋痛症 plymyalgia rheuatica 肩の痛みや，体に近い側の上腕や大腿の筋肉の痛みや朝のこわばりと，微熱や倦怠感を呈する炎症性疾患．関節リウマチとは別の疾患で，50歳以上の高齢者に多く発症する．

PMS 月経前症候群 premenstrual syndrome 月経数日前から月経開始までの黄体期に現れる頭痛，イライラ，浮腫，便秘などの不快な症状．月経開始直後に自然消失する．

PMS 閉経後症候群 postmenstrual syndrome 閉経後に，女性ホルモンであるエストロゲンの分泌が低下することで，下腹部痛や腰痛

などの症状が現れる症候群.

PMTC 歯科医師や歯科衛生士による専門機器を用いた歯石除去, 歯面清掃 professional mechanical tooth cleaning 歯科医師や歯科衛生士による専門機器を用いた歯石除去, 歯面清掃のこと.

PN(S) 経皮的腎瘻造設術 percutaneous nephrostomy 経皮的に腎瘻カテーテルを腎臓に挿入して尿を排出する手術.

PN 結節性動脈周囲炎〈結節性多発動脈炎, 多発性動脈炎〉 periarteritis nodosa 中・小動脈の血管壁の全層に壊死を伴う炎症を認める膠原病の一疾患. 動脈に数珠状に結節を生じ, 全身に多発する. 血尿, 心不全, 神経炎, 下血など多様な症状を示す. 厚生労働省指定の特定疾患.

PN 准看護師 practical nurse 定められた教育を受け, 准看護師試験に合格し, 都道府県知事の免許を受けた者. 医師・看護師の指示を受け傷病者・褥婦に対する療養上の世話, 診療の補助を業とする者をいう(保助看法).

PN 静脈栄養 parenteral nutrition 点滴によって, 静脈内に栄養素を直接入れること. 非経口的栄養摂取.

PN 腎盂腎炎〈腎盂炎, 腎炎〉 pyelonephritis 細菌感染により生じる腎盂, 腎実質の炎症性病変. 起炎菌の多くは大腸菌. 原因菌を同定し, 抗菌薬の投与を行う.

PN 多発神経炎 polyneuritis 四肢末梢神経の障害が多くは左右対称性に発生する末梢神経炎. 腱反射は減弱ないし消失. 原因は感染症, 糖尿病, 膠原病, ビタミン欠乏, 中毒, 代謝障害, 悪性腫瘍など.

PNC 皮膚結節性多発性動脈炎 polyarteritis nodosa cutanea 中小動脈に炎症が起こる全身性の血管炎である結節性多発性動脈炎の1

PN-cutting 経皮的腎盂尿管移行部切開 percutaneous nephrostomy-cutting 腎盂尿管移行部狭窄の治療法の1つ．経皮的に内視鏡を腎内に挿入し，狭窄部を切開する手術．

PND 発作性夜間呼吸困難 paroxysmal nocturnal dyspnea 睡眠中に起こる，突然の呼吸困難．身体を起こすと消失する場合は，重度の心不全の徴候と考えられる．

PNE 偽膜性壊疽性腸炎 pseudomembranous necrotizing enterocolitis 偽膜性腸炎が進行し，腸が壊死した病態．

PNET 原始神経外胚葉腫瘍 primitive neuroectodermal tumor 主に小児にみられる悪性の脳腫瘍．大脳や松果体に発生する．胎児期に脳をつくる細胞から発生すると考えられている．

PNF 固有受容体神経筋促進法 proprioceptive neuromuscular facilitation 主にリハビリテーションなどで用いられる促通手技の1つ．筋の伸張，運動抵抗，関節の牽引・圧縮などの操作により正常な反応を獲得させる．

PNH 発作性夜間ヘモグロビン尿症〈発作性夜間血色素尿症〉 paroxysmal nocturnal hemoglobinuria 早朝尿の赤褐色尿（ヘモグロビン尿）や血管内溶血が特徴の後天性溶血性貧血．

PNI がん神経周囲浸潤 perineura unvasion がんが臓器の周囲の神経に沿って発育していく進展形式．

PNI 予後栄養指数 prognostic nutritional index 術前患者の栄養状態を評価し，術後予後の予測を行うための指数．40未満（低危険率），40〜49（中間の危険率），50以上（高危険率）．

PNL 経皮的腎結石除去術 percutaneous nephrolithotripsy 経皮

PNP 末梢神経障害 peripheral neuropathy （ペリフェラル ニューロパシィ） 末梢神経系の障害で，ニューロパチーともいう．主に手や足のしびれ感や脱力などを生じる．

PNPV （自動）陽陰圧呼吸装置 positive negative pressure ventilator （ポジティブ ネガティヴ プレッシャー ヴェンティレーター） 自動的に体外から胸郭に陽陰圧をかけることで，横隔膜および胸郭を動かし呼吸補助を行う装置．

PNS 経皮的腎瘻造設術 percutaneous nephrostomy （パーキュティニアス ネフロストミー） 背部の皮膚に穿刺してカテーテルを腎盂まで挿入し，尿を排出できるようにするための手術．

PNS 副交感神経系 parasympathetic nervous system （パラシンパセティック ナーヴァス システム） 自律神経系の1つで，全身に分布する．交感神経と拮抗的な働きをもち，エネルギーを体内に蓄積する方向に作用する．

PNS 末梢神経系 peripheral nervous system （ペリフェラル ナーヴァス システム） 中枢神経以外の神経系で，中枢神経と末梢器官を結ぶ伝導回路．末梢からの情報を中枢神経に伝え，中枢神経からの指令を末梢器官に伝える．

Pnx 気胸 pneumothorax （ニューモソラックス） 胸膜腔内に空気が入り，肺が虚脱して胸痛や呼吸困難が起きる病態．原因から自然気胸，外傷性気胸，人工気胸に大別される．

p/o 指摘 pointed out （ポインティッド アウト） カルテなどに記載される略語．

PO$_2$ 酸素分圧 oxygen partial pressure （オキシゲン パーシャル プレッシャー） 気体や液体の圧力のうち，酸素が占める圧力．

PO 義肢装具士 prosthetist and orthotist （プロセティスト アンド オルソティスト） 四肢切断に対する義肢（義手，義足），神経・筋・骨・関節疾患に対する装具の製作を行う専門家．国家認定資格．

PO 手術後 postoperative 記録・記述の際に用いられる略語.

PO 人工心肺 pump-oxygenator 心臓や胸部大動脈などの手術に際し,体外において心肺機能を代行・補助する装置.血液に酸素を加える人工肺(酸素加装置),循環を受け持つポンプ,血液を一定温度に保つ熱交換器などからなる.

POAG 原発性開放隅角緑内障 primary open angle glaucoma 慢性緑内障の典型的な病型.隅角は正常だが,眼球内での房水の流出障害のため,慢性的に視神経が圧迫され眼圧が上昇する.

POB フェノキシベンザミン phenoxybenzamine 降圧薬であるα-ブロッカーの1つ.

POBA 経皮的古典的バルン血管形成術 percutaneous plain old ballon angiopathy 狭窄した病変部をバルンカテーテルで拡張して治療する方法.PTCAと同義.

POD 術後日数 post operative day 記録・記述の際に用いられる略語.手術からの経過日数.

POD ペルオキシダーゼ peroxidase 過酸化水素を分解し酸素を生じる反応を触媒する酸化還元酵素.

POEMS syndrome POEMS症候群 polyneuropathy, organomegaly, endocrinopathy, M-protein, skin 多発性神経炎,肝脾腫などの臓器腫大,甲状腺機能異常などの内分泌異常,Mタンパク血症,皮膚症状などの症状を併せもつ症候群.

POF 早発閉経 premature ovarian failure 日本産科婦人科学会の定義では,43歳未満で起きた閉経.WHOの定義は40歳以下.

polio ポリオ〈急性灰白髄炎,急性脊髄前角炎,ハイネーメジン病〉 poliomyelitis ポリオウイルスによる感染症.飛沫により経口感染す

る．初期症状には，発熱・悪心・嘔吐・下痢などがみられる．解熱するころに四肢に麻痺が起こることがあり，後遺症として残る場合もある．

POMR　問題志向型診断記録　problem-oriented medical record（プロブレム オリエンテッド メディカル レコード）
→POS

POP　骨盤臓器脱　pelvic organ prolapse（ペルヴィック オーガン プロラプス）　性器脱と直腸脱をまとめた概念．

POP　膝窩動脈　popliteal artery（ポプリテール アーテリー）　膝窩動脈．

P.o., p.o.　経口　per os（パル オス）　薬などを，口を通してのむこと，入れること．

POP-Q法　性器脱の進行期分類　pelvic organ prolapse quantification（ペルヴィック オーガン プロラプス クアンティフィケイション）　性器脱の客観的評価として用いられる．

por　低分化腺がん　poorly differentiated adenocarcinoma（プーリー ディフェレンシエイティッド アデノカーシノーマ）　腺がんの種類をその分化度によって分類したうちの分化度の低いものをいう．

POS　問題志向型システム　problem-oriented system（プロブレム オリエンテッド システム）　米国のウィードらによって提唱された問題解決技法に基づくシステム．アセスメント，診断，計画，実施，評価の5ステップが1サイクルとされる．

Posm　血漿浸透圧　plasma osmolality（プラズマ オスモラリティ）　血漿が半透膜を隔てて存在するほかの溶液に浸透して，平衡状態にしようとする圧力．電解質によって維持されている．

PP　血漿灌流　plasma perfusion（プラズマ パーフュージョン）　血液浄化療法（アフェレシス療法）の1つ．血漿分離器により分離された血漿成分を吸着器に通し，病因物質のみを除去し体内に戻す方法．

PP　血漿タンパク〔質〕　plasma protein（プラズマ プロテイン）　血漿中に含まれるタンパク

質の総称．性質と機能が異なる60種以上の成分からなる．

PP **周期性四肢麻痺** periodic paralysis　出現後，5〜6時間あるいは4〜5日以内に自然回復する四肢の弛緩性麻痺．糖質の過剰摂取などで誘発され，塩化カリウムの内服で軽快する．

PP **プロトポルフィリン症** protoporphyria　体内にプロトポルフィリンが蓄積することによって一連の症状を表す疾患．プロトポルフィリンが肝臓内に蓄積されて固まると胆石となる．

PP **前置胎盤** placenta previa　胎盤の一部または大部分が子宮下部に付着し，内子宮口に及ぶ胎盤付着位置の異常．内子宮口を覆う程度により辺縁，一部，全体に分類する．

PP **脈圧** pulse pressure　収縮期血圧（最大血圧）と拡張期血圧（最小血圧）の差．基準は50mmHg(Torr)前後．拍出量増加（動脈硬化，スポーツ心臓など）で大きくなり，拍出量減少（心不全，頻脈，出血など）で小さくなる．

PPA **純型肺動脈閉鎖** pure pulmonary atresia　肺動脈弁が右心室との接続部位で完全に閉鎖している先天性心疾患．

PPA **ピペミド酸** pipemidic acid　キノロン系抗菌薬．

PPARγ **ペルオキシゾーム増殖活性化受容体** peroxisome proliferator-activated receptor γ　ペルオキシゾーム増殖活性化受容体．

PPC **心嚢気腫** pneumopericardium　心膜腔に空気が貯留した状態．陽圧換気や外傷，結核などの感染などで生じる．

PPC **段階的患者管理** progressive patient care　患者を疾病の程度（重症ケア・中症ケア・軽症ケアなど）や看護必要度に応じて区分する方式．

PPD 指腹手間距離 <small>プルプ パーム ディスタンス</small> pulp palm distance 指の腹と手のひらの間の距離のこと．手の関節稼働域の強化のために測定する．

PPD 精製ツベルクリン <small>ピューリフィイド プロテイン デリヴァーティヴ オブ チューバキュリン</small> purified protein derivative of tuberculin ツベルクリン反応に用いる生物学的製剤．結核菌を無タンパク培地で培養後，濾液から活性物質を分離精製し，凍結乾燥した粉末．

PPDR 前増殖糖尿病網膜症 <small>プレプロリフェラティヴ ダイアベティック レティノパシィ</small> preproliferative diabetic retinopathy 糖尿病性網膜症の進行段階の1つ．初期状態の「単純網膜症」の次の段階．

PPE 個人曝露防護具 <small>パーソナル プロテクティヴ エクィップメント</small> personal protective equipment 感染性物質からの防護目的で医療スタッフが装着する微粒子マスク，アイガード（ゴーグル），フェイスシールド，帽子，ガウン，エプロン，シューズカバー，手袋などの用具類．

PPF 血漿タンパク分画 <small>プラズマ プロテイン フラクション</small> plasma protein fraction 血漿分画製剤の1つ．原料血漿から治療に有効なタンパク質だけを取り出し，製造された薬物でアルブミン製剤のこと．

PPG 幽門輪温存胃切除術 <small>パイロラス プリザーヴィング ガストレクトミー</small> pylorus-preserving gastrectomy 胃がん治療において，幽門輪を温存し切除する手術法．

PPH 下垂体後葉ホルモン <small>ポステリアー ピチュイタリー ホーモン</small> posterior pituitary hormone 視床下部の神経核でつくられ，下垂体後葉から分泌されるペプチドホルモン．子宮筋収縮作用をもつオキシトシン，尿量を減らし血圧を上昇させる抗利尿ホルモン（バソプレシン）の2種類がある．

PPH 原発性肺高血圧症 <small>プライマリー プルモナリー ハイパーテンション</small> primary pulmonary hypertension 心肺疾患を認めない原因不明の高度の肺高血圧症．主な症状は労作時呼吸困難，疲労感，倦怠感，胸痛，失神，嗄声など．厚生労働省の特定疾患．

PPH **分娩後出血** postpartum hemorrhage　分娩直後から24時間以内に，大量の出血がみられる病態．胎盤付着部からの出血に起因する．ごくまれに，産後数日から1か月経ってから起こることもある．

PPHN **新生児持続性肺高血圧症** persistent pulmonary hypertension of the newborn　出産直後に，肺動脈が十分に拡張しないことで起こる肺高血圧症により，チアノーゼが続く病態．

PPI **プロトンポンプ阻害薬** proton pump inhibitors　胃潰瘍の治療薬．不可逆的にプロトンポンプ($H+$，$K+-ATPase$)を阻害し，胃酸の産生を抑制する．代表薬物オメプラゾール．

PPL **経毛様体扁平部水晶体切除術** pars plana lensectomy　白内障手術の1つ．毛体扁平部から水晶体嚢内に刺入して水晶体を切除する．

ppm **100万分率** parts per million　濃度を表す単位．液体では1kg(約1L)中のミリグラム数を表す．

PPM **プリシード・プロシードモデル** precede-proceed model　ヘルスプロモーションの理念をもとにグリーンらによって開発された計画評価枠組みモデル．

PPN **末梢静脈栄養** peripheral parenteral nutrition　→PN

PPP **掌蹠膿疱症** palmoplantar pustulosis　手掌や足底部に多発性の小水疱や小膿疱が生じる皮膚疾患．

PpPD **全胃温存膵頭十二指腸切除** pylorus-preserving pancreatoduodenectomy　幽門輪を含む胃全体は温存して，膵頭部と十二指腸を一括して切除する手術術式．(433頁)

PPRF **傍正中橋網様体** pontine paramedian reticular formation　脳幹(橋)にあり，水平方向の眼球運動を制御する中枢．

PPS　発痛物質　pain producing substane　ヒスタミンやセロトニンなどのアミン類や，プロスタグランジンの脂肪酸など，適当な濃度で痛みを起こす化学物質のこと．

PPS　末梢性肺動脈狭窄　peripheral pulmonary stenosis　肺動脈の狭窄に起因する心疾患．末梢肺動脈狭窄と肺動脈弁狭窄に分類される．

PPS　予見支払いシステム　prospective payment system　診療報酬制度の1つ．あらかじめ，一定の診断名や病態に関して行われる医療行為を包括し，一定の医療費を支払う方式．

PPT　血漿プロトロンビン時間　plasma prothrombin time　プロトロンビンがトロンビンとなり，そのトロンビンの刺激によりフィブリノーゲンからフィブリンが形成される（凝固する）までの時間．主に抗凝固療法のモニタリングに用いられる．

PQRST　痛みの問診項目　provocative/palliative factors, quality, region/radiation, severity, temporal characteristics/time　P（provocative/palliative factors）：寛解・増悪因子と誘因，Q（quality/quantity）：痛みの性質，R（region/radiation）：場所，放散の有無，S（severity）：痛みの強度，T（temporal characteristics/time）：持続時間，時間変化

PQ time　PQ時間〈PR時間〉　PQ time　心電図上のP波の始まりから，QRS波の始まりまでの時間．房室伝導時間にあたり，房室ブロックでは延長がみられる．成人の基準値は0.12〜0.20秒．

Pr　老視〈老眼〉　presbyopia　加齢により水晶体の弾性が低下し，近くが見えにくくなる状態．凸レンズで矯正する．

preg　妊娠　pregnancy　女性や動物の雌が自己の体内に卵を保有すること，その状態．

pre-medi 麻酔の前投薬 preanesthetic medication 疼痛の閾値の上昇や気道内分泌物の減少，患者の不安軽減のために，術前に投与される薬剤.

PR 肺動脈弁閉鎖不全症 pulmonary regurgitation 肺動脈弁が完全に閉じず，肺動脈から右心室へ血液の逆流が起きる疾患．肺高血圧症に合併しやすい．拡張期逆流性雑音，ドップラー心エコー図で血液の逆流を認める．

PR 部分寛解 partial response 腫瘍の縮小率が50％以上で，新たな病変の出現が4週間以上ない状態．部分奏効ともいう．

PR 脈拍数 pulse rate 一定の時間内に心臓が拍動する回数．末梢動脈で，1分間当たりの拍動が測定されることが多い．

PR時間 PR時間 PR interval →PQ時間

PRA 血漿レニン活性 plasma renin activity レニンより産生されたアンジオテンシンⅠの量を測定することで，レニンの動態把握を行う検査．

PRC 濃縮赤血球 packed red cells 輸血製剤の1つ．白血球が除去された血液から，さらに遠心操作で血漿の大部分を除去し，赤血球保存液が添加，放射線照射されたもの．

PRCA 赤芽球癆 pure red cell aplasia 赤血球だけが減少する再生不良性貧血の一種．

PRF プロラクチン放出因子 prolactin releasing factor 視床下部から放出されるペプチドホルモンなどにある，プロラクチン放出を促進させる因子のこと．

PRIND 遷延性可逆性虚血性神経症候 prolonged reversible ischemic neurological deficit 脳虚血によって，局所神経症状が3週間

以上に達するもの．局所神経症状が24時間以上持続し，3週間以内に回復した場合の神経障害をRIND（可逆性虚血性神経障害）という．

PRH　プロラクチン放出ホルモン　prolactin-releasing hormone　視床下部にありプロラクチンの放出を促進する因子．プロラクチン放出因子ともいう．

PRK　レーザー屈折矯正角膜切除術　photorefractive keratectomy　屈折矯正手術の1つ．エキシマレーザーで角膜の形を形成する手術．

PRL　プロラクチン〈黄体刺激ホルモン，乳腺刺激ホルモン〉　prolactin　下垂体前葉から分泌される乳汁の産生作用をもつホルモン．妊娠中はエストロゲンとプロゲステロンの作用で分泌が抑制され，分娩後，胎盤の娩出により作用が活発になり乳汁分泌を促進する．

PRM　パロモマイシン　paromomycin　アミノグリコシド系の抗菌薬．細菌のタンパク質合成を阻害し，殺菌する．

Prof　教授　professor　学校教育法において定められている教育職員の地位名称．

PROG　下顎前突症　prognathism　反対咬合ともいう．不正咬合の一形態で，下顎が上顎より前に突き出ているかみ合わせ．

PROM　前期破水　premature rupture of membranes　陣痛が始まる前に破水すること．

PRP　後腹膜気体造影法　pneumoretroperitoneum　尾骨外側より，炭酸ガスや酸素を後腹膜に注射針を使用して注入し，X線撮影する方法．

PRP　多血小板血漿　platelet-rich plasma　血小板が多数含まれている血漿のこと．

PRP ダブルプロダクト pressure rate product 収縮期血圧と心拍数による二重積(心拍数×収縮期血圧).心筋酸素消費量を示し,運動強度をみる指標.

PRP 汎網膜光凝固 panretinal photocoagulation 糖尿病網膜症の治療法の1つ.新生血管の消退を目的として,網膜全体に,数回に分けてレーザーを照射する.

PRPP ホスホリボシルピロリン酸 phosphoribosyl pyrophosphate ホスホリボシルピロリン酸.

PRSP ペニシリン耐性肺炎球菌 penicillin resistant *Streptococcus pneumoniae* 肺炎の原因菌である肺炎球菌の治療薬として,従来最も有効だったペニシリンに対して耐性をもった肺炎球菌.(434頁)

PRVC 圧補正従量式換気 pressure regulated volume control ventilation 人工呼吸器の換気モードの1つ.一回換気量が設定できること,先行してテスト換気を行い,呼吸器が吸気圧を決定できるのが特徴.気道内圧を低めに設定しても,一定の換気量を保てるので,圧損傷を予防できる.

PS 患者満足度 patient satisfaction 医療評価とりわけアウトカム評価の一側面をなすものであり,一般の経済活動における消費者満足度の医療版と考えることができる.

PS 処方箋 prescription 医師および歯科医師が治療を行ううえで必要な事項や医薬品を記載,指示した文書.通常,医師が薬物投与の内容を一定の書式で薬剤師に指示したものをいう.薬剤師法上の保存義務は3年間.

PS 全身状態 performance status 患者が自分で身のまわりのことを,どこまでこなせるかを示す尺度,基準.

PS　肺動脈弁狭窄症　pulmonary stenosis　肺動脈弁に狭窄がある先天性疾患．弁自体の狭窄と漏斗部狭窄および弁上狭窄がある．心電図上では右室肥大を示す．治療は重症度に応じてバルン拡大術または手術療法を行う．

PS　パフォーマンスステータス　performance status　ECOG（Eastern Cooperative Oncology Group）が提唱する，全身状態の指標．歩行や社会活動などの日常生活動作のレベルに応じて，5段階で評価する．

PS　光刺激　photic stimulation　てんかんの診断における検査．10秒ずつ光刺激をして，光刺激に対する脳波の反応をみる．

PS　幽門狭窄〔症〕　pyloric stenosis　胃幽門部の内腔が狭窄した病態．胃内容物の正常な十二指腸への通過が妨げられ，膨満感，悪心と頻回の嘔吐，体重減少，低栄養などの症状が現れる．

PSK　かわらたけ多糖体製剤　polysaccharide-Kureha　非特異的免疫賦活薬．

PS test　パンクレオザイミン－セクレチンテスト〈セクレチン試験〉　pancreozymin secretin test　膵外分泌機能の検査法．慢性膵炎などの膵疾患に用いられていた膵外分泌機能の検査法であるが，現在は製剤が入手困難なため実施されていない．

PSA　前立腺特異抗原　prostate specific antigen　前立腺の上皮細胞および尿道の周囲の腺細胞で産生されるタンパク．年齢とともに徐々に高値を示す．前立腺がんに特異的な腫瘍マーカー．

PSC　原発性硬化性胆管炎　primary sclerosing cholangitis　慢性の炎症によって，肝内胆管が狭窄する疾患．最終的に肝硬変に至る．国の難病対策として制定されている特定疾患．

PSC 後嚢下白内障 ポステリア サブカプスラー カタラクト posterior subcapsular cataract 水晶体を包んでいる嚢の後ろの部分が混濁する白内障.

PSD 心身症 サイコソマティック ディジーズ psychosomatic disease 「身体的症状を主とするが,その診断・治療に心理的因子についての配慮がとくに重要な意味をもつ病態」と定義されている.狭義には情緒の影響で自律神経の異常が長期間持続し,器質的変化(身体的症状)をきたした病態.

PSE 部分的脾動脈塞栓術 パーシャル スプレニック エンボリゼイション partial splenic embolization 脾機能亢進症の治療の1つ.血管造影手技により脾動脈内にカテーテルを挿入し,塞栓物質を留置して脾臓への血流を改善する手術.

PSG 睡眠ポリグラフィー ポリソムノグラフィ polysomnography 脳波や眼球運動,筋電図,心電図,呼吸,酸素飽和度などから,睡眠の状態を客観的に調べる検査.睡眠時無呼吸症候群をはじめとする,睡眠障害の評価に用いられる.

PSL プレゾニゾロン プレドニゾロン prednisolone 副腎皮質ステロイド.抗炎症薬.

PSLS 脳卒中病院前看護 プレホスピタル ストローク ライフ サポート prehospital stroke life support 救急の初療時や,脳卒中患者の搬送途中のケアの充実により救命はもとより,後遺症の減少を目指す救急ケアを指す.

PSM 心身医学 サイコソマティック メディシン psychosomatic medicine 疾患の背景に存在する心理的要因を重要視し,身体的側面と心理的側面の相関をみつめていこうとする医学の1つの考え方.

PSMA 進行性脊髄性筋萎縮症 プログレッシヴ スパイナル マスキュラー アトロフィ progressive spinal muscular atrophy →SPMA

PSO 尋常性乾癬 プソリアシス ヴァルガリス psoriasis vulgaris 炎症性角化症の1つ.好発部位は肘頭,膝蓋部など皮膚の硬い部分.副腎皮質ステロイド薬の外用

PSP 進行性核上性麻痺 progressive supranuclear palsy
脳幹，小脳の神経細胞の減少に伴い，転倒しやすい，動作緩慢などの症状を示し，進行すると眼球運動や認知機能の障害，しゃべりにくいなどの症状を呈する疾患．パーキンソン病関連疾患に含まれる．

PSP test PSP試験〈フェノールスルホンフタレインテスト〉 phenolsulfonphthalein test
腎の排泄機能，とくに尿細管の働きを知るための検査．フェノールスルホンフタレイン色素排泄検査法の略称．

PSPD 後上膵十二指腸動脈 posterior superior pancreaticoduodenal artery
胃十二指腸動脈からいちばん初めに分岐する動脈枝．

PSS 進行性全身性硬化症 progressive systemic sclerosis
皮膚や内臓が繊維化して硬くなる，原因不明の進行性の疾患．全身性強皮症ともいう．国の難病対策として制定されている特定疾患．

PSS 生理食塩水 physical saline solution
人間の体液とほぼ等張となる塩化ナトリウムの水溶液．約0.9％の食塩水．水分欠乏時の点滴や注射薬の基剤として用いられる．

PSSP ペニシリン感受性肺炎球菌 penicillin sensitive *Streptococcus pneumoniae*
ペニシリンの効果が高い肺炎球菌．

PSST 褥瘡状態判定用具 pressure sore status tool
褥瘡状態を判定するツールの1つ．大きさ，深さ，滲出液など13項目に対して創部の状態を評価し，数値化する．最高65点で，得点が高いほど褥瘡の状態は悪くなる．

PST パンクレオザイミン・セクレチン試験 pahcreozymin-secretin test
膵外分泌刺激物質を投与し，膵外分泌の増加を観察して膵細

の反応性を調べる試験.

PSTI 膵分泌性トリプシンインヒビター pancreatic secretory trypsin inhibitor 主に膵から産生され，膵内で活性化したトリプシンと結合して膵の自己消化を防ぐ作用がある．侵襲・炎症マーカー，腫瘍マーカーとして使われる．

PSV 圧支持換気 pressure support ventilation 患者の呼気努力に合わせて設定した吸気圧をかけることで，一定の気道内圧を保てるよう補助し，自発呼吸をサポートする換気方法．人工呼吸器のモードの1つで，吸気時間，一回換気量，呼吸回数は患者の状態によって決まる．

PSVT 発作性上室性頻拍 paroxysmal supraventricular tachycardia 心電図上規則正しい幅の狭いQRS波からなる頻拍．大部分はリエントリー現象により発作性に始まり突然停止する．動悸，呼吸困難のほか，めまいや失神をきたすこともある．

PSW 精神科ソーシャルワーカー〈精神保健福祉士〉 psychiatric social worker 精神保健福祉士法によって定められた国家資格．精神障害者の保健および福祉に関する専門的知識・技術をもって，精神障害者の相談に応じ，社会復帰の援助を行う専門職．

Psy 精神医学 psychiatry 統合失調症，双極性障害などの内因性精神病や神経症，外因性精神病，行動異常，発達障害などを対象領域とする医学分野．

Psy 精神科 psychologie 医療機関における診療科目の1つ．

Pt 患者 patient 肉体的・精神的に健康を損ない，何らかの治療を受けている者．

PT プロトロンビン時間〔法〕 prothrombin time 外因系凝固因子

(Ⅱ, Ⅴ, Ⅶ, Ⅹ)とフィブリノゲンの欠乏状態をみる検査法. PTのみが延長する場合は第Ⅶ因子の低下を考慮する. 基準値は80%以上.

PT　発作性頻拍　paroxysmal tachycardia　突然150回/1分以上の頻拍が発生する病態. 上室性は比較的症状が軽く, 心室性は急性心筋梗塞などの重篤な病態を伴うことがある.

PT　理学療法　physical therapy　運動器の機能障害の回復を目的とする非観血的療法. 従来は物理的療法(低周波治療など)とマッサージが主であったが, 最近は運動療法と日常生活動作(ADL)訓練が中心.

PT　理学療法士　physical therapist　身体に運動機能障害のある患者の運動能力の維持・回復・向上, 筋・関節の拘縮予防などを目的とし, 治療的運動やマッサージなどの物理的手段を用いることのできる専門技術者. 国家資格.

PTA　外傷後健忘　posttraumatic amnesia　脳外傷後の記憶が消失すること.

PTA　経皮的血管形成術　percutaneous transluminal angioplasty　動脈硬化などで狭窄した血管にバルンカテーテルを挿入し, 動脈内腔のアテロームを圧排して行う血管拡張術. 冠動脈拡張術, 腎動脈拡張術, 大腿動脈拡張術など. 拡張部位にはステントを留置する.

PTA　純音聴力検査　pure tone audiometry　難聴の標準的な聴力検査の1つ. 7種類の周波数を使い, 聴くことができる最小音を調べる検査.

PTA　扁桃周囲炎　peritonsillar abscess　急性扁桃炎の悪化により, 炎症が扁桃の被膜を越え周囲に広がった疾患.

PTAD　経皮的経肝膿瘍ドレナージ　percutaneous transhepatic abscess drainage　経皮的に肝臓の膿瘍部分にドレナージチューブを

挿入して，排膿・洗浄を行う治療法．

PTB　膝蓋腱荷重式　patellar tendon bearing（パテラー テンドン ベアリング）　下腿義足の装具の1種で，膝蓋腱部を中心に体重を支持する構造をもつ．

PTBD　経皮経管胆道ドレナージ　percutaneous transhepatic biliary drainage（パーキュテイニアス トランスヘパティック ビリアリィ ドレナージ）　胆汁を排出するために体表面から胆管に管を入れる処置．

PTC　経皮経肝胆道造影〔法〕　percutaneous transhepatic cholangiography（パーキュテイニアス トランスヘパティック コランジオグラフィ）　超音波ガイド下に皮膚表面から肝内胆管に穿刺針を刺入，造影剤を注入し，X線を用いて胆道系を調べる検査法．

PTCA　経皮〔経管〕的冠動脈形成術　percutaneous transluminal coronary angioplasty（パーキュテイニアス トランスルミナル コロナリー アンギオプラスティ）　バルンカテーテル先端のバルンを膨らませ冠動脈狭窄部位の内腔を拡張し，血流予備能の増大を目指す治療法．再狭窄の防止に薬剤溶出性ステント（DES）を留置する．

PTCC　経皮経肝胆嚢造影　percutaneous transhepatic cholecystography（パーキュテイニアス トランスヘパティック コレシストグラフィ）　経皮的に肝臓にある肝内胆管に穿刺針を刺入し，造影剤を注入してX線撮影を行う，胆道系の画像検査．

PTCD　経皮経肝胆管ドレナージ　percutaneous transhepatic cholangio drainage（パーキュテイニアス トランスヘパティック コランジオ ドレナージ）　経皮的に肝内胆管を穿刺，カテーテルを挿入し胆汁外瘻を作成する手技．適応は閉塞性黄疸による肝内胆管拡張，重症胆管炎など．X線透視下と超音波ガイド下に行う方法がある．

PTCL　経皮的経肝胆道鏡切石術　percutaneous transhepatic cholangioscopic lithotomy（パーキュテイニアス トランスヘパティック コランジオスコーピック リソトミィ）　経皮的に肝臓経由で胆管に胆道鏡を挿入し，結石を粉砕する，内視鏡下で行う手術．

PtcO$_2$　経皮酸素分圧　partial pressure of transcutaneous oxygen（パーシャル プレッシャー オブ トランスキューテニアス オキシジェン）　経皮上から非侵襲で連続的に測定した酸素分圧のこと．

PTCR　経皮的冠動脈再開通療法〈経皮的冠動脈内血栓溶解療法〉

percutaneous transluminal coronary recanalization　冠動脈内血栓に血栓溶解薬を投与し，血栓を溶解する治療法．薬剤を経静脈的に全身投与する方法と，冠動脈内に挿入したカテーテルから直接注入する方法がある．

PTCRA　経皮的冠動脈回転性アブレーション　percutaneous transluminal coronary rotational ablation

経皮的冠動脈インターベンションの1つ．石灰化を切除し使用される．

PTCS　経皮的経肝胆道鏡検査　percutaneous transhepatic cholangioscopy

経皮的に肝臓経由で胆道に内視鏡を挿入し，胆道壁の観察や組織の採取を行う検査．PTCD（経皮的経肝胆管ドレナージ）あるいは十二指腸側の乳頭から通して行われる．

PTD　防ぎえた外傷死　preventable trauma death

外傷による死亡のうち，本来は死に至るはずではない損傷程度であるにもかかわらず診療経過中の不適切な対応が死亡の原因となった症例．

PTE　肺動脈血栓塞栓症〈旅行者血栓症，深部静脈血栓症〉　pulmonary thromboembolism

肺動脈そのものに血栓ができて肺への血流を妨げる場合と，下肢の深部の静脈血栓が肺動脈を閉塞する場合がある．多くは塞栓症．肺動脈の主幹の閉塞は，致死的な場合が多い．

PTEG　経皮的経食道胃管挿入術　percutaneous trans-esophageal gastro-tubing

食道内に挿入して拡張させた非破裂型の特殊なバルンカテーテルを，頸部から経皮的に超音波ガイド下に穿刺して挿入ルートを増設する頸部食道瘻造設術．

PTFE　ポリテトラフルオロエチレン糸　polytetrafluoroethylene

僧帽弁形成術などに人工腱索作成のために用いられる糸．

PTG　眼圧計　pneumatometry

空気噴流を角膜に当て，その押し返す力で眼圧を測定する装置．緑内障，網膜剥離などの診断に用いられ

PTG 上皮小体〈副甲状腺，傍甲状腺〉 parathyroid gland （パラシロイド グランド） 甲状腺背面上下左右の被膜下にある計4個の米粒大の内分泌器官．主細胞はPTH（上皮小体ホルモン，副甲状腺ホルモン，パラソルモン）を分泌する．

PTGBD 経皮的経肝胆嚢ドレナージ percutaneous transhepatic gallbladder drainage （パーキュテイニアス トランスヘパティック ゴールブラダー ドレナージ） 経皮的に肝臓経由で胆嚢にドレナージチューブを挿入して，胆汁の排液を行う治療法．

PTH 副甲状腺ホルモン parathyroid hormone （パラサイロイド ホーモン） 甲状腺の背面上下に4つあるごく小さい内分泌腺（上皮小体）から分泌されるホルモン．血清カルシウム濃度の恒常性を維持する作用がある．

PTH 輸血後肝炎〈血清肝炎〉 post-transfusion hepatitis （ポスト トランスフュージョン ヘパティティス） 肝炎ウイルスが混入した血液や血液製剤の輸血により発症する肝炎．主にB型肝炎ウイルスによるものとC型肝炎ウイルスによるものがある．

PTHrP PTH関連タンパク PTH related protein （ピーティエイチ リレイティッド プロテイン） 悪性腫瘍に伴う高カルシウム血症に関与するタンパク質．アミノ酸141個からなる．

PT-INR プロトロンビン時間国際標準化比 prothrombin time – international normalized ratio （プロスロンビン タイム インターナショナル ノーマライズド レティオ） 血液の凝固因子を評価する指標．プロトロンビン時間（PT）測定での差異を補正し，標準化するために考案された検査値で，ISI（国際感度指数）を用いた計算式によって算出される．通常ワルファリンのコントロール時に用いる．

PTMC 経皮経静脈的僧帽弁交連切開術 percutaneous transvenous mitral commissurotomy （パーキュテイニアス トランスヴェナス マイトラル コミシュロトミィ） 僧帽弁狭窄症の手術の1つ．下肢の静脈からバルンカテーテルを用いて，狭窄した僧帽弁口を押し広げる．

PTO 経皮経肝門脈側副血行路塞栓術 percutaneous transhepatic

obliteration　門脈圧の亢進が左胃静脈や短胃静脈に及ばないよう人工的に側副血行路を閉塞する門脈圧亢進症の治療法．腹壁より門脈にカテーテルを挿入し，左胃静脈や短胃静脈に塞栓物質を注入・閉塞する．

PTP　圧迫包装　press through pack　プラスチックとアルミなどの薄い金属で錠剤やカプセルなどの薬物を個別に包装したもの．指先で押し出して取り出す．

PTP　経皮的経肝門脈造影　percutaneous transhepatic portography　経皮的に肝門脈にカテーテルを挿入し，造影剤を注入してX線撮影を行う画像検査．

PTPC　経皮的経肝門脈カテーテル法　percutaneous transhepatic portal catheterization　→PTPE

PTPE　経皮経肝的門脈塞栓術　percutaneous transhepatic portal embolization　肝切除に伴う術後肝不全の予防を目的に行う手術．経皮的に肝臓内の門脈に穿刺してカテーテルを挿入し，切除部の門脈枝を塞栓材で閉塞させることで，残存予定の肝臓を代償的に肥大させておく方法．

PTR　膝蓋〔腱〕反射　patellar tendon reflex　代表的な腱反射．膝を曲げた状態で膝蓋腱を打つと大腿四頭筋が収縮し，膝関節が反射的に伸展する．脚気や脊髄炎，糖尿病性神経症などで反射が減退・消失，中枢神経系の上部の障害で亢進する．

PTRA　経皮的経管腎血管形成術　percutaneous transluminal renal angioplasty　鼠径部から経皮的に腎動脈の狭窄部分にカテーテルを挿入し，バルンやステントを用いて血管を拡張させる腎動脈形成術．

PTSD　〔心的〕外傷後ストレス障害　post-traumatic stress disorder　生命が脅かされる経験や目撃のあとにみられる心的障害．

PTSMA 経皮的中隔心筋焼灼術 percutaneous transluminal septal myocardial ablation 閉塞性肥大型心筋症の治療法の1つ．カテーテルを使用して純エタノールを注入し，閉塞責任中隔心筋を焼灼壊死させる手術．

PTT 部分トロンボプラスチン時間 partial thromboplastin time 血漿が固まるまでの時間を測定することにより，血液凝固機能を調べる検査．現在ではAPTTが主流．

PTU プロピルチオウラシル propylthiouracil 甲状腺疾患治療薬．

PTX パクリタキセル paclitaxel 抗悪性腫瘍薬．

PTX 副甲状腺摘出術 parathyroidectomy 副甲状腺機能亢進症に対する手術．腫大した副甲状腺を摘出する．

PU 消化性潰瘍 peptic ulcer 胃潰瘍，十二指腸潰瘍など胃酸分泌やピロリ菌感染，NSAIDsの内服などが原因で消化管の粘膜に潰瘍ができる疾患の総称．

PUFA 多価不飽和脂肪酸〈高度不飽和脂肪酸〉 polyunsaturated fatty acids 二重結合を4個以上有する不飽和脂肪酸の呼称．α-リノレン酸，EPA，DHAなどのn-3系列と，リノール酸，γ-リノレン酸，アラキドン酸などのn-6系列に大別される．

PUFX プルリフロキサシン prulifloxacin ニューキノロン系抗菌薬．

Pul 歯髄炎 pulpitis 細菌性刺激，温熱や外傷（物理的刺激），乳酸や薬物（化学的刺激）が原因で生じる歯髄組織の炎症．

pulv. 散剤，粉末 pulvis 粉末状の製剤．

Punk, punc 穿刺 punltion（独），puncture（英） 針を皮膚や内臓，血管に刺すこと．体液や膿を体外に排出したり，細胞を採取するため

に行う.

PUPPP　妊娠性瘙痒性丘疹　pruritic urticarial papules and plaques of pregnancy　初産婦の妊娠後期に発症する，瘙痒の強い紅斑性蕁麻疹.

PUVA　ソラレン紫外線療法　psolaren ultraviolet A therapy　乾癬の治療．ソラレン誘導体を内服または外用したあと，長波長紫外線（ultraviolet A）を照射し，細胞増殖を抑制させる光化学療法.

PV　真性赤血球増多症　polycythemia vera　慢性骨髄増殖性疾患の1つ．造血幹細胞の異常により，骨髄中および血液中の赤血球が過剰に増加する．真性多血症ともいう.

PV　門脈　portal vein　毛細血管網が統合して静脈となったのち，再び毛細血管網へと分岐する血管系．下垂体などにも存在するが，一般には肝の門脈系を指す.

PV　肺静脈　pulmonary vein　肺でガス交換の行われた動脈血を左房に導く血管．名称は静脈だが内容は動脈血.

P-V shunt　腹腔静脈短絡術　peritoneo-venous shunt　腹水のたまる腹腔内と鎖骨下静脈をつなぐシャント造設術．カテーテルを留置して，腹水を血管内に誘導する．内科的治療で改善できない難治性腹水などに対して行う治療法.

PVC　心室期外収縮　premature ventricular contraction　予想される時期よりも早期に，心室から生じる電気的な興奮.

PVC　ポリ塩化ビニル　polyvinyl chloride　カテーテルの素材として用いられるが，可塑剤（フタル酸ジ－エチルヘキシル）が原因で合併症を起こす可能性があるため，今はほかの素材が使われていることが多い.

PVCO$_2$　混合静脈血二酸化炭素分圧　mixed venous carbon dioxide pressure　混合静脈血とは，上大静脈血・下大静脈血・冠静脈血が混合されたもので，肺動脈の血液を指す．その肺動脈血中の二酸化炭素量を分圧で示したもの．血液ガス分析におけるガス交換の指標．

PVD　後部硝子体剥離　posterior vitreous detachment　眼球内部を満たしている硝子体が，網膜から剥離する疾患．加齢が主な原因．

PVG　気体脳室造影　pneumoventriculography　腰椎穿刺法で脳脊髄液と気体を交換し，脳室を造影する形態学的検査．

PVH　脳室周囲出血　periventricular hemorrhage　脳室の中に出血がみられること．在胎週数が短いほど発生する確率が高く，とくに出生体重1,000g未満の場合に多く認められる．

PVL　脳室周囲白質軟化症　periventricular leukomalacia　早産児で，脳室周囲の白質に生じる虚血性脳病変で脳性麻痺の原因となる．脳血管とグリア形成が未熟であり，脳の血流が低下するためだと考えられている．

PVN　末梢静脈栄養　peripheral venous nutrition　血管を通して行われる栄養補給方法のうち，末梢の静脈を通して栄養補給をすること．

PVO　肺静脈閉塞　piulmonary venous obstruction　肺内の静脈が閉塞すること．それにより肺静脈の中枢側の肺動脈圧の持続的な上昇をきたす．

PVO$_2$　混合静脈血酸素分圧　mixed venous oxygen 2 pressure　肺動脈血中の酸素量を分圧で示したもの．血液ガス分析におけるガス交換の指標．

PVP　門脈圧　portal vein pressure　胃，腸，脾臓，膵臓，胆嚢から集められた血液を肝臓に運ぶ門脈の血圧．

PVR　増殖性硝子体網膜症　proliferative vitreoretinopathy　網膜に孔があくことで網膜が剥がれる病気．網膜剥離の術後合併症や糖尿病網膜症の進行によるものが多い．

PVR　肺血管抵抗　pulmonary vascular resistance　肺循環での血管抵抗のこと．肺血管系の血管抵抗が増大し，肺動脈圧の持続的な亢進をきたす病態が肺高血圧症．

PVR　肺動脈弁置換術　pulmonary valve replacement　右心室と肺動脈の間にある肺動脈弁を人工弁に置換する手術．主に肺動脈弁閉鎖不全症の治療として行われる．

PVS　色素性絨毛性滑膜炎　pigmented villonodular synovitis　関節の内側にある滑膜に絨毛状，結節を形成し出血を繰り返す疾患．膝関節に好発するが，股関節や足関節にもみられる．

PVS　肺動脈弁狭窄症　pulmonary valve stenosis　心臓弁膜症の1つで，肺動脈弁の狭窄によって起こる．これによって右心室の圧が上がり，心臓の筋肉が厚く肥大する．

P-V shunt　腹腔静脈短絡術　peritoneo-venous shunt　腹腔と鎖骨下静脈をチューブでつなぎ，腹水を静脈に排出する治療法．

PVT　発作性心室頻拍　paroxysmal ventricular tachycardia　突然生じる心室起源の頻拍．心室性期外収縮が3つ以上連続して現れる場合を心室頻拍という．心室から拍出される血液量の減少により，血圧低下が起こりやすい．

PVTT　門脈内腫瘍栓　portal vein total thrombus　肝臓がんにおいて，がん細胞が門脈に入り込み，通常の血流とは逆方向にがんが成長していく現象．

PWB　部分荷重　partial weight bearing　下肢の骨折などのリハビ

リで，修復の状態をみながら徐々に荷重すること．

PWC 身体作業能力 physical working capacity 身体活動に必要な運動能力．心拍数や酸素摂取量を指標に評価される．

PWI 灌流強調画像 perfusion-weighted image 血流動態の変化を抽出するMRIの画像診断法．造影剤を使用し，臓器や組織の毛細血管レベルの微細な状態を診断できる．

PWP 肺動脈楔入圧 pulmonary wedge pressure PAWP（肺動脈楔入圧）と同じ．

PWS プラダー-ウィリー症候群 Prader-Willi syndrome 乳児期の重度の筋緊張低下と摂食障害に引き続き，過食による病的肥満を主徴とする先天性疾患．低身長，アーモンド様顔貌，精神運動発達遅滞，性腺発育不全などを認める．

Px 既往歴 past history 患者の過去の病歴，健康状態に関する情報．→PH

Px 予後 prognosis 余命も含め，病状の推移に関する予測，見通しのこと．

PX 気胸 pneumothorax 肺から空気が漏れて，胸腔や縦隔にたまっている状態．

PX 身体検査 physical examination 身体の発育状態や異常の有無を確認する検査のこと．

Pyr ピリミジン pyrimidine 窒素原子を2つもった環状構造の有機化合物．生体中で核酸，ヌクレオチド，ヌクレオシドの構成成分として存在する．

PZ パンクレオザイミン pancreozymin 消化管ホルモンの1つで，

十二指腸の粘膜の細胞から分泌される．膵液中の酵素量を増加させ，胆嚢を収縮させる作用がある．

PZA **ピラジナミド** pyrazinamide（ピラジナミド）　抗結核薬．

PZD **卵透明帯開窓法** partial zona dissection（パーシャル ゾーナ ディセクション）　人工授精方法の1つ．卵の透明帯に穴をあけて卵核に精子を注入する．

PZFX **パズフロキサシン** pazufloxacin（パズフロキサシン）　ニューキノロン系抗菌薬．

PZI **プロタミン亜鉛インスリン** protamine zinc insulin（プロタミン ジンク インスリン）　魚の精子から抽出したタンパク（プロタミン）とインスリンを結合させ，亜鉛を加えた持続時間の長いインスリン製剤．

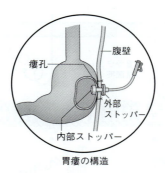

胃瘻の構造

● PEG

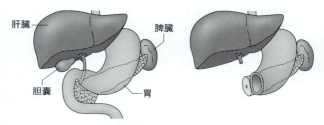

● 膵頭十二指腸切除（標準的根治治療）
PpPDでは胃を温存する．

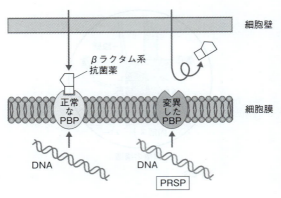

- PRSP

PBPはペニシリン結合タンパク.

Q

Q **Q波** Q-wave 心電図波形の1つ．心室中隔の最初に生じる興奮を示す．

Q-test **クェッケンシュテット試験** Queckenstedt test 腰椎穿刺時に両側頸静脈を圧迫して，脳脊髄液圧の変化をみる検査．狭窄や閉塞があれば頸静脈を圧迫しても脳脊髄液圧は上がらない．

Q角 **Qアングル** Q angle 膝蓋骨から脛骨粗面を結んだ線が交わる角度．

Q熱 **キュー熱，Q熱** Q fever クラミジアやリケッチアなどの一種 Coxiella burnetii による人畜共通の急性感染症．突然の悪寒，高熱，頭痛などで始まるが，約半数は無症状で，不明熱と診断されることも多い．感染症新法第4類．

q.a.d. **隔日** quaque altera die（ラ） 処方箋で用いられる言葉の1つで，1日おきに薬を投与，または服用すること．

q.a.m. **毎朝** quaque ante mendiem（ラ） 処方箋で用いられる言葉の1つで，毎朝薬を投与，または服用すること．

QAS **クイーデルアレルギースクリーン** quidel allergy screen アレルゲン検索法．アレルギー性疾患の予防，および治療のために行う．

Qave **平均尿流率** average urinary flow rate 前立腺肥大症における検査．時間当たりの排尿量を計算し，尿の勢いをみる．

QB **血液流量** blood flow rate 血液透析において，1分間に穿刺された血管から血液を引き出す量．

QC **品質管理** quality control 製品やサービスの品質を一定に保つとともに向上させるためのさまざまな管理．

QCT　定量的骨塩量測定法　quantitative computed tomography　X線CT装置を用いて骨密度を測定する方法．画像に表れる映像の濃度で骨密度を解析する．海綿骨と皮質骨を分けて測ることが可能．

QD　透析液流量　dialysate flow rate　血液透析において，透析器に送られる透析液の流量．一般的に1分間に500mLの透析液を流す．

q.i.d.　1日4回　quarter in die（ラ）　処方箋で用いられる言葉の1つで，1日に4回，薬を投与，または服用すること．

Qmax　最大尿流率　maximum flow rate　前立腺肥大症における検査．時間当たりの排尿量を計算して得られる尿の勢いの最大値．

QMI　Q波梗塞　Q-wave myocardial infarction　心電図に出現する異常Q波．心筋梗塞の際に心筋壊死を反映するが，梗塞治癒後も長く認められる．

Q-n　ユビキノン　ubiquinone　ビタミンQ，補酵素Qともいい，ビタミン様作用物質ならびに電子伝達物質の1つ．生体内の酸化還元反応に関与する．

QOL　クオリティ・オブ・ライフ　quality of life　「生命の質」「生活の質」「人生の質」などと訳されるが，英語のまま，あるいはQOLと略語で用いられることが多い．一般的には「生活全般についての満足感・幸福感」を示すとされる．

QPA　肺動脈血流量　pulmonary arterial flow　右心室から肺に血液が送られる量．

Qp/Qs　肺-体血流比　ratio of pulmonary to systemic blood flow　肺へ流れる血流と全身へ流れる血流の比．先天性心疾患の手術適応の決定に有用．

QRP　QRS波　QRS-wave　心電図波形の1つ．P波に続いて観測さ

QRS群 初期動揺，初期合成 QRS complex 心電図の波形でP波の次にみられる最も波動の大きい部分．脚ブロック，心室肥大，心室性期外収縮などの異常で波形が延長する．

Qs 十分量 quantum sufficit 十分な量，適量．

QS QS間隔 QS interval 心電図のQとSの間隔のこと．心室性期外収縮や脚ブロックなど，左室内伝導異常を評価するのに用いられる．

QS QSパターン QS pattern QRS波のうちR波がない，あるいはR波の増高に不良がみられる異常Q波．心筋梗塞や狭心症が疑われる．

QSE 大腿四頭筋セッティング運動 quadriceps setting exercise 変形性膝関節症における膝の痛みの改善や，人工膝関節全置換術後の訓練として行われる，大腿四頭筋を鍛える運動療法のこと．

QS/QT 肺内シャント率 right to left shunt ratio 静脈血が肺胞での酸素の交換を受けずに左心房に還流する比率．

qt クォート quart 液体の体積の単位のこと．

Qt 心拍出量 total blood flow 心臓から送り出される血液量のことをいい，心臓の働きを示す指標の1つ．→CO

QT QT時間 QT interval 心電図におけるQ波の始まりからT波の終わりまでの時間．心室筋の活動電位持続時間に相当する．

QT クイック試験 quick test プロトロンビン時間のこと．→PT

QT延長 QT延長 long QT 心電図上のQT間隔が長い波形．QT延長は心臓の興奮が延長していることを示す．

quad 四肢麻痺 quadriplegia 四肢に運動麻痺がある状態．脳，あ

るいは脊髄(主に頸髄)損傷などによる．

QUEST問診表 QUEST問診表 questionnaire〔クエスチョネイアー〕 GERD(胃食道逆流症)の診断に用いる自己記入式の問診表．

QUS **定量的超音波** quantitative ultrasound〔クアンティタティヴ・ウルトラサウンド〕 超音波を利用した骨密度測定器．

R

R　R波　R-wave　心電図波形の1つで，心房の収縮を示す．R波の増高は心肥大（左室肥大）が疑われる．

R　ガス交換率　respiratory exchange ratio　生体において，体内に取り入れられた酸素量と対外に排出された二酸化炭素量との比率．呼吸交換率，呼吸商ともいう．

R　呼吸　respiration　生体が体外から酸素を取り入れ，体内で消費して二酸化炭素を排出すること．

R　リケッチア　rickettsia　ロッキー山紅斑熱や発疹チフスなどの病気を引き起こす細菌で，宿主の細胞内でのみ生息する微生物．

R　薬剤耐性　resistance　微生物などが，自分に何らかの作用を示す薬剤に対して抵抗性を持つようになり，薬剤が効かない，あるいは効きにくくなる現象のこと．

R　レントゲン　röntgen/roentgen　主に骨折や肺の病変などを描き出すX線撮影のこと．

R. [Rp]　処方　recipe　患者の病状に応じて医師が出す，薬の調合や服用法の指示．

6R　誤薬を避ける6原則　(right drugs, right dose, right route, right time, right patient, right report)　投薬時確認する6つのright（正確性）．正しい薬物，正しい量，正しい方法，正しい時間，正しい患者，正しい記録．

Ra　上部直腸　rectum above the peritoneal reflection　直腸は，直腸S状部（RS），上部直腸（Ra），下部直腸（Rb）に分けられ，Raは第2仙椎下縁の高さより腹膜反転部までを指す．

RA 安静時狭心症 レスト アンジャイナ rest angina 睡眠時や体を動かさずに安静にしているときに発作(胸痛や圧迫感)が起きる狭心症のこと.

RA 右心房 ライト アトリウム right atrium 心臓を構成している4つの部屋(房室)の1つ. 右上部の心房で, 全身から戻ってきた血液をため, 右心室へと流すタンクの役割を果たしている.

RA 関節リウマチ リューマトイド アースライティス rheumatoid arthritis 関節内に存在する滑膜という組織が異常増殖することによって関節内に慢性の炎症を生じる進行性の慢性全身性自己免疫疾患.

RA 受容体拮抗薬 レセプター アンタゴニスト receptor antagonist ブロッカーとも呼ばれ, 生体内の受容体分子に作用し, 神経伝達物質やホルモンなどの働きを阻害する薬剤.

RA 橈骨動脈 レディアル アーテリー radial artery 上腕動脈から分岐したあと, 肘窩の前腕から親指側を走行する動脈.

RA 不応性貧血 リフラクトリィ アネミア refractory anemia 造血幹細胞の異常によって造血障害が生じ, 血球減少を起こす病気. 骨髄異形成症候群. 環状鉄芽球は15%以下で, 芽球の割合が低い(5%以下).

RAA 右心耳 ライト エイトリアル アペンデイジ right atrial appendage 心房の一部を構成する耳殻状の部分. 右心房にあるのが右心耳で, 左心房にあるのが左心耳.

RAA レニン-アンジオテンシン-アルドステロン系 レニン アンギオテンシン アルドステロン システム renin-angiotensin-aldosterone system 腎臓および副腎による血圧調整のための一連のしくみ.

RAD 右軸偏位 ライト アクシス ディヴィエイション right axis deviation 心電図上の所見の1つ. 通常, 心臓電気軸は上から左下に向かって流れるが, 真下または右下に偏っている状態. 右室肥大などでみられる.

Rad Dx 放射線学的診断 レイディオロジカル ダイアグノシス radiological diagnosis 単純X線検査,

CT，MRI，血管造影検査，核医学検査などによって行われる総合画像診断法．

rad op 根治手術 radical operation（ラディカル オペレーション） がんなどの疾患やケガを完全に治すことを目標にした手術．

Rad, Rad Ther 放射線治療 radiation therapy（レイディエイション セラピー） 悪性腫瘍に対する三大治療法の1つ．この治療に用いられる放射線の種類はX線，γ線，電子線などがある．

RAEB 芽球増加型不応性貧血 refractory anemia with excess of blasts（リフラクトリー アネミア ウィズ イクセス オブ ブラスツ） 骨髄異形成症候群の1つで，芽球の割合が高い（5〜20%）．芽球の割合が20%を超えた時点で，急性骨髄性白血病に移行したと診断される．

RAEB-T 移行型芽球増加型不応性貧血 RAEB in transformation（アールエーイービー イン トランスフォーメイション） 急性転化をきたした過剰な芽球を伴う不応性貧血．芽球の割合は20〜30%．

RAG 腎動脈撮影 renal arteriography（レナル アーテリオグラフィ） 腎動脈に造影剤を注入して行うX線検査．腎動脈狭窄，腎動脈瘤，腎腫瘍，腎嚢胞などの診断に有用．両側の腎動脈を同時に撮影する大動脈撮影法と，左右別々に撮影する選択的腎動脈撮影法がある．

RAH 右房肥大 right atrial hypertrophy（ライト アトリアル ハイパートロフィ） 右心房に容積負荷，圧負荷が加わり，右室の心筋が厚くなったり，内腔が拡張している状態．心臓弁膜症や肺疾患などでみられる．

RAHA 関節リウマチ赤血球凝集反応 rheumatoid arthritis hemagglutination test（リューマトイド アースライティス ヘマグルティネイション） 血清中のリウマトイド因子（RF）の測定法の1つ．ヒツジ赤血球に変性ウサギIgGを吸着させたゼラチンの受身赤血球凝集反応により検出する方法．

RAIU　放射性ヨード摂取試験 radioactive iodion uptake test　検査用放射性ヨードを服用し，甲状腺がヨードをどのくらい取り込むかをみて，甲状腺機能(ホルモンを合成・分泌する機能)を診断する検査．

RALS　遠隔制御方式密封小線源治療装置 remote after controlled loading system　主に食道・気管支・胆道・子宮・直腸などの管状の臓器に発生した悪性腫瘍に対し，小線源の挿入を行う専用の放射線治療装置．遠隔操作のため，医療従事者が被曝することがない．

RAO　寛骨臼回転骨切り術 rotational acetabular osteotomy　臼蓋形成不全に対する手術法の１つ．寛骨臼の周辺を切り抜き，前外側に移動して，大腿骨頭の被覆を拡大する手術．

RAP　右心房圧 right atrial pressure　右心房の圧力のこと．心臓カテーテル検査で測定される．右心不全や急性心膜炎などで上昇する．

RAP　反復性腹痛 recurrent abdominal pain　少なくとも１か月に１回，３か月間以上にわたって続く腹痛．慢性腹痛ともいい，学齢期の子どもによくみられ，原因には身体的と心理的とがある．

RAPA　リウマチ受け身凝集反応 rheumatoid arthritis passive agglutination　リウマトイド因子の検査法の１つ．受身赤血球凝集反応により，リウマトイド因子を検出する．

RAPD　相対的入力瞳孔反射異常 relative afferent pupillary defect　交互点滅対光反射試験で，光刺激を与えたとき，健眼は縮瞳するのに対して，視神経または中心部網膜に障害などのある患眼は，瞳孔が散瞳する現象のこと．

RARS　鉄芽球性不応性貧血 refractory anemia with ringed sideroblasts　骨髄異形成症候群の１つ．環状鉄芽球が15％以上，芽球の割合は５％以下．

RAS 再発性アフタ性口内炎 recurrent aphthous stomatitis 円形，あるいは楕円形の潰瘍（アフタ）が口腔粘膜に数週間から数か月の間隔で繰り返し発生する病態．

RAS 腎動脈狭窄 renal artery stenosis 腎動脈が狭窄する疾患で，主に動脈硬化による．高血圧を起こしやすい．

RAS 網様体賦活系〈上行性網様体賦活系，脳幹網様体賦活系〉 reticular activating system 延髄・橋・中脳被蓋すべての灰白質部分を含む範囲の脳幹を脳幹網様体とよび，上行性の賦活系があり，睡眠覚醒周期に重要な役割をもつ．

RAS レニン-アンジオテンシン系 renin-angiotensin system 血液量の保持と血圧上昇を調節するホルモン群．血圧の低下を感知すると，腎臓の傍糸球体からレニンという酵素を放出し，血中のアンジオテンシンやアルドステロンというホルモンを活性化して血管を収縮させ，血圧を上昇させる．

RAST 放射性アレルゲン吸着試験 radioallergosorbent test 放射性アイソトープを使って，アレルゲンに特有なタイプのIgE抗体の血中濃度を測定し，アレルゲンの特定とIgE抗体の量を測定する検査．

RA test リウマチ因子テスト rheumatoid arthritis test 関節リウマチの可能性を疑う場合に行う検査の1つで，リウマチ因子の量を調べる．

Raw〈RAW〉 気道抵抗 airway resistance 呼吸により気道内を流れる空気は，その空気分子間の摩擦，空気と気道壁との摩擦により生じる抵抗をいう．

Rb 下部直腸 rectum below the peritoneal reflection 直腸の1部．口側から，S状結腸部，上部直腸，下部直腸に分類される．

RB ゲル(先天性股間接脱臼治療用の装置) riemenbugel(リーメンビューゲル) 先天性股関節脱臼に対する治療法として考案された装具のこと.

RB レギュラーベベル regular bevel(レギュラー ベベル) 注射針の種類を示し,カット角度が12度で,針先の切口断面が鋭利なタイプ.皮下注射,筋肉注射などに用いる.

RB 網膜芽〔細胞〕腫〈神経膠腫〉 retinoblastoma(レチノブラストーマ) 網膜から発生する悪性の神経腫瘍.乳幼児に好発し,初発症状は白色瞳孔,斜視,視力低下など.

RB 網様体 reticular formation(レティキュラー フォーメイション) 脳幹の背側全体に散在し,生命維持に不可欠な神経系.筋の緊張や運動の協調,呼吸をつかさどり,意識の水準を維持する.まばらな細胞体の間を網目状の神経線維が結んでいるため,こう呼ばれる.

RB, kidney biopsy 腎生検〈腎バイオプシー〉 renal biopsy(レナル バイオプシィ) 腎の組織を経皮的または手術で採取し組織診断する検査法.腎疾患の診断,予後の決定,病態把握の目的で行う.

RBBB 右脚ブロック right bundle branch block(ライト バンドル ブランチ ブロック) 心室内伝導障害の1つ.刺激伝導系の右脚に障害があり,心電図上V_1,V_2のQRS幅が広くなる.臨床的意義はないことが多いが,慢性肺疾患,心房中隔欠損〔症〕,冠動脈硬化症が背景にあることもある.

RBC 赤血球 erythrocyte, red blood cell(エリスロサイト,レッド ブラッド セル) 血液の一成分.骨髄で赤芽球から成熟したもの.血球成分の大部分を占め,内部にヘモグロビンを含む.平均寿命は約120日.老朽赤血球は脾臓で破壊される.

RBC(count) 赤血球算定 red blood cell count(レッド ブラッド セル カウント) 血液を希釈液で一定の割合に希釈し,$1mm^3$の血液中の赤血球数を算出する.細胞数や大きさ,ヘモグロビン濃度,ヘマトクリット値などを自動分析装置などを用いて測定する.

RBF 腎血流量 renal blood flow（レナル ブラッド フロウ） 1分間に腎臓を流れる血液の量. 成人は約1,000mL/分. PAH（パラアミノ馬尿酸）のクリアランスから求めたRPF（腎血漿流量）をヘマトクリット（Ht）値で修正したもの. RBF＝RPF(100−Ht)×100で求められる.

RBT リファブチン rifabutin（リファブティン） 抗結核薬.

RC 呼吸中枢 respiratory center（レスピラトリー センター） 呼吸運動を調節する中枢で, 延髄の網様体にある. 肺胞内に空気を取り入れる吸息を調節する吸息中枢と, 肺胞内のガスを外に出す呼気を調整する呼気中枢とに分かれる.

RC 呼吸停止 respiration cease（レスピレイション シーズ） 呼吸をしていない状態. 呼吸は停止しても, 心臓は動いていることが多い.

Rca 直腸がん rectal cancer（レクタル カンサー） 直腸の組織内に認められるがん. 直腸がんを疑う初期症状としては便通異常, 血便・下血などがある.

RCA 右冠〔状〕動脈 right coronary artery（ライト コロナリィ アーテリー） 冠動脈は心臓を取り囲むように走行し, 心臓に酸素を豊富に含んだ血液を供給する血管. 右冠動脈は右心房, 右心室および左心室の下壁に分布する.

RCA 根本原因分析 root cause analysis（ルーツ コーズ アナライシス） 発生したアクシデントやインシデントをもとに, その当事者の責任追及ではなく, 発生のプロセスに潜むシステムやヒューマンファクターなどのさまざまな要因を明確にし, 再発防止につなげていくための定性的な分析手法.

rCBF 局所脳血流〔量〕 regional cerebral blood flow（リージョナル セレブラル ブラッド フロウ） 脳表面の局所の血流量. 測定によって脳血流障害鑑別診断, 病態の把握, 治療効果の判定ができる.

RCC 右冠尖 right coronary cusp（ライト コロナリィ カスプ） 大動脈弁にある3つの弁尖の1つで, 右冠尖のすぐ上に右冠状動脈開口部がある.

RCC 腎細胞がん〈グラウィッツ腫瘍, 副腎腫〉 renal cell carcinoma（レナル セルカーシノーマ

腎実質より発生するがん．初期は無症状で他疾患の精密検査（超音波，CTなど）で偶然発見されることが多い．治療は腎摘出術が基本．

RCC　赤血球濃厚液　red cell concentrate（レッドセルコンセントレイト）　全血より白血球および血漿の大部分を除去した赤血球層に，保存用添加液を混和した輸血用血液製剤．

RCF　根管充填　root canal filling（ルートカナルフィリング）　う歯の治療法．歯髄を取った歯の根管内に根管充填材を詰めて密封し，細菌の再感染を防ぐ．

RCM　拘束型心筋症　restrictive cardiomyopathy（リストリクティブカーディオマイオパシィ）　心筋に拡張や肥大，収縮力の異常などはないが，なんらかの原因で心室の壁が硬くなって拡張不全を呈する原発性心筋症．心筋症のなかでは発症数が最も少ない病型．

RC-MAP　MAP加赤血球濃厚液　red cells mannitol, adenine, phosphate（レッドセルズマンニトールアデニンホスフェイト）　血漿と血小板・白血球層を除いて，ヘマトクリット値を約90％にした赤血球沈層に，赤血球保存用添加液を混和した輸血用血液製剤．

RCS　細網肉腫症　reticulum cell sarcoma（レティキュラムセルサルコマ）　骨髄の細胞組織に発生する悪性リンパ腫．40〜50代の発症率が高く，身体のさまざまな部分で発生したがんが骨へ転移して発症する．

RC sign　発赤所見　red color sign（レッドカラーサイン）　食道胃静脈瘤の上部消化管内視鏡下で認められるミミズ腫れ様，cherry red spot様，血マメ様の所見．

RCsign　発赤所見　red-color sign（レッドカラーサイン）　食道静脈瘤の内視鏡所見で，静脈瘤の表面にみられるミミズ腫れ様の発赤をいう．「RCサイン陽性」という現象で，静脈瘤破裂の危険が高いことを示す．

RCT　根管治療　root canal treatment（ルートカナルトリートメント）　細菌に感染した歯質や神経を取り除き，根尖病変（歯の根の部分）を治療する方法．

RCT　ランダム化比較試験　randomised controlled trial　対象をランダムに選び，介入（薬・検査・看護など）を行う実験群と介入を行わない対照群に分けて評価する方法．

%RCU　赤血球鉄利用率　%red cell utilization　有効造血の指標．投与した鉄（^{59}Fe）がどの程度赤血球産生に使用されたかを示す．

RCU　呼吸集中治療室　respiratory care unit　重篤な呼吸器疾患患者に，集中的な治療や看護を行う病棟．重症の肺感染症や間質性肺炎の急性憎悪などの患者が対象となる．

RCV　赤血球容積　red blood cell volume　血中に含まれる赤血球の大きさを表す．貧血の状態を示す検査値．

RD　網膜剥離　retinal detachment　網膜が色素上皮と視細胞層の間で剥がれ，間隙に液体が貯留したり眼球壁から離れたりする疾患．黄斑部を含む剥離は著明な視力障害をきたし予後不良となる．

RD　リウマチ性疾患　rheumatic disease　身体の支持構造（骨，靱帯，関節，腱，筋肉）のいずれかに痛みを伴う状態で，エリテマトーデス，関節リウマチ，ベーチェット病，変形性関節症，シェーングレン症候群などがある．

RD　レイノー病　Raynaud's disease　寒冷刺激や精神的緊張によって，手足の末梢の小動脈が収縮して血液の流れが悪くなり，皮膚の色調が変化する現象．通常は蒼白，チアノーゼ（紫色），紅潮の順に色調変化を認める．

RDC　急速破壊型股関節症　rapidly destructive coxarthropathy　半年から1年の短期間で急速に股関節の破壊が進み，強い疼痛が出現する疾患．高齢者に多い．

RDS　呼吸窮迫症候群〈新生児呼吸窮迫症候群，肺硝子膜症〉　respiratory distress syndrome　未熟性による肺サーファクタントの産生障害で生じる広汎性無気肺．妊娠34週以前の早産児に多くみられる．二次性の欠乏症は急性呼吸窮迫症候群（ARDS）といい，区別される．

RD(S)　呼吸窮迫(症候群)　respiratory distress (syndrome)　肺胞を膨らませるのに必要な表面活性物質（サーファクタント）が欠乏することで，引き起こされる呼吸障害．在胎期間37週未満の早産児など，肺の成熟が十分でないために起こるとされている．

RE　逆流性食道炎　reflux esophagitis　胃酸や十二指腸液が食道に逆流するため，食道の粘膜びらんや炎症を引き起こす疾患．いわゆる胸やけ症状が主訴．

RE　レチノール当量　retinol equivalent　ビタミンAの量を示す単位．計算式によって求める．レチノール当量(μg)＝レチノール(μg)＋$1/12 \times \beta$-カロテン当量(μg)

REAL　REAL分類　revised european-american lymphoma classification　1994年に公表された悪性リンパ腫の分類システムで，B細胞性，T/NK細胞性，ホジキンリンパ腫に分けられる．近年はさらに形態，免疫，遺伝子，臨床などの観点を加えた新WHO分類が用いられている．

REE　安静時エネルギー消費量　resting energy expenditure　坐位安静時に必要なエネルギー消費量で，基礎代謝量（BEE）の約120％に相当する．姿勢保持のために筋肉で消費されるエネルギー，食物の消化・吸収で発生するエネルギー，精神的緊張で消費されるエネルギーの消費量の合計．

ref　反射　reflex　刺激に対し，無意識に起きる生理的反応のこと．病的反射は正常では認められないような反射のこと．

ref.　文献　reference　参考となる書籍や論文などの文書．

reg **規則的** regular(レギュラー) 一定の状態を保ち，秩序立っていること．通例・正規の状態であること．

Reha, Rehabili **リハビリテーション** rehabilitation(リハビリテーション) 低下した機能や状態を改善し，身体的，精神的，社会的にもっとも適した生活水準の達成を目的に行われる．

rem **レム** roentgen equivalent man(レントゲン エクィヴァレント マン) 放射線の線量当量の単位．1レムは，1シーベルトの100分の1．現在はSI単位系のSv（シーベルト）が用いられる．

REM sleep **レム睡眠** rapid eye movement sleep(ラピッド アイ ムーヴメント スリープ) 急速眼球運動を伴い，脳波は覚醒時に近い浅い眠り．通常，ノンレム睡眠とレム睡眠を1セットとして，起床までに数回繰り返される．レム睡眠は，身体を弛緩し休息させる睡眠で，記憶や感情の整理に関係しているとされる．

REPE **再膨張性肺水腫** reexpansion pulmonary edema(リエクスパンション プルモナリィ エデマ) 気胸，胸水，腫瘍などによる気道閉塞や肺への圧排によって，長時間広範囲に起こる肺虚脱に対して胸腔穿刺による治療を行ったあと，肺が再度膨張するときに起こる肺水腫のこと．

RES **細網内皮系** reticuloendothelial system(レティキュロエンドセリアル システム) リンパ管のリンパ洞，脾臓の静脈洞，肝臓の類洞，骨髄，副腎皮質などの細管の内腔面を覆う細胞から構成される．老巧化した赤血球や病原菌などを貪食するなど防衛的な働きをする．

RESIM **蘇生訓練用生体シミュレーター** resuscitation simulator(リサシティション シミュレイター) 心肺蘇生法の技術を習得するための練習器材．心電図，呼吸音，血圧などの生体情報が人形に再現されている．

resp **呼吸** respiration(レスピレイション) 生物が必要とする量の酸素を取り入れ，二酸化炭素を排出する作用，その一連の流れ．

Ret	**網状赤血球** reticulocyte	成熟した赤血球の一段階前の未熟な状態のものをいう．色素で染めると，細胞核が網目状に見えるためこう呼ばれる．網状赤血球の増加は，赤血球産生の亢進の指標となる．
RETRO	**レトロウイルス** retovirus	感染細胞(＝宿主細胞)内で自らDNAを合成して増殖するウイルスの総称．がんを引き起こすウイルスが多い．
RF	**呼吸不全** respiratory failure	呼吸機能が障害され，代謝需要に呼吸が対応できない状態．つまり血液ガス(PaO_2と$PaCO_2$)が異常な値を示し，そのために生体が正常な機能を営めないこと．
RF	**腎不全** renal failure	腎機能が低下して正常に働かなくなった状態．進行は緩徐だが不可逆性の慢性腎不全と，急激に腎機能低下するが回復の可能性のある急性腎不全に分けられる．腎機能が正常の10％以下に低下した末期腎不全では透析療法が必要．
RF	**ラジオ波** radio frequency wave	電磁波の1つで，肝がんなどに対するラジオ波治療が注目されている．
RF	**リウマチ熱〈急性関節リウマチ〉** rheumatic fever	3～15歳頃までにみられる全身性の炎症性疾患．後天性心臓弁膜症の多くはリウマチ熱の後遺症．A群レンサ球菌感染に続発する自己免疫性疾患と考えられている．診断はジョーンズ基準を用いる．
RF	**リウマトイド因子** rheumatoid factor	関節リウマチ(RA)患者の約80％で検出される自己抗体．米国リウマチ学会RA分類基準の1項目だが，健常者の5％程度も陽性になる．
RF	**リスク要因(危険因子)** risk factor	その現象になるというリスク(危険)を引き起こすかもしれない要因のこと．
RF	**レジン充填** resin filling	う歯の治療法．削ったところに白色の

RFA　ラジオ波焼灼療法　radiofrequency ablation　超音波画像やCT画像で観察しながら経皮的にがん組織に直接約1.5mmの電極を挿入し，ラジオ波（約100℃の高熱）で焼灼し，病変部を壊死・凝固させる治療法．主に肝腫瘍に対し施行される．

RFP　リファンピシン　rifampicin　抗結核薬．

rh　ラ音　rhonchus　胸部聴診の際に聞こえる雑音（副雑音，肺雑音）のことで，ラッセル音という．連続性ラ音（乾性ラ音）と断続性ラ音とがある．

Rh　リウマチ　rheumatism　リウマチ性疾患のこと．

RH　放出ホルモン　releasing hormon　視床下部から分泌され下垂体前葉に作用するホルモンで，いくつかのホルモンの分泌を促進する．

RH　網膜出血　retinal hemorrhage　網膜表面の血管の破損や閉塞によって生じる，いわゆる眼底出血のこと．高血圧，動脈硬化，糖尿病，腎臓疾患などが原因となる．

Rh factor　Rh因子　rhesus factor　血液型を決定する因子の1つで，赤血球中にある．

Rh因子　赤毛ザル因子　rhesus factor　血液型を決定する因子の1つ．アカゲザルの赤血球中に発見されたヒトと共通する抗原の有無で判定する．

RHC　右心カテーテル　right heart catheterization　大腿静脈などからカテーテルを挿入し，大静脈・右心房・右心室・肺動脈の圧測定や造影，また心拍出量や心内圧，酸素濃度を測定する検査．

RHD　リウマチ性心疾患　rheumatic heart disease　リウマチ熱が原

因で引き起こされる心臓の疾患．心筋炎，心膜炎，心内膜炎などを併発する．心内膜炎の後遺症として心臓弁膜症がよくみられる．

RHF　右心不全　right (sided) heart failure　右心系の機能不全に伴う心不全．大静脈がうっ帯した状態で，そのため静脈圧が上昇して血管内から水分が組織に漏れ，浮腫（とくに下肢）や胸水，腹水，頸動脈怒張などが起こる．

RI　核医学検査　radioisotope (examination)　微量の放射性物質を含む薬剤を用いて，病気を診断する検査．RI検査，アイソトープ検査とも呼ばれる．

RI　放射性同位元素〈ラジオアイソトープ〉　radioisotope, radioactive isotope　ある元素と同じ原子番号で質量数の異なる同位元素のうち，核崩壊によりエネルギーを放出しながら安定した状態になろうとするもの．生体に投与し放出される放射線により種々の動態を知ることができる．

RI　レギュラーインスリン　regular insulin　糖尿病の薬物治療で用いられる速攻型インスリン．注射後30分前後で効果が現れ，作用時間は5〜8時間程度．

RIA　放射免疫測定法〈ラジオイムノアッセイ〉　radioimmunoassay　ラジオアイソトープ（放射性同位元素）の抗原抗体反応の特徴を活用し，血中に存在する微量の物質（ホルモン，酵素，ビタミンなど）を測定する方法．

RICE　安静，冷却，圧迫，拳上　rest, ice, compression, elevation　外傷の応急処置の基本．Rest（安静）：患部を動かさない，Ice（冷却）：患部の冷却，Compression（圧迫）：患部の圧迫，Elevation（拳上）：患部の拳上の頭文字をとったもの．

RICU　呼吸器疾患集中治療室　respiratory intensive care unit　（呼

RIND 可逆性虚血性神経障害 reversible ischemic neurological deficit 脳の血液循環が悪くなり，片麻痺，失語，感覚・歩行障害，痙攣などの局所神経症状が24時間以上持続，3週間以内に回復した場合の神経障害のこと.

RIST 放射性免疫吸着試験 radioimmunosorbent test 非特異的免疫グロブリンEを使って，アレルゲンに対する血清濃度を測定する検査.

RIT 赤血球鉄交代率 red cell iron turnover rate 赤血球造血の指標．ヘモグロビン合成に利用された鉄の量を表したもの.

RK 角膜前面放射状切開術 radial keratomy 眼球の角膜中心部から放射状に切り目を入れて行う，(近視の)屈折矯正手術.

RK 直腸がん rectumkrebs(独) 直腸の組織内に認められるがん．直腸がんを疑う初期症状としては便通異常，血便・下血などがある.

RLF 水晶体後部線維増殖症 retrolental fibroplasia 低出生体重児への長期間にわたる多量の酸素投与が原因で起こる．網膜に出血や混濁が生じ，悪化すると網膜剥離，失明に至る.

RLH 反応性リンパ細網細胞増殖症 reactive lymphoreticular hyperplasia 胃のリンパ球，および細網細胞が腫瘍のような増殖がみられるが，悪性と良性の鑑別が困難な病変．その多くはMALTリンパ腫だと考えられている.

RLP レムナントリポタンパク remnant lipoprotein リポタンパクが，リポタンパクリパーゼにより分解されて生じる中間代謝産物.

RLQ 右下腹部 right lower quadrant 腹壁を4区分した右下腹部分.

RLS レストレスレッグ症候群〈下肢静止不能症候群，むずむず脚症候群〉 restless legs syndrome 安静時や夜間に腿に不快感を生じ，入眠が妨げられて睡眠障害を呈することもある症候群．足を動かすと不快感から逃れられることから「むずむず脚症候群」とよばれる．

RMI 亜急性心筋梗塞 recent myocardial infarction 発症24時間（3日と定義するものもある）以上，30日以内の心筋梗塞のこと．心電図においてST上昇が認められる．

RML 右肺中葉 right middle lobe of lung 右肺の一部．右肺は上葉，中葉，下葉の3つからなる．慢性の炎症によって肺がつぶれた状態になる中葉症候群は，右肺の中葉や左肺の舌葉領域に限局して感染が起きる．

RMR 安静時代謝量 resting metabolic rate 椅子に座り安静にしている状態で消費させるエネルギー量．安静時エネルギー消費量ともいう．

RMR エネルギー代謝率〈労作量指数〉 relative metabolic rate 各種身体活動の強度を知るための指標．身体活動を行ったときのエネルギー消費量から安静時のエネルギー消費量を引いたエネルギー量を基礎代謝量で割った値．

RMS 横紋筋肉腫 rhabdomyosarcoma 頭頸部，上下肢，泌尿生殖器などを好発部位とする悪性腫瘍．胎児型，胞巣型，多形型の3型があり，頻度の高いのは胎児型横紋筋肉腫．主として幼小児に発現する．

RMSF ロッキー山紅斑熱 rocky mountain spotted fever ロッキー山熱ともいう．マダニによって伝播するリケッチア感染症の1つ．主な症状は高熱，咳，発疹など．

RMV 分時呼吸量 respiratory minute volume 分時換気量と同義．

Rn ラドン _{レイドン} radon 原子番号86のラジウムから発生する希ガス元素. 無色無臭の気体.

RN 逆流性腎症 _{リフレックス ネフロパシィ} reflex nephropathy 尿が膀胱から尿管,腎蔵へと逆流する現象(膀胱尿管逆流症)によって起こる腎疾患.感染尿によって腎盂腎炎が慢性化し,炎症が腎実質にも及んで腎臓が萎縮することで腎機能が低下する.

RN 登録看護師 _{レジスタード ナース} registered nurse 米国の看護師制度の1つ.働く州でのRN資格取得が必要.

RNA リボ核酸 _{リボニュークリック アシッド} ribonucleic acid リボースを糖成分として含む核酸.リボソームRNA(rRNA),メッセンジャーRNA(mRNA),トランスファーRNA(tRNA)があり,いずれもDNAを鋳型として合成されタンパク質生成に関与する.

RND 根治的頸部郭清術 _{ラディカル ネック ディセクション} radical neck dissection 頭頸部外科領域の悪性腫瘍の頸部リンパ節転移に対して行われる郭清術.必要最低限の組織を残し,周囲の鎖乳突筋,内頸静脈,副神経などを合併切除する術式.

RNP リボ核タンパク _{リボニュークレオプロテイン} ribonucleoprotein DNAの情報を伝達してタンパク質合成に関与する核酸.リボースなどで構成される.

RO リアリティオリエンテーション _{リアリティ オリエンテイション} reality orientation 見当識訓練と訳される認知症患者に対する行動療法.教室型と随時型があり,通常は両者を併用する.

ROD 腎性骨異栄養症 _{レナル オステオディストロフィ} renal osteodystrophy 慢性腎臓病に伴って生じる,骨障害の総称.骨の痛み,骨折,骨の変形など症状はさまざま.透析性骨症ともいう.

ROI 関心領域 _{リージョン オブ インタレスト} region of interest PETやSPECTなどの画像検査

において，画像データから数値を得るために画像上で設定する範囲．

ROM **関節可動域** range of motion（レンジ オブ モーション）　関節の運動可能範囲を角度で表したもの．可動運動範囲よりも狭い場合は「可動域制限がある」と表現する．関節障害の診断や治療効果の経時的判定に用いる．

ROM **破水** rupture of the membranes（ラプチャー オブ ザ メンブランス）　胎児を包んでいる膜が破れてしまい，羊水が出てくること．陣痛が始まっていないのに破水することを「前期破水」，子宮口全開大前の破水を「早期破水」という．

ROME **関節可動域訓練** range of motion exercise（レンジ オブ モーション エクササイズ）　関節拘縮の予防や関節可動域の維持，増大を目的として行われる運動療法

RomeⅢ **ローマⅢ** RomeⅢ（ローマ スリー）　2006年に改訂された機能性消化管障害（FGID）の診断基準．

ROMT **関節可動域テスト** range of motion test（レンジ オブ モーション テスト）　関節の運動可能範囲を調べる検査．日本整形外科学会と日本リハビリテーション医学会が制定した関節可動域表示ならびに測定法を用いて，自動運動と他動運動を測定する．

R on T **R on T型期外収縮** R on T（アール オン ティー）　心室期外収縮のQRS波がT波に重なるように出現していること．心室細動を誘発しやすい．

ROP **未熟児網膜症〈水晶体後部線維増殖症〉** retinopathy of prematurity（レチノパシィ オブ プレマーチャリティ）　網膜血管の未熟性と動脈血酸素分圧の上昇により，生後3～5週頃に発症する疾患．在胎28週未満で出生体重が1,000g以下の全例にみられ，重症例は視力障害を起こす危険もある．

Ror **ロールシャッハテスト** Rorschach's test（ロールシャッハズ テスト）　スイスの精神科医によって創案された心理（性格）検査．インクのしみ状の左右対称の不規則な模様の図版10枚を一定の順に被験者に示し，何に見えるかを答えさせて性格や心理状態をとらえる．

ROR/O, RO 除外診断 rule out 検査や診察での鑑別診断によって，身体病変の有無と程度を明らかにし，誤診しやすい疾患を除外していく診断法．

ROS 系統的レビュー review of systems 各器官，系統別に整理したチェックリストで質問を行い，症状などを詳しく聴取すること．主訴と現病歴を補完する．

ROSC 心拍再開 return of spontaneous circulation 心肺停止状態から心拍が再開すること．

ROT 右後頭横位〈第2頭位〉 right occiput transverse position 胎児の背または頭が母体の右（第2胎向）にある頭位．

Rp 処方箋 recipe 医師が医薬品を処方するために，薬の種類や服用量，および服用法などを記載した文書．これをもとに調剤師が調剤する．

RP 逆行性腎盂造影〔法〕 retrograde pyelography 尿管カテーテルを腎盂まで挿入し，造影剤を注入して行うX線撮影法．腎機能の有無に関係なく腎盂，腎杯，尿管の形態的異常を微細に描出可能．尿管，膀胱，尿道の造影法は逆行性尿路造影という．

RP レセプト，診療報酬明細書 rezept（独） 医療機関が患者に行った診療について，保険者（＝市町村や健康保険組合など）に請求する明細書のこと．

RPA 右肺動脈 right pulmonary artery 右心室から肺へ血液を送り出す動脈．肺動脈弁から始まる肺動脈幹が2つの肺動脈に分かれ，右肺の静脈に血液を運ぶ．

RPE 網膜色素上皮 retinal pigment epithelium 組織学的に10層からなる網膜の最も外側にある層．

RPF 腎血漿流量 renal plasma flow 単位時間当たりに腎臓を通過

RPGN 急速進行性糸球体腎炎 rapidly progressive glomerulonephritis 糸球体腎炎のなかで，数週から数か月といった短期間に急速に腎機能が低下するものをいう．

RPLS 後頭葉皮質下白質の可逆性病変 reversible posterior leukoencephalopathy syndrome 高血圧性脳症のこと．

RPR 迅速血漿レアギン試験 rapid plasma reagin test 梅毒のスクリーニング検査の1つ．

RQ 呼吸商 respiratory quotient 呼吸の際に生体から呼出される二酸化炭素（CO_2）と，吸収される酸素（O_2）との容量比．$RQ = CO_2/O_2$ で求められる．酸化される栄養素によって異なり，タンパク質は0.8，脂質は0.7，糖質は1.0．

RR RR間隔 RR interval 心電図におけるR波からR波までの時間．RR間隔は心拍間を示しており，正常でも若干の間隔変動がみられる．ストレスを示す指標として，自律神経の機能検査への応用が注目されている．

RR 回復室〈リカバリールーム〉 recovery room 手術後，麻酔から回復する過程で，一般状態が安定するまで患者を一時的に収容し，保護・観察する病室．

RR 呼吸 respiration 胸郭および横隔膜の運動により空気が肺内に出入りする機能．健常者の安静時の呼吸数は14〜20回/分．新生児は40〜50回/分．

RR 呼吸数 respiratory rate 1分間に行う呼吸回数．正常な呼吸

数は15〜20回/分. 呼吸回数が24回/分以上を「頻呼吸」, 12回/分以下を「徐呼吸」という.

RR　相対リスク　relative risk　あるイベント発生について, 対照群に対する介入群のリスクの比.

RR　放射線効果　radiation response　放射線照射後の生体への影響.

rRNA　リボソームリボ核酸　ribosomal ribonucleic acid　細胞内のタンパク質合成の場であるリボソームを構成するRNA. 伝令RNA・転移RNAとともにDNA中に含まれる遺伝情報の翻訳に関与する.

RRA　放射受容体測定法　radioreceptor assay　体外核医学検査の1つ. 放射性同位元素で標識したホルモンや神経伝達物質が受容体と特異的に結合することを利用し, 血中の微量物質の濃度を測定する方法. →RIA法, CPBA法

RRD　裂孔原性網膜剥離　rhegmatogenous retinal detachment　網膜剥離のうち, 最も多くみられるもの. 網膜に孔(網膜裂孔, 網膜円孔)が開いてしまい, 目の中にある液化硝子体が孔を通って網膜の下に入り込むことで発症する.

RRPM　心拍応答型ペースメーカー　rate responsive pacemaker　身体の動き, 呼吸状態, 体温などを自動的に検知して, 脈拍数を調節するプログラムが組み込まれたペースメーカーのこと.

RRT　腎代謝療法　renal replacement therapy　腎不全患者において, 自己腎の補助を目的とした血液浄化法. 間歇的腎代替療法(IRRT)と持続的腎機能代替療法(CRRT)がある.

Rs　直腸S状部　rectosigmoid　直腸の上部. 外科的にはS状結腸のうち直腸に近接する1部も直腸S状部に含めている.

RS　呼吸音　respiratory sound　呼吸の動作に伴い, 肺や気道から聴

こえる振動音のこと.

RS ライター症候群 reiter's syndrome 反応性関節炎,または感染性関節炎ともいう.感染症から引き起こる炎症や腫れ,痛みを示す.

RS レイノー症候群 raynaud syndrome 寒冷刺激や精神的緊張によって引き起こされる手指のチアノーゼ,冷感,しびれ,むくみ,痛みなどのレイノー現象のうち,原因疾患があるもの.

RS ローター症候群 rotor syndrome ローター型高ビリルビン血症ともいうビリルビンの異常疾患.肝細胞のビリルビンの摂取障害と排出障害による.

RSD 反射性交感神経性ジストロフィー reflex sympathetic dystrophy 神経損傷のない骨折や打撲などの外傷後に起こる,四肢の持続的で慢性的な強い痛みを主訴とする症候群.発症の機序は不明だが,病態に自律神経(交感神経)が関与するといわれる.神経損傷後に起こる痛みや感覚障害は,カウザルギーとよばれる.

RSM リボスタマイシン ribostamycin アミノグリコシド系抗菌薬.

RSST 反復唾液嚥下テスト repetitive saliva swallowing test 嚥下障害の簡易スクリーニング法.喉頭隆起および舌骨に指腹を当て,唾液運動を繰り返し行ったときの嚥下回数を触診で把握し,障害の有無を評価する.

RSV RSウイルス respiratory syncytial virus パラミクソウイルス科に属するRNAウイルス.乳児の冬期の上気道炎の原因ウイルス.

rt 右側臥位 right lateral position 右側を下にして横向きに寝ている姿勢.

RT 呼吸療法 respiratory therapy 血液ガスの異常を是正するためのすべての治療を指し,酸素療法から人工呼吸療法,薬物療法,リハ

ビリテーションなど幅広い分野に及ぶ．

RT　腎〔臓〕移植　renal transplantation（レナル トランスプランテイション）　日本では，5〜50歳を対象として年間1,000例近くに施行されている．親子・兄弟からの血縁生体腎，非血縁生体腎，および死体腎が用いられる．

RT　直腸温　rectal temperature（レクタル テンペラチャー）　肛門に体温計を挿入して計測する，直腸の温度．深部体温に最も近い検温部位．

RT　放射線療法　radiotherapy, radiation therapy（レイディオセラピィ レイディエイション セラピィ）　がん治療の3本柱の1つ．がんとその周辺のみを治療する局所治療で，手術療法やがん化学療法と組み合わせて行われることが多い．病巣付近に線源を入れて身体の中から照射する内部照射と，身体の外から照射する外照射がある．

RTA　腎尿細管性アシドーシス　renal tubular acidosis（レナル テューブラー アシドーシス）　腎尿細管の機能が不全だと，体液のpHが低下し（アシドーシス），その恒常性が保てなくなる．この代表的な疾患が腎尿細管性アシドーシスである．

RTBD　逆行性経肝胆道ドレナージ　retrograde transhepatic biliary drainage（レトログレイド トランスヘパティック ビリアリー ドレナージ）　胆管から肝臓，腹壁に向けて逆行性にドレナージチューブを挿入して，胆汁の排液を行う治療法．

RTC　ラウンド・ザ・クロック療法　round the clock (therapy)（ラウンド ザ クロック (セラピィ)）　薬物の血中濃度を24時間一定に保つ投与法．気管支拡張薬を使用して血中濃度の変動を少なくし，気管支喘息の発作の予防を図る．

RTH　広汎〔性〕子宮全摘出術　radical hysterectomy, radical total hysterectomy（ラディカル ヒステレクトミー ラディカル トータル ヒステレクトミー）　子宮だけでなく，子宮周囲の血管やリンパ節などの組織を広範に摘出する子宮頸がんの術式．

RTI　呼吸器感染　respiratory tract infection（レスピラトゥリィ トラクト インフェクション）　気道，呼吸器に起こる感染症．

rt-PA 組織プラスミノーゲン活性化因子 recombinant tissue-type plasminogen activator 強い血栓溶解効果をもち，脳血管障害時の血栓溶解療法に用いられる．

R/T, R/t 〜に関連した related to 各物事にかかわり，または，つながりがあること．

RTV リトナビル ritonavir 抗HIV薬．

RTx 放射線治療 radiation therapy がん組織に放射線を照射する治療法．

RTX 腎移植 renal transplantation 末期腎不全患者に対して，腎臓の移植を行うこと．

RUE 右上肢 right upper extremity 人間の右側の腕と手のこと．

RUL 右肺上葉 right upper lobe of lung 右肺の一番上の部分．

RUM 残尿測定 residual urine measurement 排尿後，膀胱内に残っている尿量を調べる検査．カテーテルを尿道の先から膀胱内に挿入して測定する方法と，超音波による検査がある．

RUML 右上中葉切除 right upper-middle lobectomy 右上中葉部を切除する手術のこと．肺がんの場合に行われる．

RUQ 右上腹部 right upper quadrant 腹壁を4区分した右上腹部分．

RV 右心室 right ventricle 心臓を構成している4つの部屋（房室）の1つ．右下部の心室で，右心房から流れてきた全身の静脈血を肺に送る役割を果たしている．

RV 残気量 residual volume 安静時の呼気から最大努力して息を吐き出したときに肺の中に残っている空気の量．

RVAD　右心補助人工心臓　right ventricular assist device　人工心臓の1種．右心室の機能を補助し，右心房から血液を受け取り，肺動脈へと送り出す．

RVEDP　右室拡張末期圧　right ventricular end-diastolic pressure　右室の拡張末期の圧力．

RVET　右室駆出時間　right ventricular ejection time　弁が開くと，右心室から肺動脈に血液が駆出され，ピークを超えて圧が下がると弁が閉じる．この血液の駆出している時間．

RVF　右室不全　right ventricular failure　右心室の機能が低下し，大静脈にうっ血を生じた病態．右心不全．

RVG　右室造影　right ventriculography　右頸部もしくは右肘部の静脈からカテーテルを経皮的に心血管に挿入し，右心室に造影剤を注入して行う画像検査．

RVH　右室肥大　right ventricular hypertrophy　右室壁の心筋が肥厚し右室内腔が狭くなる病態．肺高血圧，肺動脈弁狭窄症などによる右室圧の上昇に合併する．

RVH　腎血管性高血圧　renovascular hypertension　腎動脈の狭窄または閉塞による腎虚血が原因となって生じる高血圧症．動脈硬化症，線維筋性異形成，大動脈炎症候群が主な原因で起こる．

RVOT　右室流出路　right ventricular outflow tract　右心房から右心室へ血液が流出する経路．

RVP　右室圧　right ventricular pressure　右室の圧力．

RVRR　腎静脈血レニン比　renal vein renin ratio　左右の腎静脈に含まれるレニンの比．腎血管性高血圧症の指標．腎動脈の狭窄または閉塞によって傍糸球体細胞からのレニン放出が刺激され，差異が生じる．

RVT **腎静脈血栓症** renal vein thrombosis （レナル ヴェインスロンボシス） 腎静脈が閉塞する疾患．ネフローゼ症候群，血栓，悪性腎腫瘍，外因性の圧迫などが原因．

RYR-Y **ルーY法** Roux-en-Y anastomosis （ルーエンワイ アナストマーシス） 幽門側胃切除や胃全摘後の消化管再建法．空腸を切断し，肛側断端を食道，胃，胆嚢，総胆管，肝管，膵管などと吻合，その40～50cm肛側にて口側断端を空腸側壁に吻合する．

RXM **ロキシスロマイシン** roxithromycin （ロキシスロマイシン） マクロライド系抗菌薬．

RX **処方，投薬** recipe （レシピ） 医師が患者の病状によって薬の調合や量と服用法を指示すること．

R-Y **ルーワイ吻合術** roux-en-Y anastomosis （ルーエン ワイ アナストモウシス） 胃の病巣を切除した後の再建法の1つ．十二指腸の断端は閉鎖し，残りの胃，もしくは食道と空腸（小腸の始まりの部分）とをつなぎ合わせる方法．

S

S **S状結腸** sigmoid colon（シグモイド コロン） 下行結腸に続くS字状に彎曲した結腸. 左側腸骨窩にあり，第2〜3仙椎の前で直腸に連なる.

S **S波** S-wave（エス ウエイブ） 心電図において最初に現れる下向きのQ波，次の上向きのR波，その後に現れる下向きの波のこと．合わせてQRS波ともいう.

S **血清** serum（シアラム） 血液を数時間以上放置した時の，上澄みの液体成分．淡黄色の透明で，凝固因子は含まれていない.

S **主観的情報** subjective data（サブジェクティヴ データ） 患者を例にたとえると，訴えや自覚症状など，患者本人から得られる情報．対義語：O（客観的情報）.

S **仙骨神経** sacral nerve（サイクラル ナーヴ） 脊髄神経から分岐し，第1仙骨神経から第5仙骨神経まで5対ある.

S **統合失調症** schizophrenia（スキッツォフリーニア） 幻覚や妄想という症状が特徴的な精神疾患．およそ100人に1人弱がかかるといわれている頻度の高い疾患.

S **老人(性)の，老年の** senile（シニール） 年をとった人．年老いた人．高齢者.

S-1 **テガフール・ギメラシル・オテラシルカリウム** Tegafur, Gimeracil, Oteracil Potassium（テガフール ギメラシル オテラシル ポタシアム） 代謝拮抗薬．抗悪性腫瘍薬.

S₁ **第Ⅰ心音** first heart sound（ファースト ハート サウンド） 房室弁（僧帽弁と三尖弁）の閉鎖によって生じる，心収縮期の始まりの心音．第Ⅰ音.

S₂ **第Ⅱ心音** second heart sound（セカンド ハート サウンド） 動脈弁（大動脈と肺動脈）の閉鎖によって生じる，収縮期が終わり拡張期前の心音．第Ⅱ音.

S₃ **第Ⅲ心音** third heart sound（サード ハート サウンド） 拡張期の始まりに急速に血液が心室が流れ込むことで起こる過剰心音．第Ⅲ音.

S4　第Ⅳ心音　フォース ハート サウンド　fourth heart sound　収縮期開始前に心房が強収縮することで心室壁が振動することによって生じる過剰心音．第Ⅳ音．加齢によって心筋の伸展性が低下した健常者でも聴かれることがある．

SA　安静型狭心症　ステイブル アンジーナ　stable angina　安静時狭心症ともいう．体を動かさずに安静にしているときに起こるタイプの狭心症．冠動脈の強い痙攣によって起こることが原因で，夜間から早朝にかけて多いのが特徴．

SA　感覚性失語　センサリィ アフェイジア　sensory aphasia　失語症の1つで，他人の話すことは理解できないが，自分が話すことはできる状態．大脳の聴覚野の近くにある感覚性言語中枢（ウェルニッケ中枢）の損傷で起こる．

SA　血清アルブミン　シラム アルブミン　serum albumin　血漿総タンパクの50〜60％を占める主要成分．肝臓で合成され，血漿膠質浸透圧の維持，各種物質と結合し，その運搬などに必須不可欠な成分．

SA　自殺企図　スイサイド アテンプト　suicide attempt　うつ病や統合失調症，また不治の病を悲観したり，生活意欲の減退などによって，自らの生命を絶とうと企図すること．

SA　自然流産　スポンティニアス アボーション　spontaneous abortion　自然に流産すること．

SA　体表面積　スフェィス エリア　suface area　体の表面の総面積のこと．基礎代謝量と体表面には比例関係がある．

SA　単心房　シングル エイトリウム　single atrium　心房中隔全欠損による心奇形の一種．

SA　鉄芽球性貧血　サイドロブラスティック アニーミア　sideroblastic anemia　赤血球のヘム合成に障害が起こり，骨髄内に鉄芽球の増加と，無効造血を示す貧血．つまり鉄の利用率が低下して起こる貧血のこと．遺伝性のものと後天性のものがある．

SA　肉腫　サルコーマ　sarcoma　非上皮性の悪性腫瘍．

SAA 血清アミロイドAタンパク　serum amyloid A protein　急性の炎症を起こした場合に，肝臓で産生される血漿タンパク．ウイルス感染症などCRPが反応しにくい疾患においても鋭敏に反応するため，治療のモニタリングに用いられる．

SAA ストークス・アダムス発作　stokes-adams attack　不整脈によって起こる失神，痙攣，めまいなどの発作症状．心臓から脳への血流が急激に低下して起こる．アダムス・ストークス発作(ASA)ともいう．

SAB 選択的肺胞気管支造影　selective alveolobronchography　肺胞や末梢気管支の状態を知る目的で，カテーテルを挿入し，選択的に小範囲のレベルを造影するX線検査．

SA block 洞房ブロック　sinoatrial block　洞不全症候群に分類される，洞結節と心房との間の電気的興奮の伝導障害．房室ブロック同様，P-P間隔が徐々に短縮し，突然P波が脱落する型と急にP-P間隔が延長する型がある．

SA node 洞房結節(静脈洞結節)　sinoatrial node　右房の上大静脈開口部に存在する特殊心筋線維の集合体．心臓の収縮を調律する刺激伝導系の起点．

S-B tube ゼングスターケン-ブレークモアチューブ　Sengstaken-Blakemore tube　食道静脈瘤破裂の止血法に用いる2連式バルンのチューブ状器具．先端のバルンを胃，もう片方を食道内に固定し，空気を注入して圧迫止血を図る．

SAB 選択的肺胞気管支造影　selective alveolobronchography　肺気腫の診断に有用な検査．亜区域支内に特殊なカテーテルを経鼻的に挿入し，気管支，細気管支，肺胞に造影剤を噴霧し造影する方法．

SAC 短上肢ギプス包帯　short arm cast　手関節周辺の骨折などで使用されるギプス包帯で，前腕部から手部にかけて固定する．

SACT 洞房伝導時間 sinoatrial conduction time 洞結節で電気刺激が発生してから心房に伝わるまでの時間.

SAD 季節型感情障害 seasonal affective disorder 特定の季節のみにうつ様症状を認める精神疾患.

SAD 社交不安障害 social anxiety disorder 他人に悪い評価を受けることや,人目を浴びる行動への不安により強い苦痛を感じたり,身体症状が現れ,次第にそうした場面を避けるようになり,日常生活に支障をきたす精神疾患.

SAH くも膜下出血 subarachnoid hemorrhage 脳を覆う3膜の第2層(くも膜)と第3層(軟膜)の間のくも膜下に起こる出血.

SAM 収縮期前方移動 systolic anterior movement 閉塞性肥大型心筋症による心筋の収縮に伴い,僧帽弁前尖が前方へ引き寄せられる異常移動.心エコーで判定する.

SAMPLE サンプル (symptom, allergys, medication, past history, last meal, events) 救急現場などで行う問診事項.S:主訴,A:アレルギー,M:服用中の薬物,P:既往症,L:最終飲食,E:受傷機転.

SAN 洞房結節 sinoatrial node 心臓の歩調取りを行う特殊心筋の塊で,上大静脈の付け根にある.

SaO₂ 動脈血酸素飽和度 arterial O₂ saturation 血液中のヘモグロビンのうち,酸素と結合したヘモグロビンの割合.

SAP 血清アミロイドP成分 serum amyloid P component 脳神経細胞や血管周囲,腎糸球体に浸潤,沈着する糖タンパク.アルツハイマーや老化に関与していると考えられている.

SAP 全身的動脈圧 systemic arterial pressure 全身動脈圧で,肺

高血圧などの際に測定される.

Sar サルコイドーシス sarcoidosis（サルコイドウシス） 日本名は「類肉腫症」という. 全身の臓器や組織に類上皮細胞肉芽腫が形成される原因不明の疾患.

SARA 小脳性運動失調の重症度評価スケール scale for the assessment and rating of ataxia（スケイル フォー ザ アセスメント アンド レイティング オブ アタクシア） 運動障害の評価スケールの1つ. 歩行, 立位, 坐位, 言語障害, 指追い試験, 鼻指試験, 手の回内回外運動, 踵脛試験の全8項目で評価する.

SARS 重症急性呼吸器症候群 severe acute respiratory syndrome（サーズ／シヴィアー アキュート レスピラトリィ シンドローム） 2002年, 中国広東省を起源とした原因不明の非定型肺炎. 飛沫感染および接触感染で伝播する. 二類感染症.

SAS くも膜下腔 subarachnoid space（サブアラクノイド スペイス） 脳の表面を覆う髄膜で, 軟膜とくも膜との間の空間のこと.

SAS 睡眠時無呼吸症候群 sleep apnea syndrome（サス／スリープ アプニア シンドローム） 睡眠時に無呼吸あるいは低呼吸が5回/1時間以上生じ, 日中倦怠感, 強い眠気などの症状のため, 日常生活が障害される症候群.

SASP サラゾスルファピリジン（サラゾピリン） salazosulfapyridine（サラゾスルファピリジン（サラゾピリン）） [salazopyrin] 潰瘍性大腸炎やクローン病, リウマチなどの炎症性疾患の治療薬. サラゾピリンは商品名.

SAT 亜急性甲状腺炎 subacute thyroiditis（サブアキュート サイロイディティス） 腫脹, 疼痛を伴う甲状腺の炎症で, 数か月にはわたるが慢性化はしない.

SAT 亜急性ステント血栓症 subacute stent thrombosis（サブアキュート ステント スロンボーシス） ステント留置後24時間以降30日以内に起こる血栓症.

SAT 酸素飽和度 saturation（サチュレイション） SO_2 とも表す. 血液中のヘモグロビンが酸素と結合した割合.

S-B　SBチューブ　sengstaken-blakemore tube（セングステーケン ブレークモア チューブ）　食道静脈瘤の止血用チューブのこと．

SB　自発呼吸　spontaneous bresthing（スポンテイニアス ブリージング）　自然呼吸ともいう．人工呼吸器などに依存せずに行われる陰圧呼吸．

SB　ショートベベル　short bevel（ショート ベヴェル）　針先端の切口断面の角度が18°で断面の短い注射針．逆に針先端が鋭角な注射針をレギュラーベベル（RB）という．

SB　石鹸清拭　soap bath（ソープ バス）　石鹸を用いて行う清拭．入浴が不可能な患者に対して行われる．

SB　日光皮膚炎　solar dermatitis（ソーラー ダーマタイティス）　日光により引き起こされる皮膚炎．中波長紫外線（UVB）が原因となる．

SBB染色　スダンブラックB染色　sudan black B stain（スーダン ブラック ビー ステイン）　白血病の鑑別のために行う特殊染色の1つ．脂溶性色素スダンブラックBを使って，タンパク質と結合した脂質成分を染色する試験．

SBC　単発性骨嚢腫　solitary bone cyst（ソリタリー ボーン シスト）　骨の中に膿疱ができ，黄色い漿液が溜まる疾患．

SBD　老人性脳疾患　senile brain disease（シニール ブレイン ディジーズ）　脳血管障害など，脳の神経細胞が加齢により変化して発症する疾患．

SBE　亜急性細菌性心内膜炎　subacute bacterial endocarditis（サブアキュート バクテリアル エンドカーディティス）　細菌感染によって心内膜および心臓弁に障害が生じる疾患．緩慢な進行をたどる．細菌によって経過が異なる．

SBE　乳房自己検査法　self-breast examination（セルフ ブレスト イグザミネーション）　乳房を自分で触診し，しこりやひきつれがないか，また色や乳頭からの異常分泌を観察するなど，乳がんの自己チェック法．

SBE	労作時息切れ	shortness of breath on[with/from] exercise. shortness of breath on[during] exertion[effort]	動いた場合に生じる息切れ．貧血や心不全，慢性閉塞性肺疾患などが原因で起こる．

SBE 労作時息切れ shortness of breath on[with/from] exercise. shortness of breath on[during] exertion[effort]　動いた場合に生じる息切れ．貧血や心不全，慢性閉塞性肺疾患などが原因で起こる．

SBO 小腸閉塞症 small bowel obstruction　小腸の閉塞により内容物の通過障害が起こる疾患．小腸が完全に塞がってしまう小腸閉鎖と小腸狭窄に分けられる．主に新生児にみられる．

SBP 収縮期血圧 systolic blood pressure　最高血圧．心収縮期の血圧．

SBR 小腸大量切除術 small bowel massive resection　イレウスによって生じた，広範囲にわたる腸管壊死部分を切除する手術．小腸大量切除後では，吸収障害による短腸症候群となりやすい．

SBS 脊髄延髄脊髄反射 spino-bulbo-spinal(reflex)　SBS反射ともいう．脳幹レベルの上行路と下行路，脳幹網様体を介する反射のこと．

SBS 副鼻腔気管支症候群 sinobronchial syndrome　慢性気管支炎，気管支拡張症など，気管支の炎症と副鼻腔炎といった鼻腔の炎症が慢性化した疾患．

SBSP サラゾスルファピリジン salazosulfapyridine　サルファ剤．

SBT スルバクタム sulbactam　βラクタマーゼ阻害薬．

SBT/CPZ スルバクタム・セフォペラゾン cefoperazone/sulbactam　βラクタマーゼ阻害薬配合剤セフェム系抗菌薬．

SBTPC スルタミシリン sultamicillin　βラクタマーゼ阻害薬配合ペニシリン系抗菌薬．

Sc 肩甲骨 scapula　肋骨後面上に存在する大きな三角形の扁平な

骨．外側で鎖骨および上腕骨と接続し，肩関節の機能に関与する．

Sc　統合失調症　schizophrenia（スキゾフリーニア）　妄想や幻覚，認知機能障害などの症状を呈する精神疾患．かつては精神分裂病と呼ばれていた．

SC　脊髄　spinal cord（スピーナル コード）　脊柱管内にある径約1cm，長さ40〜45cmの白色の細長い管．31対の神経が出入りし，体幹と四肢を支配する．脳とともに中枢神経系を構成する．

SC　皮下（注射）　subcutaneous(injection)（サブキュテイニアス(インジェクション)）　薬液を皮下組織に投与する注射のこと．

SCA　鎌状赤血球貧血　sickle cell anemia（シックル セル アネミア）　遺伝的に異常なヘモグロビンS（HbS）を有している者に起こる貧血．赤血球が連鎖して鎌状の形態を呈する．慢性的な溶血や血液障害の結果，貧血や各臓器の障害が起きる．黒人に多い．

SCA　鎖骨下動脈　subclavian artery（サブクラヴィアン アーテリー）　右は腕頭動脈から，左は直接大動脈弓から起こり，外側に向かいつつ，鎖骨および鎖骨下筋の下を走り，第1肋骨の外側縁に至るまでの部位をさす．

SCA　上小脳動脈　superior cerebellar artery（スーペリア セレベラー アーテリー）　小脳を栄養する動脈の1つ．脳底動脈から分岐し，小脳の上面を走行する動脈．

SCA　選択的腹腔動脈造影法　selective celiac angiography（セレクティヴ セリアク アンジオグラフィ）　カテーテルを経皮的に大動脈から挿入し，先端を大動脈の前面から分岐する腹腔動脈に挿入して造影する方法．

SCA　突然の心停止　sudden cardiac arrest（サドン カーディアック アレスト）　日本では毎年約10万人が病院外で突然死するが，その原因は急性冠症候群（ACS）が最も多い．

SCC　サクシニルコリン　succinyl choline chloride（サクシニル コウリン クローライド）　筋弛緩薬の1つで，スキサメトニウムとも呼ばれる．作用時間が短く，薬理作用が現

れるのも早いのが特徴.

SCC **小細胞がん** small cell carcinoma（スモール セル カーシノウマ）　小細胞肺がんとも呼ばれる. 早期に転移しやすい悪性度の高い未分化な肺がん. 他のがん細胞と比較すると細胞が小さいため, このような名前がつけられた.

SCC **扁平上皮がん** squamous cell carcinoma（スクワマス セル カーシノウマ）　皮膚, 口腔, 咽頭, 食道, 子宮腟部など, 重層扁平上皮をもつ粘膜に発生するがん腫. 角化扁平上皮がん, 有棘細胞がん, 基底細胞がんに分類される.

SCCO **瘢痕拘縮** scar contracture（スカー コントラクチャー）　瘢痕組織により, ひきつれが生じ, 関節や皮膚の運動が制限されること. 瘢痕組織は手術後や外傷で形成される.

SCD **脊髄小脳変性症** spinocerebellar degeneration（スピノセレブラー デジェネレイション）　運動失調を主症状とし, 緩徐で進行性の経過をたどる原因不明の神経変性疾患の総称. 日本では孤発性オリーブ橋小脳萎縮症が多い. 厚生労働省指定の特定疾患.

SCD **全身性カルニチン欠乏症** systemic carnitine deficiency（システミック カルニチン ディフィシェンシィ）　アミノ酸カルニチンの摂取不足または代謝異常によって生じ, エネルギー産生の低下, 脂質代謝不全をきたす疾患. ミオパチー, 低血糖症または心筋症を引き起こすことがある.

SCDC **亜急性連合性脊髄変性症** subacute combined degeneration of spinal cord（サブアキュート コンバインド デジェネレイション オブ スピーナル コード）　ビタミンB_{12}欠乏による悪性貧血に伴い脊髄神経に障害・変性をきたす病態. 変性が最も顕著なのは脊髄の後索と側索. 症状は両側の足の異常感覚, 筋力低下, 歩行障害など.

SCE **皮下気腫** subcutaneous emphysema（サブキューテネアウス エンフィセーマ）　比較的粗雑な皮下の結合組織の間に空気が貯留した状態. 原因は気管支切開, 喉頭, 気管, 気管支, 肺などの損傷. 疼痛や圧迫症状には注射器などによる吸引が必要.

SCFA **短鎖脂肪酸** short chain fatty acid 脂肪酸のうちで炭素数7以下のもの．主に大腸粘膜より吸収され，上皮細胞の増殖や粘液分泌，水やミネラルを吸収するためのエネルギー源として利用される．→MCFA，LCFA

SCFE **大腿骨頭すべり症** slipped capital femoral epiphysis 大腿骨の成長板が股関節から離れてしまうこと．原因は不明で，思春期の特に男児によくみられる．

SCI **脊髄損傷** spinal cord injury 脊髄に圧迫，圧挫，牽引力が働き，本来の機能である神経伝達路の働きが損なわれた状態．受傷機転は高所からの転落，交通事故，スポーツなど多岐にわたる．

Scicti **シンチレーション，シンチグラム** scintillation．scintigram 核医学検査によるRI画像のこと．放射性同位元素（RI）を投与し，体内から出る放射線の体内分布や変化量を測定し，画像にする．

SCID **重症複合型免疫不全症** severe combined immunodeficiency リンパ球の発生障害によりT細胞とB細胞が著減する先天性疾患．重症感染や日和見感染が合併する重篤な免疫不全症．

SCIS **重症複合型免疫不全症候群** severe combined immunodeficiency syndrome 遺伝子の変異によって，T細胞，B細胞の機能が傷害される重症免疫不全の総称．乳児期早期から重症感染症を発症する．

SCJ **扁平円柱上皮接合部** squamocolumnar junction 扁平上皮と円柱上皮の境界部分．子宮腟開口部，食道胃接合部などにあり，がんの好発部位．

SCL **鎖骨下** subclavian 胸骨と肩をつなぐ骨の下部分のこと．

SCLC **小細胞肺がん** small cell lung carcinoma 肺がんの組織学

的分類の一型で，小型のがん細胞がびまん性，巣状，索状などに並んでいるのが特徴である．

SCLE 亜急性皮膚エリテマトーデス subacute cutaneous lupus erythematosus エリテマトーデスの亜型．環状連圏状型と丘疹落屑型のどちらも瘢痕を残さず治癒するが，再発する．

SCM 胸鎖乳突筋 sternocleidomastoid muscle 胸骨と鎖骨，側頭骨の乳様突起をつなぐ太い筋肉．首の回転や屈曲の場合に使われる．

SCN 漿液性嚢胞腫瘍 serous cystic neoplasm 漿液性の液体をもった多房性嚢胞で，薄い被膜に覆われている．腺房細胞由来と考えられている．ほとんどが良性．

Scr, SCr 血清クレアチニン serum creatinine 血液中のクレアチニン．→Cr

SCT スパイラル(脊髄)CT spiral computed tomography スパイラルとは螺旋という意味．X線を螺旋状に照射させながら撮影することにより，人体を途切れなく撮影できるCT．

SCT 文章完成法 sentence completion test 心理テストの中の性格検査の一種．被験者に未完成な文章を提示し，自由に加筆してもらい，文章を完成させるテスト．パーソナリティの全体像を把握することができる．

sCu 血清銅 serum copper 血清中の銅の95％は，血漿タンパクのセルロプラスミンと結合する．血清を用いて原子吸光法か，カルバミン酸による比色法で測定する．

SCU 軽症病棟 self care unit 段階的患者管理における，最も軽症の患者を受け入れる病棟．

SCV 知覚神経伝導速度 sensory nerve conduction velocity 知覚

神経伝導速度検査で測定されるもので，末梢神経障害が疑われる場合に施行される．

SD　安定 stable disease（ステーブル ディジーズ）　CT画像検査において，薬物療法の治療効果の評価を表す用語．CT画像上で腫瘍の大きさに著明な変化がみられないこと．

SD　強皮症〈硬皮症〉 scleroderma（スケレロダーマ）　皮膚の進行性硬化を認める原因不明の難治性疾患．膠原病の一種．限局型と汎発型とに分けられる．汎発型は全身性進行性強（硬）皮症（全身性進行性硬化症：PSS）ともよばれる．

SD　統合失調感情障害 schizoaffective disorder（スキゾアフェクティブ ディスオーダー）　統合失調症の症状と気分障害の症状が，同時に現れる精神疾患．

SD　突然死 sudden death（サドン デス）　発症から24時間以内の死．

SD　突発性難聴 sudden deafness（サドン デフネス）　通常は突然片側性に生じる原因不明の難聴．

SD　標準偏差 standard deviation（スタンダード デヴィエイション）　データの集団のばらつき（変動）を表す指標で，分散の平方根として計算する．sあるいはSDと表す．

SD　老年期認知症（アルツハイマー型老年認知症） senile dementia（セニル ディメンティア）　脳にアルツハイマー病と同質の病理組織学的所見がみられる，認知症の代表的疾患．

SDA　セロトニン・ドパミン拮抗薬 serotonin-dopamine antagonist（セロトニン・ドパミン アンタゴニスト）　抗精神病薬の一種．ドパミン受容体遮断作用とセロトニン受容体遮断作用をもつ．

SDB　皮膚浅層熱傷〈Ⅱ度熱傷〉 superficial dermal burn（スーパーフィシャル ダーマル バーン）　表皮基底層と真皮上層（毛嚢・汗腺まで達しない）までの熱傷．

SDD 選択的消化管内殺菌法 selective digestive decontamination
人工呼吸器関連肺炎(VAP)など病院感染を防ぐために，非吸収性抗菌薬を投与して，消化管内に存在する病原性細菌の増殖を選択的に抑制する方法．

SDH 硬膜下血腫 subdural hematoma　脳の硬膜とくも膜との間にみられる血腫．外傷の程度は硬膜外血腫より強いが，頭蓋骨骨折は少ない．頭部外傷後にみられる急性硬膜下血腫は脳表血管の損傷による．

SDMD 老人性円板状黄斑変性症 senile disciform macular degeneration　新生血管を伴う加齢黄斑変性症のこと．

SDR 単純糖尿病網膜症 simple diabetic retinopathy　糖尿病網膜症の進行度による病期分類で初期の段階．

SDS うつ病自己評価尺度 self-rating depression scale　ツングにより開発されたうつ病の自己評価尺度．20の質問からなり，それぞれ4段階評価(いつも，しばしば，ときどき，ほぼない)を行うもの．

SDS シャイ-ドレーガー症候群 Shy-Drager syndrome　起立性低血圧などの自律神経障害に小脳症状やパーキンソン症状を中心とした運動神経症状を伴う原因不明の多系統萎縮症．病理学的にはオリーブ橋小脳萎縮症や線条体黒質変性症と同一の疾患とされる．厚生労働省指定の特定疾患．

SE serosa exposure　大腸がんや胃がんなど，漿膜を有する部位における壁深達度で，がんが漿膜表面に露出している状態を示す．

SE 副作用 side effect　一般に薬物のもつ作用の中で，本来その薬物の主作用として期待する薬理作用，治療効果とは別に現れる作用．

Sed 尿沈渣検査 sedimentation　新鮮尿を遠心し，上清を除いた尿中有形成分．有機性(赤血球，白血球，上皮細胞，尿円柱など)と無機

性（結晶など）に分けられる．通常，顕微鏡倍率400倍の一視野当たりの個数（個/HPF）で表す．

SEP　硬化性被囊性腹膜炎 sclerosing encapsulating peritonitis　腹膜透析を継続的に行うことで腹膜が劣化し，変性した腸管に癒着が生じ，そこが被膜によって覆われて腸管を締めつけるために機能的イレウスを起こす疾患．腹膜透析の合併症の1つ．

SEP　体性感覚誘発電位 somatosensory evoked potential　上肢または下肢の感覚神経に体性感覚刺激を与えることにより誘発される電位．→AEP（聴覚誘発電位），VEP

Ser　セリン serine　非必須アミノ酸．乳汁や卵黄などにリン酸エステルとして含まれ，代謝されてピルビン酸となる．

SEV　セボフルラン sevoflurane　全身麻酔薬．

SF　滑液 synovial fluid　関節腔を満たす液体．関節を潤し，骨と骨がぶつからないようにし，骨同士の摩擦を減少させる．

SF　猩紅熱 scarlet fever　A群溶連菌の感染で起こる発疹性伝染病．小児に多く，全身に赤い発疹が現れるが，数日で消褪する．

SF　髄液 spinal fluid　脳室の脈絡叢で生成・分泌され，脳室やくも膜下腔に貯留している液のこと．脳や脊髄などの中枢神経系を保護する役割がある．

SF　特発（性）骨折 spontaneous fracture　病的骨折ともいう．骨粗鬆症など骨に基礎的な疾患があり，骨が脆弱化しているときに，通常では骨折しないような，外力がほとんど加わらない場合に起こる骨折．

SF36　SF健康調査票 MOS short-from 36-item health survey　健康関連QOLを測定する尺度（調査票）．さまざまな疾患の患者から健康な人までのQOLが測定できる．身体機能や日常役割機能など，8つの

健康概念を測定するための36項目の質問からなる.

SFA **飽和脂肪酸** saturated fatty acid 二重結合をもたない脂肪酸.

SFD児 **不当軽量児** small for dates infant 出生体重および身長ともに在胎週数による基準値の10パーセンタイル未満の児. →SGA

sFe **血清鉄** serum iron 血清中に含まれる鉄分. 各臓器に蓄えられていた貯蔵鉄が血清タンパク(トランスフェリン)と結合し, 主として骨髄造血細胞に運搬されるときの形態.

SG **スワン−ガンツカテーテル** Swan-Ganz catheter 肺動脈圧, 肺動脈楔入圧, 中心静脈圧, 心拍出量の測定に用いるカテーテル. 静脈から挿入したカテーテルを血流にのせて肺動脈まで誘導する.

SG **比重** specific gravity 物質の質量と同じ体積の標準物質の質量に対する比.

SG **皮膚移植** skin graft 皮膚の欠損部位に自己のほかの部位から皮膚を採取して移植する方法.

SGA **主観的包括的アセスメント** subjective global assessment 栄養状態を主観的に判定するスケール. 体重変化, 食物摂取量の変化, 消化器症状, ADL, 疾患と栄養必要量の関係, 栄養状態を評価するための身体計測の6項目からなり, 簡易であるが, 判定に熟練を要する. 対義語:客観的包括的評価(ODA).

SGA児 **妊娠期間に比して小さい新生児** small for gestational age 在胎期間の標準の大きさに比べて小さい新生児.

SGB **星状神経節ブロック** stellate ganglion block 星状神経節に局所麻酔薬を注入して一時的に神経を遮断し, 支配領域(頭部, 顔面, 頸部, 胸部, 肩)の循環障害, 緊張, 疼痛の緩和を図る治療法. 適応はレイノー病, 顔面神経麻痺, 狭心痛など.

SGC スワン-ガンツカテーテル Swan-Ganz's catheter →SG

s-GPT, S-GPT 血清グルタミン酸ピルビン酸アミノ基転移酵素 serum glutamic-pyruvic transaminase →ALT

SH 血清肝炎 serum hepatitis 輸血後肝炎ともいう．輸血により肝炎ウイルスが体内に入り，肝炎が引き起こされる．

SH ステロイドホルモン steroid hormone ステロイド骨格をもつホルモンの総称．

SH 性ホルモン sex hormone 生殖器および副腎皮質から分泌され，発生期の生殖腺の分化，性器の発達や機能維持，第2次性徴の発現および生殖機能をつかさどるホルモン．

SHA 感作血球凝集反応 sensitized haemagglutination 被験者の血清中に種々の抗体が存在するかどうかを診断する方法．

SHEL SHELモデル Software, Hardware, Environment, Liveware 元来は航空機事故の分析モデルとして開発されたヒューマンファクター工学分野の用語であるが，医療事故やインシデントの分析にも応用されている．

SHR ステロイドホルモン受容体 steroid hormone receptor 受容体とは細胞膜表面や細胞質，核内に存在し，細胞に応答を誘起するタンパク質のこと．細胞室にある受容体がステロイドホルモンと結合して核の中に入り，DNA情報のmRNA（伝令RNA）転写を促進する．

SHS 仰臥位低血圧症候群 supine hypotensive syndrome 仰臥位になると生じる低血圧．妊娠や腹部腫瘍などによる下大静脈の圧迫が原因となる．

SHVS 睡眠時低換気症候群 sleep hypoventilation syndrome 覚醒時には呼吸機能が維持されているが，睡眠時に低換気となり血液中

の二酸化炭素の量が過剰となるため，呼吸不全をきたす疾患．

SI **一回心拍出係数** stroke index（ストローク インデックス）　一回心拍出量（SV）/体表面積（BSA）．単位は$mL/beats/m^2$．

SI serosa infiltrating（セロサ インフィルトレイティング）　大腸がんや胃がんなど，漿膜を有する部位における壁深達度で，がんが直接ほかの臓器に浸潤している状態を示す．

SI **感覚統合療法** sensory integration（センサリィ インテグレイション）　学習障害児のための治療法の1つ．1970年代に米国の作業療法士エアーズによって開発された．

SI **小腸** small intestine（スモール インテスティン）　胃と大腸をつなぐ長さ6〜7mの消化・吸収器官．

SI **ショックインデックス** shock index（ショック インデックス）　脈拍数/収縮期血圧で表す．出血性ショックにおける出血量予測指数．0.5〜1.0：軽症 出血量約1,000mLまで．1.5前後：中等度 出血量約1,500mL．2.0以上：重症 出血量約2,000mL以上．

SIADH **抗利尿ホルモン不適合分泌症候群** syndrome of inappropriate secretion of antidiuretic hormone（シンドローム オブ インアプロプリエト セクレイション オブ アンチジウレティック ホルモン）　抗利尿ホルモン（ADH）の分泌過剰が原因で低ナトリウム血症，血漿浸透圧の低下をきたすが，腎機能および副腎機能は正常で脱水症状は伴わない病態．

SIAS（サイアス）　**脳卒中機能評価法** stroke impairment assessment set（ストローク インペアメント アセスメント セット）　脳卒中を総合的に評価する方法．9種類の機能障害に分類される22項目について評価する．

SIDS（シッズ）　**乳幼児突然死症候群** sudden infant death syndrome（サドン インファント デス シンドローム）　それまでの健康状態および既往歴からその死亡が予測できず，死亡状況調査および解剖検査によってもその原因が同定されない，原則として1歳未満の死亡のこと．

S-IgA **分泌型免疫グロブリンA** secretory-immunoglobulin A（セクレタリー イムノグロブリン エー）　形

質細胞から分泌される免疫グロブリンで，母乳や唾液，胆汁などから分泌され，特異的免疫活性を有する．

Sig-Ca　S状結腸がん　sigmoid colon cancer　大腸のS状結腸に発生するがん．通過障害による腹痛，出血による貧血をきたす．

SIMV　同期式間欠的強制換気　synchronized intermittent mandatory ventilation　自発呼吸に強制換気を同期させて行う換気モード．自発呼吸の吸気努力開始にそろえて，強制換気を行う．

SIRS　全身性炎症反応症候群　systemic inflammatory response syndrome　感染の有無を問わず，侵襲に対する生体防御反応の過程で，次の4項目中2項目以上を満たすもの．①体温＞38℃または＜36℃，②心拍数＞90回/分，③呼吸数＞20回/分または$PaCO_2$＜32Torr，④末梢血白血球数＞12,000/mm^3または＜4,000/mm^3，あるいは未熟顆粒球(band)＞10％．

SIT　スタンフォード知能テスト　stanford intelligence test　スタンフォード・ビネー式知能検査ともいう．フランスのビネーが作成した近代的知能検査をスタンフォード大学のターマンが改訂し，知能指数で知能程度を表したもの．

SIT　精子不動化試験　sperm immobilization test　女性の不妊原因となる抗精子抗体を検出する方法の1つ．

SjS　シェーグレン症候群　Sjögren's syndrome　乾燥性角結膜炎，唾液腺の無痛性腫脹，皮膚粘膜の乾燥，多発性関節炎などを主症状とする症候群．自己免疫疾患と考えられ，ほかの自己免疫疾患を合併することもある．

SJS　スティーブンス-ジョンソン症候群　Stevens-Johnson syndrome　皮膚粘膜眼症候群．急性に発熱，口・眼・外陰部などの粘膜および全身皮膚に紅斑や水疱，びらんを自己免疫性に生じるもの．多くは薬物に

よるが，感染に伴って発症する場合もある．

SI　血清鉄　serum iron（シアラム アイアン）　ヘモグロビンの構成物質であり，血清の鉄分のこと．

SK　ストレプトキナーゼ　streptokinase（ストレプトキナーゼ）　化膿レンサ球菌の代謝産物．血液中のプラスミノゲンと複合体を形成することで，遊離のプラスミノゲンをプラスミンに活性化する作用をもつ．血栓溶解薬としても用いられる．

SKA(O)　長下肢装具　supra knee ankle (orthosis)（スープラ ニー アンクル(オーソウシス)）　膝・踵上部装具ともいう．大腿部から足先に及ぶ装具．→KAFO．

SKI　皮膚　skin（スキン）　身体の表面を覆っている組織のこと．表皮，真皮，皮下組織からなる．

SL　ストレプトリジン　streptolysin（ストレプトリジン）　連鎖球菌溶血素ともいう．A群の連鎖球菌が産生する溶血毒素．酸素に安定なSと不安定なOの2種類がある．

SLAP lesion　上前後関節唇損傷　superior labrum anterior and posterior lesion（スーペリア ラブラム アンテリア アンド ポステリア リージョン）　上腕二頭筋長頭腱付着部前後での上方関節唇の損傷．肩の上方に痛みを伴う．野球などによるスポーツ障害．

SLB　短下肢装具　short leg brace（ショート レッグ ブレイス）　下肢装具のうち，下腿部より足部に及ぶもの．

SLC　短下肢ギプス包帯　short-leg cast（ショート レッグ キャスト）　下腿部から足底までを固定し保護するための包帯．

SLE　全身性エリテマトーデス　systemic lupus erythematosus（システミック ループス エリテマトーサス）　若年の女性に好発する膠原病．抗核抗体などの自己抗体の産生により，全身に慢性の炎症性疾患を引き起こす．症状は発熱，顔面蝶形紅斑，レイノー現象，心外膜炎（漿膜炎），関節炎など．

SLNB　センチネルリンパ節生検　sentinel lymph node biopsy　乳がんの手術療法の1つ．手術前または術中に，センチネルリンパ節のみを摘出してがんの有無を調べる．

SLO　ストレプトリジンO　streptolysin O　溶血性レンサ球菌(溶連菌)が産生する溶血素．血中の抗体(ASLO)価は溶連菌感染症の診断に用いる．

SLR test　下肢伸展挙上テスト　straight leg raising test　腰椎椎間板ヘルニア，腰部脊柱管狭窄症などによる坐骨神経痛の有無を調べるテスト．仰臥位で膝は伸展位のまま患側下肢を他動的に挙上し，70°以下の挙上で痛みが出現すれば陽性と判定する．

SLR exercise　下肢伸展挙上訓練　straight leg raising exercise　大腿四頭筋を強化するための訓練．膝を伸展位に保ったまま，下肢全体を挙上させる．

SLS　短下肢副子　short leg splint　下腿部より足部まで固定する副子．

SLTA　標準失語症検査　Standard Language Test of Aphasia　失語症の有無および程度とタイプを調べる検査．聞く，話す，読む，書く，計算する，の5大項目について26の下位検査より構成され，6段階で評価する．

SLV　単左室　single left ventricle　先天的な心奇形の1つ．主に左室だけで心臓ができている疾患．→SRV(単右室)

SLWC　短下肢歩行用ギプス包帯　short leg walking cast　歩行するときに患部に負荷をかけないように下腿部より足部までを固定するギプス包帯．

SM　収縮期雑音　systolic murmur　心臓の収縮期(第Ⅰ音と第Ⅱ音の

間)に聴取される可聴振動. 弁膜の異常(僧帽弁閉鎖不全症, 肺動脈弁狭窄症, 大動脈弁狭窄症, 三尖弁閉鎖不全症など)で聴取される.

SM ストレプトマイシン _{ストレプトマイシン} streptomycin アミノグリコシド系抗菌薬.

SM ソマトメジン _{ソマトメディン} somatomedin 成長ホルモンの作用により肝臓などで産生されて血中に放出される, プロインスリン類似の構造をもつペプチド.

SM 粘膜下層までのがん _{サブミュコサ} submucosa 大腸がんや胃がんなど, 漿膜を有する部位における壁深達度で, がんが粘膜下層にとどまり, 固有筋層に及んでいない状態を示す.

SM 平滑筋 _{スムース マッスル} smooth muscle 平滑筋線維からなる筋組織. 長さ20〜200μm, 太さ径4〜7μm.

SMA 上腸間膜動脈 _{スーペリア メセンテリック アーテリー} superior mesenteric artery 腹大動脈の前面から生じる動脈. 膵臓の一部や十二指腸の下行部・下部, 上行結腸, 横行結腸, 盲腸, 虫垂などを栄養する.

SMAO 上腸間膜動脈閉塞症 _{スーペリア メセンテリック アーテリー オクルージョン} superior mesenteric artery occlusion 腸間膜動脈の閉塞により, 激しい腹痛に始まり, 腹膜炎, イレウス, さらにはショックなどを呈する症候群.

SMAS 上腸間膜動脈症候群 _{スーペリア メセンテリック アーテリー シンドローム} superior mesenteric artery syndrome 上腸間膜動・静脈によって十二指腸が圧迫され, 閉塞あるいは通過障害を起こした状態.

SMBG 血糖自己測定 _{セルフ モニタリング オブ ブラッド グルコース} self-monitoring of blood glucose 血糖自己測定器を用いて患者あるいは家族が血糖測定を行うこと.

SMDS 成人突然死症候群 _{サドン マンフッド デス シンドローム} sudden manhood death syndrome 健康に日常生活を送っていた人が, 突然死亡する病態.

SMI 無症候性心筋虚血 silent myocardial ischemia 自覚症状のないタイプの心筋虚血(冠動脈の狭窄あるいは閉塞).

SMON スモン(亜急性脊髄視神経障害) subacute myelo-optico-neuropathy キノホルム服用による末梢神経障害. 腹部症状, 両下肢の感覚障害や運動障害, 視力障害を生じる. スモン病ともいう. 特定疾患に指定.

SMS ソマトスタチン somatostatin インスリンやグルカゴン, 成長ホルモンなどの分泌を抑制するホルモン. 視床下部, 消化管, 膵臓などで産生される.

SMT 胃粘膜下腫瘍 submucosal tumor of the stomach 胃粘膜の下方に存在する壁内病変によって, 粘膜が挙上されて生じた隆起の総称. 間葉系腫瘍, 異所性膵組織, ポリープ, 囊腫, 悪性リンパ腫, 粘膜下に進展するがん, カルチノイド, 転移性腫瘍など.

SMV 自殺企図 Selbst Mord Versuch(独) 自ら死ぬことを意識して行われた行為.

SMX スルファメトキサゾール sulfamethoxazole サルファ剤に属する抗菌薬.

SN 看護学生 student nurse 看護学校や大学など専門機関で看護を学ぶ学生のこと.

SN 自発眼振 spontaneous nystagmus 何の刺激も与えない状態で生じる不随意の眼球運動.

SND 線条体黒質変性症 striatonigral degeneration 初期にはパーキンソン病と類似の症状を呈する, 多系統萎縮症の一型. 黒質や被殻などの神経細胞の変性・脱落による.

SN 手洗い看護師, 清潔看護師 scrub nurse 主に器械出し看護師の

SN 洞房結節 sinoatrial node 「自然のペースメーカー」といわれ，心臓の自立的な収縮リズムを調節する．右心房の大動脈開口部にある小さな心筋細胞の塊．

SNHL 感音性難聴 sensorineural hearing loss 内耳から聴神経における故障で，音の電気信号を脳へ伝える神経がうまく働かないために起こる神経性の難聴．音としては聴こえるが，内容が聴き取れない．

SNMC 強力ネオミノファーゲンシー（商品名） stronger neo-minophagen C 肝疾患治療薬や抗アレルギー薬の商品名．

SNP ニトロプルシド sodium nitroprusside 降圧薬の1つ．手術時の低血圧維持，手術時の異常高血圧の救急処置に使用される．

SNPs 単一ヌクレオチド多型 single nucleotide polymorphism(s) 一塩基多型ともいう．遺伝子の塩基配列の並びかたが個人によって異なるところ．

SNRI セロトニン-ノルアドレナリン再取込み阻害薬 serotonin-noradrenaline reuptake inhibitor セロトニンおよびノルアドレナリンの再取り込みを阻害し，脳内のセロトニンとノルアドレナリン量を増やす抗うつ薬の一種．

SNS 交感神経系 sympathetic nervous system 副交感神経とともに自律神経を構成する遠心性神経．胸髄，腰髄より発し，末梢に分布．副交感神経との相反支配により，呼吸，循環，代謝，生殖，内分泌などの調節を行う．

S.O. シリコンオイル silicone oil ケイ素と酸素からなるSi-O-Si結合を骨格とした高分子有機化合物．医療用ゴム製品のほか，網膜剥離などの手術時の眼内注入に使用される．

s/o	〜の疑い	suspicious of	カルテ記載用略語.

SO 上斜筋 superior oblique 外眼筋の1つで，滑車神経の支配を受ける．運動方向は下転・内方回旋・外転．

SO₂ 酸素飽和度 oxygen saturation 動脈血中のヘモグロビン（血色素）全体のうち，酸素を結合したヘモグロビンの割合．酸素を結合したヘモグロビン(HbO_2)／全ヘモグロビン量($HbO_2 + Hb$)×100．

SOAP 問題志向型叙述的経過記録 subjective data, objective data, assessment of patient response, plan of action 問題ごとの経過をS（主観的データ），O（客観的データ），A（査定），P（計画）に整理して記述する．

SOB 息切れ shortness of breath 血液中の酸素が不足すると起こる状態．

SOD 活性酸素分解酵素（スーパーオキシド・ジスムターゼ） superoxide dismutase スーパーオキシド不均化酵素ともいわれる．生体内に取り込まれた酸素分子に，1個の電子が負荷されたスーパーオキシドを活性酸素にする反応を触媒する．

SOL 占拠性病変 space occupying lesion 腫瘤や腫瘍，囊胞などの，本来あるべき組織に置き換わり，その場所を占有する病変．

sol. 溶液 solution 2種以上の物質が混合している液体．

SOM 滲出性中耳炎 secretory otitis media 中耳炎の一病態．滲出液が中耳に貯留する．

SoU 日光蕁麻疹 solar urticaria 日光にあたった皮膚に限局してかゆみを伴う皮疹が現れる蕁麻疹．

Sp 棘波 spike てんかんなど，脳機能の異常を示す脳波．棘のよう

に尖った波に見えることからこうよばれる．

Sp 脊椎麻酔 *スパイナル アネシージア* spinal anesthesia　くも膜下腔に局所麻酔薬を注入して神経をブロックする麻酔法．

S-P 硬膜下腹腔短絡術 *サブデュラル ペリトニアル シャント* subdural peritoneal shunt　腹腔内の貯留液の排出路を作るために，腹腔下腔と腹腔をつなぐ手術．慢性硬膜下血腫で再発を繰り返す場合に行われる．

SP 脊椎 *スパイナル* spinal　脊柱を通って脳の延髄へと続く器官．中枢神経系．

SP サブスタンスP *サブスタンス ピー* substance P　11個のアミノ酸からなるポリペプチド．中枢神経や脊髄に分布する痛覚伝達物質．

SP 痰 *スピュータム* sputum　気道から吐き出される粘稠性のある液状物質．

SP 模擬患者〈標準模擬患者〉 *スタンダーダイズド ペイシェント* standardized patient　医療専門職の教育・学習のため，PBL（problem-based learning）に沿った教育プログラムで活用される患者役割を演じる人．

Sp & W 棘徐波結合 *スパイク アンド ウェイヴ コンプレックス* spike and wave complex　てんかんでみられる異常脳波．尖った波と幅の広いゆっくりとした波が結合した波形．

SPAC シタラビンオクホスファート *シタラビン オクフォスフォート* cytarabine ocfosfate　代謝拮抗剤に分類される抗がん薬の1つ．成人の急性非リンパ性白血病や骨髄異形成症候群に使用される．

SPCM スペクチノマイシン *スペクチノマイシン* spectinomycin　アミノグリコシド系抗菌薬．

SPE 緩徐血漿交換 *スロウ プラズマ エクスチェンジ* slow plasma exchange　通常の血漿交換より血漿交換速度を緩徐にした血漿交換療法．

SPECT シングルフォトンエミッションCT（単一光子放射型コンピュータ断層撮影） *シングル フォトン エミッション コンピューティッド トモグラフィ* single photon emission computed tomography

単一の方向にγ線を出す単光子核種を，さまざまな方向から検出して投影図を得たのち，横断断層面での放射性同位元素(RI)の分布を画像として再構成したもの．

SPF 血清タンパク分画 serum protein fraction 約60種類ある血清タンパクを，物理学的な性質の違いから電気泳動法などで分けること．

SPG シゾフィラン sizofiran 抗がん剤の1つ．スエヒロタケとよばれるキノコが産生する多糖体．

SPIDDM 緩徐進行型インスリン依存性糖尿病 slowly progressive insulin dependent diabetes mellitus 1型糖尿病のサブタイプ．まだインスリン分泌能は残っているにもかかわらず，1型糖尿病に特徴的な自己抗体(GAD抗体など)が陽性を示すもので，数年以内にインスリン依存状態に移行する．

SPK 膵腎同時移植術 simultaneous pancreas-kidney transplantation 腎不全を合併している糖尿病患者に，膵臓に加え腎臓も同時に移植すること．

SPK 表在性点状角膜炎 superficial punctate keratitis 角膜上皮に点状のびらんが生じる疾患．

SPL 音圧レベル sound pressure level 音の強さのレベル．音を空気の圧力としてとらえ，dB(デシベル)という単位で表す．

SPM スピラマイシン spiramycin マクロライド系抗菌薬．

SPMA 脊髄性進行性筋萎縮症 spinal progressive muscular atrophy 脊髄前角細胞が変性し，体幹や四肢の近位部の筋力低下と筋萎縮が徐々に進行する疾患．下位運動ニューロンだけが障害される点が，筋萎縮性側索硬化症(ALS)と異なる．国の難病対策として制定されて

いる特定疾患.

SpO₂ **経皮的動脈血酸素飽和度** saturation of percutaneous oxygen 測定器（パルスオキシメータ）を指先や耳に装着するだけで，簡易かつ非観血的に測定される動脈血酸素飽和度.

S-P shunt **硬膜下腹腔シャント** subdural-peritoneal shunt 硬膜下水腫の治療の1つ．硬膜下腔と腹腔をつなぎ，持続的ドレナージを行う．

SPT **皮膚プリックテスト** skin prick test 皮膚表面にアレルゲンを滴下したあとに針で刺すことで，アレルゲンを皮膚内に吸収させて反応をみる検査．即時型アレルギーの原因を検索するために行う．

SPV **選択的近位胃迷走神経切断術** selective proximal vagotomy 消化性潰瘍の外科的治療の1つ．神経枝を切断し，胃酸分泌を抑制するために行われる．

sq **扁平上皮がん** squamous cell carcinoma 皮膚の表皮にある表皮角化細胞が悪性増殖してできるがん．有棘細胞がんともいう．

SQV **サキナビルメシル酸塩** saquinavir mesilate 抗HIV薬.

SR **システマティック・レビュー** systematic review ある具体的な疑問に関して，世界中の研究データ（論文）を探し，数多くの研究を網羅的に再現性のある方法に従って集め，その結果をまとめたもの．

SR **上直筋** superior rectus muscle 総腱輪より起始する外眼筋の1つで，眼球上方の強膜に付着．動眼神経支配で眼球の上転・内方回旋・内転運動に関与する．

SR **赤血球沈降速度** sedimentation rate 赤沈または血沈ともいう．赤血球が試薬内を沈んでいく早さのこと．赤血球が凝集するほど速度は促進する．→ESR．

SR　洞調律　sinus rhythm　洞房結節の規則正しい興奮刺激が正しく心臓に伝わることで起こる，心臓の拍動．健常者は1分間で70回前後．100回以上は洞頻脈，60回以下は洞徐脈．

SR　抜糸　sutures removed　外科の処置や手術後に縫合糸を取り除く処置．生体組織内に吸収されない糸（絹，ナイロン，テトロン，ステンレス，スチールなど）を使用した場合に必要．

SRRD　睡眠関連呼吸障害　sleep related respiratory disturbance　睡眠中にみられる呼吸障害の総称．睡眠時無呼吸症候群や睡眠関連低換気・低酸素血症症候群などがある．

SRS　性転換手術　sex reassignment surgery　生物学的な性と自己の性意識が異なる性同一性障害の人に対して，望むほうの肉体を獲得することを目的に行われる手術．

SRT　語音聴取閾値　speech reception threshold　語音聴力検査で記録される値で，単語（数字）をいろいろな周波数（音の高さ）で聞かせて正答率50％となる検査音のレベル．

SRV　単右室　single right ventricle　先天的な心奇形の1つ．主に右室だけで心臓ができている疾患．→SLV

SS　漿膜下層までのがん　subserosa　大腸がんや胃がんなど，漿膜を有する部位における壁深達度で，がんが固有筋層を超えているが漿膜表面に出ていない状態を示す．

SS　スライディングスケール　sliding scale　直近の血糖値に応じて，投与するインスリン量を決定するためのスケール．

SS　生理食塩水　saline solution　0.9％NaCl溶液．水分の補給（補液），各種注射薬の基剤，洗浄剤として用いる．

SS　妊娠　schwangerschaft（独）　女性や動物の雌が腹に子を身籠る

こと．受胎した卵を自身の体内に保有すること．

SSA　スルホサリチル酸　sulfosalicylic acid　合成有機化合物．水溶液中の(−)イオンは，タンパク質と結合してタンパク質を凝固沈殿させる．

SS-A(B)抗体　SS-A(B) antibody　SS-A・SS-B抗体はどちらも自己抗体の1つで，主としてシェーグレン症候群(SjS)の診断に用いられる．それぞれ最初に発見された患者名からRO抗体およびLA抗体ともよばれる．

SSc　全身性硬化症(強皮症)　systemic sclerosis　皮膚硬化，肺・心・腎などの内臓の線維化を主体とする膠原病の1つ．

SSF　肩甲骨下部皮下脂肪厚　subscapular skinfold thickness　栄養アセスメントの1つ．肩甲骨下部の皮下脂肪の厚さを測定し，体脂肪率などをみる．

SSI　手術部位感染　surgical site infection　米国院内感染サーベイランスシステム(NNIS)の定義で，手術を受けた患者に対して「人工物留置がない場合は術後30日以内，人工物留置に関連する場合は術後1年以内」に生じた院内感染症．

SSP　痙性脊髄麻痺　spastic spinal parallysis　脊髄障害による上下肢に攣縮を伴う麻痺．

SSPE　亜急性硬化性全脳炎　subacute sclerosing panencephalitis　麻疹ウイルスに感染後，平均7年の潜伏期間を経て発症する脳炎．発症年齢の約80％は5〜12歳．厚生労働省指定の特定疾患．

SSRI　選択的セロトニン再取込み阻害薬　serotonin selective reuptake inhibitor　セロトニンの再取込みを選択的に阻害し，脳内のセロトニン量を増やす抗うつ薬の一種．フルボキサミンマレイン酸

SSS	上矢状静脈洞 superior sagittal sinus	頭頂部の大脳鎌上縁を縦に走行する静脈洞で，血栓症の好発部位として重要．
SSS	洞機能不全症候群（シックサイナス症候群） sick sinus syndrome	心刺激生成異常および心房内，房室伝導の障害を生じ，さまざまな組み合わせの頻拍性や徐拍性不整脈が複合して起きる症候群．
SSSS	ブドウ球菌性皮膚剥脱症候群 staphylococcal scalded skin syndrome	皮膚感染症の1つ．黄色ブドウ球菌の感染により，全身の皮膚にびらんや表皮剥離など熱傷様の症状が生じる．乳幼児に多い．
SST	社会生活技能訓練 social skill training	認知行動療法の1つ．対人関係を中心とする社会生活技能や日常生活技能を高めるための訓練．
St	便 stool	大小の排泄物．大便．
ST	ST部分 ST-segment	心電図において，QRS波の終わりからT波の始まりまでの部分．心室興奮の極期にあたる．通常は基線上にある．
ST	感受性訓練 sensitivity training	集団のなかで過ごし，他者とのかかわりのなかで，状況に適した行動がとれるようになることを目的とする能力開発訓練．
ST	言語聴覚士 speech therapist	言語障害や難聴，失語，言語発達遅滞などの障害をもつ人に対し，専門的な訓練・指導を行い，機能回復や障害の軽減を図る専門職．
ST	支持的精神療法 supportive psychotherapy	患者との信頼関係に基づき主として言語による患者理解，励まし，助言を行い，心理的に支える精神療法．

ST スフファメトキサゾール/トリメトプリム sulfamethoxazole/trimethoprim　サルファ剤とトリメトプリムの配合剤.

ST 洞性頻脈　sinus tachycardia　洞房結節からの興奮が頻繁になっている状態. 最も一般的な不整脈で, 脈は正常で規則的だが速くなる.

ST 皮膚試験　skin test　アレルギー反応を調べるために, 皮膚や皮下にアレルゲンを置いてテストする. パッチテスト, 皮内テストなどがある.

STA-MCA 浅側頭動脈-中大脳動脈吻合術　superficial temporal artery-middle cerebral artery anastomosis　脳血管障害において, 浅側頭動脈と脳の表面を走行する中大脳動脈を直接吻合するバイパス術.

STA-SCA 浅側頭動脈-上小脳動脈吻合術　superficial temporal artery-superior cerebellar artery anastomosis　脳血管障害において, 浅側頭動脈と上小脳動脈を直接吻合するバイパス術.

---

stat. ただちに　statim(ラ)　処方箋に記載する場合に, しばしば用いられる略語.

STAI 状態・特性不安尺度　state-trait anxiety inventory　不安の2因子である「状態不安(たった今この瞬間に自分にあてはまる不安)」と「特性不安(普段のいつもの自分にあてはまる不安)」を測定する検査.

STD 性感染症　sexually transmitted diseases　性交や性的接触によって感染する疾患の総称.

Stereo 定位脳手術　stereotaxic surgery　パーキンソン病に対する外科的治療の1つ. 頭に小さな穴をあけ, 細い針を挿入し, パーキンソン病の症状にかかわる神経細胞を破壊したり, 活動するよう電気刺激を行う手術.

S test セクレチン試験 secretin test 膵外分泌機能をみる検査. 膵液分泌を刺激し, 膵液量と重炭酸塩を測定する.

STFX シタフロキサシン sitafloxacin ニューキノロン系抗菌薬.

STH 子宮単純全摘術 simple total hysterectomy 子宮の良性・悪性腫瘍, 子宮破裂の際に施行される子宮の全摘出手術. 腹式と腟式のアプローチ法がある.

STH ステロイドホルモン steroid hormone STと略すことが多い.

STI 収縮時間(指数) systolic time interval(index) 駆出前期(PEP)/駆出時間(ET)で求められ, 左室収縮能低下によりその値は大きくなる.

STN シアリルTn抗原 sialyl-Tn antigen 卵巣がんと再発性胃がんの血中腫瘍マーカー.

strept 連鎖球菌 *streptococcus* 連鎖状になる傾向が強いグラム陽性球菌. 敗血症, リウマチ熱, 化膿などの原因菌がある.

STRT 定位的放射線療法 stereotactic radiotherapy CTなどで得られた病変部と身体に設けた座標の関係から照射中心軸を求め, 病変部を2mm以内の位置精度をもって, γナイフなどの照射装置から細いビームで集中的に線量を集めて照射する治療法.

STS 梅毒血清反応 serological test for syphilis 血清学的反応を用いて梅毒感染の有無, 軽重を調べる検査法. 脂質抗原(カルジオリピン抗原)に対する反応と, 病原菌の梅毒トレポネーマ(TP)に対する反応をみる2種類の方法がある.

STSG 分層植皮術 split thickness skin graft 植皮手術の1つで, 皮膚のうち真皮までを取って植皮する方法.

STX サキシトキシン saxitoxin 麻痺性貝毒の代表的な成分．貝による食中毒の原因となる．

SU スルホニル尿素 sulfonylurea 膵臓のβ細胞表面のスルホニル尿素受容体と結合し，インスリンの分泌を促す血糖降下薬．トルブタミドなど．

SUD 単回使用器具 single use device 基本的に1回使用することを前提とした医用器具類．

SUDs シングルユース器材 single umbilical devices ディスポーザブル器材ともいう．1回かぎりの使用で破棄する医療器材．

SUI 腹圧性尿失禁 stress urinary incontinence 咳嗽など腹圧上昇に伴う尿失禁．

sum. 服用せよ sumendus（ラ） 処方箋用語．

SUN 血清尿素窒素 serum urea nitorogen 腎機能を調べるための血液検査．機能低下で高値になる．

supp. 坐薬 suppository 直腸，腟などに挿入する固形の外用薬．

sut 縫合 suture 切開創を縫い合わせること．

SUZI 囲卵腔内精子注入法 subzonal insemination 不妊治療における顕微授精の1つ．卵細胞質と透明帯の間にある囲卵腔に精子を注入する方法．

Sv シーベルト sievert 放射線の実質吸収線量（線量当量）を表す単位．吸収線量（単位グレイ；Gy）×線質係数（Q）×そのほかの修正因子（N）．放射線の被曝から人体を防護するための測定単位として用いる．

SV 一回心拍出量 stroke volume 1回の収縮で各心室から拍出される血液量．健康成人の安静時一回心拍出量は60〜70mL．正常では右

心室と左心室の心拍出量は等しい.

SV 　**単心室**　single ventricle（シングル ヴェントリクル）　右室か左室のどちらかが非常に小さい，もしくは，存在しない先天的な心奇形. →SRV，SLV

SVC 　**上大静脈**　superior vena cava（スーペリア ヴェナ カヴァ）　上肢と頭部の血液を右房に戻す太い静脈.

SVCG 　**上大静脈造影**　superior vena cavography（スーペリア ヴェナ カヴォグラフィ）　造影剤を静注して行う上大静脈撮影.

SVCS，SVC syndrome 　**上大静脈閉塞症候群**　superior vena cava syndrome（スーペリア ヴェナ カヴァ シンドローム）　腫瘍・腫瘤などにより上大静脈が圧迫され，静脈に還流障害が起きて生じる症候群.

SVD 　**一枝病変**　single vessel disease（シングル ヴィッセル ディジーズ）　虚血性心疾患において，右冠動脈，左前下行枝，左回旋のうち，1本のみ狭窄，梗塞などがあること.

SVD 　**自然経腟分娩**　spontaneous vaginal delivery（スポンテイニアス バギナル デリバリィ）　自然分娩.

SVG 　**大伏在静脈移植グラフト**　saphenous vein graft（サフェナウス ヴェイン グラフト）　血行再建用グラフトとして採取される大伏在静脈. 主として冠動脈バイパス術（CABG）に用いられたが，術後長期間経過による変性のため，最近はあまり利用されない.

SVI 　**一回心拍出量係数**　stroke volume index（ストローク ボリューム インデックス）　→SI

SVI 　**遅発ウイルス感染症**　slow virus infection（スロー ヴァイラス インフェクション）　スローウイルス感染症ともいう. 潜伏期間が数か月から数年と長いウイルス感染症のこと. 亜急性硬化性全脳炎や進行性多巣性白質脳症などがある.

SvO$_2$ 　**混合静脈血酸素飽和度**　venous O$_2$ saturation（ヴェナス オーツー サテュレイション）　補助循環下，肺動脈カテーテルでモニタリングされる肺動脈血中の酸素飽和度. 循環

動態の悪化などで低下する．基準値60〜80％．

SVPC 上室性期外収縮 supraventricular premature contraction 心房から房室接合部に原因がある期外収縮．心房期外収縮（PAC）と接合部期外収縮（PJC）の総称．

SVR 全身血管抵抗 systemic vascular resistance 血管内で起こる，血液の流れへの抵抗のこと．

SVRI, SVRi 体血管抵抗係数，全末梢血管抵抗係数 systemic vascular resistance index 左室より駆血された血液が受ける抵抗を示す数値．体血管抵抗を比較するための値．

SVT 上室性頻拍 supraventricular tachycardia 心房性あるいは房室接合部性の頻拍の総称．

SW 一回仕事量 stroke work 1回の心拍出量と動脈圧を乗じて計測する．

SW ソーシャルワーカー social worker 障害者福祉，児童福祉，老人福祉，母子福祉などあらゆる社会福祉の場で，社会事業を行う専門家．医療ソーシャルワーカー（MSW）は医療の場での専門家を指す．

SWS 徐波睡眠 slow wave sleep 呼吸，心拍が安定し，筋の緊張が低下した深い睡眠．周波数の低い脳波（δ：デルタ波）が有意にみられる．

SWT シャトルウォーキング試験 Shuttle Walking Test 運動能力を評価するテストの一種．一定の間隔を，速度を徐々に上げながら歩き続けるテスト．時間内歩行試験ともいう．

SXA 単一エネルギーX線吸収法 single energy x-ray absorptiometry 橈骨や踵骨に1種類のX線を照射して，骨量を測定する検査．骨粗鬆症を診断する検査の1つだが，精度は低い．

syr シロップ syrup（シラップ）　糖類もしくは甘味料を含む医薬品を，比較的濃稠な溶液または懸濁液などとした液状の内服薬.

syst. 収縮期 systolic（システリック）　血液が全身と肺へ送り出される時期で，最も血圧が高くなる.

- **T　横行結腸**　transverse colon　上行結腸と下行結腸の間を横走する大腸の一部分.

- **T　胸郭**　thorax　頸部と腹部のあいだのいわゆる体幹の上部を指し，12の胸椎，12対の肋骨，胸骨ならびにこれらに付着した筋肉，筋膜から形成される.

- **T　胸椎**　thoracic vertebra　脊柱を構成する椎骨のうち，胸部の12個の椎骨.

- **T　T細胞**　thymus derived cell　Tリンパ球ともいう．細胞性免疫系で重要な役割を担うリンパ球.

- **T　腫瘍**　tumor　非合目的的かつ自動能的に細胞が生体内で過剰増殖したもの.

- **T　体温**　temperature　身体の温度．ホメオスタシス(恒常性)により一定に保たれる.

- **T　T波**　T-wave　収縮した心臓が元に戻るときにできる心電図の波形.

- **T & C　体位変換と咳嗽**　turn and cough　気管支および気管からの痰を除去する体位変換のこと．重力と患者の咳によって取り除く.

- **T1/2，t1/2　半減期**　half life　血中濃度半減期，消失半減期ともいう．薬剤の血中濃度が半減するまでの時間.

- **T_1WI　T_1強調画像**　T_1-weighted image　核磁気共鳴画像法(MRI)のスピンエコー法で得られる画像の一種で，病変などを黒色(低信号域)として表す.

- **T_2WI　T_2強調画像**　T_2-weighted image　核磁気共鳴画像法(MRI)のスピンエコー法で得られる画像の一種で，病変などを白色(高信号域)

として表す.

T₃ トリヨードサイロニン triiodothyronine 甲状腺ホルモンの一種. 血中では約99%が甲状腺ホルモン結合タンパクと結合している. 体温, 成長, 心拍数などをはじめ身体の代謝機能に関与する.

T₄ テトラヨードサイロニン tetraiodothyronine 甲状腺ホルモンの一種. トリヨードサイロニンの前駆体ともなる. 代謝機能や成長に関与しているが, トリヨードサイロニンほどの強さはない.

T細胞 thymus derived cell リンパ球の一種で, ヘルパーT細胞 (CD4⁺), キラーT細胞 (CD8⁺), サプレッサーT細胞 (CD8⁺) がある.

TA 腋窩温 axillary temperature 腋の下で測定する体温のこと.

TA 交流分析 transactional analysis 自我状態を「P:親」「A:成人」「C:子ども」に分けて理解する心理学的理論.

TA 歯痛 toothache 歯および周辺組織から生じる痛み. 急性と慢性がある.

TA 三尖弁閉鎖(症) tricuspid atresia 右房と右室の間にある三尖弁が先天的に閉鎖し, 右心房と右心室の交通が遮断された病態.

TA 側頭動脈炎 temporal arterisis 脈拍に伴いこめかみが激烈に痛む原因不明の血管炎. 主に60歳以上の高齢者に発症する.

TA 腸チフス typhus abdominalis(ラ) チフス菌に感染することで, 高熱が持続し, バラ疹や脾腫, 徐脈などの徴候が出現した後に腸出血を起こす感染症.

TA 毒素·抗毒素 toxin-antitoxin 毒素に対して中和する能力をもつ抗体を抗毒素という.

TAA 胸部大動脈瘤 thoracic aortic aneurysm 胸部大動脈にでき

た動脈瘤. 動脈硬化によるものが多く, 外科的治療が唯一の治療法.

TAA **腫瘍関連抗原** tumor associated antigen　正常細胞にも認めるが, 腫瘍細胞に高レベルにみられる抗原.

TAAA **胸腹部大動脈瘤** thoraco-abdominal aortic aneurysm　胸部から腹部にかけて形成された大動脈の病的拡張. 大動脈瘤は真性と仮性に分類される.

tab. **錠剤** tablet　有効成分と賦形剤, 結合剤などをまとめて圧縮・成形し, 一定の形状に固めた薬物.

TAB **アンドロゲン完全遮断** total androgen blockade　体内から男性ホルモンであるアンドロゲンを除去する方法. 前立腺がんなどの治療法の1つ.

tachy **頻脈** tachycardia　通常, 60〜80回/分である心拍数が, 100回/分を超える場合をいう. 洞結節の刺激増加による洞頻脈, 発作的・瞬間的に起こる発作性頻拍, 心房細動や心房粗動による頻拍などに分けられる.

TACT **自己骨髄単核球細胞移植** therapeutic angiogenesis by cell transplantation　末梢動脈疾患の治療法の1つ. 自己の骨髄単核球を虚血組織に移植することで, 血管を新生させる.

TAE **経カテーテル肝動脈塞栓術** transcatheter arterial embolization　肝動脈内にカテーテルを挿入して塞栓物質を注入し, がん細胞を壊死される治療法. 進行性の肝細胞がんの治療法の1つで, これに化学療法を併用する.

TA-GVHD **輸血関連移植片対宿主病** transfusion associated graft versus host disease　輸血により体内でリンパ球が患者の体組織を攻撃する病態. 輸血後7〜14日で発症し, 最終的に敗血症や消化管出血

などでほぼ100％死亡するという，重篤な輸血副作用．

TAH 完全人工心臓 total artificial heart（トータル アーティフィッシャル ハート） 自然心臓を切除して埋め込まれる人工心臓のこと．

TAH 腹式子宮全摘出術 total abdominal hysterectomy（トータル アブドミナル ヒステレクトミー） 開腹により子宮を全摘する術法．

TAI 経カテーテル的動注療法 transcatheter arterial infusion（トランスカテーテル アーテリアル インフュージョン） 抗がん薬を腫瘍に動注する肝がんのカテーテル療法．

TAM タモキシフェン tamoxifen（タモキシフェン） 抗エストロゲン薬．抗悪性腫瘍薬．

TAO 閉塞性血栓性血管炎 thromboangiitis obliterans（スロンボ アンジァイティス オブリテランズ） バージャー病ともいう．下肢動脈が炎症することで血栓ができ閉塞する疾患．中年の喫煙男性に好発する．

TAP 三尖弁形成術 tricuspid annuloplasty（トリカスピド アニュロプラスティ） 三尖弁閉鎖不全に対する外科的修復術．弁輪縫縮術（DeVega法）と人工弁輪を装着する術式がある．

TAPVR 総肺静脈還流異常 total anomalous pulmonary venous return（トータル アノマロウス プルモナリィ ヴェナス リターン） 心大血管の先天性形質異常の一種．肺静脈がすべて右心系に還流する状態．

TAR 人工足関節置換術 total ankle replacement（トータル アンクル リプレースメント） 関節リウマチや外傷などで変形した足関節に対する人工関節への置き換え手術．

TAT 絵画統覚テスト thematic apperception test（セマティック アパーセプション テスト） 被験者に絵を見せて，物語を構成させるなど絵を読み解く作業から被験者の性格や心理を読み取るテスト．米国の心理学者マレーによって開発された．

TAZ/PIPC タゾバクタム／ピペラシリン tazobactam/piperacillin（タゾバクタム ピペラシリン）

βラクタマーゼ阻害薬配合ペニシリン系抗菌薬.

TB 結核菌感染症 tuberculosis(独) 結核のこと．結核菌の飛沫感染で生じる．

TBAB 経気管支吸引針生検 transbronchial aspiration biopsy 気管支鏡を用いて穿刺吸引針で腫瘍やリンパ節などを採取する生検の方法．

Tbc 結核 tuberculosis 結核菌群の一菌種 *Mycobacterium tuberculosis* による感染症のこと．一次結核と二次結核がある．

TBF 体脂肪量 total body fat 体内に含まれる脂肪のこと．皮下脂肪，内臓脂肪，脂肪分，脂質などがある．

TBG サイロキシン結合グロブリン thyroxine binding globulin 甲状腺ホルモンを血液中で運搬する輸送タンパク質の1つ．

TBI 全身放射線照射 total body irradiation 骨髄移植などの際に，患者の免疫力を一時的に抑えるために，全心に放射線を照射する治療法．

T-Bil 総ビリルビン total bilirubin 直接および間接ビリルビンの和を表したもの．

TBII TSH結合阻害免疫型グロブリン TSH binding inhibitory immunoglobulin 甲状腺刺激ホルモン受容体に対する自己抗体．バセドウ病や橋本病の診断に使用される．

TBLB 経気管支肺生検 transbronchial lung biopsy 気管支鏡により病変に針を刺して細胞，組織を採取する方法．

TBPM-PI テビペネム ピボキシル tebipenem pivoxil カルバペネム系抗菌薬．

| 略語 | 日本語 | 英語 | 説明 |

T(B)T トロンボテスト thrombo test ビタミンK依存性の血液凝固因子のうち，Ⅱ，Ⅶ，Ⅹ因子の活性を測定する検査で，ビタミンK拮抗薬であるワルファリンの効果判定に用いられる．

TBV 全血液量 total blood volume 全身の血液量で，標準値は70〜80mL/kg．

TBW 体内総水分(量) total body water 全水分量ともいう．全身の水分量のこと．

Tc テクネチウム technetium 原子番号43のマンガン族元素の1つ．

TC 総コレステロール total cholesterol 血中LDLコレステロール，HDLコレステロール，トリグリセリドの和．

TC テトラサイクリン tetracycline テトラサイクリン系抗菌薬．

3TC ラミブジン lamivudine 抗HIV薬．

TCA 三環系抗うつ薬 tricyclic antidepressant 三環構造を有する第1世代の抗うつ薬で，セロトニンやノルアドレナリンの再取り込みを非選択的に阻害することで，脳内のセロトニンやノルアドレナリンの量を増やす．

TCA cycle トリカルボン酸回路 tricarboxylic acid cycle クレブス回路，クエン酸回路ともいう．生体で有機物が完全酸化される際の代謝回路のことで，エネルギー産生に重要な代謝回路．

TcB 黄疸計〈経皮的ビリルビン濃度測定法〉 transcutaneous bilirubinometry 胸や額に光を当て，黄疸の管理に必要な血清総ビリルビン濃度を測定する装置．

TCC 移行上皮がん transitional cell carcinoma 移行上皮組織に由来する上皮性の悪性腫瘍．膀胱や尿管などの尿路系のがんが多いため

尿路上皮がんともよばれる．

TCD 経頭蓋超音波ドップラー法 transcranial doppler ドップラー効果を利用した血流の反射解析により，脳循環動態を調べる超音波検査．

T-CHO 総コレステロール total cholesterol →TC

TCIA 一過性脳虚血発作 transient cerebral ischemic attack 脳に行く血液の流れが障害されて起こる一過性の神経症状を指す．感覚障害や運動麻痺などの症状が現れ，多くは数分以内に完全に消失する．

TCP 経皮的ペーシング transcutaneous pacing 胸部電極より経皮的に電気刺激することで，非観血的に心拍を人工的に補うペーシング法．

tcPO$_2$ 経皮的酸素分圧 transcutaneous arterial oxygen pressure 皮膚の血液中の酸素分圧．皮膚表面にセンサーを当てて動脈血中の酸素分圧を測定する場合，皮膚の状態によって影響を受ける．

TCS 全大腸内視鏡検査 total colonoscopy 肛門から盲腸部までの，すべての大腸部位を内視鏡で行う検査．

TD 遅発性ジスキネジア tardive dyskinesia 口をもぐもぐさせるなど，抗パーキンソン病薬や抗精神病薬の長期服用により起こる不随意運動．

TDDS 経皮吸引型ドラッグデリバリーシステム transdermal drug delivery system 軟膏などの経皮薬を皮膚に貼ることで，皮膚から薬を送り込む薬物送達方法．適切な血中濃度を長時間維持できる．

TDE 1日のエネルギー消費量 total daily energy expenditure 1日に消費されるエネルギーの総量．

TDF テノホビル ジソプロキシルフマル酸塩　tenofovir disoproxilfumarate　抗HIV薬.

TDI 耐容1日摂取量　tolerable daily intake　ある物質を継続的に一生涯摂取した際に，健康に有害な影響を与えないと推定される1日当たりの摂取量.

TDLU 終末乳管小葉単位　terminal ductal-lobular unit　乳腺組織の単位. 乳管の小葉と小葉外終末乳管とをあわせたもの.

TDM 薬物血中濃度モニタリング　therapeutic drug monitoring　治療薬の血中濃度や治療効果，副作用などを測定し，監視しながら用法・用量を決めていく方法.

TDP トルサード・ド・ポアンツ　Torsades de Pointes　不整脈の1つで，心電図の波形軸が波打つようになるのが特徴である. 抗不整脈薬や抗アレルギー薬，抗精神病薬といった心毒性がある薬物の副作用として発現することが多い.

TDS たばこ依存症スクリーニング　tobacco dependence screener　禁煙治療にあたり，喫煙者個人のニコチン依存の強さを回答させ，その結果を禁煙治療方針策定の参考にする質問票.

Te 胸部食道　thoracic esophagus　胸の部分にある食道部位のこと. →Ce，Ae

TE 破傷風　tetanus　死亡率の高い急性感染病の1つ. 破傷風菌の出す毒素により開口障害や，筋肉の強直，痙攣などが現れる.

TEA 血栓内膜摘除術　thromboendarterectomy　閉塞性動脈硬化症に対する血栓と内膜を除去する手術療法.

TEE 経食道的心エコー法　transesophageal echocardiograph　プローブ付きの超音波内視鏡を口から食道まで入れて行う心エコー検査

法．人工弁機能不全や大動脈解離，左心耳血栓など，通常では超音波が届きづらい部分の病変が適応．

TEE 総エネルギー消費量 total energy expenditure 1日に必要なエネルギー消費量で，基礎エネルギー消費量×活動係数×ストレス係数で表す．

TEF 気管食道瘻 tracheo-esohageal fistula 形態異常の1つで，気管と食道の一部が瘻孔でつながっている状態．先天性と後天性がある．

TEG トロンボエラストグラム thromboelastogram 血液の凝固過程を時間を追って，かつ動的に検査する血液凝固検査．トロンボエラストグラフィーという機器によって記録図が作成される．

TEIC テイコプラニン teicoplanin グリコペプチド系抗菌薬．

temp 温度，体温 temperature 身体の温度のことで，部位によって異なる．核心温度と外殻温度がある．

TEN 中毒性表皮壊死剥離症 toxic epidermal necrolysis ライエル症候群ともいう．医薬品の副作用で起こることが多い重篤な皮膚粘膜障害．

TENS 経皮的電気刺激法 transcutaneous electrical nerve stimulation 体表に電極を貼り，神経や筋肉などを電気刺激する除痛療法．

TES 治療的電気刺激法 therapeutic electrical stimulation 電気的刺激によって機能を回復させるリハビリテーション療法．

TET トレッドミル運動負荷試験 treadmill exercise test 虚血性心疾患において，トレッドミル(ベルトコンベア式のウォーキング・ジョギングを行う器具)を歩かせることにより，運動による負荷を心臓にかけ，心電図・血圧などの変化を検査する．

tetra	四肢麻痺	tetraplegia	運動麻痺が両上肢と両下肢に起こること.
TEV	内反足	talipes equinovarus	多くは先天性で, 足部が内側に向いている形態異常.
TF	経管栄養	tube feeding	カテーテルを消化管内に挿入し, 流動食を注入する方法. 経口摂取ができない場合に行われる.
Tf	トランスフェリン	transferrin	鉄分の貯蔵・運搬を行う糖タンパク. 肝臓で合成され, 鉄分の代謝を検査するときの指標となる.
TF	トランスファーテクニック	transfer technique	車椅子と便座, 浴槽, ベッドなどの移動動作の技術.
TF	ファロー四徴(症)	tetralogy of fallot	先天性の心疾患で, 肺動脈狭窄, 心室中隔欠損, 右心室肥大, 大動脈右方転位騎乗の4つの合併を呈する病態. →TOF
TFT	甲状腺機能検査	thyroid function test	甲状腺関連ホルモンを測定し, 甲状腺機能の異常を調べる検査.
TFLX	トスフロキサシン	tosufloxacin	ニューキノロン系抗菌薬.
TG	腱移植	tendon graft	損傷した腱の補助のためにほかの腱を移植する手術. 腱の走行を変える腱移行術とは異なる.
TG	断層撮影法	tomography	放射線などを用いて, 身体を垂直または水平に輪切りにしたように内部画像を構成する方法. コンピュータ断層撮影(CT)などがある.
TG	トリグリセリド	triglyceride	中性脂肪. エネルギー源として使われ, 余分なものは肝臓や脂肪組織に蓄えられる.
TGA	一過性全健忘	transient global amnesia	一時的に突然記憶が

なくなるが，通常24時間以内に回復する症状．

TGA　**大血管転位症**　transposition of great arteries　先天性の心疾患で，大動脈と肺動脈が入れ替わり，大動脈は前，肺動脈は後方に位置する．

TGA, Tgab　**サイログロブリン抗体**　thyroglobulin antibody　サイログロブリンに対する自己抗体．自己免疫性甲状腺疾患の診断や鑑別に用いられる．

TGF　**形質転換成長因子**　transforming growth factor　正常細胞を悪性様に変化させる因子として発見され，上皮細胞増殖作用をもつ α と，細胞の分化，増殖抑制にかかわる β に大きく分けられる．

TGF(FT)　**テガフール**　tegafur　ピリミジン拮抗薬．抗悪性腫瘍薬．

TGV　**大血管転位(症)**　transposition of great artery　新生児におけるチアノーゼ型の先天性新血管奇形．大動脈と肺動脈の位置が逆になっている状態．

Th　**胸神経**　thoracic nerve　胸部の脊髄神経で，第1～12胸椎から左右に12対出ている．前枝は肋間神経となり，知覚性・運動性の神経線維からなる．後枝は深部の背筋と背側の皮膚を支配する．

TH　**甲状腺ホルモン**　thyroid hormone　甲状腺から分泌されるホルモン．サイロキシン(T_4)とトリヨードサイロニン(T_3)があり，主に血中を循環しているのはT_4．

THA　**人工股関節全置換術**　total hip arthroplast　関節リウマチや外傷などで変形した股関節に対する人工関節への置き換え手術．

THP　**トータルヘルスプロモーションプラン**　total health promotion plan　厚生労働省の「労働者の健康保持増進のための指針」による，労働者の心と体の健康づくりを推進するための活動．

THP ピラルビシン (ピラルビシン) pirarubicin アントラサイクリン系抗悪性腫瘍薬.

Thr スレオニン (スレオニン) threonine トレオニンともよばれている必須アミノ酸の1つ．必須アミノ酸のなかで最後に発見された．

THR 人工股関節全置換術 (トータル ヒップ リプレイスメント) total hip replacement →THA

TI 吸気時間 (インスピラトリィ タイム) inspiratory time 吸気にかかる時間．人工呼吸の際には，1回の換気量を送り込む時間を指す．

TIA 一過性脳虚血発作 (トランジェント イスキミック アタック) transient ischemic attack 脳局所の神経症状（運動・感覚障害，失語など）が一過性で急速に出現するが，24時間以内（多くは1時間以内）に完全に消失する脳の機能障害．

TIBC 総鉄結合能 (トータル アイアン バインディング キャパシティ) total iron binding capacity 血清中のすべてのトランスフェリンと結合できる鉄の総量．

TIG (ティグ) 破傷風免疫グロブリン (テタヌス イミュノグロブリン) tetanus immunoglobulin 血中の破傷風毒素と結合し中和させる破傷風抗毒素血清．

TIME タイム (ティシュー ノンヴァイアブル オア ディフィシェント, インフェクション オア インフラメイション,) tissue non-viable or deficient, infection or inflammation, (モイスチャー インバランス, エッジ オブ ウーンドノンアドヴァンシング オア アンダーマインド) moisture imbalance, edge of wound-nonadvancing or undermined 難治性褥瘡の治癒促進に必要な褥瘡評価の指標で，この指標中にある臨床評価項目の頭文字をもとにした略語．

TIMI grade (ティミイ) (グレイド) **TIMI分類** (スロムボリシス イン ミョカーディアル インファークション) thrombolysis in myocardial infarction grade 冠動脈造影法の所見に基づき梗塞領域の責任冠動脈の血流状態をグレーディング（0～3度）した急性心筋梗塞の基準．

TIN (ティン) 尿細管間質性腎炎 (テーブロ インタースティシャル ネフリティス) tubulo interstitial nephritis 病理学的に尿細管および周囲間質の炎症を認める疾患．ペニシリンなどの薬，ジフテリアなどの感染を原因とする浮腫の強い急性と，放射線照射や虚血，慢性腎盂腎炎に続発する線維化主体の慢性がある．

TINU syndrome 間質性腎炎ブドウ膜炎症候群 tubulointerstitial nephritis and uveitis syndrome 原因不明の急性好酸球性間質性腎炎にブドウ膜炎を伴った疾患.

TIPS 経皮的肝内門脈静脈短絡術 transjugular intrahepatic porto systemic shunt 静脈からカテーテルを挿入し,右側の肝静脈から門脈への短絡経路を形成する,門脈圧亢進症の手術法.

TIVA 完全静脈麻酔 total intravenous anesthsia 静脈内に投与する薬剤だけの麻酔で,導入や覚醒が早いという特徴がある.

TJ パクリタキセル+カルボプラチン paclitaxel+carboplatin 卵巣がんの併用化学療法.

TKA 人工膝関節全置換術 total knee arthroplasty 関節リウマチや外傷などで変形した膝関節に対する人工関節への置き換え手術.

TKR 人工膝関節全置換術 total knee replacement 膝関節の両関節面を人工材料による関節に置き換える手術法.

TL 側頭葉 temporal lobe 言語や記憶,聴覚にかかわる領域である,大脳半球の側面にある部位.

TL 卵管結紮 tubal ligation 卵管を一部切除・焼却あるいは糸や器具を用いて閉鎖する避妊手術.

TLC 全肺気量 total lung capacity 最大吸気時の肺内にある気体の量.肺活量(予備吸気量+一回換気量+予備呼気量)+残気量で求められる.

TLC トリプルルーメンカテーテル triple lumen catheter 三孔式カテーテルともいう.内腔が3本あるカテーテルのこと.

TLC 薄層クロマトグラフィー thin-layer chromatography アル

ミニウム，ガラス，プラスチックなどの平板にシリカゲルやアルミナなどの担体を塗布し，そのうえで試料を展開させるクロマトグラフィー．

TLE 側頭葉てんかん temporal lobe epilepsy てんかんの発作型の1つ．側頭葉の障害が脳波に認められる．

TLE トラベクレクトミー trabeculectomy 緑内障における線維柱帯切除術の1つ．繊維柱帯の一部を切除して，別に房水の排出系を作る方法．

TLI 全身リンパ節照射 total lymphnode irradiation 全身のリンパ節に放射線照射を行うもので，悪性リンパ腫や再生不良貧血の拒絶予防目的に移植前処置として行われる．

TLO トラベクロトミー trabeculotomy 緑内障における線維柱帯切除術の1つ．線維柱帯を切開し，房水排出路を広げる方法．

TLS 腫瘍崩壊症候群 tumor lysis syndrome 化学療法や放射線治療などによって短時間で腫瘍細胞が崩壊するときがある．その際に生じた腫瘍細胞の成分によって尿細管が閉塞され，腎機能が低下する症候群．

TLV 全肺容量 total lung volume →TLC

Tm 腫瘍マーカー tumor marker がんの進行とともに増加する生体因子で，主に血液中に遊離してくるタンパク質や酵素などを検出する検査の1つ．

Tm 尿細管最大輸送量 tubular transport maximum 尿細管で再吸収または分泌される最大量のこと．血中濃度が高くなるにつれ，一定の限度まで増加する．

TM 口腔温 temperature by mouth 口腔内で測定する体温のこと．

深部体温として詳細な体温測定が可能とされる.

TM 鼓膜 tympanotomy（ティンパノトミィ） 外耳道と中耳腔の境をなす厚さ約0.1mmの薄い膜.

TMA 血栓性微小血管症 thrombotic microangiopathy（スロンボティック マイクロアンジオパシー） 血栓性血小板減少性紫斑病などのように, さまざまな臓器の微小血管に血栓を生じる疾患の総称.

TMJ 顎関節 temporomandibular joint（テンポロマンディビュラー ジョイント） 下顎頭, 側頭骨の下顎窩, 関節結節, 関節円板などで構成される左右1対の関節.

TMO トリメタジオン trimethadione（トリメタジオン） 抗てんかん薬.

TMS 経頭蓋磁気刺激法 transcranial magnetic stimulation（トランスクラニアル マグネティック スティミュレイション） 電磁石の磁場によって弱電流をつくり出し, 頭蓋外側から脳内のニューロンを刺激する療法.

TMT トレイルメイキングテスト Trail Making Test（トレイル メイキング テスト） 遂行機能障害の評価法の1つ. 視覚的な注意の持続や思考の柔軟性, 処理速度をみる.

TN 三叉神経 trigeminal nerve（トリジェミナル ナーヴ） 第V脳神経. 顔面の知覚と咀嚼筋の運動をつかさどる混合神経で, 眼・上顎・下顎神経へ分岐する.

TN チームナーシング team nursing（チーム ナーシング） リーダーを中心にチームで患者の総合的看護を行う看護体制の1つ. 看護水準の均一化を目的としている.

TN トロポニン troponin（トロポニン） 筋肉にある収縮調節タンパク質. トロポミオシンと結合して, 筋肉のアクチンフィラメントを形成し, 筋収縮に関与する. 心筋梗塞の診断に利用される.

TNF 腫瘍壊死因子 tumor necrosis factor（テューマー ネクロシス ファクター） 炎症にかかわるサイトカイン. もともと腫瘍細胞に対し傷害活性をもつ物質として同定され

た．TNF-αとTNF-βがある．

TNM **TNM分類** tumor, node and metastasis classification 国際対がん連合が作ったがんの国際病期分類．

TOB **トブラマイシン** tobramycin アミノグリコシド系抗菌薬．

Tod **右眼眼圧** tensio oculi dextri（ラ） 右眼の眼球内圧のこと．眼圧は眼球外包および眼球内容の状態で決まる．正常眼圧は10〜21mmHg．

TOF, T/F **ファロー四徴症** tetraogy of Fallot

TORCH syndrome **トーチ症候群** TORCH syndrome 胎内感染により胎児に重篤な先天異常や疾患をきたす可能性がある妊婦感染症の頭文字．toxo-plasmosis（トキソプラズマ症），other agent（梅毒），rubella（風疹），cytomegalovirus（サイトメガロウイルス），herpes simplex virus（単純ヘルペスウイルス）．

Torr **トール** Torr 圧力の単位．1Torr＝1水銀柱ミリメートル．

Tos **左眼眼圧** tensio oculi sinistri（ラ） 左眼の眼球内圧のこと．眼圧は眼球外包および眼球内容の状態で決まる．正常眼圧は10〜21mmHg．

TOS **胸郭出口症候群** thoracic outlet syndrome 腕の神経が胸郭出口で圧迫，または刺激されて神経過敏状態となり，肩や首，腕の痛みやしびれを引き起こす疾患群．

TP **血栓性静脈炎** thrombophlebitis 血液の凝塊によって静脈が詰まり，そこに炎症が起こる疾患．

TP **総タンパク** total protein 血中のタンパク質総量で，肝および腎機能を反映する．

TP パクリタキセル＋シスプラチン　paclitaxel + cisplatin　子宮頸がん，卵巣がんの併用化学療法．

t-PA 組織プラスミノゲン活性化酵素　tissue plasminogen activator　組織プラスミノゲン活性化因子．その触媒作用により，プラスミノゲンをプラスミンへと変換させる．

TPD test 2点識別テスト　two point discrimination test　皮膚上の2点を同時に刺激されたとき，2点と識別できるかどうかを調べるテスト．複合感覚を検査する際に用いられる．

TPE 治療的血漿交換　therapeutic plasma exchange　血漿中にある病因物質を取り除くことを目的とし，血液から血漿成分を分離・除去したあと，それと同量のアルブミン溶液やFFPといった置換液を補充する療法．

TPHA 梅毒トレポネーマ赤血球凝集反応　*treponema pallidum* hemagglutination assay　梅毒の血清学的検査法の1つ．梅毒トレポネーマの菌体成分を用いて行う．

TPN 完全静脈栄養　total parenteral nutrition　→ IVH

TPO 甲状腺ペルオキシダーゼ　thyroid peroxidase　甲状腺に作用する酵素で，甲状腺ホルモンの活性化・失活化に関与する．

TPO トロンボポエチン　thrombopoietin　骨髄巨核球や血小板への分化を促すサイトカイン．

TPP 血栓性血小板減少性紫斑病　thrombotic thrombocytopenic purpura　血小板の凝集塊によって末梢の細血管が閉塞され，血液中の血小板の減少などを呈する疾患．出血しやすくなるため皮下出血による紫斑が皮膚に認められる．自己免疫疾患の1つ．

TPPV 気管切開下陽圧換気療法　tracheotomy intermittent positive

pressure ventilation　気管を切開して行う陽圧換気．これに対して，気管切開を行わない陽圧換気法を非侵襲的陽圧換気法という．

TPR　体温，脈拍，呼吸　temperature, pulse, respiration

Tr　トラコーマ　trachoma　急性の感染性結膜炎．クラミジア・トラコマチスを病原体とする．結膜の充血やまぶたの裏の水ぶくれなどが現れる．

TR　三尖弁閉鎖不全　tricuspid regurgitation　右心房室を隔てる三尖弁の閉鎖不全により，血流の一部が右心室→右心房へと逆流する病態．原因はリウマチ熱，先天奇形など．

TR　ツベルクリン反応　tuberculin reaction　結核感染の有無を調べる皮膚反応．結核菌の培養液から抽出した精製タンパク質であるツベルクリンを注射する．

TRAb　甲状腺刺激ホルモン受容体抗体　thyroid stimulating hormone receptor antibody　甲状腺上皮細胞のTSH受容体に対する自己抗体．自己免疫性甲状腺疾患であるバセドウ病では，TSHの代わりにTRAbがTSH受容体を過剰に刺激するため，甲状腺ホルモンの過剰分泌となる．

TRALI　輸血関連急性肺障害　transfusion-related acute lung injury　輸血後6時間以内に急激な肺水腫，呼吸困難を発症する重篤な輸血副作用．

TRD　牽引性網膜剥離　traction retinal detachment　眼内に発生した増殖膜や硝子体との癒着などが網膜を牽引するために，網膜がはがれる疾患．重症の糖尿病網膜症などで認める．

TRH　甲状腺刺激ホルモン放出ホルモン　thyrotropin-releasing hormone　視床下部から分泌されるホルモンの1つで，下垂体前葉に作用

し，甲状腺刺激ホルモンの分泌を促す作用をもつ．

tRNA 転移RNA　transfer RNA　タンパク質合成の際，対応するアミノ酸と結合してアミノアシルtRNAを形成し，続いてmRNA上の暗号を読み取ってリボソームに結合し，そのアミノ酸を転移させてペプチド鎖を延長させる．

Ts サプレッサーT細胞　suppressor T cell　免疫応答を抑制的に調節するT細胞亜群．

TSA 腫瘍特異抗原　tumor specific antigen thyroid-stimulating antibody　その腫瘍細胞に特異的に発現する抗体．

TSAb 甲状腺刺激抗体　thyroid-stimulating antibody　バセドウ病の原因とされ，甲状腺細胞のTSH受容体と結合し，甲状腺を刺激する．

TSBAb 甲状腺刺激阻止抗体　thyroid stimulation blocking antibody　甲状腺の機能を低下させる自己抗体．甲状腺機能低下症を示す場合に多く認められる．

TSE 伝達性海綿状脳症　transmissible spongiform encephalopathies　タンパク質のプリオンの異常体が蓄積することで神経細胞が変性する疾患．大脳皮質が海綿状に空胞化し，認知症や運動失調が進行する．

TSF 人工肩関節全置換術　total shoulder replacement　肩関節を人工材料による肩関節に置き換える手術法．

TSF 上腕三頭筋皮下脂肪厚　triceps skinfold　上腕三頭筋の皮下脂肪の厚さのこと．栄養アセスメントに用いられる．

TSH 甲状腺刺激ホルモン　thyroid stimulating hormone　甲状腺ホルモンの分泌を促すホルモンで，下垂体前葉から分泌される．

TSI **甲状腺刺激免疫グロブリン** thyroid stimulating immunoglobulin（サイロイド スティミュレイティング イムノグロブリン） 甲状腺を刺激する活性をもった抗体免疫グロブリンのこと．甲状腺ホルモンの合成・分泌を刺激するだけでなく，甲状腺細胞の分裂・増殖も刺激する．

TSP **熱帯性痙性対麻痺** tropical spastic paraparesis（トロピカル スパスティック パラパレシス） ヒトTリンパ好性ウイルスによって起こる痙性の対麻痺で，両下肢における腱反射や筋の緊張が主な症状．

TSR **人工肩関節全置換術** total shoulder replacement（トータル ショルダー リプレイスメント） 関節リウマチや外傷などで変形した肩関節に対する人工関節への置き換え手術．

TSS **トキシックショック症候群** toxic shock syndrome（トキシック ショック シンドローム） 感染増殖した黄色ブドウ球菌の産生する菌体外毒素であるTSS-toxin-1が原因で発症する細菌感染症．全身の紅斑，高熱，血圧低下，多臓器障害が特徴．

TT **トロンビン時間** thrombin time（トロンビン タイム） →PT，T(B)T，APTT

TT **トロンボテスト** thrombo test（トロンボテスト） ビタミンK依存性の凝固因子である第Ⅱ，Ⅶ，Ⅹ因子の活性を調べる凝固検査．主にワルファリンなどの経口抗凝固薬療法のモニタリングに用いられる．

TTA **経気管吸引法** transtracheal aspiration（トランストラキアル アスピレイション） 経皮的に気管を穿刺し，分泌物の吸引，採取を行う方法．

TTE **経胸壁心エコー法** transthoracic echocardiography（トランスソラシック エコーカーディオグラフィ） 胸部体表から超音波の受発信を行うプローブを当てる心エコー法．

TTH **緊張型頭痛** tension-type headache（テンション タイプ ヘッドエイク） 慢性反復性頭痛のなかで最も多い．日本人男性の23%，女性の48%がこの頭痛に悩まされているとの統計もある．

TTN(B) **新生児一過性頻(多)呼吸** transient tachypnea of the new-（トランジェント タキプニア オブ ニューボーン）

born　出産後，肺にたまった肺液のリンパ管への吸収が遅れることにより生じる呼吸器障害．

TTP　血栓性血小板減少性紫斑病　thrombotic thrombocytopenic purpura　vWF分解酵素の欠損または減少のため，発熱・紫斑・溶血性貧血・腎障害・動揺性精神神経症状を呈する疾患．

TTR　上腕三頭筋腱反射　triceps tendon reflex　頚髄(C6〜C8)の損傷の有無評価に用いられる反射．上腕を後上方に引き，肘関節上腕三頭筋腱を打診し，前腕伸展の有無をみる．

TTS　経皮吸収治療システム　transdermal therapeutic system　TDDSの一種で，電気・超音波・プロドラッグを用いて経皮的に薬物の透過を促進させる方法．→TDDS

TTS　足根管症候群　tarsal tunnel syndrome　踵近くの線維の足根管を通り，足の裏に走行する神経が，なんらかの原因で圧迫されて引き起こされ疾患．手根管症候群の足版ともいえる．

TTT　チモール混濁試験　thymol turbidity test　肝機能検査の1つで，血清膠質の安定性をみる．

TTT　トルブタミド負荷試験　tolbutamide tolerance test　ドブタミンを投与して分泌されたインスリンを測定する検査．糖尿病や低血糖の診断に用いられる．

TTTS　双胎間輸血症候群　twin to twin transfusion syndrome　一卵性双生児でまれにみられる症候群で，胎児間をつなぐ血管の血流のバランスが崩れ，血流過多の胎児は水腫，心不全・羊水過多など，血流過少の胎児は発育不全，腎障害，羊水過少などを呈する．

TTX　テトロドトキシン　tetrodotoxin　フグの卵巣や肝に多く含まれる有毒物質．舌端や口唇などの鈍麻，随意筋の麻痺，延髄中枢の麻

痺をきたす.

tub 管状腺がん　tubular adenocarcinoma（チューブラー アデノカーシノーマ）　腫瘍が円柱上皮に囲まれた管状の腔を形成するもの．形態からみたがんの種類を表す言葉であり，消化器系や呼吸器系，腺などのがんに多くみられる．

TUI 経尿道的切開術　transurethral incision（トランスユレスラル インシジョン）　尿道から内視鏡を用いて尿道狭窄部分を切除する手術．

TUL 経尿道的尿管結石破砕術　transurethral ureterolithotripsy（トランスユレスラル ユレテロリソトリプシィ）　尿管口より逆行性に尿管鏡を挿入し，レーザーを用いて尿管結石を破砕する術式．

TUR 経尿道的切除術　transurethral resection（トランスユレスラル レセクション）　尿管口から逆行性に挿入した内視鏡による腫瘍の切除術．→TUR-BT

TUR-BT 経尿道的膀胱腫瘍切除術　transurethral resection of bladder tumor（トランスユレスラル レセクション オブ ブラダー テューマー）　膀胱腫瘍に対する膀胱鏡切除術．→TUR

TUR-P 経尿道的前立腺切除術　transurethral resection of prostate（トランスユーリスラル レセクション オブ プロステイト）　前立腺肥大症の手術方法の1つ．尿道から内視鏡を挿入し，電気メスで患部を切除する．

TUV 全(24時間)尿量　total urine volume（トータル ウリン ボリューム）　1日に排泄された全尿量のこと．

TV 一回換気量　tidal volume（タイダル ヴォリューム）　呼吸1回につき，出入する空気の量．安静時の正常な成人男子の場合，約400〜500mLである．

TV 三尖弁　tricuspid valve（トライカスピッド ヴァルヴ）　3つの弁からなる心臓の弁．右心房と右心室の間にある．

TVD 三枝病変　triple vessel disease（トリプル ヴェッセル ディジーズ）　左前下行枝，回旋枝，右冠動脈枝の3つの冠動脈枝に生じる狭窄あるいは閉塞．

TVH 腟式子宮全摘術　total vaginal hysterectomy（トータル ヴァギナル ヒステレクトミィ）　経腟的に子宮を全摘する術式.

TVM手術　メッシュ手術　tension free vaginal mesh（テンシヨン フリー ヴァギナル メッシュ）　膀胱瘤治療の1つ. 人工素材のメッシュを経腟的に埋め込み, 骨盤臓器の支持臓器を補強する術式.

TVP　経尿道的前立腺電気蒸散術　transurethral varphoration of prostate（トランスユレスラル ヴァーフォレイション オブ プロステイト）　尿道から内視鏡を挿入し, 高周波電流により前立腺を蒸散させながら切除する術式.

TVP　三尖弁形成術　tricuspid valve plasty（トライカスピッド ヴァルヴ プラスティ）　三尖弁閉鎖不全症の手術. 三尖弁の形状を整え, 血流を改善させる.

TVR　三尖弁置換術　tricuspid valve replacement（トリカスピッド ヴァルヴ リプレイスメント）　三尖弁閉鎖不全症や狭窄症に対する人工弁(生体弁や機械弁)への置換術.

TVT　TVTスリング手術　tension-free vaginal tape sling（テンション フリー ヴァギナル テープ スリング）　腹圧性尿失禁の治療のための手術. 尿道中部をテープで支えることで, 腹圧時に尿道が圧迫されて失禁が防止される.

TWL　経皮水分喪失　transepidermal water loss（トランスエピダーマル ウォーター ロス）　角質層から蒸発する不感蒸泄のこと.

Tx　治療　treatment（トリートメント）

TX　牽引　traction（トラクション）　整形外科や整骨院などで行われる物理療法で, 患部の牽引により血行や拘縮を改善し, 除痛する.

TX　トロンボキサン　thromboxane（トロンボキサン）　血小板の凝集や血管壁の収縮を引き起こす物質.

TXA$_2$　トロンボキサンA$_2$　thromboxane A$_2$（スロンボキサン エーツー）　血小板の凝集・血管収縮作用をもつ生理活性脂肪酸. プロスタグランジンの一種で, 多量に生

TXL **パクリタキセル** paclitaxel　アルカロイド系抗悪性腫瘍薬．卵巣がん，乳がん，胃がんなどに用いられる．

TXT **ドセタキセル** docetaxel　アルカロイド系抗悪性腫瘍薬．肺がん，乳がん，食道がん，胃がんなどに用いられる．

Tym **ティンパノグラム** tympanogram　鼓膜の振動の程度を調べる聴力検査．滲出性中耳炎や耳管狭窄症などに行われる．

TZD **チアゾリジン** thiazolidine　インスリン抵抗性改善薬として開発された薬物であり，脂肪細胞における作用が注目されていたが，血管平滑筋細胞の増殖や遊走の抑制に伴う抗動脈硬化作用も報告されている．

- **U 胃上部** upper third of the stomach（アッパー サード オブ ザ ストマック）　胃の大彎と小彎を3等分したとき，胃の上部3分の1の部分をいう．

- **U ウロビリノゲン** urobilinogen（ウロビリノゲン）　胆汁として腸に排泄された胆汁色素の抱合型ビリルビン（直接ビリルビン）が腸内細菌により脱抱合・還元されて生じる無色の物質．

- **U 尿** urine（ユーリン）　生体の物質代謝の結果，生じる不要代謝産物を体外に排泄し，水・電解質や酸塩基平衡の調節など生体のホメオスターシスを維持するために腎で生成される液体．

- **U 尿素** urea（ユーリア）　尿中に排出されるタンパク質代謝の最終産物．保湿や創傷治癒の作用がある．

- **U/O 尿量** urinary output（ユリナリー アウトプット）　1日当たりの尿の量．基準値は500〜2,000mL/日．

- **u-PA ウロキナーゼ型プラスミノゲンアクチベーター** urokinase-type plasminogen activator（ウロキナーゼ タイプ プラスミノーゲン アクティヴェーター）　プラスミンの前駆体であるプラスミノーゲンを，プラスミンに変換する働きをもつ．

- **UA 臍動脈** umbilical artery（アンビリカル アーテリー）　臍帯の中にある2本の動脈で，胎児の血液を胎盤に運ぶ役割を担う．動脈でも血管の中を流れるのは静脈血．

- **UA 尿酸** uric acid（ユーリック アシッド）　核酸の構造の一部をなすプリン体の最終分解産物．生成過剰あるいは排泄障害で高尿酸血症になる．

- **UAB アンダーアームブレース** under arm brace（アンダー アーム ブレイス）　側彎症の進行を抑えたり治療したりするために使われるプラスチック性の装具で，胸椎・腰椎の変形を制御する．

- **UAE 子宮動脈塞栓術** uterine artery embolization（ユテリン アーテリー エンボリゼイション）　X線透視下で

行われ，カテーテルによって子宮動脈に塞栓物を注入する．子宮筋腫の治療方法の1つだが，分娩後の大量出血や帝王切開への対応など，産科分野でも応用されることがある．

U-AMY 尿中アミラーゼ urine amylase　血中から尿中に排出されるアミラーゼで，膵疾患の診断やスクリーニングに用いられる．

UAP 不安定狭心症 unstable angina pectoris　発作の回数，強さが一定せず，または安静時や過去に問題がなかった運動時で発作が起こったり持続時間が長くなったりする狭心症．

UB 尿潜血 urine occult blood　赤血球がわずかに混ざった尿のこと．尿試験紙で検査することでわかる．

UB 膀胱 urinary bladder　腎臓から尿管を経て送られてきた尿を一時的に蓄えておく器官．

UBI 紫外線血液照射法 ultraviolet blood irradiation　輸血後の移植片対宿主病を防止するために，輸血用血液に紫外線を照射することでリンパ球を不活化すること．

UBM 超音波生体顕微鏡 ultrasound biomicroscope　眼科で用いられる検査法．超音波を用いて高い解像度を得ることができる．

UC 潰瘍性大腸炎 ulcerative colitis　大腸粘膜をびまん性に侵し，びらん，潰瘍が多発する特発性，非特異性炎症性疾患．厚生労働省特定疾患治療研究対象疾患．

UC 子宮収縮 uterine contraction　子宮が収縮していること．

UC 尿道カテーテル urinary catheter　人為的に排尿させるために外尿道口から膀胱へ挿入する管．柔軟性のあるゴム製の使用が多い．ネラトン・カテーテル，チーマン・カテーテル，バルーン・カテーテルなどがある．

UCG　**尿道膀胱撮影法**　urethrocystography（ユレスロシストグラフィ）　前立腺および尿道病変検索に用いる，外尿道口から造影剤を逆行性に注入して行うX線撮影．

UCG超音波　**心エコー**　ultrasonic cardiography（ウルトラソニック カーディオグラフィ）　超音波を用いて心臓・大血管の経時的変化を調べた記録図．Mモード法，Bモード法（断層法），カラードップラー法がある．

UCL　**尿素クリアランス**　urea clearace（ユーリア クリアランス）　単位時間に腎臓でどの程度の尿素が除去されるか，それを量で表すこと．腎機能の指標に用いられる．

UCT　**心断層エコー図**　ultrasonic cardiotomogram（ウルトラソニック カーディオトモグラム）　超音波の反射によって心臓の各層の断層画像を表す画像診断方法．

ud　**未分化がん**　undifferentiated carcinoma（アンディフェレンシェイティッド カーシノーマ）　がん組織が分化の特徴を示さず，形態学的な細胞起源の把握が困難なため，腺がん，扁平上皮がん，移行上皮がんといった組織型に分類不能なもの．形態から小細胞がん，大細胞がんに大別される．

UD　**十二指腸潰瘍**　ulcus duodeni（ウルクス デュオデニ）（ラ）　十二指腸壁に潰瘍が形成される疾患．ピロリ菌や胃酸などが影響するとされる．DU（duodenal ulcer）とも略す．

UDCA　**ウルソデオキシコール酸**　ursode oxycholic acid（ウルソデ オキシコリック アシッド）　クマの胆汁（熊の胆）に含まれる胆汁酸の一種．胆汁分泌促進作用があり，利胆薬として胆汁分泌不全，胆石溶解薬として胆石症に用いる．

UDS　**尿流動態検査**　urodynamic study（ユロダイナミック スタディ）　尿流，残尿，膀胱内圧，外尿道括約筋活動，尿道内圧などの検査で，排尿障害の部位や程度などの診断および治療のために行われる．

UDT　**停留睾丸**　undescended testicle（アンディセンディッド テスティクル）　精巣および精巣上体は発生

とともに下降して陰嚢内に達するが，何らかの理由で下降途中でとどまっている状態．

UF　限外ろ過　ultra filtration（ウルトラフィルトレイション）　コロイド溶液のろ過の際，加圧や吸引を用いることで膜の細孔からコロイド分子を分離する方法．

UFA　遊離脂肪酸　unesterified fatty acid（アンエステリファイド ファッティ アシッド）　血漿中に放出される脂肪酸のことで，脂肪組織の分離による．糖尿病などでは濃度が上昇する．FFA（free fatty acid）とも略す．

UFM　尿流量測定〈ウロフロメトリー検査〉　uroflowmetry（ユロフロメトリィ）　排尿困難の客観的指標となる検査方法．自然排尿時における排尿時間と排尿された尿量の関係を記録し，平均尿流量，最大尿流量，残尿量を知ることで排尿障害の程度を客観的に評価する．（534頁）

UFR　限外ろ過率　ultrafiltration rate（ウルトラフィルトレイション レイト）　ダイアライザーの透水性を表すろ過係数．ろ過量/ろ過時間×膜間圧力差（mL/hr/mmHg）で求められる．

UFTM　ユーエフティ＋マイトマイシンC　UFT［tegafur・uracil］+ mitomycin C（ユーエフティ マイトマイシン シー）　胃がんの併用化学療法．

UG　尿道造影　urethrography（ユレスログラフィ）　外尿道口から直接造影剤を注入してX線撮影を行い，尿道の異常（狭窄の有無，前立腺部の閉塞の有無）を検査する撮影法．

UGI　上部消化管　upper gastrointestinal tract（アッパー ガストロインテスティナル トラクト）　消化管のうちで，食道，胃，十二指腸までのこと．

UGT　グルクロン酸転移酵素　UDP-glucuronosyltransferase（ユーディーピー グルクロノシルトランスフェラーゼ）　グルクロン酸をさまざまな有機化合物に転移させる一群の酵素のこと．肝臓などでつくられ，脂溶性化合物の異物に対してグルクロン酸抱合を触媒させる働きをもつ．

UH 臍ヘルニア　umbilical hernia（アンビリカル ヘルニア）　臍輪部のヘルニア．生後2週～1か月の小児に起こる．多くは自然治癒する．

UHD 不安定ヘモグロビン症　unstable hemoglobin disease（アンスティブル ヘモグロビン ディジーズ）　溶血性貧血や黄疸，脾腫が現れる異常ヘモグロビン症の1つ．染色体優性の遺伝性疾患．

UHR 人工骨頭置換術　universal hip replacement（ユニヴァーサル ヒップ リプレイスメント）　主に大腿骨頸部内側骨折などの治療として行われる術式．大腿骨骨頭を大腿骨頸部から切除し，金属性あるいはほかの人工素材でつくられた骨頭を用いて置換する．高齢者への適応が多い．

UI 切迫性尿失禁　urgent incontinence（アージェント インコンティネンス）　急激な強い尿意をがまんできずに起こる尿失禁．上位ニューロンの障害が原因となり，脳血管障害や脊髄障害，膀胱炎，膀胱がんなどでみられる．

UIBC 不飽和鉄結合能　unsaturated iron binding capacity（アンサチュレーテッド アイアン バインディング キャパシティ）　総鉄結合能（TIBC）−血清鉄（Fe）．鉄代謝異常を示す疾患の指標．

UIC 無抑制収縮　uninhibited contraction（アンインヒビテッド コントラクション）　蓄尿期に不随意に起こる排尿筋収縮．

UIP 通常型間質性肺炎　usual interstitial pneumonia（ユージャル インターステイシャル ニューモニア）　間質性肺炎の1型である特発性肺線維症の病理組織学的分類名．

UQ 尿量　urine quantity（ユーリン クヮンティティ）　1日に排泄するトータルの尿量．U/Oとも略す．

UK ウロキナーゼ　urokinase（ウロキナーゼ）　尿中から発見されたプラスミノゲン活性化因子．腎で合成され尿に排泄される．血栓溶解薬として臨床応用される．

UKK 下顎がん　Unterkieferkrebs（ウンターキーファークレブス）　下顎部のがん．歯肉粘膜に発生する場合が最も多く，下顎骨内，軟組織に生じることもある．男性に

好発.

U I 潰瘍 ulcer 皮膚や消化管粘膜の表面を覆う組織がさまざまな原因で欠損した状態. 代表例は胃・十二指腸潰瘍. 表層のみの軽度の潰瘍をびらんという.

ULSB 胸骨左縁上部 upper left sternal border 第2肋間の左鎖骨下あたりのこと. 心音の聴診部位でもある.

uMDD 単極性大うつ病性障害 unipolar major depressive disorder 大うつ病性障害(うつ病)のうち, うつ状態だけが起こるもの. うつ状態と躁状態の両方が起こるものは「双極性うつ病」という.

UMN 上位運動ニューロン upper motor neuron 一次運動ニューロン. 大脳皮質運動野, 脳幹から出ており脊髄前角へと至る錐体路.

UN 尺骨神経 ulnar nerve 上肢腕神経叢の下部神経幹から分岐する末梢神経. 上腕骨骨折後に遅発性尺側神経麻痺を起こすことがある.

UN 尿素窒素 urea nitrogen 尿素中に含まれる窒素量. 尿素は腎の主要排泄物である. 腎障害があると血中の尿素窒素(BUN)は著しく上昇する. 基準値は8〜20mg/dL.

UP 尿タンパク uric protein 尿に含まれるタンパク. 尿タンパク検査には試験紙を用いた定性法と, すべてのタンパクの量を調べる定量法がある.

UP ユニバーサルプリコーション universal precaution すべてのヒトの血液や体液を感染の危険があるものとして取り扱う感染症の予防策. 1996年のスタンダードプリコーションで排泄物, 傷のある皮膚・粘膜まで取り扱い範囲が拡大された.

UPI 子宮胎盤機能不全 ureteplacental insufficiency 胎盤や臍帯の血行障害による子宮胎盤の機能不全. 胎児への酸素および栄養供給

不全のため，胎児発育遅滞の原因とされる．

UPJ 腎盂尿管接合部 ureteropelvic junction 腎臓でつくられた尿が腎盂から尿管に移行するつなぎ目の部分．生理的狭窄部分であり，尿管結石が嵌頓しやすい．

UPP 尿道内圧測定 urethral pressure profile 蓄尿の状態を観察したあと，カテーテルをゆっくりと抜きながら尿道内圧の変化を測定する方法．尿道の機能的な閉塞状態を観察することができる．

UPPP 口蓋垂軟口蓋咽頭形成術 uvulopalatopharyngoplasty 口蓋垂，口蓋扁桃，軟口蓋切除による気道拡張術で，主として睡眠時無呼吸の治療で行われる．

Ur 尿 urine 黄色あるいは黄褐色の液体で，血液を原料として腎臓で生成され尿管・膀胱・尿道を経て排泄される．1日の尿量は1,200〜1,500mLである．

Ura, U ウラシル uracil ピリミジン塩基の1つ．RNAの構成成分．

URI 上気道感染 upper respiratory infection 上気道（口腔・鼻腔・副鼻腔・咽頭・喉頭）に起こる感染．起因菌としてはインフルエンザなどのウイルスや溶連菌などの細菌が主体である．

URSB 胸骨右縁上部 upper right sternal border 第2肋間の右鎖骨下のあたりで，心音の聴診部位でもある．

Uro 泌尿器科 urology

US 超音波検査 ultrasonography 画像検査の1つ．体表より体内に超音波を送信し，跳ね返ってきた反射信号を受信して動画を描出する．

US 尿糖 uric sugar 尿中のブドウ糖であるが，正常では体質や妊

娠などを除いて検出されない.

USL 超音波砕石術 ultrasonic lithotripsy 結石への非観血的治療法. 超音波で結石を砕く.

USN 超音波ネブライザー ultrasonic nebulizer 超音波振動により薬物を含んだ溶液を数μmの均一な粒子として噴霧吸入させる装置.

UST 超音波断層法 ultrasound tomography パルス反射法を用いて臓器の状態を観察する検査法. Aモード, Bモード, Mモード, カラードプラーなどの種類がある.

Ut 胸部上部食道 upper thoracic 胸骨上縁から気管分岐部までの食道を指す.

UT 尿路 urinary tract 腎臓や尿管, 尿道, 膀胱など尿の輸送路の総称.

UTI 〔腎〕尿路感染症 urinary tract infections 腎臓, 膀胱, 尿道, 前立腺, 精巣などの尿路における感染症の総称. 主な感染経路は, 外部から尿路管腔を逆行して感染する.

UTS 尿路結石(症) urinary tract stones 尿路のどこかに尿中の難溶性塩類が析出・結晶化して生じた結石. 部位により腎結石, 尿管結石, 膀胱結石, 尿道結石に大別する.

UU 尿ウロビリノーゲン urinary urobilinogen 尿検査により尿中のウロビリノーゲンを調べることで, 肝臓や胆嚢の機能異常の有無を診断する. 弱陽性〜偽陽性が基準値とされる.

UV 胃潰瘍 ulcus ventriculi(ラ) →GU

UV 紫外線 ultraviolet 電磁放射線の1つ. 速度が一定のエネルギーの流れで, エネルギーの高さが400nm以下のもの.

UVA　長波長紫外線　ultraviolet A（ウルトラバヴァイオレット エー）　紫外線（UV）のうち，波長が320〜400nmと長いもの．

UVB　中波長紫外線　ultraviolet B（ウルトラヴァイオレット ビー）　紫外線（UV）のうち，波長が290〜320nmと中程度のもの．

UVC　短波長紫外線　ultraviolet C（ウルトラヴァイオレット シー）　紫外線（UV）のうち，波長が290nm以下と短いもの．

UVI　紫外線放散　ultraviolet irradiation（ウルトラヴァイオレット イレディレイション）　紫外線を照射することによって，医療器具などの殺菌・滅菌を行うこと．

UVJ　尿管膀胱接合部　ureterovesical junction（ユレテロヴェシカル ジャンクション）　尿管と膀胱のつなぎ目部分で，生理的狭窄となっているため，尿管結石が嵌頓しやすい．

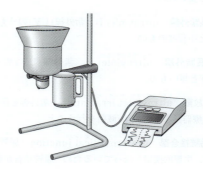

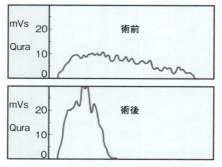

● 上はUFMの測定装置,下は尿流量測定結果(術後排尿時間の短縮)の例を示す.

V 換気 ventilation(ヴェンティレイション)　新鮮な空気を室内に送り込み，汚染された空気を排除して室内空気の清浄を保持し，快適な空気環境を確保すること．

V 静脈 vein(ヴェイン)　身体の末梢および肺からの血液を心臓に還流する脈管．動脈と同様内膜，中膜，外膜からなるが，動脈に比べ弾性に乏しい．四肢の静脈には分節状に半月状の弁が存在し，血液の逆流を防いでいる．

V 虫垂 vermiform appendix(ヴァーミフォーム アペンディックス)　盲腸の下縁から垂れ下がっている約6.5cmの腸管．リンパ小節が集まり，免疫に関与している．

V バイアル vial(ヴァイアル)　ガラス瓶にゴム栓をし，アルミニウムなどのキャップで巻き締めて清潔と堅牢性を有した医薬品を保護する容器．薬液の分割使用や封入された固形薬に用時溶解液を加え，注射液として使用できる．

V ビタミン vitamin(ヴィタミン)　体の生育や調子を整えるのに欠かせない微量栄養素の1つ．炭水化物，タンパク質，脂質以外の有機化合物の総称でヒトの場合，13種類ある．

VA 視覚失認 optic agnosia, visual agnosia(オプティック アグノジア, ヴィジュアル アグノジア)　視覚は正常で対象の形態や色彩は答えられるが，それが何かはわからない状態．色彩失認，同時失認，視空間失認，相貌失認などがある．脳腫瘍，脳動脈硬化などによる後頭葉の両側性障害に伴う．

VA 視力 visual acuity(ヴィジュアル アキュイティ)　物体の形状や存在を確認する形態覚の程度を表したもの．物を見つめる中心視力と，視線からはずれた部分の周辺視力に大別される．

VA 椎骨動脈 vertebral artery(ヴァーテブラル アーテリー)　鎖骨下動脈から分枝し脳底動脈を形成する動脈．左右の椎骨動脈は第6頸椎横突孔から環椎，大後頭孔

をそれぞれ上行し，頭蓋内にて合流する．硬化や狭窄により種々の脳症状が出現する．

VAC　ビンクリスチン＋アクチノマイシンD＋シクロホスファミド
vincristine + actinomycin D + cyclophosphamide　横紋筋肉腫の併用化学療法．

VACV　バラシクロビル　valaciclovir　ヘルペスウイルス感染症治療のための抗ウイルス薬．

VAD　補助人工心臓　ventricular assist device　全身へ血液を送り出す心臓のポンプ作用を機械的に補助する器具．左室補助人工心臓と右室補助人工心臓，両心補助人工心臓がある．

VAG　椎骨動脈撮影　vertebral angiography　通常は大腿動脈よりカテーテルを挿入し，造影剤使用下に行われる椎骨動脈のX線撮影．

VA/Q　肺換気・血流比　ventilation-perfusion quotient(ratio)　ガス喚起の機能を見る指標で，肺循環血流量に対する肺換気量の割合をいう．

VAHS　ウイルス関連血球貪食症候群　virus-associated hemophagocytic syndrome　主としてEBウイルスなどヘルペス族ウイルス感染後に，マクロファージによる血球貪食のため汎血球減少を呈し，持続する高熱，肝脾腫，リンパ節腫大などを認める病態．

VAIA　ビンクリスチン＋アドリアマイシン＋イホスファミド＋アクチノマイシンD　vincristine + adriamycin + ifosfamide + actinomycin D　骨腫瘍，中でもユーイング肉腫の代表的な併用化学療法．

VAIVT　バスキュラーアクセスインターベンション治療　vascular access interventional therapy　透析において血液透析を行うシャントが細くなり，閉塞のリスクが生じた場合，血管を拡張する治療法．

Val バリン　valine　必須アミノ酸.

VALI 人工呼吸器関連肺傷(障)害　ventilator associated lung injury　人工呼吸によって肺胞が過伸長および虚脱などになることで生じる肺胞上皮の物理的損傷.

VAP 異型狭心症　variant angina pectoris　冠攣縮性狭心症.→VSA

VAP 人工呼吸〔器〕関連肺炎　ventilator associated pneumonia　気管挿管時や人工呼吸器管理中に発生する肺炎.緑膿菌,クレブシエラ,アシネトバクターなどのグラム陰性桿菌によるものが多い.(551頁)

VAPS 量保証支持換気　volume assured pressure support ventilation　圧支持換気(PSV)で換気しながら,換気量も同時に保障できる人工呼吸器の換気モード.吸気ガス流量を設定圧以下にならないように自動調節を行う.

VAPEC-B ビンクリスチン＋ドキソルビシン(アドリアマイシン)＋プレドニゾロン＋エトポシド＋シクロホスファミド＋ブレオマイシン　vincristine＋doxorubicin〔adraimycin〕＋prednisolone＋etoposide＋cyclophosphamide＋bleomycin　非ホジキンリンパ腫の併用化学療法.

VAPP ワクチン関連麻痺性ポリオ　vaccine-associated paralytic poliomyelitis　ポリオ(急性灰白髄炎)の経口生ワクチンの副作用で生じるポリオ様の麻痺症状のこと.近年,日本におけるポリオ発症例はすべてVAPPである.

VAR 水痘ワクチン　varicella vaccine　水痘・帯状疱疹ウイルスによって起こる感染症に対するワクチン.これまでは任意接種だったが,平成26年10月から定期予防接種へ移行.

VAS 視覚アナログスケール　visual analogue scale　痛みの強さを

評価する方法．10cmの直線の一方を「痛みなし」，もう一方を「最悪の痛み」とし，患者自身が感じている痛みの場所に印をつけてもらう．

VAS　補助人工心臓　ventrecular assist system　→VAD

V-A shunt　脳室心房シャント　ventriculoatrial shunt　水頭症に対する術式で，脳室から心房にカテーテルを通し，脳室にたまった髄液を心房に流す短絡術．

VAST　VASテスト〈振動刺激テスト，FASテスト〉　vibro-acoustic stimulation test　音響振動刺激テスト．胎児がノンレム睡眠中でノンストレステスト（NST）に反応しない場合の誤診断を防止するため，母体の胎児の頭部近くで人工声帯器による音響振動刺激を与えて胎児心拍数の変化をみる．

VAT　心室興奮到達時間　ventricular activation time　心電図のV_5・V_6誘導におけるQRS波の立ち上がり部分からR波の頂点までの時間．

VAT　P波同期型心室ペーシング　ventricle atrium trigger　心電図のP波（心房収縮波）に同期した心室ペーシング．

VATS　ビデオ補助下胸腔鏡下手術　video assisted thoracic surgery　胸腔鏡を併用した小開胸手術．胸腔鏡によって得られた画像を併用しながら手術を行う．

VB　静脈血　venous blood　毛細血管から心臓へ流れる血管を通る血液のこと．

VB　ベクロニウム　vecuronium　筋弛緩薬．

VBAC　帝王切開後の経腟分娩　varginal birth after cesarean section　帝王切開の出産を行ったあと，自然分娩で出産すること．

VBAP　ビンクリスチン＋カルムスチン（BCNU）＋アドリアマイシン＋

プレドニゾロン vincristine + carmustine + adriamycin + prednisolone 多発性骨髄腫の併用化学療法.

VBI 椎骨脳底動脈循環不全 vertebrobasilar insufficiency 椎骨動脈との分岐部よりも近位で鎖骨下動脈が閉塞することで生じる脳底動脈の虚血発作. 動脈硬化や血管炎などによって起こる.

VBL ビンブラスチン vinblastine 植物アルカロイド系の抗悪性腫瘍薬.

VBMCP ビンクリスチン＋カルムスチン(BCNU)＋メルファラン＋シクロホスファミド＋プレドニゾロン vincristine + carmustine + melphalan + cyclophosphamide + prednisolone 多発性骨髄腫の併用化学療法.

VC 嘔吐中枢 vomiting center 延髄にある嘔吐作用を支配する中枢.

VC 声帯 vocal cord 喉頭上部の甲状軟骨にある発生器官.

VC 大静脈 vena cava 体中から集まる静脈血を心臓の右心房へ送る静脈で, 心臓より上にある上大静脈と, それより下にある下大静脈とがある.

VC 肺活量 vital capacity 最大吸気の状態から最大呼気によって呼出されるガス量. スパイロメータで測定する. 健常者は身長にほぼ比例. 基準値は成人男性 3,000〜4,000mL, 女性 2,500〜3,000mL.

%VC パーセント肺活量 percent vital capacity 実測した肺活量の標準値に対する割合. 実測肺活量÷予測肺活量×100％で示す.

VCA ウイルスカプシド抗原 viral capsid antigen 抗原クラスの分類で, 後期に必要とされるタンパク質のこと. 早期に必要さとれるタンパク質は早期抗原(EA)という.

VCAP ビンクリスチン＋シクロホスファミド＋アドリアマイシン＋プレドニゾロン vincristine + cyclophosphamide + adriamycin + prednisolone 多発性骨髄腫の併用化学療法．

VCG 排尿時膀胱造影法 voiding cystography 膀胱尿管逆流（VUR）の有無を検索する造影法．膀胱内にカテーテルを挿入し，膀胱に造影剤を充満させる．排尿時にX線撮影を行い，膀胱から尿管，腎盂への造影剤の逆流の有無を観察する．

VCG ベクトル心電図 vectorcardiogram 心臓周期の間に生じる起電力の経時的変化を立体的に電気現象としてとらえ，大きさ，方向の変化する電気軸（ベクトル）の先端が描く空間図形を環に表した記録図．

VCM バンコマイシン vancomycin グリコペプチド系抗菌薬．

VCO_2 二酸化炭素産生量 CO_2 production 体内で1分間当たりに産生される二酸化炭素量（mL/分）．

VCR 血管収縮率 vasoconstriction rate 最近では血管収縮率を測定することで，血管の老化をある程度予測できるようになってきた．

VCR ビンクリスチン vincristine 抗悪性腫瘍薬．

VCV 量制御換気 volume control ventilation 従量式呼吸換気，量規定換気．一回換気量を設定しておく換気量一定の換気モード．

v.d. 右眼視力 visus dexter（ラ）

VD 血管拡張薬 vasodilators 末梢血管を拡張し血流を増大させる薬剤．狭心症の治療に用いる亜硝酸化合物（ニトログリセリンなど），カルシウム拮抗薬，プロスタグランジン製剤，ニコチン酸類，交感神経作用性血管拡張薬などがある．

VD　死腔換気量　volume of dead space gas　気管などの上気道において血液とガス交換を行わない空間．健常者は150mLとされる．

VD　死腔量　volume of dead space　呼吸でガス交換に関与しない部分の容積．これに対し，解剖学的死腔は鼻腔から終末気管支にわたる呼吸器系全容積−肺胞容積で表される．

VD　性病（花柳病）　venereal disease　性行為で感染し，初発症状を主に性器に認める疾患．性病予防法で規定された梅毒，淋疾，軟性下疳，鼠径リンパ肉芽腫症に加え，現在はカンジダ症，陰部ヘルペス，後天性免疫不全症候群などを包括して性感染症（STD）という．

VD　脳血管性認知症（血管性認知症）　vascular dementia, cerebrovascular dementia,　脳梗塞，脳出血など脳血管障害に起因する認知症．多発性脳梗塞によるものが最も多い．

VDA　肺胞死腔量　alveolar dead space volume　十分な血流が達しないためにガス交換が行われていない肺胞の量を示す．通常，容積量として表す．

VDD　心房同期心室抑制型心室ペーシング　ventricle double double　心室で発生させた刺激によって心房や両方の心室で生じた興奮を感知して活動・抑制を同期させる心臓のペーシングのこと．

VDH　心臓弁膜症　valvular disease of heart　心臓にある弁（僧帽弁，三尖弁，大動脈弁，肺動脈弁）が機能的に異常をきたした状態．狭窄症と閉鎖不全がある．

VDRL法　米国性病研究所テスト　Venereal Disease Research Laboratory　米国の性病研究所が行った梅毒の検査方法で，脂質抗原試験．

VDS　ビンデシン　vindesine　抗悪性腫瘍薬．

VDT syndrome　VDT症候群　visual display terminal syndrome

OA機器を長時間連続使用する作業(VDT作業)によって生じる腱鞘炎,頸肩腕症候群,頭痛,眼精疲労などの症候群.

VE 吸引分娩 vacuum extraction 吸引カップ(吸引娩出器)を胎児の先進部に装着し,陰圧で吸引しながら児を娩出させる分娩様式.

VE ワクチン有効率 vaccine efficacy ワクチンを接種せずに発病した人が,接種していたら発病を防げたという割合のこと.

V_E 分時呼気量 expiratory minute volume 一回換気量×呼吸数/分.

VEGF 血管内皮細胞増殖因子 vascular endothelial growth factor 胎生期の血管形成,その後の血管新生,血管再構築を特異的に制御する因子.血管内皮細胞に対する増殖作用と血管透過性亢進作用をもち,数種類のサブタイプがある.

VeIP ビンクリスチン＋イホスファミド＋シスプラチン＋メスナ vincristine＋ifosfamide＋cisplatin＋mesna 睾丸腫瘍,胚細胞腫の併用化学療法.

VEP 視覚誘発電位 visual evoked potential 網膜に与えられる視覚刺激によって誘発される大脳皮質視覚野に生じる電位のこと.

VF 換気不全 ventilatory failure 呼吸負荷が呼吸運動を担う筋の低下によって支えきれなくなったときに生じ,高炭酸ガス血症($PaCO_2$の上昇)をきたす.呼吸困難,頻呼吸,錯乱といった症状のほか死に至ることもある.

VF 視野 visual field 一箇所に視線を固定したときに見える範囲.

VF 心室細動 ventricular fibrillation 心室筋が無秩序に興奮し,不規則に収縮する状態.心室が十分収縮できず,心室からの血液駆出はほとんどなくなるため,数分間の継続で死に至る.心電図はQRS波,

T波の識別不能.

VF 心室粗動 ventricular flutter 心電図上QRS波やT波がなく, 基線がサインカーブのような比較的規則的な揺れを示す状態. 心室細動と同様, カウンター・ショックによる緊急治療が必要.

VF（G） 嚥下ビデオX線撮影 video fluorography 造影剤（ガストログラフィンなど）を飲み込む様子を撮影するX線透視法. 食塊の通過状態や誤嚥の程度を確認する. 嚥下障害の診断や評価, 嚥下機能のスクリーニングに用いる.

VFP 硝子体蛍光測定 vitreous fluorophotometry 蛍光剤を血管内に送り込むことで血液網膜柵の機能を測定する方法.

VG 脳室造影 ventriculography 過去に行われていたX線検査で, 空気や造影剤を用いて脳室内の撮影を行う.

VGCV バルガンシクロビル valganciclovir 抗サイトメガロウイルス薬.

VH ウイルス性肝炎 viral hepatitis ウイルス感染により発症する肝炎. A型, B型, C型, D型, E型, G型, TTウイルスの肝炎ウイルスのほか, EBウイルス, ヘルペスウイルス, サイトメガロウイルスなども原因となる.

VHD 心弁膜疾患 valvular heart disease →VDH

VHDL 超高比重リポタンパク very high density lipoprotein リポタンパクの一種で, 1.21＜と, 最も比重の高い画分.

VHF ウイルス性出血熱 viral hemorrhagic fever ウイルス感染によって生じる発熱や出血, 白血球減少などを主症状とする感染症の総称. エボラ出血熱, ラッサ熱などが知られ, 最も危険性が高い感染症に分類される.

V_I **分時吸気量** inspired volume　1分間における肺の吸気量．

VI **換気指数** ventilation index　1分間当たりの肺胞換気量の肺活量に対する割合．

VILI **人工呼吸器関連肺傷(障)害** ventilator induced lung injury →VALI

VIP **エトポシド(VP-16)＋イホスファミド＋シスプラチン** etoposide＋ifosfamide＋cisplatin　睾丸腫瘍，胚細胞腫の併用化学療法．

VIP **血管作動性腸ポリペプチド** vasoactive intestinal polypeptide　血圧降下作用や胃酸分泌抑制作用，小腸からの水・電解質分泌促進作用など，幅広い働きをもつホルモン．

Vit **ビタミン** vitamin．Vとも略す．

VLB **ビンブラスチン** vinblastine　抗悪性腫瘍薬．

VLBW **超低出生体重児** very low birth weight infant　出生時体重が1,500g未満の新生児．

VLCD **超低カロリー食療法** very low calorie diet　肥満症の治療として1日の摂取エネルギー量を極端に制限（200〜1,000kcal）し，急激に減量させる療法．医療機関の観察下で行われる．

VLDL **超低比重リポタンパク** very low density lipoprotein　リポタンパクの一種で，比重0.96〜1.006g/cm^3．肝臓で合成され，Ⅳ型脂質代謝異常症で増加を認める．

V-line **静脈ライン** venous line　輸液路確保のために処置することを静脈ライン確保という．末梢の静脈ラインは通常の点滴や輸血の場合，中心静脈ラインは大量輸液，輸血，薬剤投与が必要な場合に用いられる．

VMA バニリルマンデル酸 vanillyl mandelic acid　カテコールアミン(ドーパミン，アドレナリンなど)の最終代謝産物で尿中に排泄される．神経芽細胞腫，褐色細胞腫の診断に用いられる．

V_{max} 最大呼気速度 maximum expiratory flow　最大吸気位から最大呼気位に最大努力で呼出されたときの呼気流の速度．

VMCP ビンクリスチン＋メルファラン＋シクロホスファミド＋プレドニゾロン vincristine＋melphalan＋cyclophosphamide＋prednisolone　多発性骨髄腫の併用化学療法．

VNR ビノレルビン vinorelbine　抗悪性腫瘍薬．

VNS 迷走神経刺激法 vagus nerve stimulation　迷走神経はリラックスするための神経であり，それを刺激することで，緊張した神経を休め，疲れを解消させる刺激法．

VO_2 酸素消費量 oxygen consumption　動脈血から組織に取り込まれた酸素量．心拍出量×動静脈酸素含有量の差(動脈血酸素含量−混合静脈血酸素含量)で求められ，安静時健常成人で200〜250mL/分．

VOCA 携帯用会話補助装置 voice output communication aid　音声出力の機能をもったコミュニケーション機器の総称．

VOD 多臓器不全 various organ disorder　生命の維持に欠かせない重要な臓器が同時，あるいは連続的に機能しなくなった状態をいう．→MOF．

VOD 肝静脈閉塞症 veno-occlusive disease　静脈が閉塞し，血液の循環障害を起こす疾患．

Vol 容量 volume　一般的に分量を指す．

VOR 前庭眼反射 vestibulo-ocular reflex　乗り物などで頭が揺れる

ときでも安定した視覚を得ようとするような，眼球の動きをコントロールする反射機能のこと．

VP 静脈圧 ヴェヌス プレッシャー venous pressure　直接穿刺によって測定する静脈の内圧．静脈血うっ滞があると高くなる．心不全，弁膜疾患，静脈の狭窄や閉塞，浮腫などの診断および適切な輸液量の指標に用いる．

VP 腸炎ビブリオ ヴィブリオ パラヒーモウライティカス vibrio parahaemolyticus　細菌性食中毒の原因菌の1つで，海水あるいは海泥の中に生息する細菌．この菌に汚染された魚介類を食した結果，ヒトに感染する．

VP ビンデシン+シスプラチン（プラチノール） ヴィンデシン シスプラチン vindesine + cisplatin [プラチノール] [platinol]　非小細胞肺がん（腺がん，扁平上皮がん，大細胞がんなど）の併用化学療法．

VP バソプレシン ヴァソプレシン vasopressin　昇圧薬．抗利尿薬．

VP-16 エトポシド エトポシド etoposide　トポイソメラーゼⅡ阻害薬．抗悪性腫瘍薬．メギ科の植物の根茎から抽出したポドフィロトキシンの半合成誘導体．適応は肺小細胞がん，悪性リンパ腫，絨毛性疾患など．内服，点滴静注で用いる．

VP療法 ヴィピー（ケモ）セラピィ VP(chemo)therapy　ビンクリスチン（vincristine）とプレドニゾロン（prednisolone）の2剤併用療法．急性リンパ性白血病，慢性骨髄性白血病の急性転化時の治療に用いる．

VPA バルプロ酸ナトリウム ソディウム ヴァルプロエイト sodium valproate　抗てんかん薬．

VPC 異型ポルフィリン症 ヴァリエゲイト ポルフィリア variegate porphyria　プロトポルフィリノーゲン酸化酵素の異常によって生じる代謝異常症の1つ．

VPC 心室性期外収縮 ヴェントリィキュラー プリマチュア コントラクション ventricular premature contraction　心室内に異所性の電気的興奮が発生し，本来の洞結節からの興奮より早く心室側で興奮が開始し，余分な心拍が生じること．ヒス束より下部の

心室から生じるのを心室性期外収縮という．不整脈の1つ．

V-P shunt 脳室腹腔シャント（V-Pシャント） ventriculo-peritoneal shunt 水頭症に対する減圧手術法．脳室から腹腔へ髄液の排出路を設ける．右側後頭部に小孔を設け，側脳室内にチューブ端を挿入し，他端は皮下を通してダグラス窩または横隔膜下に開放する．

VRCZ ボリコナゾール voriconazole トリアゾール系深在性・表在性真菌薬．

VRD ウイルス性呼吸器疾患 viral respiratory disease ウイルスが呼吸器（上気道，下気道，肺，胸膜など）に感染して起こる疾患の総称．

VRE バンコマイシン耐性腸球菌 vancomycin resistant *Enterococcus* バンコマイシンに抵抗性を獲得した腸球菌属の菌（*Enterococcus faecium*, *Enterococcus faecalis*）．1986年最初にイギリスで，10年後にわが国で報告された．院内感染対策を要する重要な耐性菌．

VRI ウイルス性呼吸器感染症 viral respiratory infection ウイルスが原因の呼吸器感染症で，急性上気道炎（かぜ症候群），急性気管炎，肺炎などがある．

VRS 容量減少手術 volume reduction surgery →LVRS

VRSA バンコマイシン耐性黄色ブドウ球菌 vancomycin resistant *Staphylococcus aureus* メチシリン耐性黄色ブドウ球菌の治療に用いられるバンコマイシンに耐性を示す黄色ブドウ球菌．

v.s. 左眼視力 visus sinister（ラ）

VS バイタルサイン vital sign 生きている人間が示す基本的な所見．一般的には呼吸，脈拍，血圧，体温．

VSA　血管攣縮性狭心症　ヴァソスパスティック アンギーナ　vasospastic angina　冠動脈に攣縮が生じ，血管が狭窄するために起こる狭心症．

VSD　心室中隔欠損(症)　ヴェントリキュラー セプタル ディフェクト　ventricular septal defect　左室と右室を境する心室中隔に欠損を認める先天性心疾患．ほかの心奇形を合併することが多い．

VSP　心室中隔穿孔　ヴェントリキュラー セプタル パーフォーレイション　ventricular septal perforation　心筋梗塞による傷害心筋が脆弱化して起こる心室中隔の穿孔．

VSR　心室中隔破裂　ヴェントリキュラー セプタル ラプチャー　ventricular septal rupture　心筋壊死によって両心室間の壁が破裂，または穿孔した状態．

VSRAD　早期アルツハイマー病診断支援システム　ヴォクセル ベイスド スペシフィック リージョナル アナライシス システム フォー アルツハイマーズ ディジーズ　voxel-based specific regional analysis system for Alzheimer's disease　アルツハイマー病のMRI検査において，脳の萎縮度を見る検査．通常のMRI画像では見ることができない萎縮を見ることによって，早期の変化をとらえることができる．

VSV　量支持換気　ヴォリューム サポート ヴェンティレーション　volume support ventilation　人工呼吸器の喚起モードの1つで，設定された圧まで気道内圧を維持する．患者の自発呼吸に合わせて吸気時間や一回換気量，呼吸回数を設定し送り込む．

VT　心室性頻拍　ヴェントリキュラー タキカーディア　ventricular tachycardia　心電図上規則正しい幅の広いQRS波が続く頻拍．無症状のものから，動悸，めまい，失神，心室細動へ移行して突然死をきたす例まで多彩．器質的心疾患に伴うものは予後不良．

VT　一回換気量　タイダル ヴォリューム　tidal volume　肺に出入りする空気の量．成人の安静時で約500mL．

VT　ベロ毒素　ヴェロトキシン　verotoxin　腸管出血性大腸菌(EHEC)が菌対外に分泌する毒素タンパク質のこと．激しい腹痛，下痢，血便などを引き起

こす．腎臓を障害し，溶血性尿毒症症候群（HUS）を発症させる．

VTE　静脈血栓塞栓症　venous thromboembolism　手足の静脈で血液が凝固することを「深部静脈血栓症」といい，下肢の深部静脈に生じた血栓が肺動脈に達して閉塞を起こす疾患．エコノミー症候群などが知られる．

VTEC　ベロ毒素産生性大腸菌　*verotoxin-producing Escherichia coli*　O157中毒で知られるウシ由来の腸管出血性大腸菌．飲食物などを介した経口感染だが，生体内でベロ毒素を産生し，これにより腸炎，血性下痢をきたす．

VTH　腟式子宮全摘出術　vaginal total hysterectomy　→TVH

VUR　膀胱尿管逆流　vesicoureteral reflux　先天的あるいは神経因性膀胱や後部尿道弁などによる膀胱尿管移行部の異常のため，膀胱から尿管へ尿が逆流する現象．

VVI　心室抑制型心室ペーシング　ventricle ventricle inhibit　心室でセンシング（感知）して，心拍がないときは心室をペーシングするペースメーカーのペーシングモード．

VVR　迷走神経反応　vasovagal reaction　採血時の代表的な副作用．穿刺で迷走神経が緊張状態となり，採血中や採血直後に低血圧や頻脈になり，嘔吐や冷や汗などの症状が出る．

VW　血管壁　vessel wall　血管の周囲を構成する組織のこと．管状で結合組織，平滑筋，エラスチン繊維層，基底膜，内皮細胞層からなる．

vWF　フォン・ウィルブラント因子　von Willebrand factor　第Ⅷ凝固因子のキャリアタンパクであり，一次止血機構に関与する．

VWF　白蝋病　vibration-induced white finger　持続的に振動が加わることによって起きる血管運動障害．手指が発作的に白くなり，し

びれや痛みを伴う．チェーンソーや削岩機を用いる職種の人が発症しやすい職業病．

VZV　水痘・帯状疱疹ウイルス　varicella-zoster virus（ヴァリセラ ザスター ヴァイラス）　飛沫感染により急性発熱を伴う発疹を引き起こすウイルス．初感染では水痘（水ぼうそう）が10〜21日の潜伏期を経て発熱を伴う水疱として発症し，その後ウイルス再活性化で生じるのが帯状疱疹である．

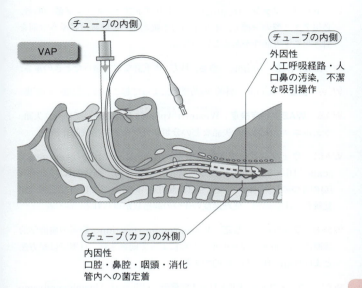

● VAPの発生機序

W　トリプトファン　tryptophan　トリプトファンのアミノ酸の略号. 必須アミノ酸の一種で, 不足すると不眠症などの睡眠障害やうつ病を引き起こす可能性があるといわれる.

W　重量, 体重　weight　重さ, 目方. 体重計などで測ったときの重さ.

W, w　創傷　wound　外的, 内的要因によって起こる体表組織への損傷.

WAB　WAB失語症検査　Western Aphasia Battery　ブローカ失語, ウェルニッケ失語, 全失語などの分類が可能な失語症機能評価法.

WAIS　ウェクスラー成人知能検査　Wechsler adult intelligence scale　16～89歳が対象の知能検査. 言語性IQ, 動作性IQに全検査IQの3つのIQのほか, 改定された現在のWAIS-Ⅲでは言語理解, 知覚統合, 注意記憶, 処理速度の4つの群指数が得られる.

Wa-R　ワッセルマン反応　Wassermann reaction　梅毒の血清学的診断法. 1906年, ワッセルマンらによって創案され, 日本では緒方法とよばれる改良法が一般的である.

WAS　ウィスコット・アルドリッチ症候群　Wiskott-Aldrich syndrome　男児のみに発症するX連鎖性遺伝性の免疫不全症. 血小板減少, アトピー性皮膚炎様の湿疹, 易感染症, 悪性腫瘍などを伴う.

WB　全血液　whole blood　人全血液. ヒト血液に保存液を混和した全血輸血用血液製剤.

WB-F　新鮮保存血　whole-blood fresh　採血後24時間以内の全血液.

WBC　白血球(数)　white blood cell, leukocyte　末梢血中の有核細胞で, 血液1μL中に4,500～7,000個含まれる. 形態学的に顆粒球と

無顆粒球（単球，リンパ球）に大別される．

WBH 全身温熱療法 whole body hyperthermia 遠赤外線などで全身を加熱する．がん治療法の1つ．正常細胞に比べて，がん細胞が熱に弱いことを利用したもの．

WBP 創床環境調整 wound bed preparation 生体のもつ治癒力を促進するか，ほかの治癒因子の有効性を促進するための慢性創傷の管理法に関する概念．

w/c 車椅子 wheel chair 坐位は可能だが歩行ができない，あるいは治療上の規制で歩行禁止の場合に，坐位のまま移動する乗り物．

WCD ウェーバー・クリスチャン病 weber-christian disease 細菌などの病原体によらない脂肪織炎．皮下脂肪や内臓脂肪に炎症が起き，発熱や圧痛を伴う皮下結節，関節痛などが生じ，再発を繰り返す．

Wd 病棟 ward 病院などの施設で，病室が並んだ状態の一棟の建物のこと．

WD 湿布，罨法 wet dressing 薬品が布に塗られている医薬品．温湿布と冷湿布に大別される．

WDHA症候群 WDHA症候群 watery diarrhea, hypokalemia and achlorhydria syndrome 水様性下痢，低カリウム血症，胃無酸症を主徴とする症候群．

WDS 離脱症候群 withdrawal syndrome アルコールや麻薬などの薬物の長期摂取後，中断や減量により発生するさまざまな症状．

WF ワルファリン（ワルファリンカリウム） warfarin クマリン系経口抗凝血薬．

WFI 注射用水 water for injection 蒸留水を滅菌したもの．注射用

WG　ウェゲナー肉芽腫症　Wegener granulomatosis
鼻，肺，腎などに生じ，全身性の血管炎と糸球体腎炎を併発する壊死性の肉芽腫．抗好中球細胞質抗体(ANCA)の中のC(PR-3)ANCAが発症や進行と関係があるとされる．厚生労働省指定の特定疾患．

WHD　ウェルドニッヒ・ホフマン病　werdnig-hoffmann disease
常染色体劣性遺伝による脊髄性筋萎縮症の1型(SMA1型)．急性乳児型ともいわれ，生まれたときから人工呼吸器による治療が必要．

WHO　世界保健機関　World Health Organization
すべての人々の精神的・肉体的な健康の向上を目的とする国際連合の保健事業専門機関．

WISC　ウェクスラー児童知能検査　Wechsler intelligence scale for children
5〜16歳を対象とした知能検査．現在はWISC-Ⅳに改定された．言語理解・知覚推理・処理速度・ワーキングメモリーの4つの指標得点と全検査IQを算出する．

WK　ウェルニッケ・コルサコフ症候群　wernicke-korsakoff(syndrome)
ビタミンB_1(チアミン)不足によるウェルニッケ脳症と，その後遺症である健忘症を主病状とするコルサコフ症候群のこと．アルコール依存症者に多発する．

WL　水負荷試験　waterload test
抗利尿ホルモン分泌異常症(SIADH)の診断のために行う検査．体重当たりに決められた水を飲み，尿中の浸透圧と血中の抗利尿ホルモンの変動を測定する．

WMS　ウィルソン-ミキティ症候群　Wilson-Mikity syndrome
在胎32週，1,500g未満の早産児・低出生体重児にみられる慢性肺障害．泡沫陰影，IgM高値が特徴．原因不明だが子宮内感染が示唆されている．

WNL 正常範囲内 within normal limits 検査結果の分析に用いる値で，健常者の95％の検査結果に基づいて定められた値以内を指す．

W/O 油中水型 water in oil 水成分に比較して油成分の多いエマルション（乳剤）をW/O（water in oil型），逆に水成分の多いものをO/W（oil in water型）という．

WOB 呼吸仕事量 work of breathing 息をする際，呼吸筋群が行う仕事量．呼吸筋にかかる負荷を表す．

WOC nurse ウォックナース wound, ostomy, continence nurse 皮膚・排泄ケアを専門に行う看護師で，スキンケアを基盤としている．日本看護協会の審査を受けて認定される．

W-P W形成術 W［wound］plasty 事故や怪我，あるいは手術後の傷跡を，形成外科的な技術を用いて目立たなくする方法．

WP 肺動脈楔入圧 wedge pressure バルーンカテーテルを肺動脈へ挿入し，バルーンを膨らませて肺動脈を塞いだとき，カテーテルの先端にかかる圧のこと．左心房圧を反映する．PAWPとも略す．

WPPSI 幼児用ウェクスラー知能検査 wechsler preschool and primary school of intelligence ウェクスラーが考案した，幼児（3歳10か月〜7歳1か月）を対象とする知能検査．

WPW症候群 ウォルフ・パーキンソン・ホワイト症候群 Wolff-Parkinson-White syndrome 心臓の房室間に存在する副伝導路（ケント束）のために健常者よりも伝導刺激が速く伝わり，動悸や失神を起こす伝導異常．（557頁）

WRC 洗浄赤血球 washed red cells 白血球および血漿成分の大部分を除去した赤血球濃厚液を生理食塩水で洗浄した成分輸血用血液製剤．

WT　ウィルムス腫瘍　Wilms tumor（ウィルムス テューマー）　腎臓に発生する悪性腫瘍で腎芽腫ともよばれ，1〜4歳児に多くみられる．

WT　作業療法　work therapy（ワーク セラピー）　障害者の身体運動機能や精神心理機能の改善を目指す治療のこと．OTとも略す．

WT, wt Weight　体重　weight（ウェイト）　重量，体重に同じ．

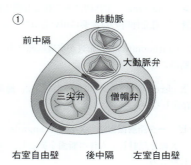

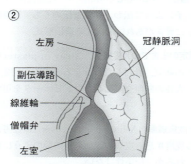

● WPW症候群におけるケント束の存在部位
①濃い箇所がケント束の存在部位.
②副伝導路(ケント束)の断面部位.

Xan キサンチン xanthine(ザンシーン) 生体内にみられる有機化合物で，プリン体の1つ．気管支喘息発作時の対症薬に用いられている．

Xanth 黄色腫 xanthomatosis(ザンソマトウシス) 脂質が皮膚に漏れ出て沈着してできる，黄色い腫瘍のこと．

Xc X染色体 X chromosome(エックス クローンサム) 性染色体の1つで，通常，雌個体にはX染色体しか存在しない．

XCT X線コンピュータ断層撮影法 X-ray transmission computed tomography(エックス レイ トランスミッション コンピューティッド トモグラフィー) X線を照射して人体の断面を撮影し，コンピュータを用いて画像化したもの．

XD 伴性優性遺伝 X-linked dominant(エックス リンクト ドミナント) 性染色体（X，Y染色体）上に存在する遺伝子によって伝わる伴性遺伝のうち，X染色体の一方に存在する遺伝子に異常があれば発症する遺伝形式．

XIP ギプス固定のままでのX線撮影 X-ray in plaster (examination)(エックス レイ イン プラスター（イグザミネーション）) 骨や関節などの病気，骨折した部分を石膏の粉で固定したものを，X線を照射して人体の断面を撮影し，コンピュータを用いて画像化したもの．

XLI 伴性遺伝性魚鱗癬 X-linked ichthyosis(エックス リンクト イクシオウシス) 伴性劣性遺伝で男子のみ発症する皮膚疾患．皮膚の表面が魚の鱗のように硬くなる鱗屑が四肢に認められるが，伝染性はない．

XLP X連鎖リンパ増殖症候群 X-linked lymphoproliferative syndrome(エックス リンクト リンフォプロリフェラティヴ シンドローム) EBウイルスに対する抗体産出異常を有する先天性免疫不全症の1つ．10歳以上で発症することが多く，自己免疫疾患や悪性腫瘍などの合併頻度も高い．

X-mat 交差試験 cross-matching(クロスマッチング) 血液交差適合試験ともいう．輸

血に伴う副作用を事前に防止するために行われる検査.

XOP **ギプスを外した状態でのX線写真** X-ray out of plaster（エックス レイ アウト オブ プラスター）　骨や関節などの病気，骨折した部分を石膏の粉で固定したものを外し，X線を照射して人体の断面を撮影し，コンピュータを用いて画像化したもの.

XP **外斜位** exophoria（エクソフォリア）　片目を遮閉して前を見ると，遮閉した側の眼球(黒目)だけ外側へ向くこと．内側へずれるのは内斜位，上は上斜位という.

XP **色素性乾皮症** xeroderma pigmentosum（キセロダーマ ピグメントゥサム）　紫外線により発生するDNAの損傷(チミンダイマー)を正常化できない常染色体劣性遺伝性の光過敏症．日光曝露により高率に皮膚がんを引き起こすとされる.

X-P **X線写真** X-ray photograph（エックスレイ フォトグラフ）　X線照射により撮影した写真.

X-rays **レントゲン線，X線** X-rays, roentgen rays（エックス レイ, レントゲン レイ）　放射線の1つで，波長が紫外線より短い(1pm-10nm程度)電磁波．透過力が大きく，医療用途としてはX線写真，CTなどがある.

XR **ゼロラジオグラフィ装置** xeroradiographic equipment（キセロレイディオグラフィック エクィップメント）　X線フィルムの代わりに，帯電したセレン感光版(コピー機の感光ドラムに用いられる)を用いるX線撮影法.

XR **伴性劣性遺伝** X-linked recessive（エックス リンクト リセッシヴ）　遺伝形式の1つ．X染色体の遺伝子の変異において，女性ではX染色体を2本もっているため発病しないか，発病しても軽度であるが，男性はX染色体を1本しかもっていないため発病する.

XRT **X線照射治療** X-ray radiation treatment（エックス レイ レイディエイション トリートメント）　がんの放射線療法の1つ．X線をがん細胞に照射して破壊し，がんを消滅させたり小さくする治療.

XSCID **X連鎖重症複合免疫不全症** X-linked severe combined immunodeficiency 先天的に免疫系が働かないために感染症にかかりやすく,重症化しやすい.男児だけに発症する.T細胞とNK細胞がほとんど存在せず,B細胞も機能しない.

XT **外斜視** exotropia 正面視で眼位が外方向に偏位する状態.

XU **排泄性尿路造影(法)** excretory urography 静脈に造影剤を注入してX線撮影を行い,尿路(腎盂,尿管,膀胱など)の形状の変化を調べる.

XXX症候群 **トリプルX症候群** XXX syndrome 性染色体異常症の1つ.男性に発症する.本症候群では,X染色体2本とY染色体1本をもつ(47,XXY).

Xyl **キシロース** xylose 木糖という.木材,竹,藁などに含まれる多糖類キシランの構成成分.キシローステスト(小腸吸収能の検査)に用いられるほか,糖尿病患者向け甘味料としても利用される.

YAG ヤグレーザー yttrium aluminum garnet laser イットリウム，アルミニウム，ガーネットの結晶を用いたレーザーで，医療用では外科・皮膚科・美容外科などにおいて利用される．

YB 出生年 year born YOB(year of birth)とも略す．

YC Y染色体 Y chromosome 性染色体の1つで，通常，雌個体には存在しない．

Y-G test 矢田部-ギルフォード検査(Y-Gテスト) Yatabe-Guilford test 矢田部達郎がギルフォードの性格検査を日本人向けに作成しなおした心理検査法．各10項目からなる12の測定特性の組み合わせで，情緒の安定，社会的適応，性向などを検査する．

YO 年齢 year old 誕生してから現在までの年，年数．時間の長さ．

YOD 死亡年 year of death 死亡した年，没年．

ys 網膜黄斑 yellow spot of retina 網膜の中心に位置し，中心窩を取り囲むようにある黄色い部分．視力の維持や色判別に関与する．

YST 卵黄嚢腫瘍 yolk sac tumor 卵子のもととなる胚細胞から発生する悪性卵巣胚細胞腫瘍の1つ．10～20歳代の若年層に発症するが，抗がん薬がよく効くといわれている．

Z

ZdE **毎食間** zwischen dem essen(独) 処方箋用語で,食事と食事の間に服用すること.

ZDS **亜鉛欠乏症候群** zinc deficiency syndrome 通常の食生活で,成人の亜鉛不足はほとんどみられないが,クローン病や吸収障害などで発症する.味覚異常,免疫不全,皮膚異常などが認められる.

ZDS **ツングうつ病評価尺度** Zung depression scale うつ病患者の評価尺度で,統計学的に検討した結果から信頼性の高い自覚症状を点数化したもの.

ZDV **ジドブジン** zidovudine HIVの治療薬の1つ.

ZEEP **呼気終末平圧換気** zero end expiratory pressure 呼気終末ゼロ圧.人工呼吸において,呼気終末を気道内圧0cmH$_2$Oにすること.

ZES **ゾリンジャー・エリソン症候群** Zollinger-Ellison syndrome 胃酸の分泌を促進するガストリンが過剰に産生され,胃酸の大量分泌による難治性の消化性潰瘍が繰り返される疾患.

ZIFT **接合子卵管内移植** zygote intrafallopian tube transfer 腹腔鏡下,体外受精卵を卵管に移植する方法.

ZIG **帯状疱疹免疫グロブリン** zoster immune globulin 免疫不全患者などの場合に帯状疱疹ウイルス感染の重症化を防ぐため投与されるウイルス抗体免疫グロブリン.

ZIG-V **静注用帯状疱疹免疫グロブリン** venous zoster immune globulin 帯状疱疹に対する静注用ヒト免疫グロブリン製剤のこと.

ZK **子宮頸がん** zervickrebs 子宮頸部の上皮に生じる悪性腫瘍.

ZK **舌がん** zungenkrebs(独) 口腔がんの1つで,舌前3分の2の

範囲で発生する悪性腫瘍.

ZKS　中枢性協調障害　zentrale koordinations-storung（独）　発達性強調運動障害ともいう．末梢神経や筋肉には異常がないのに，協調的運動がぎこちなかったり，全身運動や微細運動が不器用な障害のこと．

Z-line　食道胃粘膜接合部　zigzag line　食道と胃の境界部は粘膜を構成する組織が異なるため，明確な境界がある．体表でいえば，みぞおちあたり．

Zn　亜鉛　zinc　元素記号Zn．生体においては酵素活性，DNA・RNAならびにタンパク質合成，免疫機能などに大きく関与する必須微量元素．

ZNS　ゾニサミド　zonisamide　抗てんかん薬だが，近年抗パーキンソン病治療薬としても用いられる．

ZNS　中枢神経　zentral Nerve（独）　神経系の働きの中枢をなす部分で，すなわち脳と脊髄のこと．

ZOL　ゴセレリン酢酸塩　goserelin acetate　下垂体-性腺系機能を抑制し，卵巣からのエストロゲン分泌が抑制する．前立腺がん，閉経前乳がんのホルモン治療に用いられる．

ZOS　帯状疱疹ワクチン　zoster caccine　帯状疱疹を引き起こす原因ウイルスは水痘と同じなので，水痘ワクチンを打てば効果が得られる．

Zp　坐剤　Zäpfchen　肛門または腟に適用する固形の外用薬．

ZS　亜鉛華軟膏　Zinc salbe　酸化亜鉛を含む軟膏で，皮膚を保護し，炎症をやわらげる効果があり，滲出液を吸収し乾燥させる働きもある．

ZTT, ZST　硫酸亜鉛混濁試験〈クンケル試験〉　zinc sulfate turbidity

test 肝機能検査の一種．血清に硫酸亜鉛緩衝液を加え，混濁する際の反応の強さが血清γ-グロブリンの濃度やアルブミンの減少と関係することを利用．慢性肝炎，肝硬変，自己免疫性肝炎などで高値を示す．

付 録

- ■ 抗菌薬・抗真菌薬・抗ウイルス薬一覧 566
- ■ 抗悪性腫瘍薬一覧 574
- ■ レジメン略語一覧 578
- ■ INDEX 586

●抗菌薬・抗真菌薬・抗ウイルス薬一覧

略語	和文	英語	薬物の種類
ABC	アバカビル	abacavir	抗HIV薬
ABC/3TC	ラミブジン・アバカビル硫酸塩配合	lamivudine/abacavir sulfate	抗HIV薬
ABK	アルベカシン	arbekacin	アミノグリコシド系抗菌薬
ABPC	アンピシリン	ampicillin	ペニシリン系抗菌薬
ABPC/MCIPC	アンピシリン・クロキサシリン	ampicillin/cloxacillin	複合ペニシリン系抗菌薬
ABPC/SBT	アンピシリン・スルバクタム	ampicillin/sulbactam	β-ラクタマーゼ阻害薬配合ペニシリン系抗菌薬
ACV	アシクロビル	aciclovir	抗ヘルペスウイルス薬
AMB	アムホテリシンB	amphotericin B	ポリエンマクロライド系深在性抗真菌薬
AMK	アミカシン	amikacin	アミノグリコシド系抗菌薬
AMPC	アモキシシリン	amoxicillin	ペニシリン系抗菌薬
AMPH-B	アムホテリシンB	amphotericin B	ポリエンマクロライド系深在性抗真菌薬
Ara-A	ビダラビン	vidarabine	抗ヘルペスウイルス薬
ATV	アタザナビル	atazanavir	抗HIV薬
AZM	アジスロマイシン	azithromycin hydrate	マクロライド系抗菌薬
AZT	アズトレオナム	aztreonam	モノバクタム系抗菌薬
AZT	アジドチミジン(ジドブジン)	azidothymidine	抗HIV薬
AZT/3TC	ジドブジン・ラミブジン配合	azidothymidine/lamivudine	抗HIV薬
BAPC	バカンピシリン	bacampicillin	ペニシリン系抗菌薬

BC・FRM	バシトラシン・フラジオマイシン硫酸塩配合	bacitracin・fradiomycin sulfate	ポリペプチド系抗菌薬
BIPM	ビアペネム	biapenem	カルバペネム系抗菌薬
CAM	クラリスロマイシン	clarithromycin	マクロライド系抗菌薬
CAZ	セフタジジム	ceftazidime	第3世代セフェム系抗菌薬
CCL	セファクロル	cefaclor	第1世代セフェム系抗菌薬
CDTR-PI	セフジトレン ピボキシル	cefditoren pivoxil	第3世代セフェム系抗菌薬
CDZM	セフォジジム	cefodizime	第3世代セフェム系抗菌薬
CET	セファロチン	cefalotin	第1世代セフェム系抗菌薬
CETB	セフチブテン	ceftibuten	第3世代セフェム系抗菌薬
CEX	セファレキシン	cefalexin	第1世代セフェム系抗菌薬
CEZ	セファゾリン	cefazolin	第1世代セフェム系抗菌薬
CFDN	セフジニル	cefdinir	第3世代セフェム系抗菌薬
CFIX	セフィキシム	cefixime	第3世代セフェム系抗菌薬
CFPM	セフェピム	cefepime	第4世代セフェム系抗菌薬
CFPN-PI	セフカペン ピボキシル	cefcapene pivoxil	第3世代セフェム系抗菌薬
CFTM-PI	セフテラム ピボキシル	cefteram pivoxil	第3世代セフェム系抗菌薬
CLDM	クリンダマイシン	clindamycin	リンコマイシン系抗菌薬

CMNX	セフミノクス	cefminox	第2世代セフェム系抗菌薬
CMX	セフメノキシム	cefmenoxime	第3世代セフェム系抗菌薬
CMZ	セフメタゾール	cefmetazole	第2世代セフェム系抗菌薬
CP	クロラムフェニコール	chloramphenicol	クロラムフェニコール系抗菌薬
CPDX-PR	セフポドキシム プロキセチル	cefpodoxime proxetil	第3世代セフェム系抗菌薬
CPFG	カスポファンギン	caspofungin	キャンディン系深在性抗真菌薬
CPFX	シプロフロキサシン	ciprofloxacin	ニューキノロン系抗菌薬
CPZ	セフォペラゾン	cefoperazone	第3世代セフェム系抗菌薬
CS	サイクロセリン	cycloserine	抗結核薬
CTM	セフォチアム	cefotiam	第2世代セフェム系抗菌薬
CTM-HE	セフォチアム ヘキセチル	cefotiam hexetil	第2世代セフェム系抗菌薬
CTRX	セフトリアキソン	ceftriaxone	第3世代セフェム系抗菌薬
CTX	セフォタキシム	cefotaxime	第3世代セフェム系抗菌薬
CVA	クラブラン酸	clavulanic acid	βラクタマーゼ阻害薬
CXD	セフロキサジン	cefroxadine	第1世代セフェム系抗菌薬
CXM-AX	セフロキシム アキセチル	cefuroxime axetil	第2世代セフェム系抗菌薬
CZOP	セフォゾプラン	cefozopran	第4世代セフェム系抗菌薬

CZX	セフチゾキシム	ceftizoxime	外用セフェム系抗菌薬
d4T	サニルブジン	sanilvudine	抗HIV薬
DAP	ダプトマイシン	daptomycin	リポペプチド系抗菌薬
DBECPCG	ベンジルペニシリンベンザチン	benzylpenicillin benzathine hydrate	ペニシリン系抗菌薬
ddI	ジダノシン	didanosine	抗HIV薬
DKB	ジベカシン	dibekacin	アミノグリコシド系抗菌薬
DMCTC	デメチルクロルテトラサイクリン	demethylchlortetracycline hydrochloride	テトラサイクリン系抗菌薬
DOXY	ドキシサイクリン	doxycycline	テトラサイクリン系抗菌薬
DRPM	ドリペネム	doripenem	カルバペネム系抗菌薬
EB	エタンブトール	ethambutol	抗結核薬
EFV	エファビレンツ	efavirenz	抗HIV薬
EM	エリスロマイシン	erythromycin	マクロライド系抗菌薬
ETH	エチオナミド	ethionamide	抗結核薬
EVM	エンビオマイシン	enviomycin	抗結核薬
5-FC	フルシトシン	flucytosine	フルオロピリミジン系深在性抗真菌薬
FCV	ファムシクロビル	famciclovir	抗ヘルペスウイルス薬
F-FLCZ	ホスフルコナゾール	fosfluconazole	トリアゾール系深在性抗真菌薬
FLCZ	フルコナゾール	fluconazole	トリアゾール系深在性抗真菌薬
FMOX	フロモキセフ	flomoxef	第2世代セフェム系抗菌薬
FOM	ホスホマイシン	fosfomycin	ホスホマイシン系抗菌薬

FPV	ホスアンプレナビル	fosamprenavir	抗HIV薬
FRM	フラジオマイシン	fradiomycin	アミノグリコシド系抗菌薬
FRPM	ファロペネム	faropenem	ペネム系抗菌薬
FTC	エムトリシタビン	emtricitabine	抗HIV薬
GCV	ガンシクロビル	ganciclovir	抗サイトメガロウイルス薬
GM	ゲンタマイシン	gentamicin	アミノグリコシド系抗菌薬
GRNX	ガレノキサシン	garenoxacin	ニューキノロン系抗菌薬
IDV	インジナビル	indinavir	抗HIV薬
IHMS	イソニアジドメタンスルホン酸ナトリウム	isoniazid sodium methanesulfonate	抗結核薬
INH	イソニアジド	isoniazid	抗結核薬
IPM/CS	イミペネム/シラスタチン	imipenem/cilastatin	カルバペネム系抗菌薬
ISP	イセパマイシン	isepamicin	アミノグリコシド系抗菌薬
ITCZ	イトラコナゾール	itraconazole	トリアゾール系深在性・表在性抗真菌薬
JM	ジョサマイシン	josamycin	マクロライド系抗菌薬
KCZ	ケトコナゾール	ketoconazole	イミダゾール系表在性抗真菌薬
KM	カナマイシン	kanamycin	アミノグリコシド系抗菌薬
LCM	リンコマイシン	lincomycin	リンコマイシン系抗菌薬
LFLX	ロメフロキサシン	lomefloxacin	ニューキノロン系抗菌薬

LMOX	ラタモキセフ	latamoxef	第3世代セフェム系抗菌薬
LVFX	レボフロキサシン	levofloxacin	ニューキノロン系抗菌薬
LZD	リネゾリド	linezolid	オキサゾリジノン系抗菌薬
MCFG	ミカファンギン	micafungin	キャンディン系深在性抗真菌薬
MCZ	ミコナゾール	miconazole	イミダゾール系深在性・表在性抗真菌薬
MEPM	メロペネム	meropenem	カルバペネム系抗菌薬
MFLX	モキシフロキサシン	moxifloxacin	ニューキノロン系抗菌薬
MINO	ミノサイクリン	minocycline	テトラサイクリン系抗菌薬
NA	ナリジクス酸	nalidixic acid	キノロン系抗菌薬
NDFX	ナジフロキサシン	nadifloxacin	ニューキノロン系抗菌薬
NFLX	ノルフロキサシン	norfloxacin	ニューキノロン系抗菌薬
NFV	ネルフィナビル	nelfinavir	抗HIV薬
NVP	ネビラピン	nevirapine	抗HIV薬
NYS	ナイスタチン	nystatin	表在性抗真菌薬
OFLX	オフロキサシン	ofloxacin	ニューキノロン系抗菌薬
OTC	オキシテトラサイクリン	oxytetracycline	テトラサイクリン系抗菌薬
PAPM/BP	パニペネム/ベタミプロン	panipenem/betamipron	カルバペネム系抗菌薬
PAS	パラアミノサリチル酸	para-aminosalicylate	抗結核薬

PCG	ベンジルペニシリン	benzylpenicillin	ペニシリン系抗菌薬
PIPC	ピペラシリン	piperacillin	ペニシリン系抗菌薬
PL-B	ポリミキシンB	polymyxin B	ポリペプチド系抗菌薬
PMR	ピマリシン	pimaricin	抗真菌薬
PPA	ピペミド酸	pipemidic acid	キノロン系抗菌薬
PUFX	プルリフロキサシン	prulifloxacin	ニューキノロン系抗菌薬
PZA	ピラジナミド	pyrazinamide	抗結核薬
PZFX	パズフロキサシン	pazufloxacin	ニューキノロン系抗菌薬
QPR/DPR	キヌプリスチン・ダルホプリスチン	quinupristin/dalfopristin	ストレプトグラミン系抗菌薬
RBT	リファブチン	rifabutin	抗結核薬
RFP	リファンピシン	rifampicin	抗結核薬
RSM	リボスタマイシン	ribostamycin	アミノグリコシド系抗菌薬
RTV	リトナビル	ritonavir	抗HIV薬
RXM	ロキシスロマイシン	roxithromycin	マクロライド系抗菌薬
SASP	サラゾスルファピリジン	salazosulfapyridine	抗リウマチ薬
SBT	スルバクタム	sulbactam	βラクタマーゼ阻害薬
SBT/CPZ	スルバクタム・セフォペラゾン	cefoperazone/sulbactam	βラクタマーゼ阻害薬配合剤セフェム系抗菌薬
SBTPC	スルタミシリン	sultamicillin	βラクタマーゼ阻害薬配合ペニシリン系抗菌薬
SM	ストレプトマイシン	streptomycin	アミノグリコシド系抗菌薬
SPCM	スペクチノマイシン	spectinomycin	アミノグリコシド系抗菌薬

SPM	スピラマイシン	spiramycin	マクロライド系抗菌薬
SQV	サキナビルメシル酸塩	saquinavir mesilate	抗HIV薬
ST	スルファメトキサゾール/トリメトプリム	sulfamethoxazole/trimethoprim	サルファ剤とトリメトプリムの配合剤
STFX	シタフロキサシン	sitafloxacin	ニューキノロン系抗菌薬
TAZ/PIPC	タゾバクタム/ピペラシリン	tazobactam/piperacillin	βラクタマーゼ阻害薬配合ペニシリン系抗菌薬
TBPM-PI	テビペネム ピボキシル	tebipenem pivoxil	カルバペネム系抗菌薬
TC	テトラサイクリン	tetracycline	テトラサイクリン系抗菌薬
3TC	ラミブジン	lamivudine	抗HIV薬
TDF	テノホビル ジソプロキシルフマル酸塩	tenofovir disoproxil fumarate	抗HIV薬
TEIC	テイコプラニン	teicoplanin	グリコペプチド系抗菌薬
TFLX	トスフロキサシン	tosufloxacin	ニューキノロン系抗菌薬
TOB	トブラマイシン	tobramycin	アミノグリコシド系抗菌薬
VACV	バラシクロビル	valaciclovir	抗ヘルペスウイルス薬
VCM	バンコマイシン	vancomycin	グリコペプチド系抗菌薬
VGCV	バルガンシクロビル	valganciclovir	抗サイトメガロウイルス薬
VRCZ	ボリコナゾール	voriconazole	トリアゾール系深在性・表在性真菌薬

抗悪性腫瘍薬一覧

略語	和文	英語	薬物の種類
ACD（ACT-D）	アクチノマイシンD	actinomycin D	抗生物質 抗悪性腫瘍薬
ACM（ACR）	アクラルビシン	aclarubicin	アントラサイクリン系抗生物質 抗悪性腫瘍薬
ACNU	ニムスチン	nimustine	アルキル化系抗悪性腫瘍薬
ADM	アドリアマイシン（ドキソルビシン）	adriamycin（doxorubicin）	アントラサイクリン系抗悪性腫瘍薬
Ara-C	シタラビン	cytarabine	代謝拮抗薬 抗悪性腫瘍薬
ATRA	トレチノイン	tretinoin	分子標的治療薬 抗悪性腫瘍薬
AZP	アザチオプリン	azathioprine	代謝拮抗薬 免疫抑制薬
BH-AC	エノシタビン	enocitabine	代謝拮抗薬 抗悪性腫瘍薬
BLM	ブレオマイシン	bleomycin	抗生物質 抗悪性腫瘍薬
BST	ウベニメクス	ubenimex	非特異的免疫賦活薬 抗悪性腫瘍薬
BUS	ブスルファン	busulfan	アルキル化系抗悪性腫瘍薬
CAR	シトシン アラビノシド	cytosine arabinoside	代謝拮抗薬 抗悪性腫瘍薬
CBDCA	カルボプラチン	carboplatin	白金製剤 抗悪性腫瘍薬
CDDP（DDP）	シスプラチン	cisplatin	白金製剤 抗悪性腫瘍薬

抗悪性腫瘍薬一覧

CPA（CPM）	シクロホスファミド	cyclophosphamide	アルキル化系抗悪性腫瘍薬
CPT-11	イリノテカン	irinotecan	トポイソメラーゼⅠ阻害薬 抗悪性腫瘍薬
CYA	シクロスポリン	ciclosporin	カルシニューリン阻害薬 免疫抑制薬
DCF	ペントスタチン	pentostatin	代謝拮抗薬 抗悪性腫瘍薬
5'-DFUR	ドキシフルリジン	doxifluridine	代謝拮抗薬 抗悪性腫瘍薬
DNR（DM）	ダウノルビシン	daunorubicin	アントラサイクリン系抗悪性腫瘍薬
DOC/TXT	ドセタキセル	docetaxel	微小管阻害薬 抗悪性腫瘍薬
DTIC	ダカルバジン	dacarbazine	アルキル化系抗悪性腫瘍薬
DXR（ADM）	ドキソルビシン（アドリアマイシン）	doxorubicin	アントラサイクリン系抗悪性腫瘍薬
EPI	エピルビシン	epirubicin	アントラサイクリン系抗悪性腫瘍薬
5-FU	フルオロウラシル	5-fluorouracil	代謝拮抗薬 抗悪性腫瘍薬
GEM	ゲムシタビン	gemcitabine	代謝拮抗薬 抗悪性腫瘍薬
HU	ヒドロキシカルバミド	hydroxycarbamide	代謝拮抗薬 抗悪性腫瘍薬
IDR	イダルビシン	idarubicin	アントラサイクリン系抗悪性腫瘍薬
IFM	イホスファミド	ifosfamide	アルキル化系抗悪性腫瘍薬

L-ASP	L-アスパラギナーゼ	L-asparaginase	代謝拮抗薬 抗悪性腫瘍薬
l-LV	レボホリナート	levofolinate	代謝拮抗薬 抗悪性腫瘍薬
L-PAM	メルファラン	melphalan	アルキル化系抗悪性腫瘍薬
LV	ホリナートカルシウム	calcium folinate	代謝拮抗薬 抗悪性腫瘍薬
MCNU	ラニムスチン	ranimustine	アルキル化系抗悪性腫瘍薬
MIT	ミトキサントロン	mitoxantrone	アントラサイクリン系抗悪性腫瘍薬
MMC	マイトマイシンC	mitomycin C	抗生物質 抗悪性腫瘍薬
6-MP	メルカプトプリン	mercaptopurine	代謝拮抗薬 抗悪性腫瘍薬
MPA	メドロキシプロゲステロン	medroxyprogesterone	プロゲステロン抗悪性腫瘍薬
MTX	メトトレキサート	methotrexate	代謝拮抗薬 抗悪性腫瘍薬
OK-432	抗悪性腫瘍溶連菌製剤	OK-432	非特異的免疫賦活薬 抗悪性腫瘍薬
PCZ	プロカルバジン	procarbazine	アルキル化系抗悪性腫瘍薬
PEP	ペプロマイシン	peplomycin	抗生物質 抗悪性腫瘍薬
PSK	かわらたけ多糖体製剤	polysaccharide-Kureha	非特異的免疫賦活薬 抗悪性腫瘍薬
PTX	パクリタキセル	paclitaxel	微小管阻害薬 抗悪性腫瘍薬
S-1	テガフール・ギメラシル・オテラシルカリウム	tegafur, gimeracil, oteracil potassium	代謝拮抗薬 抗悪性腫瘍薬

SPAC	シタラビン オクホスファート	cytarabine ocfosfate	代謝拮抗薬 抗悪性腫瘍薬
TAM	タモキシフェン	tamoxifen	抗エストロゲン薬 抗悪性腫瘍薬
THP	ピラルビシン	pirarubicin	アントラサイクリン系抗悪性腫瘍薬
TGF (FT)	テガフール	tegafur	ピリミジン拮抗薬 抗悪性腫瘍薬
VCR	ビンクリスチン	vincristine	微小管阻害薬 抗悪性腫瘍薬
VDS	ビンデシン	vindesine	微小管阻害薬 抗悪性腫瘍薬
VLB	ビンブラスチン	vinblastine	微小管阻害薬 抗悪性腫瘍薬
VNR	ビノレルビン	vinorelbine	微小管阻害薬 抗悪性腫瘍薬
VP-16	エトポシド	etoposide	トポイソメラーゼⅡ阻害薬 抗悪性腫瘍薬

●レジメン略語一覧

略語	抗がん薬	対象のがん
ABVD	ドキソルビシン ＋ ブレオマイシン ＋ ビンブラスチン ＋ ダカルバジン	ホジキンリンパ腫
AC	アドリアマイシン ＋ シクロホスファミド	乳がん
AP	ドキソルビシン ＋ シスプラチン	子宮体がん
BEP	ブレオマイシン ＋ エトポシド ＋ シスプラチン	胚細胞腫
CAF	シクロホスファミド ＋ アドリアマイシン ＋ フルオロウラシル	乳がん
CE	カルボプラチン ＋ エトポシド	肺がん
CEF	シクロホスファミド ＋ エピルビシン ＋ フルオロウラシル	乳がん
CHASE	シクロホスファミド ＋ エトポシド ＋ シタラビン ＋ デキサメタゾン	悪性リンパ腫

CHOP	シクロホスファミド + ドキソルビシン + ビンクリスチン + プレドニゾロン	悪性リンパ腫
CMF	シクロホスファミド + メトトレキサート + フルオロウラシル	乳がん
C-MOPP	シクロホスファミド + ビンクリスチン + プロカルバジン + プレドニゾロン	悪性リンパ腫
CT	シスプラチン + トポテカン	子宮頸がん
DAC (TAC)	ドセタキセル + アドリアマイシン + シクロホスファミド	乳がん
DC	シスプラチン + ドセタキセル	肺がん
DC	ドセタキセル + カルボプラチン	卵巣がん
EC	エピルビシン + シクロホスファミド	乳がん
ECF	エピルビシン + シスプラチン + フルオロウラシル	食道がん

EP	シスプラチン + エトポシド	胚細胞腫
ESHAP	メチルプレドニゾロン + エトポシド + シスプラチン + シタラビン	悪性リンパ腫
FEC	フルオロウラシル + エピルビシン + シクロホスファミド	乳がん
FOLFIRI	フルオロウラシル + レボホリナートカルシウム + イリノテカン	大腸がん
FOLFIRI+Bev	フルオロウラシル + レボホリナートカルシウム + イリノテカン + ベバシズマブ	大腸がん
FOLFIRI+cetuximab	フルオロウラシル + レボホリナートカルシウム + イリノテカン + セツキシマブ	大腸がん
FOLFIRI+panitumumab	フルオロウラシル + レボホリナートカルシウム + イリノテカン + パニツムマブ	大腸がん

FOLFOX	フルオロウラシル ＋ レボホリナート ＋ オキサリプラチン	大腸がん
FP	シスプラチン ＋ フルオロウラシル	食道がん 子宮頸がん 頭頸部がん
GC	ゲムシタビン ＋ シスプラチン	胆道がん
GE	ゲムシタビン ＋ エルロチニブ	膵がん
GP	シスプラチン ＋ ゲムシタビン	肺がん
Hyper-CVAD	シクロホスファミド ＋ ドキソルビシン ＋ ビンクリスチン ＋ デキサメタゾン	悪性リンパ腫
IP	シスプラチン ＋ イリノテカン	肺がん
MA	メトトレキサート ＋ シタラビン	悪性リンパ腫
mFOLFOX6	オキサリプラチン ＋ フルオロウラシル ＋ レボホリナートカルシウム	大腸がん
mFOLFOX6＋Bev	オキサリプラチン ＋ フルオロウラシル ＋ レボホリナートカルシウム ＋ ベバシズマブ	大腸がん

レジメン略語	薬剤	適応
mFOLFOX6 + cetuximab	オキサリプラチン + フルオロウラシル + レボホリナートカルシウム + セツキシマブ	大腸がん
mFOLFOX6 + panitumumab	オキサリプラチン + フルオロウラシル + レボホリナートカルシウム + パニツムマブ	大腸がん
MP	メルファラン + プレドニゾロン	多発性骨髄腫
M-VAC	メトトレキサート + ビンブラスチン + ドキソルビシン + シスプラチン	膀胱がん
MVP	マイトマイシンC + ビンデシン + シスプラチン	肺がん
NP	シスプラチン + ビノレルビン	肺がん
PAV	ビンクリスチン + ニムスチン + プロカルバジン	脳腫瘍
PE	シスプラチン + エトポシド	肺がん

R-CHOP	リツキシマブ + シクロホスファミド + ドキソルビシン + ビンクリスチン + プレドニゾロン	B細胞腫瘍
SPE	シスプラチン + エトポシド	肺がん
TAP	シスプラチン + アドリアマイシン + パクリタキセル	子宮内膜がん
TC	パクリタキセル + カルボプラチン	卵巣がん
TP	パクリタキセル + シスプラチン	子宮頸がん
VAC	ビンクリスチン + アクチノマイシンD + シクロホスファミド	胚細胞腫
VAD	ビンクリスチン + アドリアマイシン + デキサメタゾン	多発性骨髄腫
VelP	シスプラチン + ビンブラスチン + イホスファミド + メスナ	胚細胞腫

VIP	シスプラチン + エトポシド + イホスファミド + メスナ	胚細胞腫
XELOX	オキサリプラチン + カペシタビン	大腸がん

INDEX

あ

in situ 265
ICHDコード 253
IgA腎症 259
ITナイフ 271
iPS細胞 268
亜鉛 563
亜鉛華軟膏 563
亜鉛欠乏症候群 562
赤毛ザル因子 451
亜急性硬化性全脳炎 493
亜急性甲状腺炎 469
亜急性細菌性心内膜炎 470
亜急性心筋梗塞 454
亜急性ステント血栓症 469
亜急性皮膚エリテマトーデス 475
亜急性連合性脊髄変性症 473
アキレス腱反射 25, 47
悪性液性因子高カルシウム血症 234
悪性関節リウマチ 333
悪性高熱 322
悪性黒色腫〈メラノーマ〉 326
悪性症候群 351
悪性線維性組織球腫 321
悪性の 307
悪性貧血 373
悪性リンパ腫 325
悪性リンパ腫研究グループ分類 301
アクセサリー細胞 3
アクチノマイシンD 9, 46
アクラルビシン 11
アザチオプリン〈イムラン〉 51
朝のこわばり 334
アシクロビル 12
アジスロマイシン水和物 51
アジドチミジン〈ジドブジン〉 51
アズテック法 52
アズトレオナム 51
アスパラギン酸 44
アスパラギン酸アミノトランスフェラーゼ 45
アスピリン喘息 23
アセスメント
アセタゾラミド 51
アセチルコリン 10
アセチルコリンエステラーゼ 10
アセチルシステイン 8
アセチルフェネトライド 38
アダムス–ストークス症候群 16

アダムス・ストークス発作 42
圧 372
圧挫症候群 117
圧支持換気 421
圧調節換気 387
圧迫包装 426
圧補正従量式換気 417
圧力尿流試験 393
アデノウイルス 16
アデノシン 14
アデノシン三リン酸 47
アデノシン二リン酸 15
アテローム血栓性脳梗塞 6
アテローム硬化性心血管疾患 12
アトピー性皮膚炎 12
アドリアマイシン〈ドキソルビシン〉 14
アドレナリン〈エピネフリン，エピネミン〉 12
アトロピン〈アトロピン硫酸塩〉 45
アバカビル 5
アパッチスコア 34
アビジン–ビオチン複合体 5
アプガースコア 33, 36
アブドーマ 38
アボタンパク 37
アマルガム充填 17
アミオダロン 29
アミカシン 30
アミノ酸 2
アミラーゼ〈ジアスターゼ〉 31
アミロイドアンジオパチー 4
アミロイド前駆体タンパク 37
アミン前駆体取込み・脱炭酸 38
アムホテリシンB 29
アメーバ性髄膜脳炎 29
アモキシシリン 30
アラニン 26
アラニンアミノトランスフェラーゼ 28
R on T型期期外収縮 456
RR間隔 458
REAL分類 448
Rh因子 451
RSウイルス 460
アルカリホスファターゼ 28
アルギニンバソプレシン 50
アルコホーリクス・アノニマス〈アルコール中毒者匿名会〉 2
アルコール 26
アルコール性肝硬変 8

アルコール性肝疾患	26
アルコール性脂肪性肝炎	43
アルゴンプラズマ凝固法	35
アルゴンレーザー虹彩切開（術）	27
アルツハイマー型認知症	46, 130
アルツハイマー型老年認知症	47
アルツハイマー病	13
アルドース還元酵素阻害薬	40
アルドステロン	26
アルドステロン産生腺腫	34
アルドラーゼ	27
R波	439
α-グルコシダーゼ阻害薬	20
α-胎児タンパク，α-フェトプロテイン	19
アルブミン	26
アルブミン・グロブリン比	20
アルベカシン	7
アレルギー	2
アレルギー性気管支肺アスペルギルス症	7
アレルギー性接触皮膚炎	9
アレルギー性肉芽腫性血管炎	20
アレルギー性鼻炎	38
アンジオテンシン	2
アンジオテンシンⅡ受容体拮抗薬	39
安静型狭心症	466
安静時エネルギー消費量	448
安静時狭心症	440
安静時代謝量	454
安静，冷却，圧迫，拳上	452
アンダーアームブレース	525
アンチトロンビンⅢ	46
安定	476
アンドロゲン完全遮断	503
アンドロゲン不応症候群(不全型)	378
アンドロステンジオン	129
アンピシリン	7
アンピシリン・クロキサシリン	7
アンピシリン・スルバクタム	7
アンプル	30
アンモニア	349

い

ES細胞〈胚性幹細胞〉	176
胃炎	219
胃潰瘍	221, 321, 532
医学判断学	317
E型肝炎ウイルス	231
胃下部	285
胃管	322
胃がん	325
息切れ	488

異型狭心症	537
異型上皮	47
異形成母斑症候群	144
異型腺腫様過形成	4
異型ポルフィリン症	546
医原病	145
移行型芽球増加型不応性貧血	441
移行上皮がん	506
胃酸分泌抑制ポリペプチド	212
医師	147
意識消失	298
EC法	159
胃十二指腸動脈	209
萎縮	47
異常なし	341
胃上部	525
胃食道逆流症	210
移植片対宿主反応	221
移植片対宿主病	221
移植片対白血病効果	221
胃切除術	218
イセパマイシン	271
異染性白質ジストロフィー	325
イソニアジド〈イソニコチン酸ヒドラジド〉	264
イソニアジドメタンスルホン酸ナトリウム	261
イソロイシン	249
胃大網動脈	210
痛みの問診項目	414
イダルビシン	258
一次救命処置	63
Ⅰ度熱傷	155
1日のエネルギー消費量	507
1日4回	436
1日量1回投与	362
1秒率	190
1秒量	190
胃中部	307
胃炎	209
胃腸管間質腫瘍	213
胃腸の	211
胃腸吻合〔術〕	209
胃腸吻合術	212
一卵性双胎〈双生児〉	339
一回換気量	522, 548
一回仕事量	499
一回心拍出係数	481
一回心拍出量	497
一回心拍出量係数	481
一過性全健忘	510
一過性脳虚血発作	507, 512

一酸化炭素	106
一酸化炭素に対する肺拡散能力	141
一酸化炭素分圧	385
一酸化窒素	352
一枝病変	498
一般医，家庭医	217
一般目標	212
一般用医薬品	370
イディオタイプ	257
胃電図	163
遺伝性圧迫性ニューロパチー	239
遺伝性運動感覚ニューロパチー	238
遺伝性球状赤血球症	243
遺伝性血管神経性浮腫	225
遺伝性知覚性自律神経性ニューロパチー	244
遺伝性非ポリポーシス性大腸がん	239
移動CCU	312
イトラコナゾール	272
胃粘膜下腫瘍	486
イノシトール三リン酸	266
EBウイルス	156
EBウイルス関連核抗原	156
胃ファイバースコープ	192, 210
イホスファミド	259
イミプラミン	263
イミペネム／シラスタチン	268
医薬情報担当者	332
医薬品一般的名称	277
医薬品卸営業担当者	335
医薬品情報	138
医薬品臨床試験実施基準	208
医用工学	318
医用生体工学	64
囲卵腔内精子注入法	497
イリノイ心理言語能力テスト／イリノイ心理言語能力試験	272
イリノテカン	113
医療機関関連肺炎	227
医療ソーシャルワーカー〈メディカルソーシャルワーカー〉	337
胃瘻造設術	220
陰圧閉鎖療法	354
陰イオンギャップ	19
陰影欠損	187
因子	182
インジウム(In)	263
インジナビル	258
インスリン依存型(性)糖尿病	257
インスリン自己抗体	249
インスリンショック療法	271
インスリン耐性試験	272
インスリン抵抗性指数R	239
インスリン抵抗性指数β	239
インスリン非依存型糖尿病	349
インスリン非依存性糖尿病	261
インスリン様増殖因子	260
陰性の	347
インターフェロン	259
インターベンショナルラジオロジー	275
インターロイキン	262
咽頭結膜熱	384
インドシアニングリーン	253
インドシアニングリーン蛍光眼底撮影	249
インドメタシン	263
院内肺炎	225
インフェクションコントロールチーム	256
インフェクションコントロールドクター	252
インフォームド・コンセント	251
インフルエンザ〈流行性感冒〉	195
インフルエンザ桿菌	235
イー・ビー・ウイルス	155

う

ウィスコット・アルドリッチ症候群	552
ウイルスカプシド抗原	539
ウイルス関連血球貪食症候群	536
ウイルス性肝炎	543
ウイルス性呼吸器感染症	547
ウイルス性呼吸器疾患	547
ウイルス性出血熱	543
ウィルソン-ミキティ症候群	554
ウィルムス腫瘍	556
ウェクスラー児童知能検査	554
ウェクスラー成人知能検査	552
ウェゲナー肉芽腫症	554
植込み型自動除細動器	23
植込み型除細動器	252
ウェーバー・クリスチャン病	553
ウェルドニッヒ・ホフマン病	554
ウェルニッケ・コルサコフ症候群	554
ウォックナース	555
ウォルフ・パーキンソン・ホワイト症候群	555
右下腹部	453
右冠〔状〕動脈	445
右眼眼圧	516
右眼視力	540
右冠尖	445
右眼に	362
右脚ブロック	55
右後頭横位〈第2頭位〉	457
ウシ海綿状脳症	70

項目	ページ
右軸偏位	440
右室圧	463
右室拡張末期圧	463
右室駆出時間	463
右室造影	463
右室肥大	463
右室不全	463
右室流出路	463
右手(増高)単極肢誘導	50
右上肢	462
右上中葉切除	462
右上腹部	462
右心カテーテル	451
右心耳	440
右心室	462
右心不全	452
右心房	440
右心房圧	442
右心補助人工心臓	463
右側臥位	460
うっ血型心筋症	86
うっ血性心不全	96
訴えなし	344
うつ病	129
うつ病自己評価尺度	477
右肺上葉	462
右肺中葉	454
右肺動脈	457
ウベニメクス	71
右房肥大	441
ウラシル	531
ウルソデオキシコール酸	527
ウロキナーゼ	529
ウロキナーゼ型プラスミノゲンアクチベーター	525
ウロビリノゲン	525
運動〔性〕失語〔症〕	307
運動, 訓練	181
運動時呼吸困難	145
運動神経伝導速度	315
運動制限	298
運動ニューロン疾患	329
運動負荷試験	179

え

項目	ページ
エアウェイ	51
エイコサペンタエン酸〈イコサペンタエン酸〉	170
エイズウイルス	236
エイズ関連症候群	39
HIV-1関連神経認知障害	224

項目	ページ
HIV-1関連認知症	223
HELLP症候群	231
HOMA-IR法〈インスリン抵抗性指標〉	239
H鎖病〈重鎖病〉	228
HV角	247
HVJウイルス, センダイウイルス	247
栄養学的手術危険指数	355
栄養サポートチーム	356
栄養障害関連糖尿病	333
エイヴィ インパルス	49
ASO(アソ)測定, 抗ストレプトリジンO価測定試験	44
AMPLEヒストリー	31
A型肝炎	223
A型肝炎ウイルス	225
A型肝炎抗原	223
A型肝炎抗体	223
腋窩温	502
エキシマレーザー冠動脈形成術	165
エキス剤	181
液体(液化)窒素	298
A群レンサ球菌	206
エコープラナーイメージング	171
壊死性血管炎	342
壊死性腸炎	347
壊死性遊走性紅斑	351
SHELモデル	480
SS-A(B)抗体	493
SF健康調査票	478
S状結腸	465
S状結腸がん	482
ST部分	494
エストラジオール	154
エストリオール	154
エストロゲン	154
エストロゲン補充療法	175
エストロン	154
S波	465
SBチューブ	470
壊疽性膿皮症	393
エタンブトール	155
エチオナミド	179
エチレンオキサイドガス	179
エチレンジアミン四酢酸	161
X線コンピュータ断層撮影法	558
X線写真	559
X線照射治療	559
X染色体	558
X連鎖重症複合免疫不全症	560
X連鎖リンパ増殖症候群	558

INDEX

エデト酸カルシウム二ナトリウム ……………… 161
エトスクシミド ……………………………………… 177
エトポシド ………………………………… 179, 546
エトポシド(VP-16)＋イホスファミド＋シスプラチン ……………………………………… 544
エトポシド＋シスプラチン ……………………… 170
N95マスク …………………………………………… 341
NK/T細胞リンパ腫 ……………………………… 350
NCI－CTC分類 …………………………………… 345
NPHインスリン …………………………………… 353
N-アセチルガラクトサミン ……………………… 205
N-アセチルグルコサミン ………………………… 213
N-アセチルムラミン酸 …………………………… 337
エネルギー代謝〈労作指数〉 ……………………… 454
エノシタビン ………………………………………… 61
ABO式血液型 ………………………………………… 7
ABC症候群 …………………………………………… 6
ABCDEアプローチ …………………………………… 6
エピネット ………………………………………… 171
エピルビシン ……………………………………… 171
エファビレンツ …………………………………… 162
FASテスト ………………………………………… 184
FAB分類 …………………………………………… 183
エボラ出血熱 ……………………………………… 163
エマジコール ……………………………………… 166
MRアンギオグラフィ …………………………… 333
MR膵胆管造影〈核磁気共鳴膵胆管造影〉 ……… 333
MAP加赤血球濃厚液 …………………………… 446
MGFA分類 ………………………………………… 322
エーラース・ダンロス症候群 …………………… 160
エリキシル ………………………………………… 165
エリスロポ〔イ〕エチン〈赤血球生成促進因子〉 ……………………………………… 170
エリスロポエチン ………………………………… 172
エリスロマイシン ………………………………… 165
エリテマトーデス〈紅斑性狼瘡〉 ……………… 292
L-アスパラギナーゼ ……………………………… 287
LE細胞 …………………………………………… 292
LAK細胞 …………………………………………… 286
L鎖病, 軽鎖病 …………………………………… 289
LDL吸着療法 ……………………………………… 291
エルドパ〈レボドパ〉 …………………………… 292
遠位指節間関節 …………………………………… 139
遠位対称性多発神経炎 …………………………… 150
遠隔制御方式密封小線源治療装置 ……………… 442
塩基過剰 …………………………………………… 59
塩基欠乏 …………………………………………… 59
塩基性胎児タンパク ……………………………… 60
嚥下ビデオX線撮影 ……………………………… 543
エンケファリン …………………………………… 168

エンザイムイムノアッセイ〈酵素免疫測定法〉 ……………………………………… 164
遠視性乱視 ………………………………………… 21
炎症 ………………………………………………… 263
炎症性腸疾患 ……………………………………… 250
塩素 ………………………………………………… 100
エンドキサン ……………………………………… 161
円板状エリテマトーデス ………………………… 141
エンビオマイシン ………………………………… 181

お

応急手当 …………………………………………… 182
横行結腸 …………………………………………… 501
黄色腫 ……………………………………………… 558
黄色靱帯骨化症 …………………………………… 371
黄体形成ホルモン〈黄体化ホルモン〉 ………… 294
黄体形成ホルモン放出ホルモン ………………… 294
黄体刺激ホルモン …………………………… 102, 301
黄疸計〈経皮的ビリルビン濃度測定法〉 ……… 506
黄疸指数 …………………………………………… 261
嘔吐中枢 …………………………………………… 539
黄斑上膜 ……………………………………… 166, 175
黄斑浮腫 …………………………………………… 103
横紋筋肉腫 ………………………………………… 454
オキシダント ……………………………………… 371
オキシテトラサイクリン ………………………… 371
オキシトシン ………………………………… 370, 371
悪心・嘔吐 …………………………………… 341, 358
オステオポンチン〈ウロポンチン〉 …………… 368
オーストラリア抗原 ………………………………… 4
オスモル …………………………………………… 370
オッズ比 …………………………………………… 368
オートラジオグラフィー ………………………… 40
オピオイドローテーション ……………………… 368
オフポンプ冠動脈バイパス術 …………………… 367
オフロキサシン ……………………………………… 4
およびその他の者 ………………………………… 178
オーラノフィン ……………………………………… 48
オリーブ橋小脳萎縮症 …………………………… 367
音圧レベル ………………………………………… 490
オンコスタチンM ………………………………… 370
オンス ……………………………………………… 3
音声振撮 …………………………………………… 198
温度, 体温 ………………………………………… 509

か

加圧式定量噴霧器 ………………………………… 404
下位運動ニューロン ……………………………… 297
下位運動ニューロン障害 ………………………… 297
絵画統覚テスト …………………………………… 504
絵画フラストレーションテスト ………………… 393
外眼筋 ……………………………………………… 169

用語	ページ
外眼筋運動	169
外頸動脈	157
外耳炎	363
外耳道	154
外斜位	559
外斜視	560
外傷後健忘	422
〔心的〕外傷後ストレス障害	426
外傷重症度スコア	271
外傷初期看護セミナー〈標準外傷看護コース〉	279
外傷初期診療ガイドライン日本版	277
外傷初期診療プログラム	47
外傷性脳障害	85
開心術〈直視下心手術〉	364
外旋	173
回旋枝	126
咳嗽反射	114
外側膝状体	293
外側側副靭帯	290
回腸	249
回腸嚢肛門管吻合	249
外直筋	300
外転	6
解凍赤血球濃厚液	202
外反母趾	247
回復室〈リカバリールーム〉	458
開腹術(法)	286
解剖学的死腔	16
潰瘍	530
潰瘍性大腸炎	526
解離性胸部大動脈瘤	150
解離性大動脈瘤	129
カイロミクロン〈キロミクロン〉	102
ガウス	204
楓糖尿症	336
下顎がん	529
化学受容器引き金帯	124
下顎前突症	416
下顎前方移動スプリント	403
化学放射線療法	117
化学療法	121
過活動膀胱	359
過換気症候群〈過呼吸症候群〉	247
可逆性虚血性神経障害	453
芽球増加型不応性貧血	441
核医学検査	452
核異性体転移	271
顎関節	515
核酸	342
拡散強調画像	152
核磁気共鳴	351
隔日	435
学習障害	290
拡大分時強制換気	166
拡張型心筋症	133
拡張期	138
拡張期血圧	132
拡張期雑音	142
拡張終期圧	160
拡張末期容量	161
角膜後面沈着物	282
角膜前面放射状切開術	453
確率	372
下行結腸	129, 132
下肢伸展挙上訓練	484
下肢伸展挙上テスト	484
下斜筋	265
下垂体後葉ホルモン	412
下垂体腫瘍	373
下垂体前葉ホルモン	36
ガス液体クロマトグラフィー	213
ガスクロマトグラフィ	207
ガス交換率	439
ガストリン放出ペプチド受容体	219
カスポファンギン	111
苛性カリ鏡検法	282
仮性球麻痺〈偽性球麻痺〉	382
家族性アミロイド多発ニューロパチー	184
家族性アルツハイマー病	183
家族性筋萎縮性側索硬化症	183
家族性高コレステロール	192
家族性滲出性網膜硝子体網膜症	190
家族性前頭側頭型認知症	201
家族性大腸腺腫症	184
家族性大腸ポリポーシス	198
家族性低身長	200
家族性低リン血症性くる病	193
家族性複合型高脂血症(脂質異常症)	186
家族歴	192
下大静脈	273
下大静脈造影	274
下腿切断	63
カタラーゼ	81
ガチフロキサシン	210
下腸間膜静脈	263
下腸間膜動脈	262
下直筋	269
滑液	478
(上)顎間固定	263

項目	ページ
褐色細胞腫〈クロム親和(性)細胞腫〉	382
褐色脂肪組織	56
活性化凝固時間	12
活性化部分トロンボプラスチン時間	38
活性酸素分解酵素(スーパーオキシド・ジスムターゼ)	488
括約筋間切除(内括約筋切除)〔術〕	271
カテコラミン誘発性多形性心室頻拍	113
カテコールアミン	76
カテーテル関連血流感染症	78, 115
カテーテル関連尿路感染症	81
カテーテル由来敗血症	116
果糖	199
ガドリニウムDTPA	209
カナマイシン〈カナマイシン硫酸塩〉	282
過敏性肺症候群	251
過敏性肺臓炎〈外因性アレルギー性肺炎〉	240
下腹壁動脈	258
下部消化管	293
下部食道括約筋	292
カプセル剤	80
下部直腸	443
カフ付き口咽頭エアウェイ	108
下部尿路症状	302
カーペンター・エドワーズ弁	90
カポジ肉腫	283
鎌状赤血球貧血	472
過ヨウ素酸シッフ染色	380
過ヨウ素酸メセナミン銀染色	378
カラードプラ超音波内視鏡検査	88
ガリウム	204
カリウム	281
カリエス	75
カリニ肺炎	386
顆粒球吸着療法	207
顆粒球コロニー刺激因子	208
顆粒球・マクロファージコロニー刺激因子	215
カルガリー家族アセスメントモデル	91
カルシウム	76
カルシウム拮抗薬	76
カルシウム結合タンパク	78
カルシウムチャネル遮断薬	85
カルバマゼピン	84
カルボプラチン	83
カルメット・ゲラン桿菌	58
カルモジュリン	79
加齢黄斑変性	30, 40
瓦礫の下の医療	120
枯草熱	232
ガレノキサシン	218
カロリー(熱量)	79
かわらたけ多糖体製剤	418
眼〔球〕内異物	265
冠〔状〕動脈撮影法	78
眼圧	265
眼圧計	424
簡易式外傷スケール	25
簡易精神医学的評価尺度	68
簡易知能検査	328
感音性難聴	487
肝外胆管	163
肝外胆道閉鎖症	155
肝外門脈閉塞症	164
眼窩外甲孔線	366
感覚性失語	466
感覚統合療法	481
冠灌流圧〈冠動脈灌流圧〉	112
換気	535
換気指数	544
換気不全	542
環境タバコ煙	179
管腔内型十二指腸憩室	258
間欠性跛行〈血管硬化性間欠性歩行困難症〉	251
間欠的強制換気法	263
間欠的空気圧迫法	267
間欠的自己導尿法	98
観血的整復と内固定	368
間欠的腹膜透析	267
間欠的陽圧換気	268
冠血流予備能	92
冠血流量	83
肝血流量	226
肝硬変	288
看護介入分類	349
看護学学士	71
看護学修士	335
看護学生	486
韓国型出血熱	281
看護計画	353
看護師	486
看護実践国際分類〈国際看護業務分類〉	255
看護診断	346
看護成果分類	352
寛骨臼回転骨切り術	442
肝細胞がん〈ヘパトーム〉	227
肝細胞成長因子/肝細胞増殖因子	234
感作血球凝集反応	480
環軸椎亜脱臼	5
ガンシクロビル	209

間質液，組織間液	271
冠疾患集中治療室	87
間質細胞刺激ホルモン	256
間質性腎炎ブドウ膜炎症候群	513
間質性肺炎	266
患者	421
患者自己鎮痛管理法	383
患者満足度	417
感受性訓練	494
緩衝塩基	56
桿状核好中球	55
管状腺がん	522
冠状脈洞	117
肝静脈閉塞症	545
緩徐血漿交換	489
緩徐進行型インスリン依存性糖尿病	490
眼振	358
がん神経周囲浸潤	407
肝腎症候群	243
肝腎ミクロソーム1抗体	296
関心領域	455
乾性角結膜炎	281
肝性脳症〈肝性昏睡〉	230
関節可動域	456
関節可動域訓練	456
関節可動域テスト	456
関節リウマチ	440
関節リウマチ赤血球凝集反応	441
完全右脚ブロック	115
完全寛解	114
感染管理看護師	255
感染管理実践者（専門家）	255
完全左脚ブロック	101
完全静脈栄養	517
完全静脈麻酔	513
完全人工心臓	504
完全心ブロック	95
感染制御委員会	252
感染制御認定臨床微生物検査技師	254
感染性心内膜炎	258
完全奏効	114
完全大血管転位〈症〉	122
完全房室ブロック（第3度房室ブロック）	82
含嗽（うがい）	206
乾燥体重	152
がん胎児性抗原	90
浣腸	168
環椎歯突起間距離	13
眼底	197
カンデラ	87

眼電位図	169
冠動脈	76
眼動脈拍	359
肝動脈持続動注療法	94
冠動脈疾患	78
冠動脈性心疾患	95
肝動脈塞栓	224
肝動脈注入化学療法	224
冠動脈内血栓溶解療法	256
冠動脈バイパス術	77
冠動脈病変	79
眼内レンズ	265
冠不全	97
鑑別診断	135
顔貌所見	186
陥没骨折〈陥凹骨折〉	136
γ-アミノ酪酸〈ガバ，ギャバ〉	205
顔面肩甲上腕筋ジストロフィー	199
顔面ジスキネジア	187
顔面神経麻痺〈ベル麻痺〉	197
顔面播種状粟粒性狼瘡	296
丸薬	399
灌流強調画像	431
寒冷凝集素価	94
寒冷昇圧試験	113
緩和ケアチーム	387
がん（癌）	76

き

既往歴	395, 431
期外収縮	176, 381
気管支拡張症	68
気管支拡張薬	59
気管支鏡検査	69
気管支随伴リンパ組織	55
気管支喘息	53
気管支動脈造影〔法〕	54
気管支動脈塞栓術	54
気管支動脈注入術	55
気管支内視鏡検査	60
気管支肺異形成症	67
気管支肺胞洗浄	55
気管支肺胞洗浄液	55
気管支ファイバースコープ〈気管支鏡，気管支電子スコープ〉	197
気管食道瘻	509
気管切開下陽圧換気療法	517
気管内チューブ〈気管チューブ，気管カニューレ〉	55
気胸	408, 431
危険予知トレーニング	284

キサンチン	558
義肢装具士	408
器質化肺炎	367
器質性精神疾患	366
器質性脳症候群	360
基質特異性拡張型βラクタマーゼ	176
奇脈	48
キシロース	560
キース-ワグナー(ウェージナー)高血圧眼底分類	283
偽性痛風および軟骨石灰化症	112
偽性副甲状腺機能低下症	396
季節型感情障害	468
基礎インスリンレベル	62
基礎エネルギー消費量	60
規則的	449
基礎酸分泌量	55
基礎体温	57
基礎代謝率	64
気体脳室造影	429
基底細胞癌	57
基底細胞上皮腫	57
基底膜	63
基底膜帯	64
気道圧上内開放換気	37
気道コンダクタンス	206
気道抵抗	443
気道内圧	381
気道閉塞	51
気腹写	391
機能性胃腸症〈機能性ディスペプシア〉	187
機能性子宮出血	151
機能性消化管障害	191
気脳造影	17
機能的頸部郭清術	196
機能的残気量	198
機能的磁気共鳴撮影	195
機能的自立度評価法	193
機能的電気刺激	190
機能的内視鏡下副鼻腔手術	190
機能的不応期	199
ギプス固定のままでのX線撮影	558
ギプスを外した状態でのX線写真	559
偽膜性壊疽性腸炎	407
偽膜性腸炎	404
偽薬	401
脚ブロック	56
逆流性食道炎	448
逆流性腎症	455
客観的栄養評価	362
客観的情報	359
客観的臨床能力試験	370
逆行性経肝胆道ドレナージ	461
逆行性腎盂造影〔法〕	457
Q fever	435
QRS波	436
Qアングル	435
吸引分娩	542
球海綿体筋反射	58
球海綿体筋反射潜時	58
吸気気道内陽圧	266
吸気時間	512
吸気終末プラトー	164
救急医療	167
救急外来室	173
救急救命士	165
救急隊	167
吸収不良症候群	310
吸収・分布・代謝・排泄	14
急性胃腸炎	20
急性胃粘膜病変	20
急性ウイルス性肝炎	49
急性炎症性脱髄性多発根神経炎	24
急性化膿性耳下腺炎	44
急性肝炎	21
急性間質性腎炎	24
急性間質性肺炎	24
急性感染性心内膜炎	23
急性冠動脈症候群	12
急性好酸球性肺炎	17
急性後部多発性斑状色素上皮症	36
急性硬膜外血腫	17
急性硬膜下血腫	448
急性呼吸窮迫症候群	39
急性呼吸不全	39
急性骨髄性白血病	30
急性骨髄単球性白血病	30
急性細菌性心内膜炎	6
急性細菌性前立腺炎	7
急性散在性脳脊髄炎	13
急性糸球体腎炎	21
急性出血性結膜炎	21
急性出血性膵炎	22
急性腎盂腎炎	37
急性心筋梗塞	22
急性腎障害	26
急性心不全	22
急性腎不全	40
急性ストレス障害	43
急性前骨髄球性白血病	36

急性前部ぶどう膜炎	5
急性中耳炎	33, 366
急性低音障害型難聴	27
急性痘瘡状苔癬状粃糠疹	402
急性尿細管壊死	47
急性尿閉	48
急性肺障害	27
急性肺塞栓症	35
急性白血病	26
急性皮膚エリテマトーデス	11
急性非リンパ性白血病	32
急性不安発作	3
急性閉塞隅角緑内障	3
急性閉塞性化膿性胆管炎	33
急性網膜壊死	41
急性リウマチ熱	39
急性リンパ性白血病	27
急速進行性糸球体腎炎	458
急速破壊型股関節症	447
吸入気酸素濃度	193
キュー熱, Q熱	435
救命医療	86
救命処置	6
QS間隔	437
QSパターン	437
QT延長	437
QT延長症候群	300
QT時間	437
Q波	435
Q波梗塞	436
QUEST問診表	438
キュリー	97
教育指数	173
仰臥位低血圧症候群	480
胸郭	501
強拡大	241
胸郭出口症候群	516
胸骨圧迫(道具を使った)	9
胸骨右縁上部	531
胸骨下部左縁	296
胸骨左縁上部	530
胸鎖乳突筋	475
胸三角筋部左弁	145
胸式呼吸	108
教授	416
胸神経	511
狭心症	34
矯正不能	341
強制分時換気	328
狭帯域光内視鏡	344
橋中心髄鞘崩壊症	112
強直性脊椎炎	42
胸椎	501
共通房室弁孔	82
共同問題	108
強度変調放射線治療	263
胸排尿中枢	404
強迫性障害	361
強迫性パーソナリティ障害	361
強皮症〈硬皮症〉	476
胸部下部食道	301
胸腹部大動脈瘤	503
胸部上部食道	532
胸部食道	508
胸部大動脈瘤	502
胸部中部食道	337
胸膜	401
共役リノール酸	101
強力ネオミノファーゲンシー(商品名)	487
寄与危険度割合	41
局所脳血流〔量〕	445
棘徐波結合	489
棘波	488
虚血性心筋症	254
虚血性心筋障害	263
虚血性疾患	261
巨細胞性間質性肺炎	213
巨細胞性動脈炎	207
巨赤芽球性貧血	307
巨大陰性T〔波〕	216
巨大膀胱短小結腸腸管蠕動不全症《ヒルシュスプルング氏病類縁疾患》	327
ギラン-バレー症候群	207
起立性タンパク尿	359
起立性調節障害	362
起立性低血圧	363
キロカロリー	281
キログラム〈国際キログラム〉	281
キロジュール	282
銀	20
金	48
近位指節間関節	399
筋萎縮性側索硬化〔症〕	28
緊急開胸	175
緊急超音波検査	438
筋強直性ジストロフィー	142, 316
筋緊張性ジストロフィー	339
筋交感神経活動	336
筋ジストロフィー	316
近視性乱視	29

項目	ページ
筋収縮性頭痛	313
菌体内毒素	178
金チオリンゴ酸ナトリウム	220
緊張型頭痛	520
筋電図	166
筋特異的チロシンキナーゼ	338
筋肉注射	262
筋肉皮弁	313

く

項目	ページ
グアニン	204, 221
グアノシン一リン酸	215
クイック試験	437
クイーデルアレルギースクリーン	435
隅角癒着解離術	220
空気感染隔離室	24
偶発性タンパク尿	109
空腹期強収縮群	262
空腹時血中インスリン値	193
空腹時血糖	185
空腹時血糖異常	259
クェッケンシュテット試験	435
クエン酸・リン酸・ブドウ糖液	110
クォート	437
クオリティ・オブ・ライフ	436
駆出時間	178
駆出性雑音	165
駆出率	162
クームス試験	121
くも膜下腔	469
くも膜下出血	468
グラスゴー・コーマ・スケール	208
cluster of differentiation 4	88
cluster of differentiation 8	88
クラッシュ症候群（圧挫症候群）	117
クラブラン酸	124
グラム陰性桿菌	215
グラム陰性球菌	215
グラム陽性桿菌	217
グラム陽性球菌	217
クラリスロマイシン	79
クリアランス	75
グリコアルブミン，糖化アルブミン	204
グリコサミノグリカン〈ムコ多糖類〉	205
グリコヘモグロビン	226
グリシン〈アミノ酢酸，グリココール〉	214
グリセリン浣腸	209
グリセルアルデヒドリン酸デヒドロゲナーゼ	206
グリソンスコア	219
クリティカルパス〈クリニカルパス，ケアガイド，ケアガイドライン，ケアパス，ケアマップ〉	109
クリニカルナーススペシャリスト	105
クリプトン	283
クリミア・コンゴ出血熱	85
クリンダマイシン	101
（免疫活性/血漿膵）グルカゴン	269
グルカゴン様ペプチド-1	214
グルクロン酸転移酵素	528
グルココルチコイド応答配列	218
グルコース〈ブドウ糖〉	204
グルコース・インスリン療法	211
グルタチオンS－トランスフェラーゼP1（GSTP1）	220
グルタチオンペルオキシダーゼ	218
グルタミン	214
グルタミン酸	214
グルタミン酸オキサロ酢酸トランスアミナーゼ	217
グルタミン酸脱炭酸酵素	205
グルタミン酸ピルビン酸トランスアミナーゼ	218
グルタル酸血症Ⅰ型	204
グルタル酸血症Ⅱ型	205
車椅子	553
クレアチニン	114
クレアチニンクリアランス	87
クレアチンキナーゼ	110
クレアチンホスホキナーゼ	111
クレアチンリン酸分解酵素	112
グレイ	222
クレスト症候群	105
クロイツフェルト-ヤコブ病	100
クロコナゾール	87
クロストリジウム・ディフィシル毒素	89
クロナゼパム	127
クロバザム	101
グロブリン	214
クロモグリク酸ナトリウム	149
クロラムフェニコール	109
クロルプロマジン〈クロルプロマジン塩酸塩〉	114
クロルヘキシジングルコン酸塩	96
クローン病	87

け

項目	ページ
経過観察	202
計画	372
経カテーテル肝動脈塞栓術	503
経カテーテル的動注療法	504
経管栄養	510

頸管粘液検査	104
経気管吸引法	520
経気管支吸引針生検	505
経気管支肺生検	505
経胸壁心エコー法	520
経腟自然分娩	355
経口	410
蛍光in situハイブリダイゼーション	194
蛍光染色	359
蛍光活性化細胞解析分離装置	183
蛍光眼底造影	182, 183
経口血糖降下薬	364
蛍光抗体法〈免疫蛍光法〉	185
経口避妊ホルモン	361
経口避妊薬	360
経口ブドウ糖負荷試験	363
経口ポリオワクチン	369
経口輸液療法	369
形質細胞白血病	385
形質転換成長因子	511
芸術療法	45
軽症病棟	475
経静脈的冠動脈血栓溶解療法	274
経静脈的血栓溶解療法	275
経静脈的ブドウ糖負荷試験	260
頸静脈拍動	280
頸静脈波形	280
経食道的心エコー法	508
頸神経	75
経頭蓋磁気刺激法	515
経頭蓋超音波ドップラー法	507
痙性脊髄麻痺	493
〔連続〕携帯式腹膜透析	81
携帯用会話補助装置	545
経腸栄養法	167
頸椎症性神経根症	120
頸椎症性脊髄症	120
系統的レビュー	457
頸動脈	76
頸動脈海綿静脈洞瘻	85
経動脈性門脈造影下コンピュータ断層	122
頸動脈造影	78
頸動脈洞	117
頸動脈洞症候群	120
頸動脈洞反射	120
頸動脈洞マッサージ	120
頸動脈内膜切除術	90
頸動脈波形	80
軽度拡張型心筋症	316
軽度認知障害	314

経尿道的切開術	522
経尿道的切除術	522
経尿道的前立腺切除術	522
経尿道的前立腺電気蒸散術	523
経尿道的尿管結石破砕術	522
経尿道的膀胱腫瘍切除術	522
経皮〔経管〕の冠動脈形成術	423
経鼻胃チューブ〈NGチューブ〉	348
経皮吸引型ドラッグデリバリーシステム	507
経皮吸収治療システム	521
経皮経肝胆管ドレナージ	423
経皮経肝胆道造影〔法〕	423
経皮経胆管胆道ドレナージ	423
経皮経肝胆囊造影	423
経皮経肝の門脈塞栓術	426
経皮経肝門脈側副血行路塞栓術	425
経皮経静脈の僧帽弁交連切開術	425
経皮酸素分圧	423
経皮持続的陽圧呼吸	345
経皮水分喪失	523
経皮のエタノール注入療法	391
経皮の下大静脈・門脈短絡術	399
経皮の冠動脈インターベンション	384
経皮の冠動脈回転性アブレーション	424
経皮の冠動脈再開通療法〈経皮の冠動脈内血栓溶解療法〉	423
経皮の肝内門脈静脈短絡術	513
経皮の経管腎血管形成術	426
経皮の経肝胆道鏡検査	424
経皮の経肝胆道鏡切石術	423
経皮の経肝胆囊ドレナージ	425
経皮の経肝膿瘍ドレナージ	422
経皮の経肝門脈カテーテル法	426
経皮の経肝門脈造影	426
経皮の経食道胃管挿入術	424
経皮の血管形成術	422
経皮の古典的バルン血管形成術	409
経皮の酸素分圧	507
経皮の腎盂尿管移行部切開	407
経皮の腎結石除去術	407
経皮の心肺補助	386
経皮の腎瘻造設術	406, 409
経皮の中隔心筋焼灼術	427
経皮の電気刺激法	509
経皮の動脈血酸素飽和度	491
経皮の内視鏡腸瘻造設術	391
経皮の膿瘍ドレナージ	376
経皮のペーシング	507
経皮のマイクロ波凝固療法	404
経皮内視鏡の胃瘻造設術	391

項目	ページ
頸部食道	89
頸部脊椎症	118
経毛様体扁平部水晶体切除術	413
劇症肝炎	192
ゲージ	204
血圧	67
血液	53
血液型	71
血液灌流	240
血液吸着法	223
血液透析	229
血液脳関門	56
血液培養	57
血液流量	435
血流量	73
血液ろ過	232
結核	505
結核菌感染症	505
血管拡張薬	540
血管筋脂肪腫	30
血管撮影(造影)	19
血管作動性腸ポリペプチド	544
血管収縮薬	540
血管神経性浮腫	32
血管新生緑内障	357
血管内超音波法	275
血管内皮細胞増殖因子	542
血管壁	549
血管攣縮性狭心症	548
血球凝集抑制/血球凝集抑制試験	224
血球貪食症候群	241
血球貪食性リンパ組織球症	237
月経前症候群	405
結合〔組〕織	121
結合織病	122
血漿（プラズマ）	372
血漿灌流	410
血漿交換	389
血漿浸透圧	410
血漿タンパク〔質〕	410
血漿タンパク分画	412
血漿鉄交代率	400
血漿鉄消失率	398
血小板	401, 403
血小板凝集因子	376
血小板凝集試験	380
血小板濃厚液	382
血小板由来増殖因子	389
血漿プロトロンビン時間	414
血漿遊離ヘモグロビン	192
血漿レニン活性	415
血清	465
血清アミロイドAタンパク	467
血清アミロイドP成分	468
血清アルブミン	466
血清肝炎	167
血清グルタミン酸ピルビン酸アミノ基転移酵素	480
血清クレアチニン	475
血清タンパク分画	490
血清鉄	479, 483
血清銅	475
血清尿素窒素	497
結節性期外収縮	400
結節性紅斑	167
結節性動脈周囲炎〈結節性多発動脈炎，多発性動脈炎〉	406
結節性皮膚ループスムチン症	345
血栓性血小板減少性紫斑病	517, 521
血栓性静脈炎	516
血栓性微小血管症	515
血栓内膜摘除術	508
血中アルコール濃度	54
血中尿素窒素	72
血糖	69
血糖自己測定	485
血糖値	61
血流感染	70
ケトアシドーシス	281
ゲートコントロール理論	208
ケノデオキシコール酸	88
ゲノムワイド関連解析	221
ゲムシタビン	210
ケラチノサイト	281
ゲルストマン－ストロイスラー－シェインカー症候群	220
ケルマン超音波水晶体乳化吸引術	282
ゲル（先天性股間接脱臼治療用の装置）	444
腱移植	510
牽引	523
牽引性網膜剥離	518
原因不明性組織球症増殖症	248
限界フリッカー値	92
限外ろ過	528
限外ろ過率	528
検眼鏡	367
嫌気性代謝閾値	45
限局型	291
限局性結節性過形成	196
限局性腸穿孔	295

健康関連QOL	243	口腔ケア，口腔清拭	312
健康危険度評価	242	口腔清拭指数	364
肩甲骨	471	抗痙攣薬	16
肩甲骨下部皮下脂肪厚	493	高血圧	227, 245
言語聴覚士	494	高血圧性心血管疾患	229
検査異常なし	342	高血圧性心疾患	234
検査室	285	高血圧性脳内出血	236
原始神経外胚葉腫瘍	407	高血糖性高浸透圧性昏睡	235, 239
健常成人男性	343	抗血友病因子	22
懸濁液〈懸濁剤，浮遊液〉	371	抗原	20
ゲンタマイシン	214	抗原結合部位	182
限定栄養食	136	抗原抗体反応	4
原発性アルドステロン症	374	抗原提示細胞	35
原発性異型肺炎	379	抗原特異的IgE測定法	81
原発性開放隅角緑内障	409	抗高血圧薬	21
原発性肝がん	395, 401	抗甲状腺薬	46
原発性硬化性胆管炎	418	抗好中球細胞質抗体	32
原発性後天性鉄芽球貧血	380	後交通動脈	385
原発性心筋症	385, 404	交差試験	558
原発性胆汁性肝硬変〈症〉	381	好酸球	169
原発性肺高血圧症	412	好酸球増加症候群	231
原発性副甲状腺機能亢進症	396	抗酸菌〈マイコバクテリウム〉	18
原発性閉塞隅角緑内障	375	膠質浸透圧	107
顕微鏡的多発血管炎	330	公衆衛生	395
現病歴	241, 397	後十字靱帯	385
		後縦靱帯	402
5-ヒドロキシトリプタミン	246	後縦靱帯骨化症	368
コアグラーゼ陰性ブドウ球菌	106	抗腫瘍効果	368
高IgE症候群	236	甲状腺機能検査	510
高IgM症候群	236	甲状腺刺激抗体	519
高IgD症候群	235	甲状腺刺激阻止抗体	519
抗悪性腫瘍溶連菌製剤	365	甲状腺刺激ホルモン	519
高圧酸素療法	227, 240, 364	甲状腺刺激ホルモン受容体抗体	518
高位骨盤切り術	246	甲状腺刺激ホルモン放出ホルモン	518
好塩基球	53	甲状腺刺激免疫グロブリン	520
口蓋垂咽口蓋咽頭形成術	531	甲状腺ペルオキシダーゼ	517
口蓋裂〈口蓋破裂〉	109	甲状腺ホルモン	511
口蓋裂側方癒着症候群	112	高所肺水腫	225
光覚	401	口唇口蓋裂	101
抗核抗体〈抗核因子〉	31	高浸透圧性非ケトン性昏睡	238
光覚なし	350, 352	口唇裂〈兎唇，みつくち〉	101
後下小脳動脈	397	抗ストレプトキナーゼ抗体	44
硬化性被囊性腹膜炎	478	抗ストレプトリジンO	44
交感神経系	487	抗ストレプトリジンO価測定試験	44
高感度CRP，高感度C反応性タンパク	244	抗生剤関連下痢症	5
交換輸血	60	高性能微粒子エアフィルター	231
抗胸腺細胞グロブリン	46	抗生物質	5
抗菌薬持続効力	376	膠線維性酸性タンパク	210
口腔アレルギー症候群	360	光線力学的療法	389
口腔温	514	酵素	154

項目	ページ
高速液体クロマトグラフィ	241
拘束型心筋症	446
梗塞後狭心症	397
高速スピンエコー	199
後側方固定術	402
酵素免疫測定法	165
抗体	5
抗体産生細胞	18
後大脳動脈	383
好中球〈好中性白血球〉	341
好中球アルカリホスファターゼ	343
高張エピネフリン局注法	174
高張乳酸加ナトリウム液	237
後天性心疾患	21
後天性腎囊胞性疾患	39
後天性囊胞腎	11
後天性表皮水疱症	155
後天性免疫不全症候群	23
喉頭気管気管支炎	301
後頭動脈-後下小脳動脈吻合（術）	360
後頭葉皮質下白質の可逆性病変	458
高度集中治療室	229
高濃度領域	229
勾配エコー（法）	218
広汎〔性〕子宮全摘出術	461
紅斑性狼瘡	292
高比重リポタンパク, α-リポタンパク	230
高比重リポタンパクコレステロール	230
高病原性鳥インフルエンザ	240
高頻度ジェット換気	232
高頻度人工換気〔法〕	233
高頻度振動換気	233
高頻度陽圧換気	233
後腹膜気体造影法	416
後部硝子体剝離	429
興奮－収縮連関	157
高分解能コンピュータ断層撮影	242
後方腰椎椎間固定術	155
後房レンズ	383, 384
酵母グルコサミン－6－リン酸合成酵素	210
硬膜外アミロイド沈着	155
硬膜外麻酔	170, 171
硬膜外（上）血腫	160
硬膜下血腫	477
硬膜下腹腔シャント	491
硬膜下腹腔短絡術	489
抗ミトコンドリア抗体	29
抗ミュラー管ホルモン	30
肛門管	372
抗利尿物質	16
抗利尿ホルモン〈バソプレシン〉	13
抗利尿ホルモン不適合分泌症候群	481
高リポタンパク血症	237
交流分析	502
抗リン脂質抗体	34
抗リン脂質抗体症候群	37
抗リンパ球グロブリン	27
高齢者用うつ尺度短縮版	209
語音聴取閾値	492
呼気気道陽圧	170
呼気終末陽圧呼吸	347
呼気終末二酸化炭素濃度	178
呼気終末肺容量	161
呼気終末平圧換気	562
呼気終末陽圧	390
呼気肺活量	180
呼吸	439, 449, 458
呼吸音	69, 459
呼吸器感染	461
呼吸器疾患集中治療室	452
呼吸窮迫症候群〈新生児呼吸窮迫症候群, 肺硝子膜症〉	447
呼吸窮迫（症候群）	448
（がん患者）呼吸困難スケール	89
呼吸仕事量	555
呼吸集中治療室	447
呼吸商	458
呼吸数	458
呼吸中枢	445
呼吸停止	445
呼吸不全	450
呼吸療法	460
呼気流量	392
国際看護師協会	255
国際協力機構	278
国際産科婦人科連合	193
国際疾病分類〈ICD分類〉	252
国際助産師協会	254
国際生活機能分類	253
国際前立腺症状スコア	268
国際単位	272
国際尿失禁スコア	267
国際胚細胞がん協同研究班	259
国際標準化指数	264
国際勃起機能スコア	261
黒色表皮腫	31
固視反射テスト	199
50%感染量	251
50%阻害濃度	257
50%致死濃度	289

項目	ページ
50％致死量	291
50％有効量	160
後上膵十二指腸動脈	420
故障モード影響解析	195
個人曝露防護具	412
ゴセレリン酢酸塩	563
骨壊死	366
骨型アルカリフォスファターゼ	55
骨幹端骨幹角	316
骨巨細胞腫	208
骨形成因子	64
骨形成不全症	365
骨髄	63
骨髄異形成症候群	318
骨髄移植	64
骨髄炎	366, 370
骨髄化生を伴う骨髄硬化症	327
骨髄性プロトポルフィリン症	172
骨髄線維症	321
骨髄増殖性疾患	331
骨髄転移	310
骨髄内輸液	265
骨髄非破壊的同種造血幹細胞移植	351
骨折	198, 203
骨粗鬆症〈オステオポローシス〉	367
骨肉腫	369
骨盤位	60
骨盤位外回転術	159
骨盤臓器脱	410
骨盤動脈造影	377
骨盤内炎症性疾患	398
骨盤内血管撮影	377
骨密度	64
骨ミネラル含有量	63
固定薬疹	187
ゴナドトロピン〈性腺刺激ホルモン〉	215
ゴナドトロピン放出ホルモン〈LH-RH, LRF, ゴナドリベリン〉	216
コーネル・メディカル・インデックス	103
後嚢下白内障	419
孤発性心臓伝導障害	252
鼓膜	515
コミュニケーション能力測定法	375
誤薬を避ける6原則	439
固有肝動脈	395
固有筋層までのがん	330
固有受容体神経筋促進法	407
コリスチン・フラジオマイシン配合	100
コリンアセチルトランスフェラーゼ	95
コリンエステラーゼ	96
コルチゾン−ブドウ糖負荷試験	93
コレシストキニン	86
コレシストキニン パンクレオザイミン	86
コレステロール	96
コレステロール〈コレステリン〉	93
コレステロールエステル転送タンパク	91
コレステロール指数	99
コロニー形成単位	92
コロニー刺激因子	119
根管充填	446
根管治療	446
根拠に基づく医療（臨床実践，看護）	156
根拠にもとづく看護	156
混合型白血病	326
混合静脈血酸素含量	125
混合静脈血酸素分圧	429
混合静脈血酸素飽和度	498
混合静脈血二酸化炭素含量	125
混合静脈血二酸化炭素分圧	429
混合性結合〔組〕織病	315
混合リンパ球培養試験	325
混合（完全）男性ホルモン遮断療法	77
根尖性歯周炎	392
コンタクトレンズ	101
根治手術	441
根治的頸部郭清術	455
コントラクションストレステスト	121
コンピュータ断層撮影	121
コンピュータ断層撮影法	81
コンプライアンス	75
根本原因分析	445

さ

項目	ページ
災害弱者	126
災害神経症	149
災害派遣医療チーム	143
最下肢装具	281
細菌性腟症	73
三枝病変	522
サイクリックAMP〈環状アデノシン一リン酸〉	80
サイクル	75
サイクロセリン	118
最高血中濃度	103
最高酸濃度	308
最終月経期	297
最小寛解	332
最小紅斑量	318
最小殺菌濃度	311
最小侵襲手術	324
最小致死量	321, 325

最小発育阻止濃度	323
最小麻酔濃度	308
最小有効量	318
再生不良性貧血	2
最大アンドロゲン遮断療法	308
最大胃液分泌量	337
〔時〕最大換気量	311
最大換気量	338
最大吸気圧	324, 399
最大吸気流速	398
最大吸気(流)量	323
最大許容線量	331
最大許容濃度	331
臍帯血幹細胞移植	84
最大呼気圧	319
最大呼気速度	391, 545
最大呼気中間流量	189
最大呼気(流)量	318, 391
最大酸分泌量	309, 378
在胎週数相当出生体格児	20
在胎週数相当体重児	18
最大心拍数	243
最大随意収縮圧	336
最大静止圧	334
最大値投影法	324
最大中間気流量(速),最大中間気速度	327
最大努力呼出フローボリューム(流量(速)・容積)曲線	319
最大尿流率	436
在宅経管経腸栄養法	231
在宅酸素療法	240
在宅静脈栄養法	241
在宅人工呼吸療法	238
在宅輪液療法	236
臍動脈	525
サイトケラチン19フラグメント	127
サイトメガロウイルス	104
再発性アフタ性口内炎	443
裁判外訴訟(紛争)処理	15
臍ヘルニア	529
臍ヘルニア・巨舌・巨人症候群	74
細胞外液	157
細胞質型抗好中球細胞質抗体	80
細胞傷害性T細胞	123
再膨張性肺水腫	449
細胞内液	253
細胞膜	102
細胞内皮系	449
細胞肉腫症	446
サイロキシン結合グロブリン	505
サイログロブリン抗体	511
左下腹部	296
左眼眼圧	516
左眼視力	547
左冠動脈回旋枝	290
左冠動脈主幹部	297
左冠動脈前下行枝	286
左冠(状)動脈	289
サキシトキシン	497
サキナビルメシル酸塩	491
左脚後枝ヘミブロック	299
左脚前枝ブロック	286
左脚前枝ヘミブロック	286
左脚ブロック	288
作業療法	370, 556
作業療法士	370
酢酸メドロキシプロゲステロン	330
サクシニルコリン	472
左後斜位	299
鎖骨下	474
坐剤	563
ささえあい医療人権センター	107
左軸偏位	285
左室圧	304
左室一回仕事量	304
左室拡張終期圧	303
左室拡張終期圧容積係数	303
左室駆出時間	303
左室駆出率	303
左室重量係数	303
左室造影	303
左室肥大	303
左室不全	303
左室流出路	304
左上大静脈遺残	403
左上肺葉	302
左上腹部	302
左心カテーテル法	294
左心径	303
左心形成不全症候群	237
左心耳	285
左心室	302
左心不全	294
左心房	285
左心補助心(臓)	303
嗅声の聴覚心理的評価	218
左内胸動脈	295
サニルブジン	150
左肺動脈	299

サブスタンスP	489	視覚失認	535
サプレッサーT細胞	519	視覚誘発電位	542
左房径	285	自家骨髄移植	7
挫滅症候群	118	耳下腺	393
坐薬	497	C型肝炎	227
サラゾスルファピリジン	471	G型肝炎	234
サラゾスルファピリジン(サラゾピリン)	469	C型慢性肝炎	95
サルコイドーシス	469	自家末梢血幹細胞移植	8
3-3-9度方式	277	色覚異常	125
酸塩基平衡	5	磁気共鳴画像〔診断法〕	333
酸化エチレンガス滅菌	169	磁気共鳴スペクトロスコピー	334
三環系抗うつ薬	506	色素失調症	266
産科・婦人科	360	色素性乾皮症	559
残気量	462	色素性絨毛性滑膜炎	430
散剤	427	子宮外妊娠	180
三叉神経	515	子宮筋電図検査	164
三次元CT	133	子宮頸がん	562
三尖弁	522	子宮頸管拡張および掻爬術	131
三尖弁形成術	504, 523	子宮頸部上皮内腫瘍	99
三尖弁閉鎖不全	518	子宮収縮	526
三尖弁閉鎖(症)	502	糸球体基底膜	207
酸素	359	糸球体腎炎	215
酸素解離曲線〈酸素結合曲線, 酸素飽和曲線〉	362	子宮胎盤機能不全	530
		糸球体ろ過値	210
酸素消費量	360, 545	子宮単純全摘術	496
酸素分圧	408	子宮動脈塞栓術	525
酸素飽和度	469, 488	子宮内システム	273
Ⅲ度熱傷	131	子宮内胎児死亡	273
残尿測定	462	子宮内避妊器具	273
産婦人科	222	子宮内膜掻爬術	48
サンプル	468	子宮内膜組織診	166
酸ホスファターゼ	11	子宮内容除去術	48
残余窒素	354	子宮内(胎児)発育遅滞	273
		子宮卵管造影法	245
し		死腔	148
ジアゼパム	153	死腔換気量	541
ジアフェニルスルホン	135	死腔負荷呼吸訓練	258
シアリルTn抗原	496	死腔量	541
GRASS法	218	シクロオキシゲナーゼ	108
視運動性眼振	365	シクロスポリン	127
シェーグレン症候群	482	ジクロフェナクナトリウム	136
ジオクチルソジウムスルホサクシネート	150	シクロホスファミド	109, 112
ジオブトリー	129	シクロホスファミド+アドリアマイシン+シスプラチン	80
歯科医師や歯科衛生士による専門機器を用いた歯石除去	406	シクロホスファミド+アドリアマイシン+ビンクリスチン	82
紫外線	532		
紫外線血液照射法	526	シクロホスファミド+カルボプラチン	100
紫外線放散	533	シクロホスファミド+ドキソルビシン+シスプラチン	375
歯科衛生士	137		
自家感性性皮膚炎	43	シクロホスファミド+ビンクリスチン+ドキソ	
視覚アナログスケール	537		

項目	ページ
ルビシン＋メチルプレドニゾロン	124
試験的開腹術	181
自己骨髄単核球細胞移植	503
自己免疫疾患	13
自己免疫性肝炎	24
自己免疫性高脂血症	24
自己免疫性甲状腺疾患	25
自己免疫性プロゲステロン皮膚炎	24
自己免疫性溶血性貧血	21
自殺企図	466, 486
支持的精神療法	494
四肢麻痺	437, 510
歯周組織再生誘導法	220
歯状核赤核淡蒼球ルイ体萎縮症	148
指診	135
視神経	367
歯髄炎	427
指数弁	91
システイン	127
システマティック・レビュー	491
シスプラチン	88
シスプラチン＋シクロホスファミド＋アドリアマイシン	99
シスプラチン＋ビンクリスチン＋ドキソルビシン＋エトポシド	107
指節間	266
指節間関節	267
自然経腟分娩	498
自然流産	466
持続温熱腹膜灌流	97
持続強制換気	104
持続式気道内陽圧呼吸	110
持続静脈内インスリン注入療法	99
持続性甲状腺刺激物質	288
持続注入法	97
持続的血液限外ろ過法	126
持続的血液濾過透析	95
持続的血液透析	96
持続的血液ろ過法	96
持続的血漿交換	111
持続的静脈-静脈血液濾過	126
持続的腎機能代替療法	116
持続的他動運動装置	112
持続的動静脈血液透析	82
持続的動静脈血液濾過	82
持続的動静脈血液濾過透析	82
持続陽圧換気法	113
持続脳室ドレナージ	125
持続皮下インスリン注入療法	119
持続皮下注入療法	119
シゾフィラン	490
肢帯型筋ジストロフィー	294
ジダノシン	135
シタフロキサシン	496
シタラビン	39
シタラビンオクホスファート	489
肢端黒子様黒色腫	28
市中肺炎	80
歯痛	502
膝蓋〔腱〕反射	426
膝蓋腱荷重式	423
膝蓋腱反射	282
膝蓋軟骨軟化症	104
膝窩動脈	410
疾患修飾性抗リウマチ薬	143
膝関節下	62
膝関節上	25
膝関節内障	257
疾患の所見なし	347
実験群イベント発生率	162
失語〔症〕	36
湿疹	181
膝前部痛	26
湿布，罨法	553
質量分析法	335
CTアンギオグラフィー	122
指摘	408
至適体重〈ドライウェイト〉	152
自動運動	16
自動角膜層状切開術	26, 29
児頭骨盤不均衡〈児頭骨盤不適合〉	110
自動周期呼吸法	9
自動体外式除細動器	17, 376
自動腹膜透析	35
自動吻合器	161
シトシン	127
シトシン アラビノシド	81
ジドブジン	51, 562
ジドブジン・ラミブジン配合	52
シナール	99
視能訓練士	369
自発振	486
自発呼吸	470
C反応性タンパク	169
耳鼻咽喉科	169
耳鼻咽喉科学	369
ジフェニルヒダントイン	146
指腹手間距離	112
ジフテリア，破傷風	150
ジフテリア，破傷風，百日咳	151

ジフテリア，百日咳，破傷風	147	周辺虹彩前癒着	380
シプロフロキサシン	111	終末期腎不全	177
自閉スペクトラム症	41	終末呼気陽圧	390
ジベカシン	141	終末糖化産物	20
ジペプチジルペプチダーゼ4	146	終末乳管小葉単位	508
シーベルト	497	絨毛が	84
脂肪肝	194	絨毛性性腺刺激ホルモン	93
脂肪酸	182	絨毛膜羊膜炎	79
死亡時画像病理診断	22	重粒子線がん治療装置	236
死亡年	561	重量，体重	552
脂肪負荷テスト	202	主観的情報	465
死亡率	332	主観的包括的アセスメント	479
歯面清掃	406	手根管	121
視野	542	手根管症候群	123
斜位	360	手根中手関節	102, 103
シャイ・ドレーガー症候群	477	手根中手骨関節	103
社会生活技能訓練	494	手術後	409
尺骨神経	530	手術室	368, 370
尺側手根屈筋	186	手術室看護師	369
尺側手根伸筋	159	手術日	145
若年型糖尿病	279	手術部位感染	493
若年性関節リウマチ	279	樹状細胞	132
若年性特発性関節炎	278	主訴	84
若年性慢性骨髄性白血症	277	手段の日常生活動作	250
社交不安障害	468	出血時間	71
シャトルウォーキング試験	499	術後日数	409
ジャパン・コーマ・スケール〈3-3-9度方式〉	277	出産歴_回	373
シャルコー・マリー・トゥース病	104	出生時体重	73
周期性四肢麻痺	411	出生身長	61
週産期集中治療室	398	出生年	561
収縮期	500	術前化学療法	256
収縮期血圧	471	術中経鼻胆汁ドレナージ	367
収縮期雑音	484	術中心筋梗塞	404
収縮期前方移動	468	術中放射線療法	265
収縮時間（指数）	496	主肺動脈	330
収縮終末期容量	177	腫瘍	501
重症急性呼吸器症候群	469	腫瘍壊死因子	515
重症筋無力症	322	主要塩基性タンパク	311
重症複合型免疫不全症	474	腫瘍関連抗原	503
重症複合型免疫不全症候群	474	主要組織適合性〔遺伝子〕複合体(抗原)	323
臭素	68	受容体拮抗薬	440
集束超音波治療	203	主要大動脈肺動脈側副動脈	310
集中治療室	256	腫瘍特異抗原	519
17-ケトステロイド	283	腫瘍崩壊症候群	514
十二指腸温存膵頭切除術	147	腫瘍マーカー	514
十二指腸潰瘍	151, 527	純音聴力検査	422
十二指腸ファイバースコープ	188	純型肺動脈閉鎖	411
^{18}Fフルオロデオキシグルコース	188	循環顆粒球プール	93
十分量	437	循環系平均充満圧	321
		循環血液量	84

INDEX

准看護師 406
循環時間 121
順応性補助呼吸 5
上位運動ニューロン 530
漿液性嚢胞腫瘍 475
消化管 213
消化管間葉系腫瘍 212
消化管出血 212
上顎がん 365
消化性潰瘍 427
笑気 352
笑気〈亜酸化窒素〉 341
笑気イソフルラン麻酔 216
笑気セボフルラン麻酔 216
上気道感染 531
笑気ハロセン麻酔 216
上下肢血圧比 36
条件詮索反応聴力検査 108
条件反射 114
上行結腸 2
上行性網様体賦活系 39
上行大動脈 4, 42
猩紅熱 478
錠剤 503
小細胞がん 473
小細胞肺がん 474
硝酸イソソルビド 271
小指外転筋 14
硝子体蛍光測定 543
硝子体混濁 362
上室性期外収縮 499
上室性頻拍 499
上斜筋 488
上小脳動脈 472
掌蹠膿疱症 413
上前後関節唇損傷 483
常染色体優性遺伝 13
常染色体優性多発性嚢胞腎 15
常染色体優性葉状魚鱗癬 14
常染色体劣性遺伝 38
常染色体劣性多発性嚢胞腎 40
常染色体劣性葉状魚鱗癬 40
上前腸骨棘 44
上大静脈 498
上大静脈造影 498
上大静脈閉塞症候群 498
状態・特性不安尺度 495
静注用帯状疱疹免疫グロブリン 562
小腸 481
上腸間膜動脈 485

上腸間膜動脈症候群 485
上腸間膜動脈閉塞症 485
小腸大量切除術 471
小腸ファイバースコープ 193
小腸閉塞症 471
上直筋 491
小児丘疹性先端皮膚炎 375
小児救命処置 402
小児集中治療室 398
小児成人型糖尿病 329
小脳性運動失調の重症度評価スケール 469
上皮小体〈副甲状腺, 傍甲状腺〉 425
上皮小体機能亢進症〈副甲状腺機能亢進症〉 242
上皮成長因子 162
上皮成長因子受容体 163
上皮内がん 99
上皮内腺がん 25
上消化管 528
上消化管内視鏡検査 162
上消化管ファイバースコープ 212
上部直腸 439
小発作 403
漿膜下層までのがん 492
静脈 535
静脈圧 546
静脈栄養 406
静脈確保 283
静脈血 538
静脈血栓塞栓症 549
静脈性腎盂造影 275
静脈性胆嚢造影〔法〕 273
〔経〕静脈性尿路造影 275
静脈注射 273
静脈ライン 544
上矢状静脈洞 494
上腕筋周囲長 29
上腕三頭筋腱反射 521
上腕三頭筋皮下脂肪厚 519
上腕周囲長 8
上腕切断 16
上腕動脈造影 54
上腕二頭筋反射 72
除外診断 457
初回合成 437
初期動揺 437
食後 382
食事性タンパク質摂取 146
食前 8
褥瘡状態判定用具 420

食中毒	197	心筋酸素消費量	329, 338
食道胃接合部	163	心筋症	102
食道胃粘膜接合部	563	シングルフォトンエミッションCT（単一光子放射型コンピュータ断層撮影）	489
食道がん	157, 365	シングルユース器材	497
食道がん患者に対する栄養評価指数	342	神経	341
食道静脈瘤	180	神経因性膀胱	344, 348
食道閉鎖式エアウェイ	169	神経芽細胞腫	343
職場外教育	363	神経筋接合部	351
職場内教育	365	神経筋単位	351
食物依存性運動誘発アナフィラキシー	188	神経興奮性検査	347
食物繊維	136	神経循環無力症	345
除細動	136	神経症〈ノイローゼ〉	341
除細動器	136	神経鞘腫	351
除脂肪体重	191, 288	神経心理学的評価	353
ショックインデックス	481	心係数	97
〔抗〕ショックズボン	311	神経性過食症	65
〔ショックの徴候〕	373	神経性伝達物質	357
ショックパンツ	380	神経性難聴	346
ショートベベル	470	神経性無食欲症	31
徐波睡眠	499	神経セロイドリポフスチン症	345
初発尿意	189	神経線維腫症〈レックリングハウゼン病〉	348
処方	439	神経調節性失神	351
徐放性製剤技術	134	神経伝導速度	346
処方箋	417, 457	神経内視鏡下第3脳室底開窓術	179
処方，投薬	464	神経病集中監視部	346
徐脈	68	腎血管性高血圧	463
徐脈頻脈症候群	72	心血管造影法	78
シリコンオイル	487	腎血漿流量	457
自律神経〔系〕	33	腎血流量	445
自律性機能性甲状腺結節	19	心原性ショック	93
視力	535	進行	387
シロップ	500	人工肩関節全置換術	519, 520
心〔臓〕移植	246	人口寄与危険度割合	379
腎〔臓〕移植	461	人工股関節全置換術	511, 512
腎悪性横紋筋肉腫様腫瘍	334	人工呼吸〔器〕関連肺炎	537
腎移植	462	人工呼吸器関連肺傷(障)害	537, 544
腎盂腎炎〈腎盂炎，腎炎〉	406	人工骨頭挿換術	529
腎盂尿管接合部	531	人工膝関節全置換術	513
心エコー	527	人工授精	22, 254
心音	243	人工心臓	21
心音図	384	人工心肺	110, 409
心外膜	171	進行性外眼筋麻痺	391
心窩部痛症候群	172	進行性核上性麻痺	420
心気症	65	進行性球麻痺	382
心胸郭比	122, 123	進行性筋萎縮症	404
心胸郭比(CTRと同意)	122	進行性筋ジストロフィー	143, 404
心筋血流イメージング	331	進行性骨化性線維異形成症	197
心筋梗塞	323	進行性指掌角皮症	283
心筋梗塞後症候群	405	進行性自律神経障害	376
心筋コントラストエコー法	313		

進行性脊髄性筋萎縮症	419
進行性全身性硬化症	420
進行性多巣性白質脳症	405
進行性非流暢性失語	374
人工足関節置換術	504
人工破水(膜)	40
進行麻痺〈麻痺性認知症〉	217
人工流産	3
腎細胞がん〈グラウィッツ腫瘍,副腎腫〉	445
心雑音	237
心磁図	313
心室期外収縮	428
心室興奮到達時間	538
心室細動	542
心室性期外収縮	546
心室頻拍	548
心室粗動	543
心室中隔	275
心室中隔欠損(症)	548
心室中隔厚	275
心室中隔穿孔	548
心室中隔破裂	548
心室内伝導障害	273
心室抑制型心室ペーシング	549
心室抑制型房室順次ペーシング	152
心縦隔比	238
侵襲性アスペルギルス症	266
滲出性中耳炎	366, 488
腎症候性出血熱	233
尋常性乾癬	419
腎静脈血栓症	464
腎静脈血レニン比	463
心身医学	419
心身症	419
腎生検〈腎バイオプシー〉	444
腎性骨異栄養症	455
新生児一過性頻(多)呼吸	520
新生児回復期治療室	209
新生児肝炎	349
新生児肝炎症候群	349
新生児行動評価	344
新生児呼吸窮迫症候群	269
新生児持続性肺高血圧症	413
新生児室	344
新生児死亡率	351
新生児集中治療室	349
新生児出血性疾患	230
真性赤血球増多症	428
腎性尿崩症	346
新鮮液状血漿	197
振戦せん(譫)妄	150
新鮮凍結血漿	191
心尖拍動図	10
新鮮保存血	552
心臓再同期療法	117
心臓刺激伝導系	255
心臓神経叢	105
心臓突然死	118
心臓弁膜症	541
迅速血漿レアギン試験	458
身体検査	390, 431
身体作業能力	431
腎代謝療法	459
深達性Ⅱ度熱傷	134
診断	152
診断学的面接基準	140
診断群分類	146, 147
診断群別定額支払方式	148
心断層エコー図	527
心タンポナーデ	121
身長	61, 245
シンチレーション, シンチグラム	474
心停止	76
伸展	181
心電図	158, 165
心電図R−R間隔変動係数	126
浸透圧	367
浸透圧クリアランス	108
腎動脈狭窄	443
腎動脈撮影	441
腎毒性腎炎	357
心内膜	168
心内膜炎	156
心内膜床欠損〔症〕	157
心内膜心筋生検	166
心内膜心筋線維症	166
腎尿細管性アシドーシス	461
心嚢気腫	411
深脳部刺激	132
心肺運動負荷試験	113
心肺係数(心胸郭比)	237
心肺蘇生	113
心肺停止状態	109
心肺停止の蘇生の不要指示	144
心肺停止の蘇生を行わない「蘇生不要の事前指示」	144
心肺脳蘇生法	110
心拍応答型ペースメーカー	459
心拍再開	457
心拍出量	106, 437

心拍数	242
心拍数／分	67
心拍［数］予備能	243
深部腱反射	151
深部静脈血栓症〈血栓性静脈炎〉	152
心不全	91, 97, 232
腎不全	450
深部組織損傷	150
深部体温	132
人物画テスト〈グッドイナフ人物画法〉	130
人物描写テスト	130
深部表層角膜移植	142
心弁膜疾患	543
心房圧	374
心房期外収縮	35, 375
心房細動	17
心房性期外収縮	34
心房性ナトリウム利尿因子	32
心房性ナトリウム利尿ペプチド	32
心房粗動	17, 19
心房中隔	250
心房中隔欠損〔症〕	43, 51
心房中隔欠損症〔症〕	271
心房同期心室抑制心室ペーシング	541
心房抑制型心房ペーシング	4
信頼区間	98
腎・尿管・膀胱部のX線撮影	283

す

膵［臓］がん	400
髄液	119, 478
膵管内乳頭粘液性腫瘍	268
髄芽（細胞）腫	311
膵機能診断テスト	392
膵局所注療法	114
水銀	233
水銀柱ミリメートル	327
膵空腸吻合カテーテル	400
髄腔内バクロフェン療法	272
髄膜嚢胞腫	312
水晶体後部線維増殖症	453
水晶体後嚢混濁	385
水晶体乳化吸引術	390
水晶体嚢外摘出術	157
水晶体嚢内摘出術	252
膵腎同時移植術	490
水素	223
水素イオン指数〈水素指数〉	394
錐体外路〔系〕	172
錐体外路徴候〈錐体外路症候群〉	172
推定胎児体重	162
水痘	97
膵島細胞抗体	251
膵島細胞膜抗体	256
膵頭十二指腸切除〔術〕	387
膵頭部がん	400
水痘ワクチン	537
水痘・帯状疱疹ウイルス	550
水負荷試験	554
水分出納	264
膵分泌性トリプシンインヒビター	421
水疱型先天性魚鱗癬様紅皮症	58
髄膜腫〈メニンジオーマ〉	307
睡眠関連呼吸障害	492
睡眠時低換気症候群	480
睡眠時無呼吸症候群	469
睡眠ポリグラフィー	419
数字評定尺度	355
頭蓋形成術	112
頭蓋内圧	255
頭蓋内圧亢進〈脳圧亢進〉	261
頭蓋内血腫	253
頭蓋内出血	253
頭蓋内腫瘍	256
スタンフォード知能テスト	482
スタンプブラックB染色	470
頭痛	223
スティーブンス-ジョンソン症候群	482
ステロイドホルモン	480, 496
ステロイドホルモン受容体	480
ステント内再狭窄	271
ストークス・アダムス発作	467
ストーマ療法士	178
ストレプトキナーゼ	483
ストレプトマイシン	485
ストレプトリジン	483
ストレプトリジンO	484
スパイラル(脊髄)CT	475
スピラマイシン	490
スフファメトキサゾール/トリメトプリム	495
スペクチノマイシン	489
スモン(亜急性脊髄視神経障害)	486
スライディングスケール	492
すりガラス陰影	211
スルタミシリン	471
スルバクタム	471
スルバクタム・セフォペラゾン	471
スルファメトキサゾール	486
スルホサリチル酸	493
スルホニル尿素	497
スレオニン	512

INDEX

スワン-ガンツカテーテル ... 479, 480

せ

性感染症 ... 495
性器脱の進行期分類 ... 410
整形外科 ... 369
生検, 生体組織検査 ... 74
正視 ... 165
精子不動化試験 ... 482
正常圧水頭症 ... 353
正常下限 ... 296
正常眼圧緑内障 ... 357
星状神経節ブロック ... 479
正常洞調律 ... 356
正常範囲 ... 350
正常範囲内 ... 555
正常満期産 ... 356
生殖補助技術 ... 41
精神〔発達〕遅滞 ... 332
精神医学 ... 421
精神科 ... 421
精神科集中管理室 ... 398
精神科ソーシャルワーカー〈精神保健福祉士〉 ... 421
成人型糖尿病 ... 329
成人呼吸促迫症候群 ... 39
精神疾患の診断・統計マニュアル ... 149
精神状況質問紙 ... 336
成人T細胞白血病ウイルス ... 246
成人T細胞白血病リンパ腫 ... 46
成人突然死症候群 ... 485
精神年齢〈知能年齢〉 ... 307
精神発達遅滞 ... 316
精神皮膚電流反射 ... 394
精神保健福祉士 ... 421
精製ツベルクリン ... 412
性腺刺激ホルモン ... 220
生存期間中央値 ... 336
声帯 ... 539
生体応答調節物質 ... 69
生体肝移植術 ... 292
生体物質隔離 ... 70
成長ホルモン〈ソマトトロピン, ソマトトロピックホルモン〉 ... 211
成長ホルモン分泌不全症 ... 211
成長ホルモン放出ホルモン ... 211
成長ホルモン抑制ホルモン ... 211
性転換手術 ... 492
静肺コンプライアンス ... 121
性病(花柳病) ... 541
生物学的疑陽性 ... 61

成分栄養剤 ... 159
成分栄養チューブ ... 160
性ホルモン ... 480
生理食塩液 ... 355, 492
生理食塩水 ... 420
世界保健機関 ... 554
赤外光内視鏡 ... 269
赤芽球癆 ... 415
赤色ぼろ線維を伴うミオクローヌスてんかん ... 320
赤色ぼろ線維・ミオクローヌスてんかん ... 320
脊髄 ... 472
脊髄延髄脊髄反射 ... 471
脊髄くも膜下硬膜外併用麻酔 ... 119
脊髄小脳変性症 ... 473
脊髄性進行性筋萎縮症 ... 490
脊髄造影〔法〕〈ミエログラフィー〉 ... 326
脊髄損傷 ... 474
脊椎 ... 489
脊椎前方固定 ... 43
脊椎麻酔 ... 489
セクレチン試験 ... 496
舌がん ... 562
赤血球 ... 444
赤血球凝集抑制(阻止)反応〈赤血球凝集抑制(阻止)試験〉 ... 235
赤血球算定 ... 444
赤血球沈降速度 ... 71, 177, 491
赤血球沈降速度〈赤沈〉 ... 70
赤血球鉄交代率 ... 164, 453
赤血球鉄利用率 ... 447
赤血球濃厚液 ... 309, 446
赤血球容積 ... 447
赤血球容積率 ... 245
石鹸清拭 ... 470
接合子卵管内移植 ... 562
接合部異所性頻拍 ... 278
接合部型表皮水疱症 ... 278
絶食 ... 344, 354
接触〔性〕皮膚炎 ... 87
絶対床上安静 ... 84
絶対リスク減少 ... 41
切断 ... 30
切断四肢重症度スコア ... 320
切迫性尿失禁 ... 529
セファクロル ... 86
セファゾリン ... 91
セファレキシン ... 91
セファロスポリン系抗菌薬 ... 91
セファロチン ... 91

セフィキシム	92	潜血反応	361
セフェピム	92	前交通動脈	11
セフジジム	89	前後撮影	34
セフォゾプラン	127	仙骨神経	465
セフォタキシム	123	穿刺	427
セフォチアム	123	穿刺吸引細胞診	6, 196
セフォチアム ヘキセチル	123	穿刺吸引生検	196
セフォペラゾン	114	浅指屈筋	188
セフカペン ピボキシル	92	前十字靱帯	11
セフジトレン ピボキシル	89	前縦靱帯	28
セフジニル	92	前縦靱帯骨化症	359
セフタジジム	82	前上膵十二指腸動脈	45
セフチゾキシム	128	洗浄赤血球	555
セフチブテン	91	線条体黒質変性症	486
セフテラム ピボキシル	92	全身温熱療法	553
セフトリアキソン	123	全身血管抵抗	499
セフポドキシムプロキセチル	111	全身状態	417
セフミノクス	103	全身性〔変形性〕関節症	216
セフメタゾール	105	全身性エリテマトーデス	483
セフメノキシム	105	全身性炎症反応症候群	482
セフロキサジン	127	全身性カルニチン欠乏症	473
セフロキシム アキセチル	127	全身強直性間代性発作	220
セボフルラン	478	全身性硬化症〈強皮症〉	493
セリン	478	全身清拭〈ベッドバス〉	56
serosa infiltrating	481	全身の動脈圧	468
serosa exposure	477	全身放射線照射	505
セロトニン–ノルアドレナリン再取込み阻害薬	487	全身リンパ節照射	514
セロトニン–ドパミン拮抗薬	476	全生存期間	369
ゼロラジオグラフィ装置	559	全層角膜移植	401
全層温存膵頭十二指腸切除	413	前増殖糖尿病網膜症	412
線維芽細胞増殖因子	191	全層植皮術	202
線維化性肺疾患	194	浅側頭動脈–上小脳動脈吻合術	495
線維筋異形成	195	浅側頭動脈–中大脳動脈吻合術	495
線維筋痛症	195	全大腸内視鏡検査	507
遷延性可逆性虚血性神経症候	415	前大脳動脈	9
全荷重	203	選択的近位胃迷走神経切断術	491
前下小脳動脈	23	選択的消化管内殺菌法	477
前下膵十二指腸動脈	24	選択的セロトニン再取込み阻害薬	493
膵がん	8, 13	選択的肺胞気管支造影	467
前期破水	416	選択的腹腔動脈造影法	472
占拠性病変	488	前置胎盤	411
前距腓靱帯	46	センチネルリンパ節生検	484
ゼングスターケン–ブレークモアチューブ	467	センチポワズ	108
前駆タンパク質転換サブチリシン/ケキシン9型	387	前庭眼反射	545
潜血	360	先天奇形	102
全血液	552	先天性魚鱗癬様紅皮症	98
全血液量	506	先天性筋ジストロフィー	103
全血球算定(値)	83	先天性甲状腺機能低下症	94
		先天性閉関節脱臼〈先天股脱〉	88
		先天性骨髄性ポルフィリン症	90

項目	ページ
先天性心疾患	95
先天性多嚢胞性腎	103
先天性胆道拡張症	83
先天性胆道閉鎖症	83
先天性風疹症候群	117
先天性免疫不全症候群	98
先天代謝異常	258
前頭眼野	189
前頭側頭葉型認知症	201
前頭側頭葉変性症	201
前頭葉	194
全肺気量	513
全肺容量	514
全般性不安障害	205
前部虚血性視神経症	24
前房レンズ	10
前脈絡叢動脈	10
専門看護師	106
前葉ホルモン	27
前立腺性酸性ホスファターゼ	379
前立腺中心領域	127
前立腺特異抗原	418
前立腺肥大症	395
前立腺分泌液	172
前リンパ球性白血病	402
前腕切断	59
全（24時間）尿量	522

そ

項目	ページ
造影剤	102
総エネルギー消費量	509
総肝動脈	94
早期アルツハイマー病診断支援システム	548
早期胃がん	162
総義歯，全部床義歯	187
早期破水	175
双極性感情障害	67
総脾動脈	84
造血幹細胞移植	244
総コレステロール	506
創傷	552
創床環境調整	553
巣状糸球体硬化症	192
巣状糸球体腎炎	191
巣状皮膚形成不全症	188
巣状分節性糸球体硬化症	199
増殖性糸球体腎炎	394
増殖性硝子体網膜症	430
増殖糖尿病網膜症	389
双胎間輸血症候群	521
相対的入力瞳孔反射異常	442
相対リスク	459
総胆管	83
総胆管空腸吻合術	100
総タンパク	516
総腸骨動脈	98
早朝尿	167
総鉄結合能	512
総肺静脈還流異常	504
早発閉経	409
総ビリルビン	505
増分費用効果比	253
僧帽弁〈二尖弁，左房室弁〉	338
僧帽弁逸脱症候群	338
僧帽弁開放音	369
僧帽弁狭窄〔症〕	335
僧帽弁狭窄兼閉塞不全	336
僧帽弁形成術	309
僧帽弁置換術	338
僧帽弁閉鎖症	307
僧帽弁閉鎖不全症	323, 333
足関節・上腕血圧比	6
足根管症候群	521
即時型黒化	267
側頭動脈炎	502
側頭葉	513
側頭葉てんかん	514
側方内肛門括約筋切開〔術〕	295
鼠径ヘルニア	260
鼠径リンパ肉芽腫〈第四性病，ニコラーファーブル病〉	294
組織プラスミノーゲン活性化因子	462
組織プラスミノゲン活性化酵素	517
ソーシャルワーカー	499
蘇生訓練用生体シミュレーター	449
蘇生後死亡	130
ゾニサミド	113
ソマトスタチン	486
ソマトメジン	485
ソラレン紫外線療法	428
ゾリンジャー・エリソン症候群	562

た

項目	ページ
ダイアモンドブラックファン貧血	131
第一次硝子体過形成遺残	397
第I心音	465
体位ドレナージ〈体位排痰法〉	388
体位変換	132
体位変換と咳嗽	501
退院	140, 169
退院，退院した	132
〔児頭〕大横径	67

体温	71, 501
体温大気圧水蒸気飽和状態	72
体温，脈拍，呼吸	518
体外式限外ろ過法	159
体外式心肺補助	158
体外式肺補助	158
体外受精	274
体外受精・胚移植	274
体外循環	157
体外衝撃波結石破砕術	177
体外衝撃波〈結石〉破砕術	158
体外照射放射線治療	156
体外膜型人工肺〈膜型人工肺〉	158
体格指数	64
大胸筋皮弁	405
大凝集(大集塊)アルブミン	308
体血管抵抗係数，全末梢血管抵抗係数	499
大血管転位症	511
大血管転位(症)	511
大血管転位［症］	322
大後頭三叉神経症候群	217
対光反射	300
ダイコム	139
大細胞がん	289
第Ⅲ心音	465
胎児エコー	189
胎児仮死	187
胎児躯幹横断面積	200
胎児呼吸様運動	185
胎児骨盤不均衡	198
胎児循環遺残症候群	392
胎児心音	193
胎児心電図	189
胎児心拍	192
胎児心拍陣痛図	122
胎児心拍数	193
胎児心拍モニタリング	162
胎児推定体重	162
胎児性アルコール症候群	184
胎児頭殿長	116
胎児発育遅滞	273
体脂肪量	505
代謝性筋腎症候群	329
代謝当量	321
体重	74, 556
代償性抗炎症反応症候群	81
帯状疱疹〈帯状ヘルペス〉	248
帯状疱疹ウイルス	248
帯状疱疹後神経痛	396
帯状疱疹免疫グロブリン	562
帯状疱疹ワクチン	563
大静脈	539
胎児予備能発ող試験〈オキシトシンチャレンジテスト〉	361
体性感覚誘発電位	478
大泉門	18
大腿頸骨外側角	200
大腿骨頸部骨折	196
大腿骨長	194
大腿骨頭すべり症	474
大腿骨頭無腐性壊死	32
大腿膝窩動脈バイパス	198
大腿神経伸展テスト	196
大腿切断	25
大腿大腿動脈バイパス	190
大腿動脈	182
大腿四頭筋セッティング運動	437
大腸がん変異遺伝子	312
大腸菌	158
(家族性)大腸腺腫症	35
大腸内視鏡検査	92
大腸内視鏡検査(大腸ファイバースコープ)	91
胎盤	195
耐糖能障害	260
大動脈	33
大動脈−冠〔状〕動脈バイパス手術	9
大動脈弓	3
大動脈弓症候群	5
大動脈解離断症	249
大動脈縮窄症	107
大動脈造影	10, 33
大動脈大腿動脈バイパス	18
大動脈内バルンパンピング法	249
大動脈弁	48
大動脈弁狭窄［症］	45
大動脈弁狭窄兼逆流症	47
大動脈弁形成術	50
大動脈弁置換術	50
大動脈弁閉鎖不全	38
大動脈弁閉鎖不全症	22
大動脈弁輪拡張症	4
体内総水分(量)	506
第Ⅱ心音	465
胎嚢	219
大脳皮質基底核変性症	83
胎盤機能不全症候群	389
体表面積	70, 466
大伏在静脈移植グラフト	498
胎便吸引症候群	310
大発作	214

項目	ページ
タイム	512
耐容1日摂取量	508
第Ⅳ心音	466
大量化学療法	230
ダウノマイシン＋ビンクリスチン＋プレドニゾロン	152
ダウノルビシン	144
ダウン症候群〈21-トリソミー症候群〉	148
高内皮性細静脈	232
多価不飽和脂肪酸〈高度不飽和脂肪酸〉	427
ダカルバジン	151
タクロリムス	194
多形〔性〕〔神経〕膠芽腫	207
多形核白血球	405
多形滲出性紅斑	161
多系統臓器不全	336
多血小板血漿	416
多元受容体系の化抗精神病薬	310
多項目アレルゲン特異的IgE同時測定法／多項目アレルゲン同時測定法	311
多剤耐性	317
多剤耐性菌	317
多剤耐性結核菌	317
多剤耐性緑膿菌	317
多剤併用療法	223
打診と聴診	375
ダース	153
多臓器機能障害症候群	
多臓器不全	330, 545
多巣性運動ニューロパチー	327
タゾバクタム／ピペラシリン	504
ただちに	495
多断面再構成法	332
脱臼	140
脱炭酸酵素抑制薬	133
多嚢胞性卵巣症候群	386
たばこ依存症スクリーニング	508
多発筋炎	403
多発神経炎	406
多発性硬化症	335
多発性梗塞性認知症	323
多発性骨髄腫〔形質細胞腫〕	326
多発性動脈炎	374
多発性内分泌腺腫	319
多発性内分泌腺腫症	318
多発性脳梗塞	314
多発性嚢胞腎	384, 400
ダプトマイシン	130
WAB失語症検査	552
W形成術	555
WDHA症候群	553
ダブルバルーン小腸内視鏡	131
ダブルプロダクト	417
ダブルルーメンカテーテル	141
ダメージコントロールサージェリー	134
タモキシフェン	504
多容量バイアル	318
痰	489
単一エネルギーX線吸収法	499
単一ヌクレオチド多型	487
単右室	492
単回使用器具	497
段階の患者管理	411
短下肢ギプス包帯	483
短下肢装具	19, 483
短下肢副子	484
短下肢歩行用ギプス包帯	484
胆管細胞がん	85
胆管内内視鏡的胆道ステント留置術	156
単球走化性タンパク-1，単球遊走促進因子-1	314
単極性大うつ病性障害	530
単左室	484
短鎖脂肪酸	474
炭酸水素イオン，重炭酸イオン	228
炭酸脱水酵素阻害薬	79
胆汁瘻	53
単純型表皮水疱症	176
単純糖尿病網膜症	477
単純ヘルペス	244
単純ヘルペスウイルス〈単純疱疹ウイルス〉	245
単純ヘルペス脳炎	245
短上肢ギプス包帯	467
単心室	498
単心房	466
弾性ストッキング	176
男性ホルモン遮断療法	16
胆石	219
胆石症〔胆管結石症〕	97
胆石仙痛	57
淡蒼球	217
断層撮影法	510
単性活動電位	309
胆道閉塞症	54
胆嚢	206
胆嚢疾患	206
胆嚢摘除後症候群	386
タンパクエネルギー低栄養	385
タンパク質	372

タンパク質エネルギー栄養障害	391	中心静脈圧	125
タンパク漏出性胃腸疾患〈タンパク喪失性胃腸疾患, 滲出性腸炎, 本態性低タンパク血症〉	402	中心静脈栄養	125, 274
		中心静脈カテーテル	124
		中心性漿液性網脈絡膜症	118
短波長紫外線	533	虫垂	535
単発性骨嚢腫	470	虫垂炎	37
ダンピング症候群	148	虫垂切除〔術〕	34
短母指外転筋	34	中枢型睡眠時無呼吸症候群	118
		中枢神経	563
ち		中枢神経系	106
チアゾリジン	524	中枢神経系原発リンパ腫	385
チアノーゼ性心疾患	95	中枢性協調障害	563
チアノーゼ性先天性心疾患	85	中性脂肪	348
遅延型過敏症	150	中大脳動脈	312
遅延型皮膚過敏症	133	中毒性表皮壊死剥離症	509
チェーン-ストークス呼吸	118	中波長紫外線	533
知覚神経伝導速度	475	肘部管症候群	124
治験コーディネーター	115	腸炎ビブリオ	546
治験審査委員会	269	超音波検査	158, 531
恥骨頚部筋膜	384	超音波後方散乱信号	251
智歯周囲炎	392	超音波砕石術	532
致死性家族性不眠症	191	超音波生体顕微鏡	526
致死量	187, 291	超音波断層法	532
腟式子宮全摘術	523	超音波内視鏡	180
腟式子宮全摘出術	549	超音波内視鏡ガイド下穿刺吸引術	180
チトクロムP450	127	超音波ネブライザー	532
知能指数	268	聴覚誘発電位	17
知能年齢	249	長下肢装具	296, 483
遅発ウイルス感染症	498	腸管関連リンパ組織	206
遅発性外傷性脳内血腫	151	腸管グルカゴン	162
遅発性肝不全	298	腸管出血性大腸菌	163
遅発性虚血性神経脱落	139	腸管出血性大腸菌O157	359
遅発性ジスキネジア	507	腸管付着性大腸菌	155
遅発性溶血性輸血副作用	138	長期救命処置	403
遅発性(型)喘息反応	287	長期酸素療法	301
遅発電位	298	超高比重リポタンパク	543
チームナーシング	515	腸骨稜	251
チモール混濁試験	521	長鎖脂肪酸	289, 290
着床前診断〈受精卵診断, 着床前遺伝子診断〉	394	腸雑音	69
		長鎖ヒドロキシアシル-CoA脱水素酵素欠損症	290
チャーグ・ストラウス症候群	121	聴神経腫	31
注意欠陥多動性障害	14	聴神経腫瘍〈聴神経鞘腫〉	45
中央材料室	120	聴性行動反応聴力検査	66
肘関節下	59	腸性肢端皮膚炎	16
中間比重リポタンパク	257	聴性脳幹インプラント	7
中硬膜動脈	326	聴性脳幹反応〈聴性誘発反応〉	8, 60
中鎖脂肪酸	313, 315	聴性誘発反応	17
中耳炎	366	腸チフス	502
注射用水	553	超低カロリー食療法	544
中手指節間関節	330		
中心静脈	124		

項目	ページ
超低出生体重児	165, 544
超低比重リポタンパク	544
長波長紫外線	533
腸閉塞	65
長母指外転筋	36
直視下僧帽弁交連切開術	366
直接〔型〕ビリルビン〈抱合型ビリルビン〉	131
直接監視化短期化学療法	145
直接監視化治療	145
直接クームス試験	134
直線加速器	295
直腸S状部	459
直腸温	461
直腸がん	445, 453
直腸(指)診	147
直流除細動	132
治療	523
治療線量	87
治療の血漿交換	517
治療の電気刺激法	509
治療必要数	352
陳旧性心筋梗塞	366

つ

項目	ページ
椎間板造影	137
椎間板ヘルニア	354
椎骨動脈	535
椎骨動脈撮影	536
椎骨脳底動脈循環不全	539
対麻痺	380
通常型間質性肺炎	529
ツベルクリン反応	518
ツングうつ病評価尺度	562

て

項目	ページ
手足口病	233
手足症候群	233
手洗い看護師,清潔看護師	486
TIMI分類	512
DESIGN-R褥瘡状態評価法	135
低位前方切除	287
T_1強調画像	501
定位の放射線療法	496
定位脳手術	495
TSH結合阻害免疫型グロブリン	505
TNM分類	516
帝王切開	76
帝王切開後の経膣分娩	538
帝王切開の既往	118
D型肝炎ウイルス	230
テイコプラニン	509

項目	ページ
T細胞	501, 502
低残渣食	300
低酸素性虚血性脳症	235
低酸素誘導因子	236
低周波成分(領域)	293
低出生体重児	288
低出生体重児慢性肺機能不全	111
定常領域	186
低侵襲の経肛門切除〔術〕	324
低心拍出量症候群	298
T_2強調画像	501
低濃度領域	291
T波	501
低比重リポタンパク	291
低比重リポタンパクコレステロール	292
低比重リポタンパク(LDL)受容体	292
TVTスリング手術	523
低分化腺がん	410
低分子ヘパリン	297
停留睾丸	527
定量的骨塩量測定法	436
定量的超音波	438
定量噴霧吸入器	317
ティンパノグラム	524
デオキシコルチコステロン	144
デオキシリボ核酸	143
テガフール	200, 511
テガフール・ギメラシル・オテラシルカリウム	465
デキサメタゾン	136
デキサメタゾン抑制試験	150
デキストラン	152
テクネチウム	506
デジタルサブトラクション血管造影	149
デジタル透視法	130
デシベル	130
デスモプレシン	134
鉄	189
鉄芽球性貧血	466
鉄芽球性不応性貧血	442
鉄欠乏性貧血	257
テトラサイクリン	506
テトラヨードサイロニン	502
テトロドトキシン	521
テノホビル ジソプロキシルフマル酸塩	508
デヒドロエピアンドロステロン	137
テビペネム ピボキシル	505
デメチルクロルテトラサイクリン	143
デュシェンヌ型筋ジストロフィー	143
デュビン-ジョンソン症候群	140

転移	307
転移RNA	519
点眼	159
てんかん	171
電気眼振図	168
電気ショック療法	177
電気水圧衝撃波砕石術	164
電気生理学的検査	172
電気瞳孔計	177
デング出血熱	138
電撃療法	158
伝染性紅斑〈リンゴ病, 第五病, スティッカー病〉	164
伝染性単核症〈腺熱, EBウイルス感染症〉	262
伝染性膿疱性皮膚炎	110
伝達性海綿状脳症	519
点滴	138
点滴静注腎盂造影法	140
点滴静注胆道造影法	138
点滴静脈注射	140
デンバー式発達スクリーニング検査	135

と

頭囲	227
頭位変換眼球反射	361
頭尾方向撮影	84
動悸〈心悸亢進〉	378
同期式間欠的強制換気	482
洞機能不全症候群(シックサイナス症候群)	494
凍結乾燥豚皮	299
糖原病〈糖原蓄積病〉	219
瞳孔	372
瞳孔間距離	388
統合失調感情障害	476
統合失調症	465, 472
橈骨動脈	440
糖鎖抗原 19-9	77
糖鎖抗原 125	77
同時化学療法	87
同時血液透析濾過	49
糖質(グルコ)コルチコイド反応性アルドステロン症	218
動静脈奇形	50
動静脈血酸素分圧較差	49
動静脈吻合	49
動静脈瘻	49
洞性頻脈	495
透析アミロイドーシス	147
透析液流量	436
橈側手根屈筋	186
動態撮影〈キモグラフィ〉	284
糖タンパク[質]	217
到着時死亡	144
洞調律	492
糖尿病	142
糖尿病合併症対照試験	133
糖尿病神経障害	143
糖尿病性ケトアシドーシス	141
糖尿病性糸球体硬化症	137
糖尿病性足病変	136
糖尿病性多発神経障害	146
糖尿病母体児	258
糖尿病網膜症	147
糖尿病療養指導士	88
動肺コンプライアンス	89
頭部外傷	235
動物介在療法	5
洞房結節	467, 468, 487
洞房伝導時間	468
洞房ブロック	467
動脈	2
動脈圧	7
動脈管開存〔症〕〈ボタロー管開存症〉	388
動脈血	2
動脈血ガス	6
動脈血ガス分析	61
動脈血酸素含量	80
動脈血酸素分圧	378
動脈血酸素飽和度	468
動脈血栓症	45
動脈血二酸化炭素含量	78
動脈血二酸化炭素分圧	376
動脈硬化[症]	42
動脈硬化性心血管疾患	42
動脈硬化性心疾患	43
動脈周囲炎	374
動脈閉塞性疾患	33
動脈ライン	27
動脈瘤	31
動脈・静脈シャント	49
透明キャップを用いた内視鏡の粘膜切除術	167
当量	173
登録看護師	455
ドキシサイクリン	145
トキシショック症候群	520
ドキシフルリジン	137
ドキソルビシン(アドリアマイシン)	153
毒素原性大腸菌	179

毒素・抗毒素	502
特発性拡張型心筋症	257
特発性間質性肺炎〈特発性肺線維症,肺線維症〉	262
特発性器質化肺炎	108
特発性起立性低血圧症	265
特発性血小板減少性紫斑病〈ウェルホーフ(紫斑)病,本態性血小板減少性紫斑病〉	272
特発性呼吸窮迫症候群	269
特発性心筋症〈原発性心筋症〉	257
特発性心室細動	274
特発性心室頻拍	274
特発性腎出血〈特発性血尿〉	175
特発性正常圧水頭症	264
特発性大腿骨頭壊死	265
特発性ネフローゼ症候群	264
特発性肺線維症	267
特発性肺動脈性肺高血圧症	267
特発性肺ヘモジデリン沈着症／特発性肺ヘモジデローシス	267
特発性肥厚性大動脈弁下狭窄症	261
特発性副甲状腺機能低下症	261
特発性門脈圧亢進症〈バンチ症候群〉	267
特(性)骨折	478
ドコサヘキサエン酸	137
徒手筋力テスト〈6段階筋力評価〉	328
兎唇	101
トスフロキサシン	510
ドセタキセル	144, 524
トータルヘルスプロモーションプラン	511
トーチ症候群	516
特記すべきことなし	344
特記すべき疾患なし	342
突然死	472
突然の心停止	476
突発性難聴	476
ドナーリンパ球輸注	142
ドナーリンパ球輸注療法	142
ドパミン	129, 144
ドパミン部分アゴニスト	146
ドブタミン〈ドブタミン塩酸塩〉	144
トブラマイシン	510
ドメスティックバイオレンス	151
ドライウェイト	148
ドライシロップ	148
トラコーマ	518
トラベクレクトミー	514
トラベクロトミー	514
トランスファーテクニック	510
トランスフェリン	510
トリカルボン酸回路	506
トリグリセリド	510
トリプトファン	552
トリプルX症候群	560
トリプルルーメンカテーテル	513
ドリペネム	148
トリメタジオン	515
努力吸気肺活量	194
努力呼気肺活量	190
トリヨードサイロニン	502
トール	516
トルサード・ド・ポアンツ	508
トルブタミド負荷試験	521
トレイルメイキングテスト	515
トレチノイン	47
トレッドミル運動負荷試験	509
トレポネーマ蛍光抗体法	200
トロポニン	515
トロンビン時間	520
トロンボエラストグラム	509
トロンボキサン	523
トロンボキサンA_2	523
トロンボテスト	506, 520
トロンボポエチン	517
ドワイヤー法	138

な

内因性交感神経刺激作用	270
内胸動脈	262, 272
内頸動脈	251
内頸動脈-後交通動脈分岐部	255
内視鏡	154
内視鏡下副鼻腔手術	177
内視鏡手根管開放術	159
内視鏡所見を伴わない胃食道逆流症状	168
内視鏡の逆行性膵管造影	175
内視鏡的逆行性膵胆管造影〈内視鏡的逆行性胆管(道)膵管造影〉	174
内視鏡的逆行性胆管造影	174
内視鏡的逆行性胆管ドレナージ	174
内視鏡的逆行性胆嚢造影	174
内視鏡的逆行性胆嚢胆管ドレナージ	174
内視鏡的逆行性乳頭括約筋切開〔術〕	175
内視鏡的吸引粘膜切除法	155
内視鏡的経乳頭胆嚢ドレナージ	179
内視鏡的経鼻外瘻ドレナージ	168
内視鏡的経鼻膵管ドレナージ	168
内視鏡的経鼻胆管ドレナージ	167
内視鏡的経鼻胆嚢ドレナージ	168
内視鏡的硬化療法	164
内視鏡的静脈瘤結紮術	181

内視鏡的静脈瘤電気凝固術	181
内視鏡的膵管胆管造影法	170
内視鏡的膵石破砕術	171
内視鏡的胆管ドレナージ	155
内視鏡的二重係蹄ポリープ切除術	161
内視鏡的乳頭括約筋切開術	177
内視鏡的乳頭切開術	173
内視鏡的乳頭バルン拡張術	170
内視鏡的粘膜下層剥離術	176
内視鏡的粘膜切除術	166
内視鏡的分割の粘膜切除術	172
内斜位	170
内斜視	178
ナイスタチン	358
内旋	269
内側縦束	195
内側縦束症候群	325
内側側副靱帯	314
内直筋	333
内転	13
内毒素	178
内反足	510
内皮由来血管弛緩因子	160
内分泌攪乱化学物質	160
内分泌腫瘍	169
内膜中膜複合体	263
中東呼吸器症候群	320
ナジフロキサシン	346
ナースプラクティショナー（米国）	352
ナチュラルキラー細胞	350
ナトリウム	341
ナノグラム	348
ナノモル	350
ナラティブ・ベイスド・メディスン	344
ナリジクス酸	342
軟膏	365
軟性ダブルルーメンカテーテル	188

に

〜に関連した	462
肉腫	466
ニコチンアミド・アデニン・ジヌクレオチド	342
ニコチン依存度質問票	201
二酸化炭素	107
二酸化炭素産生量	540
二酸化炭素分圧	385
二次救命処置	11, 28
二重エネルギーX線吸収法	136, 153
二重盲検法	132
24時間自動血圧測定	8
二重ろ過血漿交換	136
二重濾過血漿分離	137
二相性陽圧換気	62
二段脈	62
日常生活関連動作	35
日常生活動作	14
日光蕁麻疹	488
日光皮膚炎	470
2点識別テスト	517
ニート	347
ニトラゼパム	358
ニトログリセリン	357
ニトロプルシド	487
二弁置換術	152
日本医師会	278
日本医療機能評価機構	277
日本看護協会	279
日本救急医学会公認の病院前外傷教育プログラム	279
二本鎖DNA	149
日本脂質介入試験	278
日本人のスキンタイプ分類	280
日本赤十字社	280
日本糖尿病療養指導士	88
日本脳炎	278
ニーマン・ピック病	353
ニムスチン	11
入院	12, 14
乳がん	57, 327
乳管上皮内がん	133
乳酸嫌気性閾値	287
乳酸性作業閾値〈乳酸性閾値〉	301
乳酸脱水素酵素	291
乳頭上血管新生	357
乳頭腫	378
乳頭腺がん	378
乳房自己検査法	70, 470
乳房生検	56
乳幼児特発性危急事態	28
乳幼児突然死症候群	481
ニューキノロン系抗生物質	354
ニューモシスチス肺炎	386
ニューヨーク心臓協会分類	358
ニューロキニン	350
ニューロレプト麻酔	350
ニューロン特異性エノラーゼ	355
尿	525, 531
尿ウロビリノーゲン	532
尿管膀胱接合部	533
尿細管間質性腎炎	512
尿細管最大輸送量	514

尿酸	525
尿潜血	526
尿素	525
尿素クリアランス	527
尿素窒素	530
尿タンパク	530
尿中アミラーゼ	526
尿中カリウム部分排泄率	189
尿中ナトリウム部分排泄率	189
尿中尿酸排泄量	180
尿沈渣検査	477
尿糖	531
尿道カテーテル	526
尿道造影	528
尿道内圧測定	531
尿道膀胱撮影法	527
尿崩症	138
尿流動態検査	527
尿流量測定〈ウロフロメトリー検査〉	528
尿量	525, 529
尿路	532
〔腎〕尿路感染症	532
尿路結石(症)	532
妊娠	414, 492
妊娠期間に比して大きい新生児	293
妊娠期間に比して小さい新生児	479
妊娠高血圧症	377
妊娠高血圧症候群	399
妊娠週数	204
妊娠性瘙痒性丘疹	428
妊娠糖尿病	209
妊娠歴__回	204
認知行動療法	84
認知症随伴心理行動異常	68
認定看護師	90, 105

ね

ネオジム・イットリウム・アルミニウム・ガーネットレーザー	346
ネオマイシン,フラジオマイシン	350
猫ひっかき病	119
ネーザルシーパップ	343
熱傷指数	61
熱傷予後指数	381
熱ショックタンパク質	245
熱性痙攣	186
熱帯性痙性対麻痺	520
熱湯注入療法	396
ネビラピン	358
ネフローゼ症候群	355
ネルフィナビル	348

粘液がん	338
粘液性嚢胞腫瘍	315
粘膜下層までのがん	485
粘膜系リンパ組織	308
粘膜層のがん	307
年齢	561

の

脳アミロイドアンギオパチー	77
脳幹聴覚誘発電位	54
脳幹部損傷	71
脳幹誘発電位BAEP	70
脳灌流圧	112
脳血管疾患	125
脳血管障害	124
脳血管性認知症(血管性認知症)	541
脳血管造影〔法〕	79
脳血管抵抗	126
脳血流量	83
脳髄黄色腫	123
濃厚血小板HLA	384
脳梗塞	98
脳硬膜血管吻合術	160
脳酸素消費量,脳酸素代謝率	104
脳死	59
脳磁図	319
脳室周囲出血	429
脳室周囲白質軟化症	429
脳室心房シャント	538
脳室造影	543
脳室ドレナージ	180
脳室内出血	274
脳室腹腔シャント(V-Pシャント)	547
濃縮赤血球	415
脳出血	94
脳腫瘍	72
脳神経	105
神経伝達物質	65
脳性ナトリウム利尿ペプチド	65
脳性麻痺	109
脳脊髄液〈髄液〉	119
脳脊髄膜炎	120
脳卒中機能評価法	481
脳卒中病院前看護	419
脳卒中(脳出血)	37
脳代謝率	104
〜の疑い	488
濃淡強調CT	90
脳底動脈	54
脳波	161
脳浮腫	59

嚢胞性線維症	91
脳誘発電位	60
ノルアドレナリン	342
ノルエピネフリン	346
ノルフロキサシン	348
ノンストレステスト	356
ノンレム睡眠	354

は

バイアル	535
肺炎随伴性胸水	390
バイオフィードバック	60
肺拡散能力	141
肺活量	539
肺がん	288, 295
肺換気・血流比	536
肺気腫	390
肺機能検査	393
肺機能状態尺度	393
配偶者間人工授精	24
配偶者卵管内移植	212
肺血管造影	377
肺血管抵抗	430
肺血流量	381
肺高血圧症	377, 395
肺好酸球増加症, 好酸球性肺疾患	398
肺梗塞症	397
肺疾患	388
胎児子膜炎	238
肺小動脈抵抗	379
肺静脈	428
肺静脈還流異常	38
肺静脈閉塞	429
肺水腫	390
肺性心	109
排泄性尿路造影(法)	560
肺塞栓〔症〕	390
バイタルサイン	547
胚中心	207
肺動脈〔幹〕	374
肺動脈圧	379
肺動脈血栓塞栓症〈旅行者血栓症, 深部静脈血栓症〉	424
肺動脈血流量	436
肺動脈絞扼術	375
肺動脈楔入圧	381, 431, 555
肺動脈弁	380
肺動脈弁狭窄症	418, 430
肺動脈弁置換術	430
肺動脈弁閉鎖術	374
肺動脈弁閉鎖不全症	415
梅毒血清反応	496
梅毒トレポネーマ蛍光抗体吸収試験	201
梅毒トレポネーマ赤血球凝集反応	517
肺内シャント率	437
排尿筋括約筋協調不全	149
排尿筋・尿道協調不全	151
排尿時膀胱造影法	540
排尿時膀胱尿道造影	315
排便	63
肺胞-毛細管ブロック症候群	8
肺胞気酸素濃度	184
肺胞気酸素分圧	378
肺胞気二酸化炭素濃度	183
肺胞気二酸化炭素分圧	376
肺胞気-動脈血酸素分圧較差	4
肺胞気-動脈血二酸化炭素分圧較差	3
肺胞死腔量	541
肺胞タンパク症	379
肺毛細管	382
肺毛細管圧	386
肺毛細管楔入圧	387
肺容量	302
肺容量減少術	304
肺-体血流比	436
破壊性脊椎関節症	149
バカンピシリン	55
パーキンソニズム	400
パーキンソン症候群	379
パーキンソン病〈振戦麻痺〉	388
白色静脈瘤	126
薄層クロマトグラフィー	513
白内障	81
白内障吸引灌流装置	23
剥離型間質性肺炎	140
パクリタキセル	427, 542
パクリタキセル+カルボプラチン	513
パクリタキセル+シスプラチン	517
白蝋病	549
曝露後感染予防	391
麻疹・風疹混合ワクチン/MRワクチン	333
麻疹・流行性耳下腺炎・風疹混合ワクチン	327
バシトラシン・フラジオマイシン硫酸塩配合	58
播種性血管内凝固症候群	139
播種性紅斑性狼瘡	292
破傷風	508
破傷風免疫グロブリン	512
破水	456
バスキュラーアクセスインターベンション治療	536
パスタ剤	380

パズフロキサシン	432
長谷川式簡易知能力評価スケール(改訂)	230
バーセルインデックス	61
パーセント肺活量	539
バソプレシン	546
発育性股関節形成不全	134
バッグバルブマスク	73
白血球除去赤血球	299
白血球除去療法	289
白血球(数)	552
白血病抑制因子	295
抜菌	181
抜糸	492
発達指数	147
発痛物質	414
発熱性非溶血性輸血副作用	196
パニック症〈恐慌障害, 不安障害〉	388
パニック発作〈恐慌〉	374
パニペネム/ベタミプロン	379
バニリルマンデル酸	545
バビンスキー反射	69
パフォーマンスステータス	418
パラアミノ馬尿酸	377
パラアミノサリチル酸	380
パラシクロビル	536
パラノイア〈偏執症, 妄想症〉	373
パラフィン浴	381
パリアティブケアユニット〈緩和ケア病棟〉	387
バリウム	53
バリウム注腸造影	59
針生検	105
バー療法	55
バリン	537
バルガンシクロビル	543
バルプロ酸ナトリウム	546
バルーン式心房中隔開法(心房中隔欠損孔作成)	56
バルン閉塞下逆行性経静脈的閉塞術	69
バルン閉塞式肝動脈造影	66
バルン閉塞動注法	66
パロモマイシン	416
パンクレオザイミン	431
パンクレオザイミン-セクレチンテスト〈セクレチン試験〉	418
パンクレオザイミン・セクレチン試験	420
半減期	501
バンコマイシン	540
バンコマイシン耐性黄色ブドウ球菌	547
バンコマイシン耐性腸球菌	547
瘢痕拘縮	473
反射	448
反射性交感神経性ジストロフィー	460
伴性遺伝性魚鱗癬	558
伴性優性遺伝	558
伴性劣性遺伝	559
汎適応症候群	206
反転回復撮影法	194
半透明帯への精子接着試験	248
反応性リンパ細網細胞増殖症	453
晩発性小脳皮質萎縮症	289
晩発性皮膚ポルフィリン症	387
反復性腹痛	442
反復唾液嚥下テスト	460
汎網膜光凝固	417

ひ

ビアペネム	62
非アルコール性脂肪肝	342
非アルコール性脂肪肝炎	343
PR時間	415
鼻咽腔未分化癌	353
pH測定法	395
非エステル型脂肪酸	347
PSP試験〈フェノールスルホンフタレインテスト〉	420
PAP染色(パパニコロウ染色)	378
非A非B型肝炎	343
Pap分類	378
POEMS症候群	409
非開胸心マッサージ	86
非潰瘍性消化不良	357
皮下気腫	473
B型肝炎	225
B型肝炎ウイルス	227
B型肝炎抗原	226
B型肝炎抗体	226
B型肝炎免疫グロブリン/抗HBs人免疫グロブリン	226
B型慢性肝炎	95
皮下注射	270
光干渉断層計	361
光凝固	383
光刺激	418
皮下(注射)	472
被虐待児症候群	59
PQ時間〈PR時間〉	414
ピークフロー率	393
B群溶血性連鎖球菌	207
非結核性抗酸菌	357
非ケトン高浸透圧性昏睡	350

肥厚性幽門狭窄症	242	ヒト成長ホルモン	234
ピコグラム	393	ヒト胎盤性ラクトゲン	241
微細菌性咽頭炎	344	ヒトT細胞好性ウイルス［HTLV-1］関連脊髄症	224
微細脳障害症候群	311		
B細胞	53, 58	ヒトT細胞白血病	246
非持続性心室頻拍	356	ヒト白血球抗原	237
皮質	75	ヒトパピローマウイルス	242
比重	479	ヒトプロラクチン	241
微小血管減圧術	338	ヒト閉経期ゴナドトロピン	238
微小血管症性溶血性貧血	322	ヒトヘルペスウイルス	235
微小塞栓(栓子)信号(シグナル)	320	ヒト免疫不全ウイルス	236
微小変化型ネフローゼ症候群	314	ヒドロキシカルバミド	246
鼻唇溝	350	17-ヒドロキシコルチコステロイド	364
非侵襲的陽圧換気	349, 354	ヒドロキシメチルグルタリル補酵素A	238
ヒス束下ブロック	247	ヒドロクロロチアジド	229
ヒス束心電図	226	ヒドロコルチゾン	227
ヒステリー	248	皮内注射	257
非ステロイド性抗炎症薬	355	非内分泌性低身長症	347
ヒス・心室時間	247	泌尿器科	531
非政府機関	348	被嚢性腹膜硬化症	173
非接触型眼圧計	345	ビノレルビン	545
非セミノーマ性肺細胞腫瘍	356	P波	373
肥大型骨関節症	239	非配偶者間人工授精	23
肥大型心筋症	228	P波同期型心室ペーシング	538
非対称性心室中隔肥大	228	非必須アミノ酸	346
ビタミン	535, 544	非びらん性食道逆流症	347
ビタミンK欠乏誘導タンパク-II	400	皮膚	483
ビダラビン	39	皮膚移植	479
左足(増高)単極肢誘導	49	皮膚炎	135
左総頸動脈	289	皮膚科	135
左手(増高)単極肢誘導	50	皮膚筋炎	143
非チアノーゼ性先天性心疾患	345	皮膚結節性多発性動脈炎	406
鼻中隔彎曲症	149	皮膚試験	495
ピック病	388	皮膚浅層熱傷（II度熱傷）	476
必須アミノ酸〈不可欠アミノ酸〉	154	皮膚T細胞リンパ腫	122
PTH関連タンパク	425	皮膚電気抵抗	177
非定型抗酸菌症	4, 47	皮膚電気反応	219
ビデオ補助下胸腔鏡下手術	538	皮膚粘膜リンパ節症候	314
脾摘後重症感染症	368	［急性熱性］皮膚粘膜リンパ節症候群	314
ヒト下垂体性性腺刺激ホルモン	241	皮膚プリックテスト	491
ヒト顆粒球コロニー刺激因子	234	鼻閉	352
ヒト特異型間質性肺炎	356	非閉塞型肥大型心筋症	238
非特異性尿道炎	356	非閉塞性腸間膜梗塞	352
ヒト血清アルブミン	244	ピペミド酸	411
ヒト絨毛性ゴナドトロピン〈ヒト絨毛性腺刺激ホルモン〉	228	ピペラシリン	399
		非弁膜症性心房細動	357
ヒト絨毛性ソマトマモトロピン	228	非ホジキンリンパ腫	349
ヒト上皮細胞成長因子受容体2型	231	鼻ポリープ，鼻茸	353
ヒト心臓由来脂肪酸結合タンパク	232	ピマリシン	405
ヒト心房性ナトリウム利尿ペプチド	225	びまん性糸球体腎炎	137

項目	ページ
びまん性軸索損傷	130
びまん性増殖性ループス腎炎	146
びまん性大細胞型B細胞性リンパ腫	141
びまん性特発性骨肥厚症	140
びまん性脳損傷	131
びまん性肺胞出血	130
びまん性肺胞障害	130
びまん性汎細気管支炎	146
びまん性表層角膜炎	283
肥満低換気症候群	364
百日咳	392
100万分率	413
ヒュー・ジョーンズ分類	237
表在性点状角膜炎	490
標準失語症検査	484
標準偏差	476
表層角膜移植	296
表層点状角膜炎	283
病棟	553
表皮水疱症	155
(前立腺がん骨転移)病変の広がり	169
病理学	380
病歴	94, 248
日和見感染症	365
ピラジナミド	432
ピラルビシン	512
びらん(糜爛)	173
ピリミジン	431
ビリルビン	62
非淋菌性尿道炎	348
ヒルシュスプルング病	244
ビルロートⅠ法	53
ビルロートⅡ法	53
ピロリン酸カルシウム二水和物結晶沈着症	113
ビンクリスチン	536
ビンクリスチン+アクチノマイシンD+シクロホスファミド	536
ビンクリスチン+アドリアマイシン+イホスファミド+アクチノマイシンD	536
ビンクリスチン+イホスファミド+シスプラチン+メスナ	536
ビンクリスチン+カルムスチン(BCNU)+アドリアマイシン+プレドニゾロン	538
ビンクリスチン+カルムスチン(BCNU)+メルファラン+シクロホスファミド+プレドニゾロン	539
ビンクリスチン+シクロホスファミド+アドリアマイシン+プレドニゾロン	540
ビンクリスチン+ドキソルビシン(アドリアマイシン)+プレドニゾロン+エトポシド+シクロホスファミド+ブレオマイシン	537
ビンクリスチン+メルファラン+シクロホスファミド+プレドニゾロン	545
品質管理	435
ビンデシン	541
ビンデシン+シスプラチン(プラチノール)	546
ビンブラスチン	539, 544
頻脈	503
鼻・胆道チューブ	343

ふ

項目	ページ
ファイバー気管支鏡検査	186
ファーベルテスト	182
ファーマシューティカルケア〈服薬ケア〉	383
ファムシクロビル	187
ファロー四徴	516
ファロー四徴(症)	510
ファロペネム	199
不安尺度	310
不安定狭心症	526
不安定ヘモグロビン症	529
不安・抑うつ測定尺度	224
VASテスト〈振動刺激テスト,FASテスト〉	538
VDT症候群	541
VP療法	546
フィブリノゲン(線維素原,第Ⅰ因子)	185
フィブリノゲン分解産物	188
フィブリン(線維素)	185
フィブロネクチン	196
フィラデルフィア染色体	395
封入体	250
フェイス・スケール	199
フェニトイン	397
フェニルアラニン	396
フェニルケトン尿症	401
フェノキシベンザミン	409
フェノバルビタール	381
フェノール・亜鉛華リニメント	127
不応性貧血	440
フォーカス・グループ・インタビュー	191
フォルトツリー解析	201
フォン・ウィルブラント因子	549
不快指数	138
不完全右脚ブロック	269
不完全脚ブロック	269
不完全左脚ブロック	262
不完全奏効	269
吹き抜け骨折	66
腹圧性尿失禁	497
腹圧性尿漏出圧	28

腹囲	9
腹会陰式直腸切除術	37
腹腔鏡下胆嚢摘出術	287
腹腔鏡下腟式子宮全摘術	288
腹腔鏡下超音波腔鏡	302
腹腔鏡下マイクロ波凝固療法	296
腹腔鏡検査〈ラパロスコピー〉	286
腹腔鏡手術	300
腹腔鏡補助下幽門側胃側方切除術	286
腹腔静脈短絡術	428, 430
腹腔動脈	77
腹腔動脈造影	77
腹腔内温熱潅流	267
腹腔内注射	266
副交感神経系	408
副甲状腺摘出術	427
副甲状腺ホルモン	425
複合性局所疼痛症候群	116
副作用	477
複視	151
腹式呼吸〈横隔膜呼吸〉	6
腹式子宮全摘術	46
腹式子宮全摘出術	504
副腎髄質	14, 29
副腎性器症候群	21
副腎白質ジストロフィー	27
副腎皮質	9, 13
副腎皮質機能不全	10
副腎皮質刺激ホルモン〈コルチコトロピン〉	12
副腎皮質刺激ホルモン放出ホルモン	116
副腎皮質ホルモン	10
副腎皮質ホルモン結合グロブリン	83
腹水	18
副鼻腔炎〈蓄膿症〉	166
副鼻腔気管支症候群	471
腹部	6
腹部食道	16
腹部大動脈瘤	3
腹部超音波	48
腹膜	372
腹膜透析〈腹膜灌流〉	388
服用せよ	497
浮腫・タンパク尿・高血圧	171
ブシラミン	72
不随意運動	274
ブスルファン	73
不整脈	77
不整脈源性右室異形成	41
不整脈源性右室心筋症	41
防ぎえた外傷死	424
フットバス	185
ブドウ球菌性皮膚剝脱症候群	494
不当軽量児	293, 479
不当重量(児)	232
ブドウ糖	213, 214
ブドウ液	152
ブドウ糖酸化酵素	216
ブドウ糖食塩液	148
ブドウ糖チャレンジ試験	209
ブドウ糖非発酵グラム陰性桿菌	215
ブドウ糖負荷試験〈耐糖能検査〉	221
ブドウ糖, フルクトース, キシリトール液	210
ブドウ糖輸送担体	214
ブドウ糖・インスリン負荷試験	213
ブドウ糖・インスリン・カリウム療法	212
部分寄重	430
部分寛解	415
部分的脾動脈塞栓術	419
部分トロンボプラスチン時間	427
部分肺静脈還流異常	379
不飽和鉄結合能	529
不明熱	202
プライマリケア	383
プライマリヘルスケア	396
プラーク形成細胞	392
プラクチン放出抑制因子	398
フラジオマイシン	199
ブラジキニン	62
プラスミノゲン活性化阻害因子	377
プラスミン	401
ブラゼルトン新生児行動評価尺度	65
プラダー‐ウィリー症候群	431
フラビンモノヌクレオチド	195
フラビン・アデニン・ジヌクレオチド	183
ブラリドキシム	378
ブラロック-タウジッヒ短絡術	72
ブランド‐ホワイト‐ガーランド症候群	74
プリシード・プロシードモデル	413
フリードマン反応	198
フリードライヒ失調症	198
ブリンクマン指数	62
フルオレセイン蛍光眼底造影	182
フルオロウラシル	202
フルオロウラシル+アドリアマイシン+シクロフォスファミド	183
フルオロウラシル+アドリアマイシン+シスプラチン	184
フルオロウラシル+アドリアマイシン+マイトマイシンC	184
フルオロウラシル+アドリアマイシン+メトト	

レキサート	184
フルオロウラシル+エピルビシン+マイトマイシンC	189
フルオロデオキシグルコース・ポジトロン	188
フルコナゾール	194
フルシトシン	186
プルリフロキサシン	427
ブレオマイシン	63
ブレオマイシン+イホスファミド+シスプラチン	62
ブレオマイシン+シクロホスファミド+アクチノマイシンディー	57
ブレオマイシン+ビンクリスチン+マイトマイシンC+シスプラチン	66
プレグナンジオール	373
プレドニゾロン	389, 419
プレドニゾロンブドウ糖負荷試験	394
プレドニン	389
フレンチ	182, 198
プロカインアミド	375
プロカルバジン	387
プロカルバジン+ニムスチン+ビンクリスチン	381
プログラム細胞死	384
プロゲステロン	372, 393
フローサイトメトリ	186
プロスタグランジン	393
プロスタグランジンI_2	394
プロスタグランジンE_1陰茎海綿体注射	254
プロスタグランジンA	394
プロタミン亜鉛インスリン	432
プロテインキナーゼC	400
プロテインC	383
プロトポルフィリン症	411
プロトロンビン時間〔法〕	421
プロトロンビン時間国際標準化比	425
プロトンポンプ阻害薬	413
プロピルチオウラシル	427
フローボリューム曲線	203
ブロムサルファレイン排泄試験	71
フロモキセフ	195
ブロモチモールブルー	72
プロラクチン(黄体刺激ホルモン,乳腺刺激ホルモン)	416
プロラクチン放出因子	415
プロラクチン放出ホルモン	416
プロラクチン抑制因子	399
プロラクチン抑制ホルモン	399
プロリン・ヘルニアシステム法	397
分岐鎖アミノ酸	57
文献	448
分散分析	32
分時換気量	338
分時吸気量	544
分時呼気量	454
分時呼気量	542
文章完成法	475
分層植皮術	496
分泌型免疫グロブリンA	481
分娩監視装置	362
分娩後出血	413
分娩予定日	160
分離肺換気	142
分裂促進因子活性化タンパクキナーゼ,ミトーゲン活性化タンパクキナーゼ	310

へ

ヘアリー細胞白血病	228
平滑筋	485
平均	49
平均拡張期速度	318
平均気道内圧	309
平均血圧	310, 311
平均赤血球血色素濃度	313
平均赤血球血色素量	313
平均赤血球容積	315
平均通過(循環)時間	314
平均動脈圧	308, 310
平均尿流率	435
平均肺動脈圧	309
閉経後症候群	405
平衡塩類溶液	71
米国医師会雑誌	277
米国院内感染サーベイランス	351
米国看護師協会	31
米国疾病管理予防センター	88
米国褥瘡諮問委員会	354
米国心臓協会	21
米国精神医学会	34
米国性病研究所テスト	541
米国臨床腫瘍学会	42
閉鎖包帯法	363
閉塞型睡眠時無呼吸症候群	147
閉塞性黄疸	365
閉塞性血栓性血管炎	504
閉塞性細気管支炎	65
閉塞性細気管支炎性器質化肺炎	66
閉塞性動脈硬化症	44
閉塞性肥大型心筋症	239
ペグ−インターフェロン	391
ベクトル心電図	540

ベクレル	68
ベクロニウム	538
ペースメーカー	403
β遮断薬	56
β-ラクタマーゼ陰性アンピシリン耐性	63
ベッカー型筋ジストロフィー症	63
ベックうつ病特性尺度	59
ヘッドアップティルト試験	246
ペニシリン感受性肺炎球菌	420
ペニシリン耐性肺炎球菌	417
ペニシリン低感受性肺炎球菌	399
ヘノッホ-シェーンライン紫斑病	245
ヘパプラスチン試験	242
ヘパリン加新鮮血液	240
ヘパリン起因性血小板減少症	236
ヘパリン結合性増殖因子	226
ペプロマイシン	392
ヘマトキシリン・エオジン	231
ヘマトクリット値〈赤血球容積率〉	245
ヘモグロビン〈血色素〉	225
ヘリウム	230
ヘリコバクター・ピロリ	240
ペルオキシゾーム増殖活性化受容体	411
ペルオキシダーゼ	409
ヘルスケアプロバイダー	228
ヘルツ	248
ヘルペスウイルス〈疱疹ウイルス〉	247
ベル麻痺	67
ベロ毒素	548
ベロ毒素産生性大腸菌	549
便	494
変形性関節炎	129
変形性関節症	140, 359
ベンジルペニシリン	384
ベンジルペニシリン ベンザチン	131
ベンスジョーンズ蛋白	62
便潜血検査	197
片側痙攣片麻痺てんかん/片側痙攣片麻痺てんかん症候群	234
ベンゾジアゼピン	74
ベンダーゲシュタルト検査	61
変動係数	124
扁桃周囲炎	422
扁桃体	29
ペントスタチン	133
扁平円柱上皮接合部	474
扁平上皮がん	473, 491
ヘンレ係蹄	298

ほ

包括的暴力防止プログラム	126
縫合	497
膀胱	526
膀胱鏡	118
膀胱頸部拘縮	65
膀胱腫瘍	72
方向性冠動脈粥腫切除術	133
膀胱造影	93
芳香族アミノ酸	3
膀胱出口部閉塞	66
膀胱内圧測定	102
膀胱内圧測定(曲線)	103
膀胱尿管逆流	549
膀胱尿道造影	124
ホウ酸亜鉛華軟膏	74
傍糸球体装置	278
房室回帰性頻拍	51
房室結節〈アショッフ-田原結節〉	50
房室結節リエントリー性頻拍	50
房室接合部性期外収縮	279
房室ブロック	49
房室弁	51
放射受容体測定法	459
放射性アレルゲン吸着試験	443
放射性同位元素〈ラジオアイソトープ〉	452
放射性免疫吸着試験	453
放射性ヨード摂取試験	442
放射線学的診断	441
放射線効果	459
放射線治療	441, 462
放射線療法	461
放射免疫測定法〈ラジオイムノアッセイ〉	452
放出ホルモン	451
疱疹状皮膚炎	137
傍正中橋網様体	413
包帯交換	132
飽和脂肪酸	479
補完代替医療	80
北米看護診断協会	343
保健師	396
補酵素A	107
母子感染	337
ホジキン病	
ポジトロンエミッションコンピュータ断層撮影	390
ポジトロン断層撮影	392
母子保健	313
補助機械換気	31
補助人工心臓	536, 538
ホスアンプレナビル	198
ホスフルコナゾール	191

ホスホジエステラーゼ	389
ホスホジエステラーゼ阻害薬	389
ホスホシルピロリン酸	417
ホスホマイシン	197
保存的頸部郭清術	105
補体	75
補体結合反応	92
補体50％溶血単位	94
母体・胎児集中治療室	365
勃起障害	159
発作性寒冷血色素尿症	384
発作性上室性頻拍	421
発作性心室頻拍	430
発作性心房頻拍	380
発作性頻拍	422
発作性夜間呼吸困難	407
発作性夜間ヘモグロビン尿症〈発作性夜間血色素尿症〉	407
発赤所見	446
母乳〈人乳〉	63
母斑細胞母斑, 色素性母斑	345
ホモバニリル酸	247
ポリアクリルアミドゲル電気泳動	377
ポリ塩化ビニル	428
ポリ塩化ビフェニル〔類〕	383
ポリオ〈急性灰白髄炎, 急性脊髄前角炎, ハイネ–メジン病〉	409
ポリコナゾール	547
ポリテトラフルオロエチレン糸	424
ポリナートカルシウム	302
ポリミキシンB〈ポリミキシンB硫酸塩〉	401
ポリメラーゼ連鎖反応	386
ボールマン1,2,3,4型	53
ホルモン補充療法	243
本態性血小板血症	178
本態性高血圧症	163
本態性振戦	178

ま

毎朝	435
マイコプラズマ肺炎	332
毎食間	562
マイトジェン因子	321
マクギル式疼痛質問紙	332
膜性糸球体腎炎	322
膜性腎症	329
膜性増殖性糸球体腎炎	331
マグネシウム	321
マクロファージ〈大食球, 大食細胞〉	321
マクロファージ炎症タンパク	324
マクロファージコロニー刺激因子	315

マクロファージ遊走阻止試験	324
マクロライド系抗菌薬	326
マゴット療法	318
マシャド・ジョセフ病	324
麻酔後回復室	376
麻酔の前投薬	415
末期腎臓病	176
マックバーニー圧痛点	312
マックル–ウェルズ症候群	339
末梢血幹細胞移植	382
末梢静脈栄養	413, 429
末梢神経系	408
末梢神経障害	408
末梢性肺動脈狭窄	414
末梢挿入中心静脈カテーテル	398
末梢動脈疾患	376
マトリックスメタロプロテアーゼ	328
マルチスライスCT	316
マロリー・ワイス症候群	339
マロンジアルデヒド低比重リポタンパク	316
マンガン	328
満期正常経腟分娩	202
満期正常自然分娩	201
満期正常分娩	201
慢性萎縮性胃炎	79
慢性壊死性肺アスペルギローマ	105
慢性炎症性脱髄性多発神経炎	98
慢性円板状エリテマトーデス	89
慢性活動性肝炎	79
慢性化膿性中耳炎	366
慢性肝炎	94
慢性肝疾患	101
慢性肝性脳症	96
慢性完全閉塞病変	123
慢性気管支炎	115
慢性好酸球性肺炎	90
慢性好中球性白血病	105
慢性硬膜下血腫	119
慢性呼吸器疾患	115
慢性呼吸不全	116
慢性骨髄性白血病	104
慢性骨髄増殖性疾患	103
慢性糸球体腎炎	93
慢性腎臓病〈慢性腎不全〉	100
慢性腎不全	96
慢性腎不全	116
慢性遷延性肝炎	111
慢性胆汁性肝炎	85
慢性中耳炎	107
慢性特発性偽性腸閉塞症	99

慢性肉芽腫症	93
慢性肺気腫	111
慢性肺血栓塞栓症	113
慢性肺疾患	101
慢性非活動性肝炎	98
慢性非化膿性破壊性胆管炎	106
慢性皮膚エリテマトーデス	86
慢性疲労症候群	92
慢性複雑性腎盂腎炎	87
慢性腹膜透析	111
慢性閉塞性隅角縁内障	78
慢性閉塞性肺疾患	107, 108
慢性閉塞性肺疾患に対するグローバルイニシアチブ	216
慢性リンパ性白血病	101

み

ミエリン塩基性タンパク質	312
ミエロペルオキシダーゼ	331
ミオグロビン	311
ミオシン軽鎖・ミオシン軽鎖キナーゼ	325
ミオシン重鎖	323
ミカフンギン	313
ミクロソーム酸化酵素	319
ミコナゾール	315
ミコフェノール酸モフェチル	327
未熟児	397
未熟児網膜症〈水晶体後部線維増殖症〉	456
未熟型乳幼児突然死症候群	356
密封包帯法	363
ミトキサントロン	324
ミトコンドリア脳筋症・乳酸アシドーシス・脳卒中様発作症候群	319
ミニメンタルステートエクザミネーション	328
ミネソタ心不全質問表	326
ミネソタ多面人格テスト	328
ミノサイクリン	324
未分化がん	527
脈圧	411
脈拍	372
脈拍数	415
脈絡膜新生血管	106
脈絡膜剥離	88
ミラー–アボット管	308
ミリアンペア	308
ミリグラム	321
ミリモル	326
ミリリットル	325
ミルクアルカリ症候群	310
ミレニアム開発目標	316

む

無害性心雑音	264
無菌室	58
無菌の間欠自己導尿	99
無呼吸指数	22
無呼吸・低呼吸(換気)指数	22
ムコ多糖症	332
無酢酸透析	18
むし歯，う蝕	75
無症候性キャリア	42
無症候性細菌尿	8
無症候性心筋虚血	486
無毒性量	352
無脈性電気活動〈電導(気)収縮解離〉	390
無抑制収縮	529
ムラミルジペプチド	317
ムントテラピー	337

め

迷走神経刺激法	545
迷走神経反応	549
メカニカルインデックス	323
メガベクレル	312
メサンギウム増殖性糸球体腎炎	331
メタボリックシンドローム	320
メタヨードベンジルグアニジン	324
メチオニン	320
メチシリン感受性黄色ブドウ球菌	336
メチシリン耐性黄色ブドウ球菌	334
メチシリン耐性表皮ブドウ球菌	334
メック	319
メッシュ手術	523
メッセンジャーRNA	334
メディカルコントロール	312
メトトレキサート	338
メトヘモグロビン	320
メニエール症候群	335
メープルシロップ尿症〈楓糖尿症〉	336
メラニン細胞刺激ホルモン	335
メラノサイト刺激ホルモン〈メラニン細胞刺激ホルモン，色素細胞刺激ホルモン〉	335
メルカプトプリン	330
メルファラン	299
メロペネム	319
免疫芽球性リンパ節症	250
免疫学的便潜血検査	259
免疫グロブリン	259
免疫グロブリンE	260
免疫グロブリンA	259
免疫グロブリンM	260
免疫グロブリンG	260

免疫グロブリン静注療法 274
免疫グロブリンD 260
免疫蛍光法 259
免疫再構築症候群 270
免疫電気泳動法 258
免疫反応性インスリン 270
免疫複合体 251
免疫不全症候群 258
免疫付着赤血球凝集反応 250
免疫放射定量測定法 270
免荷 358

も

毛細血管 75
毛細血管拡張性運動失調症 45
毛細血管再充満時間 117
網状赤血球 450
盲腸 76
網膜黄斑 561
網膜芽〔細胞〕腫〈神経膠腫〉 444
網膜色素上皮 457
網膜色素変性症 135
網膜出血 451
網膜静脈分枝閉塞症 69
網膜神経線維層欠損 348
網膜中心静脈閉塞症 117
網膜中心動脈閉塞症 115
網膜電図 174
網膜動脈分枝閉塞症 68
網膜内細小血管異常 270
網膜剥離 447
網様体 444
網様体賦活系〈上行性網様体賦活系,脳幹網様体賦活系〉 443
模擬患者〈標準模擬患者〉 489
モキシフロキサシン 321
モーズレイ性格検査 331
モノアミン酸化酵素 309
モノアミン酸化酵素阻害薬 309
モノカイン 325
モノクローナル抗体 308
モヤモヤ病〈特発性ウィリス動脈輪閉塞症,脳底部異常血管網症〉 327
モル 330
問診 32
問題基盤型学習 381
問題志向型システム 410
問題志向型診断記録 410
問題志向型叙述的経過記録 488
門脈 428
門脈圧 429

門脈圧亢進症 397
門脈圧亢進性胃症〈門脈圧亢進性胃疾患〉 396
門脈下大静脈吻合術 386
門脈内腫瘍栓 430

や

夜間陰茎勃起 354
夜間腹膜透析 353
薬剤性過敏症候群 139
薬剤性大腸炎 439
薬剤耐性 439
薬剤誘発性ループス 139
薬物血中濃度モニタリング 508
薬物血中濃度(血中濃度)時間曲線下面積 48
薬物送達システム 135
薬物の有害反応 15
ヤグレーザー 410
矢田部-ギルフォード検査(Y-Gテスト) 561
ヤーヌスキナーゼ 277

ゆ

有害事象共通用語規準 122
有効腎血漿流量 175
融合性内分水界梗塞 100
有効量 159
優性栄養障害性表皮水疱症 134
疣贅状表皮発育異常症 180
遊走阻止因子 323
誘導型一酸化窒素合成酵素 264
尤度比 200
誘発筋電図 161
誘発反応聴力検査 173
幽門狭窄〔症〕 418
幽門側部分胃切除術 146
幽門輪温存胃切除術 412
遊離サイロキシン 200
遊離脂肪酸 190, 528
遊離トリヨードサイロニン 200
ユーエフティ+マイトマイシンC 528
輸血 72
輸血関連移植片対宿主病 503
輸血関連急性肺障害 518
輸血後肝炎〈血清肝炎〉 425
油中水型 555
ユニバーサルプリコーション 530
ユニバーサルペーシング 134
ユビキノン 436

よ

(自動)陽圧陰圧呼吸装置 408
溶液 488
ヨウ化カリウム 281
溶血性尿毒症症候群 246

溶血性貧血	223
葉酸	182
養子免疫療法	23, 25
用手補助下腹腔鏡下手術	224
幼児用ウェクスラー知能検査	555
腰神経	285
羊水	18
羊水指数	19
羊水塞栓症	18
羊水量	19
腰椎	302
腰椎穿刺〈腰部脊髄くも膜下穿刺〉	298
腰椎穿刺後頭痛	402
腰椎多数回手術例	329
腰椎椎間板ヘルニア	291
腰痛	288
腰部くも膜下腔腹腔短絡術	300
用量	129, 145
容量	545
容量減少手術	547
予見支払いシステム	414
予後	431
予後栄養指数	407
ヨードフェニルペンタデカン酸	268
予備吸気量	270
予備呼気量	176

ら

来院時心肺機能停止	110
来院直後心肺停止	109
ライター症候群	460
ラウンド・ザ・クロック療法	461
ラ音	451
裸眼視力	357
ラジオイムノアッセイ	452
ラジオ波	450
ラジオ波焼灼療法	451
ラタモキセフ	297
ラテックスアレルギー	285
ラテックス吸着試験	293
ラテックス凝集反応	287
ラドン	455
ラニムスチン	314
ラミブジン	506
ラリンジ(ゲ)アルマスク エアウェイ	296
卵円孔開存	392
卵黄嚢腫瘍	561
卵管鏡下卵管形成術	200
卵管結紮	513
ランゲルハンス細胞	288
ランゲルハンス細胞組織球症	289

卵細胞質内精子注入法	256
乱視	44
乱視矯正角膜切開術	25
卵巣	371
卵巣過剰刺激症候群	364
卵巣がん	360, 371
ランソプラゾール	300
ランダム化比較試験	447
卵透明帯開窓法	432
ランバート・イートン筋無力症候群	292
卵胞刺激ホルモン	199
卵胞刺激ホルモン放出ホルモン	199

り

リアリティオリエンテーション	455
リウマチ	451
リウマチ因子テスト	443
リウマチ受け身凝集反応	442
リウマチ性疾患	447
リウマチ性心疾患	451
リウマチ性多発筋痛症	405
リウマチ熱〈急性関節リウマチ〉	450
リウマトイド因子	450
理学療法	422
理学療法士	422
リガーゼチェインリアクション法	290
リカバリールーム	458
リケッチア	439
リコール	295
離床, 歩行可	367
リシン	304
リジン尿性タンパク不耐症	299
リスク要因(危険因子)	450
リソフォスファチジルコリン	299
離脱症候群	553
離断性骨軟骨炎	361
リチウム	294
リトナビル	462
リネゾリド	304
リハビリテーション	449
リピオドール併用注入肝動脈塞栓術	300
リファブチン	445
リファンピシン	451
リボ核酸	455
リボ核分析	455
リボスタマイシン	460
リボソームリボ核酸	459
リポ多糖体〈エンドトキシン, 内毒素〉	299
リポタンパク	298
リポタンパク分解酵素	299
隆起性皮膚線維肉腫	137

項目	頁
流行性角結膜炎	164
流行性出血性結膜炎	163
硫酸亜鉛混濁試験〈クンケル試験〉	563
両脚ブロック	56
両眼	359
量支持換気	548
両心室	73
両心室肥大	73
両心室補助人工心臓	73
量制御換気	540
良性前立腺肥大症	67
良性前立腺閉塞	67
良性乳房疾患	57
良性発作性頭位めまい	68
両側肺門リンパ節症	61
両側副腎病変：両側副腎過形成	261
両側卵管卵巣摘除術	71
両大血管右室起始症	145
両大血管左室起始症	145
両内直筋後転術	64
量保証支持換気	537
緑内障	213
リン	373
淋菌性尿道炎	221
リンクナース	297
リンコマイシン	290
リン酸化タウタンパク神経原繊維変化	348
リン脂質	401
リン脂質転送タンパク	403
淋疾患治療後尿道炎	394
臨床検査技師	337
臨床工学技士	90
臨床指標	98
臨床認知症評価スケール	89
臨床病理カンファレンス〈臨床病理検討会〉	110
リンパ球	304
リンパ球機能関連抗原	—
リンパ球刺激試験	142, 301
リンパ球除去療法	290
リンパ球浸潤胃がん	208
リンパ球性間質性肺炎	295
リンパ球性脈絡髄膜炎ウイルス	290
リンパ節〈リンパ腺〉	297
リンパ節転移	304
リンパ脈管平滑筋腫症	286

る

項目	頁
涙嚢鼻腔吻合術	134
涙膜破壊時間	73
ルクス	304

項目	頁
ループス抗凝固因子	285
ループス腎炎	297
ルーメン	296
ルーワイ吻合術	464
ルーY法	464

れ

項目	頁
レイノー症候群	460
レイノー病	447
レギュラーインスリン	452
レギュラーベベル	444
レーザー屈折矯正角膜切除術	416
レーザー虹彩切開術	294
レーザー生体内角膜切開術	287
レーザー線維柱帯形成術	302
レシチンコレステロールアシルトランスフェラーゼ	289
レシチン・スフィンゴミエリン比	300
レジン充塡	450
レストレスレッグ症候群〈下肢静止不能症候群，むずむず脚症候群〉	454
レセプト，診療報酬明細書	457
レチノール当量	448
裂孔原性網膜剝離	459
レトロウイルス	450
レニン-アンジオテンシン-アルドステロン系	440
レニン-アンジオテンシン系	443
レビー小体型認知症	141
レボフロキサシン	303
レム	449
レム睡眠	449
レムナントリポタンパク	453
連鎖球菌	496
連続円形破嚢術	85
レントゲン	439
レントゲン線，X線	559

ろ

項目	頁
ロイコトリエン	301
ロイシン	293
ロイシンアミノペプチダーゼ〈ロイシルペプチドヒドラーゼ〉	287
労作時息切れ	—
労作性狭心症	154, 155
老視〈老眼〉	414
老人性円板状黄斑変性症	477
老人性脳疾患	470
老人(性)の，老年の	465
老年期認知症(アルツハイマー型老年認知症)	476
ロキシスロマイシン	464

ローター症候群	460
ロッキー山紅斑熱	454
肋骨脊柱角	124
濾胞性リンパ腫	194
ローマⅢ	456
ロメフロキサシン	293
ロールシャッハテスト	456
ローン-ガノン-レビン症候群	293

わ

Y染色体	561
ワクチン関連麻痺性ポリオ	537
ワクチン有効率	542
ワッセルマン反応	552
ワルファリン(ワルファリンカリウム)	553

本書に記載されている内容は，出版時の最新情報に基づくとともに，臨床例をもとに正確かつ普遍化すべく，著者，編者，監修者，編集委員ならびに出版社それぞれが最善の努力をしております．しかし，本書の記載内容によりトラブルや損害，不測の事故等が生じた場合，著者，編者，監修者，編集委員ならびに出版社は，その責を負いかねます．
また，本書に記載されている医薬品や機器等の使用にあたっては，常に最新の各々の添付文書や取り扱い説明書を参照のうえ，適応や使用方法をご確認ください．

株式会社Gakken

医学・看護略語ミニノート改訂第 2 版

2013 年 4 月 5 日	初 版	第 1 刷発行
2014 年 3 月 20 日	初 版	第 3 刷発行
2015 年 8 月 5 日	改訂第 2 版	第 1 刷発行
2023 年 1 月 30 日	改訂第 2 版	第 4 刷発行

編 集	月刊ナーシング編集室
発行人	土屋　徹
編集人	小袋　朋子
発行所	株式会社Gakken
	〒141-8416 東京都品川区西五反田 2-11-8
ＤＴＰ	株式会社真興社
印刷所	株式会社シナノパブリッシングプレス
製本所	株式会社若林製本工場

●この本に関する各種お問い合わせ先
本の内容については，下記サイトのお問い合わせフォームよりお願いします．
https://www.corp-gakken.co.jp/contact/
在庫については　Tel 03-6431-1234（営業）
不良品（落丁，乱丁）については　Tel 0570-000577
　学研業務センター　〒354-0045　埼玉県入間郡三芳町上富 279-1
上記以外のお問い合わせは Tel 0570-056-710（学研グループ総合案内）

©Gakken 2015
● ショメイ：イガクカンゴリャクゴミニノートカイテイダイ 2 ハン
本書の無断転載，複製，複写（コピー），翻訳を禁じます．
本書に掲載する著作物の複製権・翻訳権・上映権・譲渡権・公衆送信権（送信可能化権を含む）は
株式会社Gakkenが管理します．
本書を代行業者等の第三者に依頼してスキャンやデジタル化することは，たとえ個人や家庭内の
利用であっても，著作権法上，認められておりません．

JCOPY 〈出版者著作権管理機構　委託出版物〉
本書の無断複写は著作権法上での例外を除き禁じられています．複写される場合は，
そのつど事前に，出版者著作権管理機構（Tel 03-5244-5088, FAX 03-5244-5089,
e-mail: info@jcopy.or.jp）の許諾を得てください．

学研グループの書籍・雑誌についての新刊情報・詳細情報は，下記をご覧ください．
学研出版サイト　https://hon.gakken.jp/